国家科学技术学术著作出版基金资助出版

普仁明堂示三通

主　　编　贺普仁
顾　　问　黄龙祥
执行主编　贺　畅
副主编　盛　丽　杨　光

科学技术文献出版社
·北京·

图书在版编目(CIP)数据

普仁明堂示三通/贺普仁主编. —北京:科学技术文献出版社,2013.6(重印)
ISBN 978-7-5023-6914-9

Ⅰ.①普… Ⅱ.①贺… Ⅲ.①针灸疗法 Ⅳ.①R245

中国版本图书馆CIP数据核字(2011)第065393号

普仁明堂示三通

策划编辑:付秋玲　　责任编辑:付秋玲　　责任校对:唐 炜　　责任出版:张志平

出 版 者	科学技术文献出版社
地　　址	北京市复兴路15号 邮编 100038
编 务 部	(010)58882938,58882087(传真)
发 行 部	(010)58882868,58882874(传真)
邮 购 部	(010)58882873
网　　址	http://www.stdp.com.cn
发 行 者	科学技术文献出版社发行　全国各地新华书店经销
印 刷 者	北京金其乐彩色印刷有限公司
版　　次	2011年5月第1版　2013年6月第2次印刷
开　　本	889×1194　1/16
字　　数	537千
印　　张	22
书　　号	ISBN 978-7-5023-6914-9
定　　价	83.00元

版权所有　违法必究

购买本社图书,凡字迹不清、缺页、倒页、脱页者,本社发行部负责调换

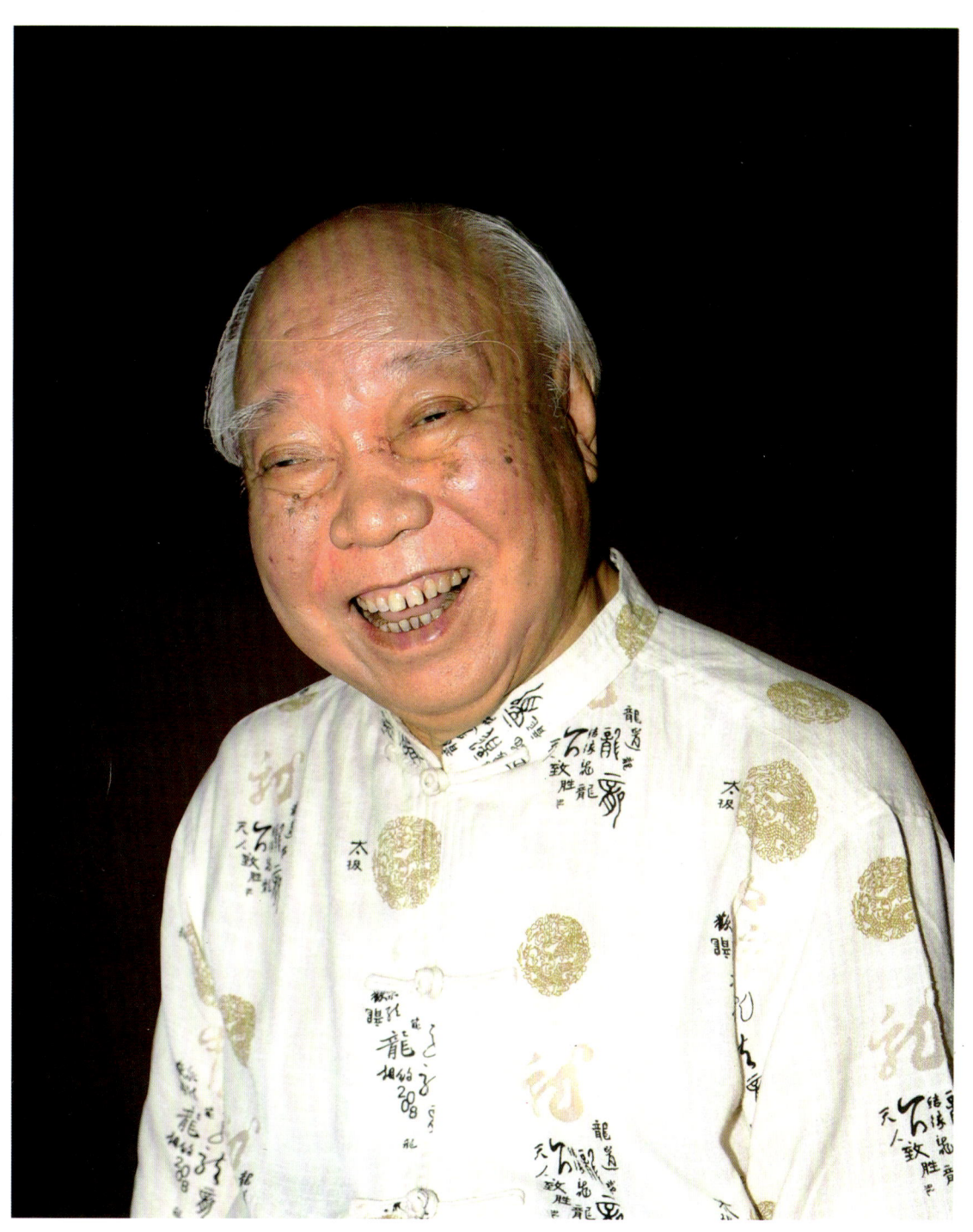

贺普仁教授（摄于 2010 年 8 月 26 日）

主编简介

贺普仁，字师牛，号空水。主任医师、教授、全国名老中医、国医大师。1926年5月20日出生于河北省涞水县石圭村。1940年，从师于北京针灸名家牛泽华。1948年，独立应诊。1956年调入北京中医医院，任针灸科主任。现任中国中医科学院学术委员会委员、北京中医药大学客座教授、中国针灸学会高级顾问、北京"针灸三通法"研究会名誉会长、北京市八卦掌研究会名誉会长、日本"针灸三通法"研究会名誉会长、香港针灸协会顾问等职。

在70年的医疗实践中，贺普仁教授创立了独具特色的以"针灸三通法"命名的针灸学术体系。这一体系以传承传统针法、扩展治疗病种、提高临床疗效、突破治疗禁区、攻克疑难顽症的实践成果，成为了中国针灸承传发展的坐标之一。

1991年11月，贺普仁教授在《人民日报海外版》上撰稿发表《针灸医学展望》。

2003年"非典"期间，贺普仁教授向国务院上书提出针灸参与治疗SARS的建议。其制定的针灸取穴方案被国家卫生部采用并运用于临床治疗。

2006年，贺普仁教授经过考证、研究、自行设计、个人出资，铸造了现代仿真针灸铜人。

2007年，贺普仁教授被国家定为第一批国家级非物质文化遗产项目代表性传承人。

2009年1月，贺普仁教授被北京市授予"首都国医名师"称号。

2009年6月，贺普仁教授被中国国家人力资源社会保障部、卫生部、中医药管理局表彰并授予贺普仁教授"国医大师"荣誉称号。

2010年，贺普仁教授仍然收徒授业，笔耕不辍。亲自指导《针灸宝库——贺普仁临床点评本》的编写，本书成为北京市哲学社会科学"十一五"重大项目，为近现代针灸文献的系统整理填补了空白。

2010年11月17日中医针灸成功列入世界"人类非物质文化遗产代表作名录"。贺普仁教授对此非常重视，2011年5月，在《人民日报》发表署名文章《针灸「入遗」后，路当怎么走》。

仁者之心
医术超群

贺国医大师普仁教授
银针春秋七十年

吴阶平

二〇一〇年十二月廿二日

自　序

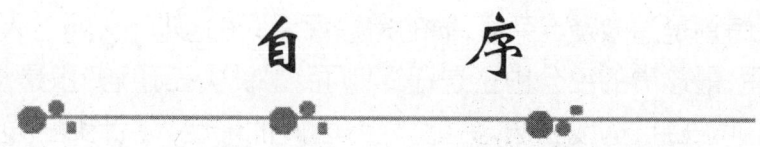

从 1940 年到 2010 年我搞了七十年的针灸临床工作，自己经常感到很幸运，这是因为我从事了一项自身非常喜欢的职业。

2010 年 11 月，中国针灸被联合国教科文组织列入"人类非物质文化遗产代表作名录"。从此针灸医学不再仅仅是中华传统医学宝库中的瑰宝，它还成为了人类共有的文明财富。而针灸的价值到底体现在哪呢？依我的认识是：

第一，针灸集中体现了中国传统文化与东方哲学的精髓，它最深奥又最直观。最深奥——是指针灸医学以"阴阳五行"、"经络学说"为基础的理论体系的博大精深，在有形中，使人与天地四时沟通于无形之中；最直观——是指针灸治疗方式的直观，银针、艾草直接外治于人体，最直观还体现在针灸治疗的即效性上，针到病除或针到病情即显著改善。

第二，针灸治病的广泛性。针灸可以包治百病吗？我的体会是，不包治，但能治，几乎各科病症都可用针灸疗法进行治疗，几十年中对各科病症治疗成功的经验让我敢确定，在广泛性上，没有一个疗法可以和针灸疗法比肩。

第三，针灸疗法的绿色、低碳性质。针灸疗法对外在物质条件的依赖性最小，消耗性最低。在能源日渐匮乏的今天，针灸疗法绿色、低碳的价值更加彰显。绿色和低碳是人类社会可持续发展的必然趋势，针灸医学是在医疗领域体现这一趋势最为重要的医疗手段，正是针灸疗法的绿色、低碳性质，让针灸成为了 21 世纪乃至以后的人类健康福祉。

第四，针灸最可宝贵的价值是它的恒长性与发展性，恒长性是由针具的特质决定的，发展性是由不断呈现的科技成果决定的。工具是自然科学发展的载体与标志，针灸之所以能够流传至今，是因为针具的金属质地和艾叶的生命周期具有较好的恒长性。而现代科技发展成果更可为针灸所用，给针具材质提供了新的选择，涌现了新型灸具，为针灸治疗机制研究提供了实验技术手段，也为针灸的发展

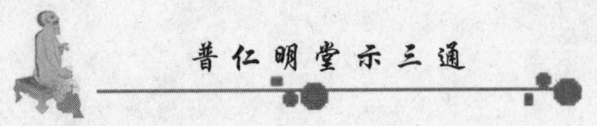

提供了多元的层面和广阔的空间。

从事针灸治疗的几十年中，自己体会最深的是：疗效是针灸临床的硬道理，而疗效的取得、特别是治愈疑难杂症，靠的是治疗手段的多样化，而古人给我们留下的针灸宝库里，最珍贵的部分也正是在这方面。"针灸三通法"正是从九针中，对应针灸治疗撷取三针，构成三法，合施并用，因此而形成了"针灸三通法"，该法集临床治疗手段多样、治疗病种扩大、治疗效果显著、治愈多种疑难杂症这些特点于一体。其价值体现的是中华针灸医学的价值，因此这也就决定了我的责任是，要帮助更多的人了解以"针灸三通法"命名的这一针灸学术体系，广泛分享"针灸三通法"的临证经验，让"针灸三通法"的操作技能得到普及。幸有志同道合的学者、传人与我一起再次著书，以尽到这份责任。在与他们一起探讨问题时，看到了他们认真的工作态度、深厚的理论功底和较高的认识水平，这让我深感欣慰。

通过这本书，我想再次强调医外之功的问题，大家都知道做诗的功夫在诗外，同样扎针的功夫也是在医外。医外之功包括两个方面，一个是读书，一个是练功。只有不断地读书学习充实自己，才能在临床中有所作为，才能不人云亦云，才能敢为、敢担。对于针家修炼医功的重要性之前也多次强调过，这次在这本书中专篇论示了这个问题，并提供了一套修炼方法供大家习功参考。

为了发掘、光大针灸的价值，希望弟子传人们勇于超越我。以"针灸三通法"命名的针灸学术体系并不属于个人，这一针灸学术体系融会了我个人的学术思想与成果，先贤同道的学养与启示，以及弟子传人们的附会与丰满，它属于中国针灸事业。

回顾七十年走过的路，表达不尽的是对五个老师的深深谢意，我的五个老师是：授业之师——牛泽华恩师，经典之师——历代中医先贤的著述，同道之师——相知的同仁、工作的同事，弟子之师——学生、传人，病患之师——治疗的患者。中华传统医学具有特定的临床师承方式，所以对授业恩师牛泽华先生有言表不尽的感恩之情。也由此想到了传统师承方式的回归问题，如何合理、科学地架构起传统师承方式与院校培养方式相得益彰的双轨制模式，是今后针灸发展的一个重要课题，因为人才永远是事业的第一要素。

序 一

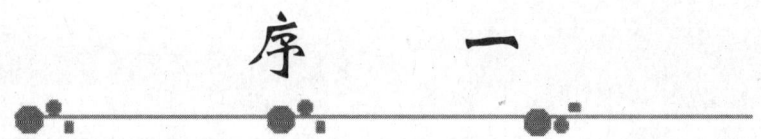

名老中医药专家是发展中医药事业十分宝贵的人才资源。他们对中医药理论有着深刻的认识,经历了大量的临床实践,积累了丰富的临床经验,具有鲜明的学术特点和重要的学术地位。他们勤于钻研、努力创新、医德高尚,医术精湛,在长期的临床实践中,为无数患者解除了痛苦,深受群众的信赖和欢迎。充分发挥名老中医药专家的作用,认真总结传承他们的宝贵学术思想和临床经验,是推进中医药继承与创新的重要内容。

贺普仁先生是首届"国医大师",学验俱丰,师古而不泥古,善于继承,敢于创新,形成了独具特色的针灸理论与实践。多年来辛勤工作在临床一线,悉心救治病患,展示了大医精诚的医德医风。坚持临床带教,言传身教,提携后进,培养了一批人才。在从医七十年之际,贺普仁先生全面总结多年来的学习成果和临床实践,形成了《普仁明堂示三通》一书,通过临证效穴、临证针方、经典医论等方面的深入阐述,展示了在针灸理论与实践方面的丰硕成果,具有很好的学术与应用价值,必会为启迪后学、繁荣学术、推进继承与创新发挥应有的作用。

衷心祝愿贺普仁教授健康长寿。

王国强

卫生部副部长
国家中医药管理局党组书记
国家中医药管理局局长

序 二

中医针灸学传承几千年，以其独特的理论体系、丰富的治疗方法和确切的临床疗效，为中华民族的繁衍昌盛做出了巨大的贡献。2010年，中医针灸通过联合国教科文组织保护非物质文化遗产政府间委员会第五次会议审议，列入"人类非物质文化遗产代表作名录"，体现出国际知识界对中国传统医术的尊重与认可。

贺普仁教授是首届"国医大师"、"首都国医名师"，我国第一批非物质文化遗产传统医药针灸项目代表性传承人，著名的中医针灸专家。他治学严谨、博采众长、注重实践，勤求古训而勇于创新，精于临床而尊法知变，在针灸治病机理、功效、适应证、针刺手法、针具等多方面做出创新，形成独具特色的针灸学术理论和临床治疗体系；为针灸的传承、发展和教育后学，研制针灸铜人，编写出版《贺氏针灸三通法临床应用》等11部学术专著；以其藏书为基础整理、点评、编撰《针灸宝库——贺普仁临床点评本》，填补了近现代官修针灸文献及系统整理的空白；坚持以"医德、医理、医术、医功"传授、培养了一大批针灸人才。在贺普仁教授悬壶七十年之际，由其传人、子女协助，对贺老的学术思想和实践成果进行全面整理、深入发掘、系统梳理形成的贺普仁教授从医七十年针灸学术文集——《普仁明堂示三通》一书，对于繁荣学术、推进中医针灸的传承与创新，供同道们学习借鉴具有实际意义。

衷心祝愿贺普仁教授健康长寿，祝愿中医针灸事业繁荣发展。

北京市中医管理局局长

序 三

灸刺之道得气穴为宝
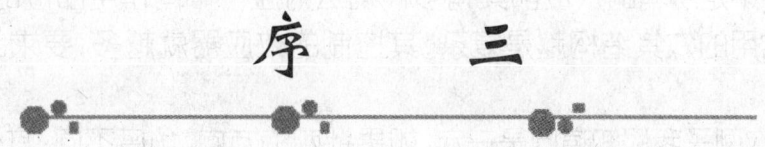
——跟贺普仁教授学针一得

新中国成立以来，特别是近半个世纪以来，针灸临床有了一定的进展，而针灸学却依旧徘徊不前。针灸学如何才能进步？首先必须夯实针灸学的"地基"——腧穴！重新建立符合针灸临床自身规律的针灸诊疗理论，将对腧穴作用的质疑转为进步的契机，使经络学说获得新生。

自1983年以来我把主要精力都投入到针灸穴位定位的研究上，在腧穴定位研究取得阶段性成果之后，贺普仁教授希望我好好研究穴位主治，于是我不时在想，如何才能研究好穴位主治？古时对穴位主治的观点是各家不同，如今更是众说纷纭，如何才能归于一统？经与贺普仁教授的一次次的用心交流，我渐渐悟到，要从古今之变、百家之说中理出头绪，必须先解决好以下三个问题：穴位概念、针具针法、调神之要。

几年前我请贺普仁教授介绍几个临床应用有新发现的穴位，贺普仁教授提到用环跳穴治疗前阴病，并谓屡试不爽，成为他治疗遗精、阳痿等症的要穴。对于古代针灸文献十分熟悉的我，当时就确信古代文献中没有这方面应用的记载，该穴的古今临床应用皆在于腰腿痛。于是我进一步问：用环跳治疗前阴病与治疗人们熟知的腰腿痛（坐骨神经痛），针刺方法有什么不同？答曰：针感要传到前阴部。又问：是否附近其他穴只要针感能传到前阴处者，都能治疗前阴病？答曰：理应如此。

这次交谈后，我断续用了3年多的时间做了相关的研究。发现穴位是一个立体的概念，能够取得什么样的疗效，更多取决于针尖到达的位置，以及到达的路径与方式，而不仅仅是进针点。同一进针点不同角度、不同方向可为同一穴；不同的进针点刺向同一部位同一层次也可为同一穴。例如所谓"环跳"（侧卧位）、"环跳1"（俯卧位）、"新环跳"（俯卧位）等皆可视为同一穴。作为经穴标准而言，主要是常规取穴的常规刺法，言其常，通其变当是以后的造化。然而针灸临床大家往往倾毕生精力于少数几个或几十个穴位，对它们的进针路径、针感反应和作用规律了如指掌，这样就能以一当十、以十当百。

此外，并不是所有的穴位都具有多种刺法对应于不同作用部位的特性，一般而言，越是常用的穴其结构越是复杂，其控制的效应器就越多，要求的手法也越精细。

从环跳穴例子我们知道同是一穴，如果针刺的方向、角度不同，其作用部位也随之不同而发挥不同的治疗作用。那么不同针具针法对于穴位主治的特异性有没有影响？

跟贺普仁教授学针，他送我的第一本书就是《针具针法》，以前读了许多关于火针的古代文献，听了他的独到见解与临床妙用之后，我才有第一次的实用和体会。而给我印象最深的还是贺普仁教授为让我体会贺氏进针法及针感，在我身上扎的第一针——毫针，从那时起我渐渐悟到：最简单的也是最难的。将来无论再发明多少针法，都无法取代毫针法———切针法的基础。

认识是无止境的。

我想如果有一天，我们对于针灸穴位（哪怕只是一部分）疗效的确定性提高——即使机理仍不清楚，甚至疗效也没有提高，那么接受它的人会越来越多，怀疑它的人会越来越少！如何才能做到这一点呢？古今名老中医的第一手经验可以提供很多极有价值的线索。

然而长年研究历代针灸大家，我发现：古今针灸临床名家高手，代不乏人，而只有当其宝贵的经验被纳入到"明堂"中才能传承，才能影响针灸学的发展。我希望贺普仁教授的经验能够传下来——完整、准确地传下来，后人能有效地继承。于是建议将其70年的针灸临床经验，从鲜活的针方中总结出一部真《针经》——哪怕只是几十个穴也好。同时建议在写法上借鉴甄权《针经》、《窦太师针经》所有优点。

甄权《针经》、《针方》是分编的，窦氏《针经》、《针方》虽也单行，但针方的注解完全依照《针经》——实际上是把《针经》融入《针方》之中，贺普仁教授的这本《普仁明堂示三通》将针经、针方合二为一，既便于读者对照，也便于针方的流传。

做了几年理论研究，没想到给我最多最大的感动却来自针灸临床一线的老中青针灸医生，带着这份感动，我以十二分的热情以身试针。一次次，一针针，我扎出了这行熟悉而又陌生的文字：针灸无他，知气穴所在，明开穴之法而已！

黄龙祥
写于知竹斋
中国中医科学院首席研究员
中国中医科学院针灸研究所副所长，《世界针灸》杂志主编

前　言

　　帮助读者认识贺普仁教授的针灸学术体系，这个任务我们完成了吗？让读者逗留在针灸的世界里久一点、再久一点，我们做到了吗？

　　针灸，仅是一项技艺吗？不，针灸是在自然界里生成的重要来客，这是一位受中华传统文化沃土孕育，从远古走到今天的智慧老人。这位智慧老人看到贺普仁教授时笑了，并将一粒种子交给了他，对于天降之大任，贺普仁教授担了，日复一日，年复一年，七十年的时间，七十年的实践，这粒种子终于开花结果，长成一棵参天大树，成就一派针灸学术体系。

　　以"针灸三通法"命名的针灸学术体系，最终能否源远流长地溶入人类文明的历史长河，长久地帮助人们认知针灸医学，运用针灸技艺，这个问题要让后人来验证，而传人的责任，是要让后人知道什么是贺普仁教授的针灸学术体系，什么是"针灸三通法"。正因为此，本书的书写者们，通过对贺普仁教授针灸学术体系形成发展的论析，对"针灸三通法"的理论渊源、理法构成及临证规律的探索，梳理、补善、规划、论示了贺普仁教授的针灸学术体系。

　　"大医正流"旨在正承、正用、正传。我们深知，本书不仅是对贺普仁教授针灸学术体系的阐明与论示，更是一次对中华传统医学宝库中的明珠——中华针灸医学的探索、明晰与礼赞。

　　以书相会是一种学术交流，一种对话，是为了沟通、互动。唯有通过沟通与互动，针灸学科才能在融通中发展。愿本书的编写，能为中国针灸与世界文明的对话中，在针灸技艺更多、更广地造福于人类的进程中，起到应有的作用。

　　书中对于一些重要理念在不同的章节中进行了重复，重复只是为了强调。

　　力求以高度负责的精神和精益求精的态度进行书写，是本书书写小组秉承的原则。对于我们的书写，诚望所有同道进行指正。

　　罗素说过，凡是用心灵关照整个世界的人，在某种意义上他就和世界一样伟大。同样，用心灵关照针灸世界的人，这个人就和这针灸世界一样伟大。

《普仁明堂示三通》

书写小组

目　录

主编简介 ·· 2
题词 ·· 3
自序 ·· 5
序一 ·· 7
序二 ·· 9
序三 ·· 11
前言 ·· 13

叙　论

论前小叙 ·· 1

第一章　贺普仁教授针灸学术体系 ·· 3
　第一节　贺普仁教授针灸学术体系的形成发展 ································ 3
　第二节　贺普仁教授针灸学术体系的核心学说 ································ 6
　第三节　针灸三通法的本质特性与内在联系 ··································· 13
　第四节　贺普仁教授针灸学术体系的发展方向与路径 ······················· 15

第二章　贺普仁教授针灸学术体系的理法渊源 ······························· 18
　第一节　根植内经　诸典为源 ··· 18
　第二节　微通法的理法渊源 ·· 19
　第三节　温通法的理法渊源 ·· 20
　第四节　强通法的理法渊源 ·· 24

第三章　贺普仁教授针灸学术体系的承传价值 ······························· 26
　第一节　正承　正用　正传 ·· 26
　第二节　实事求是　格物致知 ··· 28
　第三节　兼收并蓄　圆融并用 ··· 29

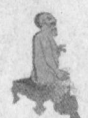

法 示 篇

篇前小叙 ······ 31

第四章 微通法论示 ······ 33
第一节 微通法释义 ······ 33
第二节 微通法的机理与临床作用 ······ 34

第五章 温通法论示 ······ 36
第一节 温通法释义 ······ 36
第二节 火针温通法的机理与临床作用 ······ 37
第三节 灸治温通法的机理与临床作用 ······ 41

第六章 强通法论示 ······ 47
第一节 强通法释义 ······ 47
第二节 强通法的机理与临床作用 ······ 48

第七章 刺法论示 ······ 53
第一节 微通法针具与刺法要则 ······ 53
第二节 温通法针具与刺法要则 ······ 54
第三节 强通法针具与刺法要则 ······ 56

第八章 用穴法示 ······ 57
第一节 贺普仁教授的用穴特点 ······ 57
第二节 贺普仁教授的选穴方法 ······ 59

第九章 针方法示 ······ 62
第一节 针方理念 ······ 62
第二节 针方组法 ······ 63

第十章 临证法示 ······ 66
第一节 辨证求正 ······ 66
第二节 用法守法与法无定法 ······ 68
第三节 德术功貌礼并重 ······ 69

法 用 篇

篇前小叙 ······ 71

第十一章 效穴发微——头颈部 ······ 73
第一节 百会 四神聪 ······ 73
第二节 睛明 攒竹 ······ 74
第三节 承泣 太阳 ······ 76

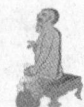

目　录

　　第四节　下关　颊车 77
　　第五节　水沟　金津、玉液 79
　　第六节　听宫　风池 80

第十二章　效穴发微——胸腹部 82
　　第一节　中脘　天枢 82
　　第二节　气海　关元 84
　　第三节　水道　气冲　会阴 85

第十三章　效穴发微——背腰部 88
　　第一节　大椎　大杼 88
　　第二节　风门　肺俞 89
　　第三节　心俞　膈俞 90
　　第四节　肝俞　脾俞 91
　　第五节　肾俞　膏肓俞 93
　　第六节　次髎　长强 94

第十四章　效穴发微——上肢部 96
　　第一节　少商　后溪 96
　　第二节　劳宫　合谷 97
　　第三节　神门　通里 99
　　第四节　列缺　养老 100
　　第五节　内关　外关 101
　　第六节　支沟　曲池　臂臑 103

第十五章　效穴发微——下肢部 106
　　第一节　环跳　伏兔 106
　　第二节　血海　委中 107
　　第三节　阳陵泉　阴陵泉 109
　　第四节　足三里　条口 110
　　第五节　丰隆　承山 112
　　第六节　中封　三阴交 113
　　第七节　绝骨　复溜 115
　　第八节　太溪　昆仑 116
　　第九节　解溪　丘墟 117
　　第十节　照海　太冲 118
　　第十一节　行间　太白 120
　　第十二节　公孙　内庭 121
　　第十三节　隐白　至阴　涌泉 123

第十六章　效穴图谱（注：用图出处）........................ 126
　　第一节　头颈部效穴图谱 126
　　第二节　胸腹部效穴图谱 129

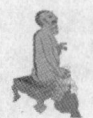

第三节	背腰部效穴图谱	133
第四节	上肢部效穴图谱	139
第五节	下肢部效穴图谱	143

第十七章 针方明理——内科病证 … 150
- 第一节 退热方 … 150
- 第二节 止咳方 … 150
- 第三节 定喘方 … 151
- 第四节 止呕方 … 152
- 第五节 胃痛方 … 153
- 第六节 腹痛方 … 154
- 第七节 止泻方 … 155
- 第八节 通便方 … 155
- 第九节 胁痛方 … 156
- 第十节 定痛方 … 157
- 第十一节 安眠方 … 157
- 第十二节 面瘫方 … 158
- 第十三节 胸痹方 … 159
- 第十四节 消渴方 … 159
- 第十五节 颞痛方（偏头痛） … 160
- 第十六节 面痛方 … 161
- 第十七节 眩晕方 … 162
- 第十八节 醒神方 … 162
- 第十九节 消肿方 … 163
- 第二十节 解郁方 … 164
- 第二十一节 摇头方 … 165
- 第二十二节 痿证方 … 165
- 第二十三节 虚劳方 … 166
- 第二十四节 麻木方 … 167

第十八章 针方明理——外科病证 … 169
- 第一节 瘿气方 … 169
- 第二节 提肛方 … 170
- 第三节 痔疮方 … 170
- 第四节 胶瘤方 … 171
- 第五节 利胆方 … 171
- 第六节 通淋方 … 172
- 第七节 乳癖方 … 173
- 第八节 阳痿方 … 173
- 第九节 遗精方 … 174

第十九章　针方明理——骨科病证 … 176
第一节　颈痛方 … 176
第二节　肩痛方 … 177
第三节　肘劳方 … 177
第四节　腰痛方 … 178
第五节　腿痛方 … 179
第六节　膝痛方 … 180
第七节　跟痛方 … 180
第八节　扭伤方 … 181

第二十章　针方明理——妇儿科病证 … 183
第一节　痛经方 … 183
第二节　经迟方 … 184
第三节　崩漏方 … 184
第四节　止带方 … 185
第五节　促孕方 … 186
第六节　更年方 … 186
第七节　通乳方 … 187
第八节　正胎方 … 187
第九节　化积方 … 188
第十节　固溲方 … 188
第十一节　夜啼方 … 189

第二十一章　针方明理——五官科病证 … 191
第一节　暴盲方 … 191
第二节　目赤方 … 192
第三节　斜视方 … 192
第四节　提睑方 … 193
第五节　耳病方 … 193
第六节　颌痛方 … 194
第七节　鼻渊方 … 194
第八节　口疮方 … 195
第九节　牙痛方 … 196
第十节　咽痛方 … 196
第十一节　失音方 … 197

第二十二章　针方明理——皮肤科病证 … 198
第一节　白癜方 … 198
第二节　蛇丹方 … 199
第三节　湿疹方 … 200
第四节　瘾疹方 … 200

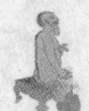

第五节	瘙痒方	201
第六节	痤疮方	202
第七节	斑秃方	203

第二十三章 针方明理——弟子传人临证针方（1） … 204
- 第一节 焦虑症临证针方 … 204
- 第二节 花粉症临证针方 … 205
- 第三节 慢性疲劳综合征临证针方 … 206
- 第四节 耳鸣症临证针方 … 208
- 第五节 舌痛症临证针方 … 209
- 第六节 腘窝囊肿临证针方 … 209
- 第七节 胃瘫综合征临证针方 … 210
- 第八节 中风临证针方 … 211
- 第九节 带状疱疹临证针方 … 212

第二十四章 针方明理——弟子传人临证针方（2） … 214
- 第一节 外周神经损伤性痿证临证针方 … 214
- 第二节 三叉神经痛临证针方 … 215
- 第三节 不安腿综合征临证针方 … 216
- 第四节 痛风临证针方 … 217
- 第五节 双侧带状疱疹临证针方 … 218
- 第六节 穿凿性毛囊周围炎临证针方 … 219
- 第七节 斑秃临证针方 … 220
- 第八节 亚健康态临证针方 … 221
- 第九节 下肢复发性丹毒临证针方 … 222

第二十五章 针方明理——弟子传人临证针方（3） … 224
- 第一节 带状疱疹临证针方 … 224
- 第二节 子宫肌瘤与卵巢囊肿临证针方 … 225
- 第三节 失眠临证针方 … 226
- 第四节 结节性痒疹临证针方 … 227
- 第五节 子宫脱垂临证针方 … 229
- 第六节 痛经临证针方 … 230
- 第七节 颈淋巴结核临证针方 … 231
- 第八节 脂肪肿症临证针方 … 231
- 第九节 小儿脑瘫临证针方 … 233

第二十六章 医论精读——贺普仁教授微通法医论 … 235
- 第一节 小儿五迟 … 235
- 第二节 输尿管结石 … 239

第二十七章 医论精读——贺普仁教授温通法医论 … 242
- 第一节 子宫肌瘤 … 242

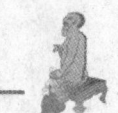

　　第二节　脑中风 …………………………………………………………………………… 245
　　第三节　面　瘫 …………………………………………………………………………… 248
第二十八章　医论精读——贺普仁教授强通法医论 ………………………………………… 251
　　第一节　银屑病 …………………………………………………………………………… 251
　　第二节　高血压症 ………………………………………………………………………… 253
第二十九章　医论精读——贺普仁教授三法合施医论 ………………………………………… 256
　　第一节　颈椎病 …………………………………………………………………………… 256
　　第二节　偏头痛 …………………………………………………………………………… 259
　　第三节　下肢静脉曲张 …………………………………………………………………… 261
第三十章　医论精读——弟子传人医论(1) …………………………………………………… 263
　　第一节　针灸三通法治疗痰瘀阻络型中风的临床研究 ………………………………… 263
　　第二节　三通法针刺对急性缺血性脑血管病患者血清 TNF-α、
　　　　　　IL-1β 及血浆 CGRP、ET 的影响 ………………………………………………… 265
　　第三节　贺氏针法对急性缺血性中风凝血机制的影响 ………………………………… 269
第三十一章　医论精读——弟子传人医论(2) ………………………………………………… 271
　　第一节　贺氏针灸三通法分期辨证治疗面瘫的临床运用 ……………………………… 271
　　第二节　针刺加火针治疗腰椎椎管狭窄症60例 ………………………………………… 274
　　第三节　针灸三通法治疗颈椎病265例临床观察 ………………………………………… 275
第三十二章　医论精读——弟子传人医论(3) ………………………………………………… 279
　　第一节　火针治疗颈椎病临床疗效观察及对椎动脉血流量影响的实验研究 ………… 279
　　第二节　火针治疗女阴白斑 ……………………………………………………………… 282
第三十三章　医论精读——弟子传人医论(4) ………………………………………………… 285
　　第一节　火针治疗宫颈病变236例临床观察 …………………………………………… 285
　　第二节　贺普仁教授对火针疗法的发展与临证研究 …………………………………… 289

医外篇

篇前小叙 ……………………………………………………………………………………… 295
第三十四章　学养修习 ……………………………………………………………………… 297
　　第一节　秉承中华传统学习观 …………………………………………………………… 297
　　第二节　构建成功学习模式 ……………………………………………………………… 298
第三十五章　医功修炼 ……………………………………………………………………… 300
　　第一节　医功释义 ………………………………………………………………………… 300
　　第二节　贺氏医功 ………………………………………………………………………… 301
附：六练一养医功修炼法图示 ……………………………………………………………… 304
医话 …………………………………………………………………………………………… 309
　　医话(1)　小针大世界 …………………………………………………………………… 309

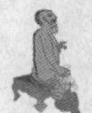

  医话(2) 辛勤耕耘七十载 传承针灸硕果丰 …………………………………………… 310
  医话(3) 树人无私传弟子 存德有义接高天 …………………………………………… 313
  医话(4) 火针治痔显奇效 ……………………………………………………………………… 314
  医话(5) 望外知内——黄褐斑之浅译 ……………………………………………………… 315
  医话(6) 活用针灸三通法 标本兼治有心得 …………………………………………… 316
  医话(7) 诚传为本 回报师恩 …………………………………………………………… 318
参考文献 …………………………………………………………………………………………… 320
贺普仁教授著书目录 ……………………………………………………………………………… 321
后记 ………………………………………………………………………………………………… 322
书写小组照片 ……………………………………………………………………………………… 325

叙 论

论前小叙

贺普仁教授针灸学术体系，是贺普仁教授从医七十年理论探索与临床实践的结晶。叙论逐章论示了贺普仁教授针灸学术体系的形成发展与核心学说，针灸学术体系的理论渊源，及其针灸学术体系的传承价值。

核心学说是一个学术体系的立足之本，核心学说理论根系的深度、立论视点的高度、指导实践的广度，决定其学术体系存在价值的恒长性。

贺普仁教授针灸学术体系最重要的传承价值是，让针灸医学回归于孕育自身生长的中华传统文化沃土之中，使针灸学科与中华传统文化精髓、特别是传统哲学思想融会贯通，这一有体有用的针灸学体系，呈现出与中华传统文化一脉相承的学术形态。这种学术形态呈现的意义在于，揭示了中华针灸医学道法合一的本质特性。中华针灸医学不仅仅是一门技艺，当中蕴含的思想文化价值不容忽视。

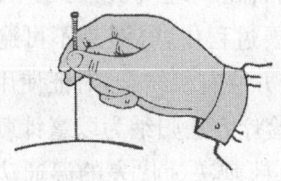

第一章 贺普仁教授针灸学术体系

经过七十年的理论学习与实践探索,贺普仁教授针灸学术体系逐步形成。这一针灸学术体系以"针灸三通法"命名,以"病多气滞,法用三通,分调合施,治神在实"为核心学说,以微通、温通、强通三法临证理术为基本内容。这一体系是理论与实践高度结合的产物,《黄帝内经》立其根,诸家经典为其助,临证积累是其本。

第一节 贺普仁教授针灸学术体系的形成发展

回顾贺普仁教授70年的从医生涯,总结其针灸学术体系的生成过程,1940—2010年大体划分为两个阶段:1940—1990年为贺普仁教授针灸学术思想体系的逐渐形成阶段;1991—2010年为贺普仁教授针灸学术思想体系的发展完善阶段。

一、贺普仁教授针灸学术体系的形成脉络

从1940—1990年,在贺普仁教授针灸学术体系的逐渐形成阶段,多自然呈现八年或十年为一节段的时间表,顺着时间表,呈现出这一针灸学术体系从疗法到学说,从学说到体系的形成脉络。

1940—1948年,为跟师学医、理论奠基、习武修德阶段。从1940年叩拜京城名医牛泽华恩师起,正教正学的一条学医正途开启,随着近观体察老师的临床技艺,大量背诵中医经典以及针灸基本理论,贺普仁教授身心渐入医门,这八年的学徒生涯,为日后奠定了深厚基础。特别是老师四诊八纲的诊断技艺与针药并重的治疗方法,使贺普仁教授打下厚实的中医学基本功。其中细微体察、反复实践老师常用的放血疗法,是强通法形成的基础。老师习医必习武的告诫,让贺普仁教授受益终身,17岁时拜在武界名师的门下,坚持苦练八年尹式八卦掌,之后几十年常练不辍,武养正气,功助医成。贺普仁教授在修炼八卦掌时,注意结合针灸专业的需要,特别注意在针灸临证中,发挥八卦掌以掌代拳、以掌代勾,掌拳兼施的捶击之功。在贺普仁教授创立的"针功一体"的贺氏针法中,最重要的是"进针飞针法",入针即"气至病所"。

1948—1956年,为独立应诊,中医全科实践阶段。1948年跟师学习期满,贺普仁教授开设个人诊所。中医内、外、妇、儿、五官全科实践的这八年,让贺普仁教授的医术、医德在临床实践的考验中得到锤炼,精诚为本的医德之风助其立足。期间在治疗中多用毫针,通过对皮质盲等疑难杂症的攻克,在选穴、手法方面,渐有心得与感悟,微通

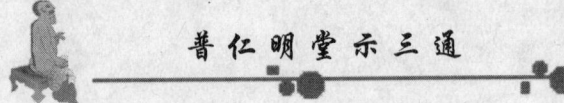

法的基础由此打下。

1957—1966年，为"针灸三通法"各法摸索、积累阶段。1956年贺普仁教授调入北京中医医院，任针灸科主任一职。其间以本院针灸科为平台，进行了大量针灸专业的临床实践，其学术思想开始萌芽，独到的辨证选穴规律基本形成。在临床工作中坚持继续研习针灸理论。在吸收历代医家学术思想精华的同时，逐渐形成自己的学术理念，并开启临床科研工作。在此期间毫针治疗为基本手段，放血治疗成效渐显，火针治疗开始尝试。1964年发表论文《放血疗法》，1965年发表论文《火针治疗漏肩风》、《针灸治疗口眼㖞斜160例分析》。

1967—1975年，为进入针灸专题治疗研究、"针灸三通法"学说在实践基础上开始形成的阶段。1968年，发表论文《针灸治疗85例遗尿的临床观察》、《放血退热作用的临床观察》；1969年，发表论文《放血对高血压的影响》；1971年，发表论文《火针治疗面肌痉挛的临床观察》；1972年，发表论文《火针治疗30例坐骨神经痛的临床观察》；1973年《针灸治疗输尿管结石研究》获北京市科技进步成果三等奖。1972年作为中国医学代表团成员首次出访北欧五国，为了解西方医学，打开国际视野起到了一定作用。

1976—1984年，为针灸临床广泛积累、不断提高科研能力阶段。其间以温通法的摸索为主，根据中医理论中人体气血喜温热、厌寒凉的道理，贺普仁教授挖掘了几乎失传了的火针疗法。他依照古籍中的记载自制针具，并在实践中不断摸索，终于使火针在临床上得到满意的疗效并广泛应用。为了让更多的人掌握火针疗法，他把自己的研究心得倾囊相予，教授他人，努力让火针疗法得到普及。在温通法探索与实践的同时，对"太乙神针"治疗"红斑狼疮"的探索，在非洲医疗队的临床工作中研究针灸治疗与人种的关系，以及针灸治疗小儿弱智专题的探索等，都让贺普仁教授的科研能力与水平有了大幅度的提高。

1985—1990年为临床、科研、治学并举阶段。

其间总结提出经络病变时，"气滞则病，气通则调，调则病愈，针灸治病就是调理气机"的学术观点。强调任何疾病的发展过程中，气滞是不可逾越的病机，需要多种治疗方法有机结合，对证使用。创造性地将多种针灸治疗方法归纳为以毫针刺法为代表的微通法，以火针刺法为代表的温通法和以放血疗法为代表的强通法，"针灸三通法"的病机学说与治疗体系形成。这一期间，其在毫针用穴、手法方面的技艺愈甚精湛，放血疗法取得良好临床治疗成果，火针治疗在不断探索扩大治疗病种，渐增治疗应用频率，并开始火针针具新材料、新制法的实验工作。同时在《黄帝内经》、《难经》、《针灸甲乙经》、《针灸资生经》、《针灸聚英》、《针灸问对》等医学经典中对针具、针法，特别是对毫针、放血、火针针法、治则、治法的理论探寻工作也同步进行。

1985年，贺普仁教授针灸学术体系雏形形成，推出以"病多气滞，法用三通"为核心的"针灸三通法"学说。"针灸三通法"理论学说与技术方案在逐步完善中，形成了优良的临床科研成果。1985年发表论文《温通法治疗子宫肌瘤》，1986年发表论文《火针疗法的机理研究及临床应用》。与此同时在针灸治痛方面进行了深入总结，1987年第一本学术专著《针灸治痛》出版发行。这本书汇集了古代文献中有关针灸治痛的论述，总结了贺普仁教授近50年的临床治痛经验。书中详尽介绍了中医疼痛理论的沿革，疼痛的病因、病机，症状的辨证及贺普仁教授治疗临床常见痛症的方法。

1989年《针具针法》一书出版发行。这本书是根据针具针法方面的古典文献及现代资料，结合贺普仁教授几十年的临床经验编写而成。书中比较详尽地介绍了自上古以来的针具发展史，全面阐述了刺法与手法的临床应用及其基本功的锻炼，介绍了"针灸三通法"的源流以及每种针法的适应证；并以典型病例加以说明和佐证。

《针灸治痛》、《针具针法》学术专著的出版发行，是贺普仁教授秉承大医风范，从临床医家向学者医家转变迈进的标志。

1990年"病多气滞,法用三通"的针灸学说正式提出,以"针灸三通法"命名的贺普仁教授针灸学术体系初步形成。

二、贺普仁教授针灸学术体系的发展完善

从1991—2010年,贺普仁教授针灸学术体系的发展完善,具体体现在三性上,即:"针灸三通法"学术研究的规范性、临床应用的广泛性和著书立说的传播性。

1991年,"针灸三通法研究会"正式成立。"针灸三通法"作为针灸学科建设的重要研究内容,被国家中医药管理局、北京市科委及北京市卫生局多次立为重大中医科研项目。

1999年"针灸三通法"被北京市科学技术委员会立为专项科研课题,开展了"针灸三通法"治疗中风急性期和恢复期疗效评价及相关机理的课题研究,采用"针灸三通法"对临床20余种病症进行了临床观察,完成论文十余篇,并将贺氏临床经验编写成册,制作介绍"针灸三通法"的光盘2部。2001年《贺氏针灸三通法》获北京市科学技术进步奖。

2001年"针灸三通法治疗中风病的临床应用研究及贺氏针具、针法的推广"被国家中医药管理局确立为世界卫生组织"中医适宜诊疗技术研究"专项科研课题之一,2004年结题并通过验收。之后以北京中医医院针灸科为依托,搭建起推广"针灸三通法"的平台,并在国内率先建立了中医卒中单元,将"针灸三通法"应用于中风病的临床及科研工作,进而建立了相应的诊疗规范。"针灸三通法"的应用,使针灸临床的适应病种的数量及疗效有了大幅度提高,因此"针灸三通法"得以广泛推广,据不完全统计,"针灸三通法"已在全国18个省(自治区、直辖市)的59家医院针灸科,得到临床应用。

文以载道,医以文传。二十年中,贺普仁教授带领学生弟子一起著书立说:1992年出版临床应用专著《针灸歌赋临床应用》;1993年,发表论文《针灸三通法》;1995年12月出版第一部"针灸三通法"专著《贺氏针灸三通法》;1997年,学术论文《火针疗法治疗子宫肌瘤的临床研究》获北京市中医管理局科技进步二等奖;1998年其学术论文《针灸治疗小儿弱智》获1998年香港中医药及中西医结合交流大会优秀论文奖;1998年出版第一部"针灸三通法"系列专著和图谱《火针疗法图解——针灸三通法之一》、《毫针疗法图解——针灸三通法之二》、《三棱针疗法图解——针灸三通法之三》;2002年出版第一部贺普仁教授医案专著《针灸三通法临床应用》,2004年此书获得中华中医药学会科学技术奖——学术著作三等奖;2004年贺普仁教授第一部灸法专著《灸具灸法》出版;2006年《针灸三通法操作图解》出版,这本书图文并茂,详细介绍了"针灸三通法"各法手法及临床应用经验;2011年国医大师系列介绍临床经验实录《国医大师贺普仁》出版。

经过二十年的发展,贺普仁教授针灸学术体系的日臻完善,主要体现在三个方面:

(一)充实完善核心学说

核心学说由"病多气滞,法用三通"充实完善为"病多气滞,法用三通,分调合施,治神在实"。贺普仁教授针灸学术体系初步形成时,基于对"气滞"这一中医病机和病理状态的深入认知,他感悟到,在中医学中,"气滞"与针灸学科有着独有的直接相关性,深入认识"气滞"、把握"气滞",是由针灸治疗通调机理的特性决定的。这是因为针灸通调机理的内在同一性,决定了针灸疗法的集中针对性,集中针对性定位在"气滞"。在针对"气滞"为核心环节的疾病谱的治疗中,在毫针、锋针、火针、艾灸各有其用的体会中,"病多气滞,法用三通"的核心学说形成了,并得到广泛传播。但贺普仁教授没有停止研究与探索,对于"气滞"不同阶段的疾病性质,不同性质的病理后果;对于微通法、温通法、强通法各自属性的认识与界定;对血气关系的深入认识,对于针灸临证根本之道的思

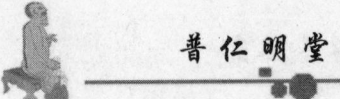

考等等，都让贺普仁教授对"病多气滞、法用三通"的核心学说做着重新的修缮，最终形成了"病多气滞，法用三通，分调合施，治神在实"的核心学说。这一核心学说其质的发展在于，在以扩展的治疗病种、提高的临床疗效、突破的治疗禁区、攻克的疑难顽症这些大量实践成果的佐证下，在"病多气滞，法用三通"的基础上，新融入贺普仁教授的临证法则——"分调合施"和临证要道——"治神在实"。"分调合施"作为核心学说提出的根本意义，就在于在同一的针灸通调机制的大外延下，深入研究、揭示纷呈三通各法不同的作用机理，特别是火针治疗的作用机理，以作用机理为依据，实现临证的和合而施。"治神在实"作为核心学说提出的根本意义，就在于厘清说法不一的"治神"学说，把"治神"落实到临证中去，确立"治神在实"为针灸临证要道。"治神在实"的要旨就是：把"治神"落实在实质之治上。

核心学说的充实完善，使"针灸三通法"成为有体有用的针灸学术体系，呈现了与中华传统文化一脉相承的学术形态。

（二）补充完善针灸三通法内容构成

从初期形成的以毫针刺法为主的微通法，以火针疗法为主的温通法，以三棱针放血为主的强通法的"针灸三通法"内容构成，到完善为以毫针刺法为主的微通法，以火针疗法和艾灸疗法为主的温通法，以多种针具放血和拔罐疗法为主的强通法（火罐兼有温通、强通双重属性）。

（三）临证准则得以明确，医外之功力行倡导

围绕贺普仁教授针灸学术体系的核心学说，明确提出"临证求正"与"五位并重"的临证准则，倡导医外之功，即倡导学养修习与医功修炼并举。

第二节　贺普仁教授针灸学术体系的核心学说

贺普仁教授针灸学术体系的核心学说，从开始的"病多气滞、法用三通"到今天的"病多气滞，法用三通，分调合施，治神在实"，秉承的都是"大道至简"的哲学理念，正如老子在《道德经》所言：万物之始，大道至简，衍化至繁。

"病多气滞，法用三通，分调合施，治神在实"作为贺普仁教授针灸学术体系的核心学说，四者各具要旨。

病多气滞——要旨在"气"。阴阳二气的永恒运动是人体生命活动的根基，所有的疾病，都是二气的升降出入发生问题的显象。因此，一切疾病都与"气"相关联。"病多气滞"，是贺普仁教授对中医病机规律认知的结果，同时也是对针灸治疗规律认知的结晶。因气滞滞在腠理、滞在肉分、滞在血分、滞在脏腑、滞在骨髓的部位不同，经络气滞的程度不同，气机失调的状态不同，寒热、虚实的属性不同，疾病便呈以多样化表现，应对其手段亦必须多样，由此催生出"法用三通"。

法用三通——要旨在"法"。此处之"法"有狭义与广义双重之义。狭义之法是指三通之法，广义之法是指贺普仁教授的"道法合一"的医道观，是对针灸医学的规律、方法、规则、手法的简明概括和高度提炼，其中道中寓法，法中有道，道法自然，法无定法。"法用三通"虽以法无定法为最高境界，但落实到临证确是有法可依，这就是"分调合施"。

分调合施——要旨在"合"。作为贺普仁教授的临证法则，"分调"，是指三通各法具有不同的属性与作用机理，针对不同的病症、病程使用；"合施"是指针对复杂的病情，和合联用三法，妙取三法施治的有机合效。提出"分调合施"学说的目的是：在针灸通调机制内在同一性的大外延下，通过

认知三法各自的作用机理,特别是火针的作用机理,以作用机理为依据,总结三法临证规律,确立治疗技术规范。"分调合施"的临证要求是:依据机理,施法用针,妙取合效,"气至病所"。

"治神在实"——要旨在"治"。"治神在实"的根本就是把针灸"治神"大法落到临床实处,贺普仁教授强调"治神在实"是针灸临证的根本要道。"治神在实"的提出,是以《黄帝内经》"治神"学说的元点含义为依据,从"治神"到"治神在实",是对针灸精髓的发觉与提取,是道用合一的创建与演绎。

对贺普仁教授针灸学术体系的核心学说分别论示如下。

一、关于病多气滞

其一,"病多气滞",是贺普仁教授对生命活动与疾病生变规律的认知与概括。

《难经·八难》曰:"气者,人之根本也"。《素问·举痛论篇》提出:"百病生于气也,怒则气上,喜则气缓,悲则气消,恐则气下,寒则气收,炅则气泄,惊则气乱,劳则气耗,思则气结,九气不同,何病之生。"尽管九气之说,多在七情范畴,对病因、病机复杂多样性的阐述显得不够完全,但明确的是,"气"是致病之元因,而六淫成疾,更是遵循首伤卫气、从表入里之规律。如前所示贺普仁教授从针灸治疗通调机理的特性出发,形成对"气滞"、对针灸治疗集中针对性的独特认知:尽管致病因素有七情、六淫、疫疠、饮食不节、劳累过度、跌打损伤等多种,其病理变化又有表里上下、升降出入、寒热虚实、气血阴阳的失调等,而这几方面的变化过程,都是机体抗病能力与病邪交争,以及脏腑经络自身功能失调的种种表现,因此各种疾病的病理变化,都必然影响到脏腑经络之气的运行,从而导致脏气、腑气、经络之气的阻滞,即气滞。气滞是大多数疾病发生发展的重要环节,气滞则病,气通则调,调则病愈。正如张介宾在《景岳全书·疾病类》中所云:"凡病之为虚为实,为寒为热,至其病变,莫可名状。欲求其本,则只一气字足以尽之。"

其二,对于"病多气滞"需要明确的概念含义有二。

首先明确"病多气滞"中的"气"的概念含义:这里"气"具有特指之义,特指人体的不和之气——邪气,而非中医学中"气"概念。张介宾在《类经·疾病类·情志九气》中说:"气之在人,和则为正气,不和则为邪气,凡表里虚实,逆顺缓急,无不因气而至,故百病皆生于气"。

其次明确"病多气滞"中的"滞"的概念包含两重含义:一是指邪气客体形成经络气滞,致使气机失常的病理状态;二是指邪气滞血为瘀,致阻成病。

《黄帝内经》提出的"百病生于气也"表明的是,各种致病因素只有在造成气机失调、气滞血瘀的情况下才会发生疾病。"病多气滞",不仅是贺普仁教授对病理机制的归结与描述,还是对针灸学科本质规律的感悟与论示。贺普仁教授认为:针灸疗法,是由于针刺和艾灸刺激于穴位,通过经络而发挥治疗作用,因此认识针灸与治疗的关系要抓住经络这条主线。而经络在人体运行气血,联络脏腑,贯通上下,沟通内外表里,无处不到、无处不有,同时手足表里之经又按照一定的次序交接,使气血流注往复,循环不已。尽管临证病变万千,病因各有不同,病位有五脏六腑、皮肉筋骨、五官九窍之不同,然共同的病理变化是相关的经脉、络脉、血气的运行不畅,乃至气滞血瘀,致使经络阻塞。贺普仁教授认为,气滞造成的经络不通、气血失和最终导致的是阴阳失调,这是各种疾病发生发展不可逾越的病理过程。

以"病多气滞"为根本导向,贺普仁教授将传统针灸医学治疗规律、法则与针具、针法、灸具、灸法、罐法融会贯通为"法用三通"。

二、关于法用三通

"法用三通"是对传统针灸疗法的归纳与升华,把针灸疗法的根本作用机理融会贯通于三通之法中。如前所示"法用三通"的精髓为:通调为

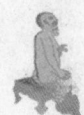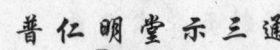

本,知调阴阳,通经活络为手段,调和气血阴阳为目的。

其一,对于"知调"首先要明白:知调阴阳为用针之要。

《灵枢·根结篇》说:"用针之要,在于知调阴与阳,调阳与阴,精气乃光,合形于气,使神内藏。"唐宗海在《血证论》中曰:"人之一身,不外阴阳,阴阳两字即水火,水火两字即气血。"所谓阴阳失调,其实质就是气血失调。《黄帝内经》认为针灸的治疗作用,就是通过通经脉,调血气而实现的。正是通过经脉之通,血气之调,转逆为顺,扶正祛邪,补虚泻实,以使阴阳调和,平脉平人以现。

其二,对于调和,就是要知道:针灸之法即通经脉、调血气之法。针灸治病的根本道理,在于针灸能通经络、调血气的作用。贺普仁教授认为,中医"气"的概念,是指人体一切脏腑组织器官的机能作用,如果人体脏腑组织发生气机不调,就会出现疾病,调气实质上就是调理气机的升降出入,调理脏腑经络的机能。"针灸三通法"就是采用各种针灸方法,通过刺治灸疗罐排,达到化滞破阻通经络、气机运行、机能状态复常、疾病向愈的目的。

因邪气滞血为瘀在腠理、在肉分、在血分、在脏腑、在髓的不同,体征病证便呈以多样化显现,面对疾病的虚实寒热、标本夹杂及千变万化,贺普仁教授将其应对手段概括为微通、温通、强通三通之法曰:法用三通。法用三通,涵盖九针通之大术;三足鼎立,化用九针调之大法。病变针变,法为效用,据因循位,分调合施。

其三,这里需要明确的是,在三通之法的三种针具针法中,虽然毫针疗法,在我国传统针刺医术中是最主要、最常用的一种疗法,但它不能代表针灸疗法的全部,也不能替代其它针法。从对中国针灸生成史的回顾,到对针灸医学发展的展望,都会让人认同,九针各有其用,所有的替代都是科技进步的彰显,所有不该的埋没,也总会有重生的一天。重拾九针应有的价值,是对先贤的最大尊敬,是对中国针灸最为重要的承传。应对不同的病症、病程,施用不同的针法,治愈疾病靠的不仅是针方穴效的合力,同时靠的也是不同针具针法的合力。因此在本书中,贺普仁教授提出的"针方无主配"之理念也适用于针法无主次之问题。"法用三通"临证之用的最大智慧在于精妙的"分调合施"。

三、关于分调合施

"分调合施"作为核心学说提出的根本意义,就在于可推进三通各法作用机理的深入研究,以作用机理为依据,实现三法临证的和合而施。

其一,明确涵盖

关于"分调合施",作为临证法则首先需要明确其涵盖。"分调合施"的涵盖有二:一是,三通之法的和合而施;二是,针、灸、药法的和合而施。

其二,确定属性　各担其任

通经调和,是针灸治疗的根本属性,"分调合施"是把属性融入理法后形成的微通法、温通法、强通法的临证理法规则。三通各法在分调中分具不同的属性。微通法的属性是:渐调为主;温通法的属性是:扶调为主;强通法的属性是:速调为主。

根据属性,微通法通过循经渐调,调气行血,调和脏腑阴阳。微通法理气为要,通过调理气血阴阳虚实之气,调理脏腑功能盛衰之气,理顺逆气,以现平人之脉、康复之身。循经渐调——针刺在行气、理气、调气、和气中呈现的功效,最必然直接相关的体验来自气针法——毫针治疗中。因此,"微通"之妙与"气针"之称,不仅代表了毫针的根本属性,更是标定了毫针继锋针、镵针后问世的命定使命——循经调气,微妙之极,微中见巨。微妙之极:是指毫针操作手法中蕴含的超高技术含量,在宽广适应证中显现的神奇治效;微中见巨:是指"微"字与"小"字同义,但在针灸治疗中,此"微"具有"四两拨千斤"之力,可治极于一,一穴一针可愈多种疾病。

温通法通过扶调,扶正补虚,祛病强身。火针扶正助调,艾灸温经扶调。火之属性为阳,火针以阳助阳,火针入体,体内经络、气血、津液、病体组织全部产生应激变化,人体经脉中的元阳之气在激活中得到扶补。火针与肌体变化的实验数据虽未取得，但临床之证已确信无疑，火针治疗宫颈癌、乳腺癌病症痊愈的医案是最好的证明。灸利补虚，补气化滞。关于灸疗，上个世纪80年代，已有相关专家临床观察到艾灸能有效地激发循经感传，研究认为，灸疗中经气感传率为70%以上，远远高于针刺中经气感传出现的几率。

强通法通过开决速调，放瘀出邪，激络破阻，疏经促通。如中风患者发病即头部放血有急救之效；咽喉疼痛，少商放血多可痛消即愈。

其三，认识机理　临证合施

关于认识机理：在同一的针灸通调机制的大外延下，深入认识三法各自的作用机理、以及机理与病症的对应规律，这是临证"分调合施"的科学依据。目前对"针灸三通法"各法的作用机理研究，已列为贺普仁教授针灸学术体系发展的重大课题。

关于临证合施：根据以上三通各法"分调"属性，临证"合施"法则有二：第一是据因循位，据症依程，择法用针，妙取和力。第二是"气至病所"，以血行气，调和阴阳，治愈疾病。

第一，关于据因循位：即依据病因，明察病位，病灶为的，有的放矢，法针精用，事半功倍。关于据症依程：即根据病症、病程取法用针——或单法而用，或二法、三法合施，或两法合施于一针一穴（比如火针放血、毫艾温针）。

第二，关于"气至病所"：首先需要界定"气至病所"这一概念。"气至病所"言出窦汉卿《针经指南》："捻针，使气下行到病所。"贺普仁教授界定的"气至病所"，不同于窦汉卿的原义，更不同于一般对"得气"的理解，只是借用"气至病所"表达对针灸临证目标的见解与定义。贺普仁教授认为，"气至病所"指的针灸临证的达标问题，达到这一目标涉及"气至"、"得气"、"守机"三个关键要素，"气至病所"是施针即效、针刺"得气"、"察机守机"的复合效应，言说似乎复杂，但检验"气至病所"的标准却非常简单、直观，这就是治愈疾病。

界定"气至病所"须对其中涉及的"气至"、"得气"、"守机"问题做出明确的论示。"气至"、"得气"、"守机"在《黄帝内经》中多有相关论述，后世医家在《黄帝内经》基础上，通过对临床实践经验的总结，又有各自的感悟与认知。贺普仁教授根据自己的实践体察，对此提出理解上的要点，遵循"大道至简"的原则，对三者的概念、属性、辨证关系与临证要则做出如下论示。

——"气至"，理解上的要点在"至"。至的本义是到来。《灵枢·九针十二原》曰："为刺之要，气至而有效"，古汉语多用使动用法，这里用的句法正是使动用法，是使之启脉气来之义，因此"气至"的本来含义是指针效问题，体现在两个方面，一在脉气之变，二在病气之衰。

关于脉气之变：这里所指的脉与脉气，并非中医今用的寸、关、尺三部九候切诊之脉的脉与脉气（独取寸口并将寸口脉分为"三关"的诊脉方法首见于《难经》，这种确立了以手腕寸、关、尺为三部，再分别每部之浮、中、沉为九候的"三部九候"脉诊法延用至今。独取寸口脉法的"三部九候"虽然只对寸口脉进行诊察，但在经络学说指导下，与十二正经密切相关)，而是指《黄帝内经》中记载的"三部九候"全身遍诊诊脉方法中的脉与脉气，诊脉部位不止一处。此"三部九候"见于《素问·三部九候论》，"天地之至数，始于一，终于九焉。一者天，二者地，三者人，因而三之，三三者九，以应九野，九野为九脏，故人有三部，部有三候，以记死生，以处百病，以调虚实，而除邪疾。"《黄帝内经》的"三部九候"，是对九个部位的血脉进行诊察，分为上、中、下三部。三部之中，各有天、地、人，都是代表诊候部位，合起来则为九候，统称"三部九候"。《素问·三部九候论》曰："上部天，两额之动脉；上部地，两颊之动脉；上部人，耳前之动脉。中部天，手太阴也；中部地，手阳明也；中部人，手少阴也。下部天，足厥阴也；下部地，足少阴也；下部人，足太阴也。故下部之天以候肝，地以候肾，人以候脾胃之气。"上部天，即两额太阳脉处动脉；上部地，即两颊大迎穴处动脉；上部人，即耳前耳门穴处动脉；中部天，即两手太阴气口、经渠穴处动脉；中部地,即两手阴明经合谷处动脉;中部人,即两手少阴经神门处动脉;下部天,即足厥阴经五里穴或太冲穴处动脉;下部地,即足少阴经太溪穴处动脉;下部人,即足太阴经箕门穴处动脉。故而下部之天可以候肝脏之病变,下部之地可以候肾脏之病变,下部之人可以候脾胃之病变。"气至"体现的脉气之变,是指以九候穴位为点位,对经脉与胃气之变进行候察,以察知病气盛衰。直至今天,在"糖尿病"等相关诊断中,有些医家还在沿用太溪、冲阳诊脉法以察病程、病情。

关于病气之衰,《灵枢·九针十二原》曰:"效之信,若风之吹云。"病气之衰直接体现在病气衰败,速效、显效治愈疾病。

综上所述一言以蔽之,"气至"就是:通过针刺实现通经、气行、脉变、病衰的过程。

——"得气",理解上的要点在"得",即经通气调以得。"得气"按照现代通行的解释是:在针刺穴位后,经过手法操作或较长时间的留针,使患者出现酸、麻、胀、重等感觉;行针者则觉得针下沉紧;称为"得气"。这种针感产生的程度及其持续时间的长短,往往和疗效有密切的关系。特别是与镇痛效果的好坏有关。

贺普仁教授和不少"针灸三通法"的临床家们,通过各自的实践,打破了以上对"得气"约定俗成的界定与说法。他们对"得气"的理解与认知是:入针即可"得气"。他们认为:入针即可"得气",在具备一定医术、医功功力后即可达到。在临证中"得气"的最高境界是:一、针入气得,手离针后,针体自己向下行进,直至针柄之处;二、进针之后,无须人力再施手法,"得气"之象、之感即能保持或与时俱增,有时直至出针之后数小时乃至数天不等。

综上所述一言以蔽之,"得气"就是:留针、运针,刺必"得气";修炼、积累,刺即"得气"。

——"守机",理解上的要点在"守"。"守机"一语出自《灵枢·九针十二原》:"小针之要,易陈而难入。粗守形,上守神,神乎神,客在门。""刺之微,在速迟。粗守关,上'守机',机之动,不离其空。空中之机,清静而微,其来不可逢,其往不可追。知机之道者,不可挂以发;不知机道,叩之不发。知其往来,要与之期。粗之暗乎,妙哉!工独有之。""迎之随之,以意和之,针道毕矣"、"守机"中的守之根本在察,"守机"即是针灸临证中察守之道,察的是神机,守的是气机。"守机"与"治神"密不可分,针灸的神机妙用在这二者之中多有体现。关于"神机","灵枢"一词本身的含义就有"神机"之意。对于"守机",由于《黄帝内经》阐述的是可意会、难言谈的内容,因此描述上的深奥必然带来理解上的不易,但是实践可以为验证、理解、实施真理打开真正的大门。

贺普仁教授通过临床实践,对"守机"在针刺临证时的理解是,"守机"察、守的就是经络感传的气机,"守机"与"气至"同步实现,"守机"在迎随补泻时,需心手同察,察中得守,"守机"在"治神"中得到体现与检验。

综上所述一言以蔽之,"守机"就是:迎随补泻,心察手守。

贺普仁教授根据相关理论,特别是根据自己长期的体验,认为"气至"、"得气"、"守机"三者的辩证关系是:三者相互作用,依次为因果关系。"气至"为"得气"之因,"得气"强化"气至"之果,"守机"得机是"气至"、"得气"在气机之变上的显现,三者和合而得,方达针灸治疗的既定目标——"气至病所"。

贺普仁教授对三者在在临证中的体会是:第一,"气至"可遇可求,可遇者(得针神者),针针"气至","气至"则效。可求者,时有时无,效微、效慢。反害者,不在其列。《素问·长刺节论》曰:"皮者道也",指的是皮肉为入针之道,"气至"入道即有。贺普仁教授强调:真正的"气至"是通过病位与穴位的高度相合性实现的。若要"气至"效达,通经启脉,取决于选穴、入针与病位病气、四时阴阳之气、经络气血之气的高度相合性上。第二,"得气"为进针即得、留针候得,运针可得的针刺治疗重要指标,这也是疾病治愈的基本前提,因此应该是针灸施治,每刺必达的基本目标。第三,"守机"是神察观机、可意会难言说的一种征象。"察机"为了"守机","守机"为了"用机"。"察机"、"守机"、"用机"是有形寓在无形中的临证之境界,是神志相合的上工用针能力之彰显。正如《灵枢·终始》所言:"必一其神,令志在针"。《素问·宝命全形论》曰:"今末世之刺也,虚者实之,满者泄之,此皆众工所共知也。若夫法天则地,随应而动,和之者若响,随之者若影,道无鬼神,独来独往。"贺普仁教授强调在临证中,对于"守机"在达不到上工的境界,不具备上工的能力时,也须做到基本三守:一守病机,二守针刺过程中循经感传的"得气"之机,三守穴位、手法与病位、病程的对位之机。

需要明确的是,"气至"、"得气"、"守机"三者在临证中的侧重点各有不同:"气至"重在脉察,"得气"重在手法,"守机"重在心觉。针家在临证中三者皆有者,为得取针神之人,如《百症赋》所云:"随手见功,应针取效"。对于得取针神的体会感悟,各有意会。如:《素问·长刺节论》曰:"刺家不诊,听病者言。"而《灵枢·九针十二原》又曰:"凡将用针,必先诊脉,视气之剧易,乃可以治"。因此针家的诊与不诊,不在形式而在人,凡针必有诊,诊寓在针中。正如张介宾的解注:"善刺者,不必待诊,但听病者之言,则发无不中,此以得针之神者为言,非谓刺家概不必诊也。今后世之士,针既不精,又不能诊,则虚实补泻,焉能无误。"

"气至"、"得气"、"守机"三者与"针灸三通法"临证的关系是,三者皆与三法相关,操作得当皆能三有,但三法侧重各有不同。按目前"针灸三通法"临床家们的体验类分是:微通三者并重,温通、强通"气至"为要。其中重要的前提条件是,针家须精炼医术与修炼医功(关于医功后有专篇论示)。

"分调合施"首重手法,其次在穴。"针灸三通法"对针刺手法(后有专篇论示)的态度是:针刺施法,简精为上。这与明代医家汪机在《针灸问对》中,对诸多针刺补泻手法持否定态度,认为这是故意夸张其法的理念如出一辙。

贺普仁教授多年前曾用"机要得于心,精微应于手"这副对联表达自己的临证感悟。贺普仁教授强调"分调合施"的最高境界就是得心应手,即:学理入脑,法由心生,得心应手,手施其法。三法融会,贯通而用,灸药大助,和合施治。选穴精良,取穴精准,手法精正,贵在精诚。

四、关于治神在实

"治神"是针灸学科的根本大法,"治神在实"是把"治神"落实到临证之用的根本要道。

贺普仁教授对"治神在实"提出了至简的解释:第一,"治神"、"守神"的定义遵循《黄帝内经》的元点含义——"治神"治的是脉气之神,"守神"守的脉神之变。第二"治神在实"指的是,在针灸临证中"治神"的自治与治它,自治是指医家的"自守",治它包括"察"与"调"。无论是自治还是治它,都是要把"治神"落实在实质之治上。

其一,"治神"的元点含义:"治神"的概念与言说,首见于《黄帝内经》。《素问·宝命全形论》曰:"凡刺之真,必先治神"。《灵枢·本神》曰:"凡刺之法,先必本于神"。《灵枢·九针十二原》曰:"粗守形,上守神"等等。对于这些论述,在理解上歧义很多,这些歧义不仅带来认知上的混乱,更带来临证中的缺失。所以须对《黄帝内经》中"治神"的元点含义做出界定。在《黄帝内经》中,作为代表自然变化规律、生命活动现象、人之精神情志的"神"之广义、狭义概念,广泛用于多方面的论述中。而多与针灸相关的"治神"到底指的是什么?经过反复的研习《黄帝内经》及通过多年在实践中感悟,贺普仁教授认为《黄帝内经》中的"治神"指的是脉神,"上守神"守的也是脉神。一言以蔽之,《黄帝内经》中"治神"的元点含义是:刺治察守脉气之神。这就需要再次重复前面谈"气至"时已经说明的问题,就是"治神"、"守神"所指的脉神,指的是遍诊诊脉方法中的脉气之神。《素问·八正神明论篇》曰:"观其冥冥者,言形气荣卫之不形于外,而工独知之,""上工救其萌芽,必先见三部九候之气","知其所在者,知诊三部九候之病脉处而

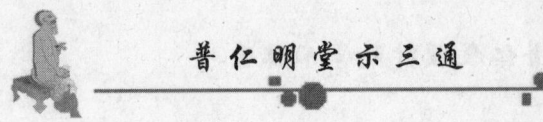

治之,故曰守其门户焉,莫知其情,而见邪形也。"

贺普仁教授认为"治神"在针灸临证中,要点在"治",此"治"用的是古汉语中"治"字的引伸义"治理"之义。

其二,"治神在实"的自治:"治神在实"的自治指的是医家的自守,自守是指五脏之神的自守。五脏藏神,是《黄帝内经》中的重要学说,强调人体精神意识思维活动与五脏有着内在的联系。《黄帝内经》确立的五脏藏神的理论,在生理、病理、诊断和治疗诸方面都有重要的应用价值,但在这里"治神在实"之自治、自守强调的是,针家临证时要自身的神、魂、魄、意、志,守舍心、肝、脾、肺、肾。医家做到自治,才能进入治他境界。《素问·宝命全形论》所说的"凡刺之真,必先治神,五脏已定,九候已备,后乃存针。"也可作为医家自治的标准。

其三,"治神在实"的治它

"治神在实"的治它,在临证中分为两个方面,一方面是察,另一方面是调。

第一,关于察。"治神在实"重在神察,神之变化,本于象上,察在脉象。这个脉象指的是今天沿用的气口脉之象。对于《灵枢·九针十二原》中"粗守形,上守神"理解的要点是:形与神是对立统一关系,形依神而显达,神依形而现象。形神统一观是《黄帝内经》生命观的基础观点。"上守神"强调的是脉神之守,守在脉象之察上。脉象是神治、神变之风向标,任何病症的治效都可以在脉象上显现,这是"凡治必先治神"的根本。

对于"治神在实"临证之察,贺普仁教授提出的相关新理念是:切诊应分针前、针后对比性的诊断记录,针后之录是下一次切诊及调整针治方案的重要参考依据。这一理念必将带来针灸临证诊断环节的革命性改变。贺普仁教授同时强调:临证四诊以望为首,望诊望神为首中之首。望神所指的"神"是人之血气阴阳的外显之象,不同于"治神"概念中的"神"的含义所指。

第二,关于调。调的根本就在于阴阳气血之调。"脉贵有神",是元末明初著名医家滑伯仁在《诊家枢要》中提出来的重要论断:"脉者,气血之先也。气血盛则脉盛,气血衰则脉衰……脉贵有神。"贺普仁教授认为,脉象之神即是人体的阴阳气血之神,脉象之变即是人体实质调治的外现性标志。而人体阴阳化在气血之中,调和气血是调和阴阳的载体,气血失调,则阴阳失调;气血和,则阴阳和。

"治神在实"的临证之调,重在调治血气。《素问·八正神明论》曰:"血气者,人之神,"《素问·调经论》曰:"血气不和,百病乃变化而生"。《素问·至真要大论》曰:"疏其血气,令其调达而致和平。"《灵枢·营卫生会》曰:"营卫者,精气也,血者,神气也",张志聪注云:"营卫者,水谷之精气也。血者,中焦之精汁奉心神而化赤,神气之所化也。"神存于血而隐,但也依于血而显。血是神气的载体,神气是血的外显。

"治神在实"治血是要则,是在实之治的始发。针刺调血、生血、养血是"治神在实"的首要方面,血为气之母,其实血不仅为气之母,也是脏腑、经络生存运行之母,是人之精、气、神的内在之基。因此血也为人身之母。"治神在实",重血调治。通过临证体验,贺普仁教授提出了"以血行气"的学说和技法。

由于"气一元论"在中国古代哲学中占有的重要地位,历代医家在论述气血两者的关系时,偏重于对"气"的功能的论述。如《灵枢·刺节真邪》曰:"针刺之类,在于调气。"《灵枢·终始》曰:"凡刺之道,气调而止。还有"气能生血"、"气行则血行"和"气能摄血"等论断,认为在两者的关系中气的功能占主导地位,而血的作用则为从属地位。近代以来,由于强调毫针刺法的"气至"、"得气"概念,经络运行气血的作用只剩下气的作用,血的作用被边缘化了,正如《医学入门》所云:"人知百病生于气,而不知血为百病之胎也。"但在《黄帝内经》中是气血并论的,并且血字在前,常称"血气"。贺普仁教授认为:气血与经络既为人体正常的生理基础,也是疾病产生的重要病机转化所在。凡各种疾病皆由经络不畅、阴阳失衡所致。经络不畅则为经络之中气血运行不畅。血乃有形之物，气必须以血为基础，气属阳本主动，但必须依赖血以济，方可表现出它的机能活动。因此可以说血也是气血中的主帅。气之所以能行血，是由于血能载气，气的活力虽很强，但易于逸脱，所以气必须依附于血而存在于体内。当气附存于血中时，血可载气并不断为气的功能活动提供水谷精微，使其不断得到营养补充。故血盛则气旺，气旺又能生血、行血、摄血。血虚则气衰，血脱气亦脱，即血病气亦病，故临床有血液瘀滞引起的气机不畅和失血过多时出现的气随血脱等现象。基于这种认知，贺普仁教授提出了"以血行气"、"以血带气"的刺络放血法，以强令血气经脉通行。《灵枢·小针解》曰："宛陈则除之者，去血脉也。"即凡郁滞过久的疾病均可用刺络方法治疗。《素问·调经论》曰："病在脉，调之血；病在血，调之络。"说明了气血与经络之间有着不可分割的联系。当经络气血郁滞、经气不畅时当用刺络放血的方法加以疏通。故贺普仁教授强调：凡诸证气机不调、血脉凝涩之顽症，非毫针微通所及，必用三棱针强通之，逼邪随血外出，以祛瘀通闭，疏通脉络，使经气通畅，营血顺达，达到血行气通、血气调和之目的。

概括而言，"治神在实"就是把"治神"落实在阴阳气血的实质之治上，即治理——治的是：阴阳气血之治；理的是：阴阳气血之神。临证中，"行气通经"与"以血行气"相得益彰。气为血之帅，血为气之母，二者在机体有形与无形的转化运动中，相依相助，荣损同一，阴阳气血，得和共生，失和共损。

其四，"治神在实"强调"在实"，但不忽略、不排斥治疗时医患之间的精神相会与相守。需要指出的是：医患的精神相会、相守，是对人体实质针感作用加强的重要方面，但不是绝对方面，绝对方面是针刺实质作用的感传与发挥，机体实质的调整与改变。而且"守神"的主要方面不在患方，而在医方，这就是贺普仁教授强调医家自治的原因。

把"治神"落实到临证中，是贺普仁教授提出"治神在实"这一核心学说的出发点与归宿点。这一核心学说的提出，旨在推动针灸临床理念的新研究，促进中国针灸的质化传承与质化发展。

综上所述，"治神在实"提出的重要意义还在于，强调说明针灸治疗是一种在完整理论体系指导下，对人体实质的根本治疗，是对人体的物质基础——阴阳、气血、脏腑、经络的实质调治，是腧穴与疾病相关联之实质作用的显现，而不是像当前一些人、特别是国外一些人士认为的针灸治疗的效果只是一种精神作用下显现，靠的是精神转移或心理作用，这种观点大大歪曲了中华针灸医学的本质特质，这是对几千年传承的中华医学发展成果的极大误解。《黄帝内经》问世的一个重要成就就是，医巫不分的时代宣告结束，从而开始了中国医学基本沿着唯物主义疾病观的发展之路。

第三节　针灸三通法的本质特性与内在联系

一、针灸三通法的本质特性

"针灸三通法"，作为贺普仁教授针灸学术体系的内容构成，"病多气滞，法用三通，分调合施，治神在实"核心学说的理念蕴含其中。"针灸三通法"的本质特性有根源性、实践性、拓展性、要求性、发展性五个方面。

1. 根源性

"针灸三通法"有根有源。《黄帝内经》为其根、诸家经典为其源（叙论篇第二章专章论示）。

2. 实践性

"针灸三通法"在实践中产生，在实践中应用，在实践中发展，在实践中完善。"针灸三通法"的形成与发展与传统针灸方法的形成发展既有相同点，又具不同点。相同点是：同为实践的产物；不同点是：前者是在正确理论指导之下的实践，所以它在实践中发展较快。"针灸三通法"的诸理诸法,都是传统理法的延续,既是贺普仁教授以及传人们的探索实践总结,又有前人悠久深厚的经验积淀,而临床实践性是"针灸三通法"的最根本特性,因为经受住了在实践中的长期的、广泛的检验,因此强大的生命力得以展现。

3. 拓展性

"针灸三通法"在临床实践中具有强大的生命力,体现在它具有强大的拓展性,治疗范围的不断扩大,腧穴治效的不断发现,治疗效能的不断提高,是近二十年来"针灸三通法"的发展原因。为什么会有这样的现象?这是因为"针灸三通法"不是一种单一的疗法,而是多种方法在临床实践中的综合运用。由于现代医院分科过细,疾病谱的变化和复杂化,以及针灸本身的特点,针灸科的患者多为其他科经药物久治不愈的疑难杂症,单一的毫针刺法显得势单力薄,许多问题难以解决,而"针灸三通法"有多种的针法、治法可供选择,针对不同的病症、病程可选择不同的方法、途径或综合运用多种方法来治疗,因而解决了许多以前难以解决的问题。同时,"针灸三通法"并不是经验的堆积,而是有理论指导的综合疗法,它能最大限度地发掘每种疗法的特长,综合运用不但能弥补各法的不足,更能取得相得益彰的合效,因此在临床应用上必然呈现的拓展性,是"针灸三通法"内在生命力的外显。

4. 必修性

贺普仁教授用自己七十年的临床实践证明并强调:入了针灸这一行,就要终生坚持学养修习和医功修炼(医外篇专篇论示),唯如此,才能成为合格的针灸人才。"针灸三通法"对应用者有较高的素质要求,专业知识、操作技能须有一定基础,有悟性者则进步快。同时贺普仁教授还提出了医术、医德、医功、医貌、医礼五位并重的针灸医生职业操守,以上均为针灸医生的必修课。坚持必修就可在临证时用好"针灸三通法",并能形成个人的实践成果。

5. 发展性

一种疗法如果不能在实践中发展,那么必然会被其他疗法所取代。"针灸三通法"具有的发展空间的无限广阔性,是由它的本质特性决定的。因为"针灸三通法"本身是在继承传统疗法的基础上发展而来的,发展是其灵魂。"针灸三通法"的"三",表明的并不只是三种方法,而是针灸多种多样方法的代表和精髓,"三"有暗含"三生万物"的意思;"针灸三通法"的"通",不仅指明针灸疗法的特点和特长,同时暗含有变通的意思。"针灸三通法"具有的核心学说明确导向的引领,具有的丰富深刻的内涵,具有的多量、可复制的成果样本,具有的复合、持续拓展针法的空间,使之可随人类健康需求的变化而不断发展。

二、针灸三通法的内在联系

对"针灸三通法"各法从概念的形成到实质定义,在认知上有着一个不断深化的过程。对"针灸三通法"的内在联系的探索,旨在临证中有机和合而用三通之法。

"分调合施",作为核心学说的要点,其依据就是中医学科与人体科学的统一属性——内在联系性。对整体性与联系性的深入认知,是"针灸三通法"把中医学科规律应用于临床的基础前提。"针灸三通法"三法之间并非各自孤立存在,而是有着紧密的内在联系,这是由针灸治病统一的通调机制、三通各法不同的作用机理和疾病的多样性、复杂性决定的。

1. 外通内调　有机合动

以作用机理为点位,"针灸三通法"的内在联系,首先体现在内调外通、有机合动治疗疾病上。如:微通法普遍适用于大多数疾病,不论疾病的状态是寒热虚实、阴阳表里,微通法皆可运用。但微通法总的来说"通"的力量较弱,内"调"优势明显,可调整气血阴阳的失衡状态,适用于功能性疾病,对疑难杂症只施微通一法,就显得力量单薄,治效慢吞。刺血强通法,有泻火退热、活血化瘀等作用,对于实热证、瘀血在表的病症,刺血疗法显然

第一章 贺普仁教授针灸学术体系

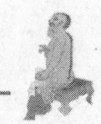

强于其他二法。刺血强通法有时与火针温通法合为一法,即用火针来放血,更可对某些病症有很好的治疗作用。微通法与迫邪出体的强通法及温强合用法和合而用,外通内调,有机合动,可生成治疗疾病及顽症的有效机制。

2. 补元生机 三法协力

"针灸三通法"的重大的价值体现在针法的承传上,其中的重中之重是对火针的挖掘与"温通法"的广用。虽然火针的机理与实证数据及对各种病症的技术方案标准尚在研究和积累中,但火针神奇的治疗效果已不容质疑,这神奇就是因为火针具有的,以阳助阳振奋元阳之气,启动机体自身生机的作用与能力。还有艾灸温通法,其特长是有较好的温补作用,具有益气、固脱、补脾益肾等补虚效果。对于部分热证,艾灸又有引火归元、拔毒消肿的效果。因此艾灸温通法作用较为广泛,其潜力在目前临床上远没发挥出来。由于艾灸的温通作用强于微通,故艾灸温通法可用于治疗某些器质性病变,如肿块、结节等。艾灸温通法可以和毫针微通法结合运用,如温针灸,有针和灸的双重作用。

火针温通法与艾灸温通法有相似之处,都有温通经络、助阳扶正的作用,也都能祛邪引热治疗一些皮外科的局部病症。但火针温通的作用强于艾灸,有去腐排脓、生肌敛疮的作用,消肿散结的作用也强于艾灸,故更能治疗一些器质性的病变。在临床上微通、温通合施于病灶,外补内启,生气化滞;火针放血,温通加强通,刺毫火针,微强合一用,扶正出邪,可产生针灸治疗疑难杂症的奇效。

针灸治疗的通调机制与针法不同的作用机理,决定了"针灸三通法"的内在联系性;从法到针,从外到内,三法治疗疾病的协力作用是由"针灸三通法"的内在联系性决定的。认知"针灸三通法"的内在联系,在临床上高效合用三法,此为提高针灸疗效、扩大针灸治疗范围的法宝。临证三法虽是各司其职,但三法融会贯通者、分施和用对位者、临证得其合效者,才是真正领悟"针灸三通法"的人。

第四节 贺普仁教授针灸学术体系的发展方向与路径

2010年中国针灸"申遗"成功,进入世界非物质文化遗产代表作名录,使之成为了人类共同的文明财富,这对中国针灸的健康发展具有重要意义。贺普仁教授针灸学术体系的发展方向与路径是和中国针灸的发展方向与路径相一致的。

一、贺普仁教授针灸学术体系的发展方向

(一)进一步加强基础理论建设

贺普仁教授针灸学术体系的核心学说和"针灸三通法"是实践的产物,是为了提高临床疗效和扩大针灸适应病证而产生的,但在理论的认知与构建方面还有进一步提高和完善的需要。如"病多气滞"全面的"气滞"概念、定义、机理,与经络血气的关系、气血与脏腑之间的关系尚需进一步探讨。在辨证方面,针灸疗法与中药治疗有不同的侧重点,经络辨证与脏腑辨证的关系,辨病与辨证的关系都需要认真探讨。在治疗原则和治疗大法方面,针灸疗法与中药治疗也有许多不同。中药有成熟的治疗八法,即汗、吐、下、消、温、清、补、和,每一法,都有相应的方剂体系。而针灸只有笼统的治疗原则,即主要根据《灵枢·经脉》的:"盛则泻之,虚则补之,热则疾之,寒则留之,陷下则灸之,不盛不虚,以经取之。"这些治疗原则还需要细化,需要充实。由于中药内服,对病灶的针对性不好把握,因此强调整体调理、辨证论治;而针灸外治,能够直达病所,因此可以局部治疗、辨病论治。总之,针灸和中药是不同的治疗方法,由于长期以来重药轻针的局面,致使针灸的治疗理论大大落后于药物疗法。因此进一步加强贺普仁教授针灸学术体系的基础理论建设,是其今后发展的主要

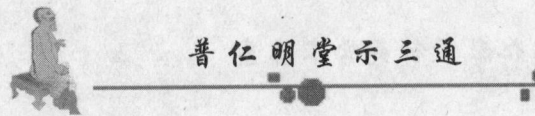

方向。

(二)三法作用机理的深入研究

在同一的针灸通调机制的大外延下,深入研究、揭示纷呈各法不同的作用机理,特别是火针治疗的作用机理。三法各自的作用机理、以及机理与病症的对应规律,是临证"分调合施"的科学依据。这将作为重要课题,以科学的方法,进行研究,总结规律,形成技术操作规范。

(三)深化对穴性的认识

腧穴是针灸疗法的基础,是贺普仁教授针灸学术体系发展的永恒课题。穴位有别于中药,其双向调整作用是中药不可比拟的优势,但人们对穴位的认识还处在比较初级的阶段。如对穴性的认识,传统特定穴的理论只能解释部分腧穴,为什么同一条经脉上的腧穴穴性有很大的不同?"宁失其穴,勿失其经"是否否定了穴位的特异性,经络与腧穴的关系是怎样的?一个穴位的空间范围到底有多大?腧穴之间如何起协调作用?如何将不同的腧穴配合起来运用等等,都需要进一步探索。只有对穴性认识清楚了,针灸临证时才更有把握,只有在开掘中,才能穴尽其用。因此深化对穴性的认识与研究,是其今后发展的又一个主要方向。

(四)明确和规范操作方法

"针灸三通法"的操作,目前仍然停留在经验阶段,贺普仁教授的操作手法娴熟、精妙与针效不是初学者所能达到的,如何能将贺普仁教授针灸的手法通过规范的教学,在相对较短的时间内传授给学生们也是一个重要课题。

对于微通法,传统的手法繁纷复杂,令人眼花缭乱,如何去伪存真、去粗存精还要下很大的功夫。至于毫针的刺激量、针刺的深度、留针的时间、针刺的间隔时间等等,都需要加以研究。

对于温通法,火针疗法和艾灸的适应症,针刺深度,刺激量,灸量,灸烟的吸入对人体是否有副作用等问题需要通过研究而明确。

对于强通法,机理研究,刺血部位的选择、出血量的多寡等诸如此类的问题都需要通过翔实的研究而加以规范。

(五)针灸无痛化或微痛化

随着生活水平的提高,人们对治病环境和治疗手段的要求越来越高,人们变得更"娇气"了,耐痛性比古人差了。针灸是一种有创痛的疗法,一般人、初次接触针灸的人都对之心存恐惧。因此,针灸的创痛是其发展的一个严重障碍,自然,针灸无痛化或微痛化是其发展方向。微通法毫针刺疼痛较轻,只要练好进针手法,疼痛程度完全可以被患者接受。艾灸温通法只有化脓灸比较疼痛,但可以用其它方法代替。火针疗法痛度最强、刺血疗法次之,因此运用现代科技发展成果,对这二法加以改良,是今后推广"针灸三通法"的重要课题之二。

二、贺普仁教授针灸学术体系发展路径

(一)重温经典与格物至知

春秋战国时期是针灸发展的昌盛年代,《黄帝内经》是对针灸疗法的全面总结,建立了经络、腧穴理论,详细介绍了刺灸法的运用,对部分病症的治疗也有示范性介绍。但因《黄帝内经》成书年代久远,有些古文古义现代的人已难以理解。我们应该重新学习,弄懂针灸理论体系形成的原因、方法,看懂古人是怎样识病治病的,要用古人的思路来读古书,不能以今人的观念来读经典。这是重温经典,格物致知的重要原则。《黄帝内经》以后,药物治疗逐渐占据了统治地位,形成了丰富的理论和治疗方法,因此,人们易于用中药治病的理论和方法来比拟针灸疗法,模糊了两者的区别,这样就使得针灸学的理论和治疗体系迟迟不能发育壮大,其根本原因是人们不能认识清楚针灸疗法的特点和治病机理。贺普仁教授一直在致力于解决

这个问题。通过重温经典,以格物致知为研习准则,是发展完善贺普仁教授针灸学术体系的必由之路。

(二)加强数据积累与实验研究

"针灸三通法"各法作用机理的深入研究,是"分调合施"的科学依据。同时穴性的研究是针灸的基础,从临床实践来认识穴性固然是重要的方法,但临床研究受到的干扰因素太多,确定性差,进展太慢,今后将采用更多的实验室研究来探索穴性的奥秘。穴位不仅是生理现象,更是病理现象,因此,用动物来研究穴位,要建立标准的病理模型,要注意刺激量与人体针灸刺激量的可比性,针灸研究方法必须贴近临床实际,重要的是要通过加强数据积累与实验研究,提高针灸科研水平。

(三)规范针灸操作与建立临证标准

针灸操作的规范化和标准化是高效率地普及针灸疗法的必由之路。规范和标准可以提供研究和交流的平台,反之,针灸疗法只能局限于经验医学范畴,针灸治疗经验不易被有效积累和传播。但规范和标准不能是硬性规定,不能是主观随意的规定,特别是标准不能草率制定,一定是代表最高的临床水准,而且规范和标准要符合中医的理念,体现中医的精髓,便于临床操作,并能随着实践的进步而改进。规范和标准的制定,要注意到针灸方法的多样性,不能以一种方法取代其他多种方法。

(四)充分利用现代技术

充分利用现代技术最重要的是,通过科技手段在对"针灸三通法"各法作用机理的研究中,取得科学数据,制定临证操作标准,让"分调合施"技术方案更具操作性和推广性。

现代临床实践表明,部分现代针灸仪器可以取得普通针灸医生手工操作的疗效,但离针灸名家的疗效还有相当的距离。因为针灸是一项技术性、技巧性比较高的手、脑并用的劳动,目前很难用仪器来完全模仿、代替。我们相信,随着对针灸名家的经验分析、总结,随着对针灸机理的深入认识,随着现代技术的进一步发展,一些高仿真的针灸仪器将被发明,这些仪器的运用可以量化针灸操作,促进针灸的标准化、规范化。有些针灸仪器将可以代替有创针刺,使针灸向无痛化、微痛化方向发展。特别是对于疼痛明显的火针疗法、刺血疗法,更需要革新,以便减轻疼痛、让更多的人接受,这些仅靠手法技巧的提高难以有大的进步,只有充分利用现代科学技术才能取得革命性的进展。

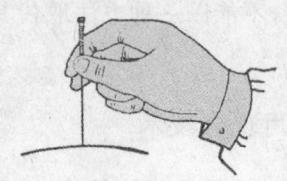

第二章 贺普仁教授针灸学术体系的理法渊源

第一节 根植内经 诸典为源

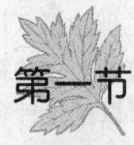

前章已对贺普仁教授针灸学术体系核心学说的理论依据做过论示，本章论示的是"针灸三通法"的理法渊源。

"针灸三通法"源于《黄帝内经》。《黄帝内经》是我国现存最早的医学经典著作，它全面而又系统地阐述了阴阳五行、脏腑经络腧穴、诊法病机、疗法原则、刺灸方法及其适应证和禁忌证等，其中又以《灵枢》所述的针灸内容尤为详尽，故有《针经》之称。《黄帝内经》为针灸学术的发展奠定了坚实的理论基础。《难经》在经络、腧穴等方面对《黄帝内经》做了补充。

《黄帝内经》中的病因学说、气机学说、九针十二原学说、针灸通调理论、针灸"治神"学说，是"针灸三通法"的理法根基。

《灵枢·九针十二原》曰："通其经脉，调其血气，营其逆顺出入之会……令各有形，先立针经。"意思是：通过通调经脉气血，来治疗疾病是古人发明针灸疗法最主要的目的。经络在人体运行气血、联络脏腑、贯通上下、沟通内外表里，无处不到、无处不有，同时手足表里之经又按照一定的次序交接，使气血流注往复，循坏不已，这就是经络"通"的作用，这就是人体生命活动的基本生理特征。疾病的发生恰恰是对这一生理功能的破坏，出现了或表或里，或脏或腑，经脉气血的不通，营运之不畅，如《素问·调经论》所说："血气不和，百病乃变化而生。"后世医家对《黄帝内经》的病气通调理论也多有阐述。如孙思邈在《备急千金要方》中指出："诸病皆因血气壅滞，不得宣通。"《素问》中还有"百病生于气也"的中医病因说。贺普仁教授提出：尽管病因有七情六淫、饮食劳倦、跌打损伤等，但在任何疾病的发展过程中，气滞是不可逾越的主要病机，故称"病多气滞"。气滞则病，气通则调，调则病愈。针灸治疗疾病的基本方法就是调理气机，疏通经络，促进气血的运行与协调，从而达到治病的目的。因此贺普仁教授的"通"字，包含手段和目的双重含义；以"通"为手段，以"调"为目的，调和以病愈。正如清代高士宗在《素问·直解》中的一段名言所论："但通之之法各有不同，调气以和血，调血以和气，通也；下逆者使之上升，中结者使之旁达，亦通也；虚者助之使通，寒者温之使通。无非通之之法也。"

如前章所述，贺普仁教授认为：针灸"治神"重点在"治"，"治"必"在实"。以《素问·宝命全形论》之"凡刺之真，必先治神"、《灵枢·本神》之"凡刺之法，先必本于神"、《灵枢·九针十二原》之"粗

"守形,上守神"的理论为指导,贺普仁教授形成"治神在实"的针灸学术体系核心学说。

贺普仁教授在发展其针灸学术体系中,不断地在一些中医经典著作中,为自己的核心学说和临证理法找到源头,这些中医经典著作也为其针灸学术体系注入活水。除《黄帝内经》外,其中最重要的是《难经》、《针灸甲乙经》、《针灸资生经》、《针灸问对》、《针灸聚英》、《针灸集成》、《针灸逢源》等。

《难经》是对《黄帝内经》经文的解释和发挥,为了阐明《黄帝内经》要旨,《难经》提出了八十一个问题进行讨论,内容涉及到生理、病理、诊断和治疗等各个方面。因此,贺普仁教授提出:只有两经连读,才能更好地理解《黄帝内经》。《难经》还全面叙述了奇经八脉的含义、内容、循行部位、起止、与十二经脉的关系,以及发病证候等,补充了《黄帝内经》中所缺乏的这部分内容,使经络学说更为完善。因此《难经》也有其独有的理论,这些理论对贺普仁教授关于奇经八脉发病证候及临床应用有很大的启发。

《针灸甲乙经》重视取穴方法,如取率谷穴须"嚼而取之"等。这对贺普仁教授有很深的影响,一直以来重视讲究对腧穴的取法,如取伏兔穴须"跪而取之"。

《针灸资生经》是南宋王执中所著,此书是他在学习、探讨《黄帝内经》、《难经》以及《针灸甲乙经》等重要医学典籍的基础上,根据自己的临床积累和搜求民间的针灸经验而写成。该书重新考订腧穴,改正前人的错误。特别是针对以往针灸典籍中有关针灸的禁忌、孔穴的距离、配穴的方法、艾灸的运用、食物的宜忌等诸方面,都一一加以论证,博采众长。此书共记载穴位365个,其中有疗效显著的奇穴37个,附图46幅,并加以详细说明,还例举针灸病案60例、方药病案27例,载内、外、妇、儿科各种病症195种,罗列详悉,成为古今针灸临床家的主要参考书。宋朝徐正卿在该书《序》中评价说:"针灸之书,至是始略备,古圣贤活人之意,至是始无遗憾。"

贺普仁教授对王执中的学术思想、学术风格、医德人品都深为叹服。特别是在勇于拓展临床治疗思路等方面,贺普仁教授深受其影响。王执中挖掘古代针灸学中有关燔针、焠针、火针的理论和具体方法,扩大了火针的应用范围,提出某些疑难急症的急救治疗方法,这对贺普仁教授温通法理法的形成起了很大作用。王执中继承孙思邈针、灸、药并重的思想,强调"若针而不灸,灸而不针,非良医也;针灸而不药,药而不针灸,亦非良医也。"贺普仁教授对此深有同感,因此而确立了"分调合施"核心学说中的针、灸、药和合而施的理念。

明代汪机在《针灸问对》中对诸多繁复的针刺补泻手法持否定态度,认为这是故意夸张其法。他提出:在针入"得气"后,以插为补,以提为泻,以及徐疾、捻转等少数几个基础补泻手法,其他则均不必拘泥之,诚属简明扼要。《针灸问对》曰:"古人用针……待之'气至',泻则但令吸以转针,补则但令呼以转针……舍此之外,别无所谓法也。"汪机认为:诸多针刺补泻手法"无非巧立名色……无非将此提按、徐疾、左捻右捻六法,交错而用之耳!舍此别无奇能异术之可称焉。"贺普仁教授受到汪机所论的影响很大,这是因为汪机所论与贺普仁教授遵循的"大道至简"的哲学观相吻合,又与其实践的感悟吻合,因此在确定"分调合施"各法手法的要求方面,提出"简精为上"的理念,力去复杂化。

影响贺普仁教授针灸学术体系形成的重要著作还有:《铜人腧穴针灸图经》、《针经指南》、《《针灸大成》、《循经考穴编》、《黄帝内经灵枢注证发微》、《凌云传授铜人指穴》、《针灸易学》、《医宗金鉴·刺灸心法要诀》等。以上各书贺普仁教授留有眉批,记录了其心得体会。

第二节　微通法的理法渊源

"针灸三通法"之微通法的理法主要渊源于《黄帝内经》和《针灸甲乙经》。

《灵枢·九针十二原》曰："……欲以微针通其经脉,调其血气……"《灵枢·小针解》曰："刺之微在数迟者,徐疾之意也。""粗之暗者,冥冥不知气之微密也。妙哉！工独有之者,尽知针意也。"这些论说是微通法定位于以微针之具、微妙之法,通经络、调血气的理论依据。

《针灸甲乙经》对用针之形状制作,针灸禁忌,经络、腧穴部位之考订,针灸的临床适应证,针灸操作方法及临床经验的总结等进行了系统的论述,是《黄帝内经》之后第一部针灸专著,对贺普仁教授微通法的形成产生了重要影响。首先,该书的腧穴内容是贺普仁教授吸取养分最多的部分。《针灸甲乙经》系统整理了针灸穴位,该书对针灸腧穴的名称、部位、取穴方法等,逐一进行考订,并重新厘定孔穴之位置,同时增补了《黄帝内经》未能收入的新穴,使全书定位孔穴达到 349 个,其中双穴 300 个,单穴 49 个,比《黄帝内经》增加了 189 个穴位,即全身共有穴位 649 个。

人体的 90 多个交会穴,大部分首见于《针灸甲乙经》,后世增减极少。交会的经脉,一般为 2、3 条,多的可达 4、5 条。会穴能够主治所交会经脉的各种病症,因此会穴的出现,对运用经络理论指导临床、扩大穴位的主治范围有重要意义,贺普仁教授能够在毫针治疗中,精简用穴与其善用交会穴密切相关。

贺普仁教授在微通法中善用独穴治病,也受到针灸古典的深刻影响,正如华佗提出的治病须"疏针简灸"的主张："若当灸,不过一、两处,每处七、八壮,病亦应瘥；若当针,亦不过一、二处"(《魏志》),明代李梴也在《医学入门》中曰："百病一针为率,多则四针,满身针者可恶。"

《针灸甲乙经》在晋以前医学文献的基础上,对人体的十二经脉、奇经八脉、十五络脉以及十二经别、十二经筋等经络系统的生理功能、循行路线、走行规律以及其发病特点等做了比较系统的论述和概括,这是贺普仁教授对经络学说研究论述的主要依据。《针灸甲乙经》强调："用针之理,必知形气之所在,左右上下,阴阳表里,血气多少,行之逆顺、出入之合。"这段话对贺普仁教授"针灸三通法"学术思想的形成有着深刻的启迪作用,《针灸甲乙经》是贺普仁教授的主要学理来源。

贺普仁教授扩大治病范围的经典依据也是来自《针灸甲乙经》,该书在前人经验的基础上,提出适合针灸治疗的疾病和症状多达 800 余种。书中所分述的热病、头痛、痉、疟、黄疸、寒热病、脾胃病、癫、狂、霍乱、喉痹、耳目口齿病、妇人病等,基本上达到了条分缕析,这些为贺普仁教授拓展针灸治疗范围提供了理法支持。

《针灸问对》对于针法的理念,《灵枢·九针十二原》中的"小针之要,易陈而难入",明代李梴在《医学入门》中提出的"明穴法"的观点,对五输穴和八脉交会穴的认知,对"百病一针为率,多则四针,满身针者可恶"之倡导,都为微通法针刺技法的确立提供了理法支持。

第三节　温通法的理法渊源

一、火针温通法的理法渊源

贺普仁教授博览群书,从大量古籍中发掘整理火针疗法,涉及的古籍如下所示：

1.《黄帝内经》

火针疗法见于《黄帝内经》,该书第一次明确记载了火针,说明春秋战国时代已经对火针疗法的名称、针具、刺法、适应证、禁忌证等有了较为系统的认识。火针在《黄帝内经》中称之为大针,《灵枢·九针十二原》曰："九曰大针,长四寸……大针者,尖如挺,针锋微圆……"可见,此针针身粗大,针尖微圆,适应于高温、速刺的要求。亦有人认为,"大"即"火"字的笔误。

《黄帝内经》又将火针称为"燔针",火针疗法称为"焠刺法"。焠,火灼也。《灵枢·官针》曰："凡刺有九……九曰焠刺,焠刺者,刺燔针则取痹也。"《灵枢·经筋》云："焠刺者,刺寒急也。热则

第二章 贺普仁教授针灸学术体系的理法渊源

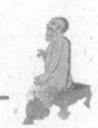

筋纵不收,无用燔针。"《灵枢·寿夭刚柔》曰:"刺布衣者,以火焠之;刺大人者,以药熨之。"《灵枢·官针》曰:"病水肿不能通关节者,取以大针。"《灵枢·厥病》曰:"肠中有虫瘕及蛟蛕……以大针刺之。"《素问·调经论》曰:"病在骨,焠针药熨。"以上所提到的均为火针的适应证,如寒痹证、虫证、水肿、骨病等,并适用于体质强壮者,而热痹则不用火针。

《灵枢·经筋》云:"治在燔针劫刺,以知为数,以痛为输。"则指出了火针的取穴、针刺方法。由上可见,火针疗法早在《黄帝内经》时代就已成为我国医学的重要组成部分。

2.《伤寒论》

该书是汉代经典医学著作,为"医圣"张仲景所作,书中建立了系统的中医辨证论治原则,对火针疗法的禁忌和误治后的处理做了共计10余条的论述。

《伤寒论》将火针称为"烧针"、"温针"。书中曰:"太阳伤寒者,加温针必惊也。""火逆下之,因烧针烦躁者,桂枝甘草龙骨牡蛎汤主之。""伤寒脉浮,医以火迫劫之,亡阳,必惊狂,卧起不安者,桂枝去芍药加蜀漆牡蛎龙骨救逆汤主之。""太阳病中风,以火劫发汗,邪风被火热,血气流溢,失其常度。两阳相熏灼,其身发黄,阳盛则欲衄,阴虚小便难,阴阳俱虚竭,身体则枯燥,但头汗出,齐颈而还,腹满微喘,口干咽烂,或不大便。久则谵语,甚者至哕,手足躁扰,捻衣摸床。小便利者,其人可治。""形作伤寒,其脉不弦紧而弱,弱者必渴,被火者必谵语。"以上详细讲述了太阳伤寒、太阳中风及温病伤阴误用火针的严重后果,亦说明了救治方法。

《伤寒论》中还指出火针治疗后由于针孔保护不当,感受外邪,并发奔豚。"烧针令其汗,针处被寒,核起而赤者,必发奔豚,气从小腹上冲心者,灸其核上各一壮……"张仲景从反面论述了火针疗法的一些不良反应及其处理方法。

3.《针灸甲乙经》

晋代皇甫谧撰写的《针灸甲乙经》肯定了"焠刺"针法,强调了火针的适应证及患者的体质因素。书中曰:"焠刺者,燔针取痹气也"。"凡刺寒邪用毫针,曰以温。""故用针者不知年之所加,气之盛衰,虚实之所起,不可以为工矣。"但其对火针疗法的论述未超出《黄帝内经》的范围,只是对火针疗法的流传有着承前启后的作用。

4.《小品方》

此书为晋代陈延之所作,书中最早出现了"火针"名称,同时具体把火针疗法应用于眼科疾病的治疗,如其治眼肤肉生覆瞳子方曰:"取针烧令赤,烁著肤上,不过三烁缩也。"贺普仁教授治疗某些眼病采用火针疗法的理法渊源在此。

5.《备急千金要方》

唐代孙思邈所著的《备急千金要方》中记载"外疖疽疮,针唯令极热。""痈有脓便可破之,令脓宜出,用铍针;脓深难见,肉厚而生者用火针。"这是火针治疗热证的最早记载,从此火针突破了只治疗寒证的局限,进一步拓展了火针的适用范围,既用于内科黄疸、癫狂,又用于外科疮疡痈疽、瘟疫痰核和出血。孙思邈打破了火针只是"以痛为腧"的取穴方法。如"侠人中穴火针,治马黄疸疫通身并黄,语音已不转者。"在刺鬼十三针法中,明确鬼路、鬼枕、鬼床、鬼堂四穴的刺法:"火针七锃,锃三下"等。他还提出了火针的禁忌腧穴:"巨阙、太仓,上下篇此一行有六穴,忌火针也。"

6.《针灸资生经》

宋代王执中所著《针灸资生经》,将火针疗法创造性地应用于内脏疾患的治疗中,是对火针疗法的一大贡献。书中记载了治疗心腹痛、哮喘、腰痛等病的经验。"……腰痛,出入甚难,予用火针微微频刺肾俞,则行履如故。"论明症状、病名、取穴、手法及治疗效果,开创了火针病案记载的先例。贺普仁教授从《针灸资生经》中受益颇多,该书为创立温通法起到重要的启发和参考作用。

7.《针灸聚英》

元明时期是我国医药事业发展的旺盛时期,针灸专著作层出不穷。高武撰写的《针灸聚英》中,有专篇全面论述了火针疗法,标志着火针疗法的成熟。书中关于针具曰:"世之制火针者,皆用马衔铁……此针唯是要久受火气,铁熟不生为上,莫如火炉中用废火筋制铁为佳也。"明确了火针选材的要求。"初制火针,必须一日一夜,不住手以麻油灯火频频蘸烧,如是终一日一夜,方可施用。"说明了火针制作的具体工艺。

书中关于针法曰:"焠针者,以麻油满盛,灯草令多如大指许,取其灯火烧针,频麻油蘸其针,烧至通红用方有功。若不红者,反损于人,不能去病。烧时令针头低下,恐油热伤手,先令他人烧针,医者临时用之,以免致手热。才觉针红,医即采针。""以墨记之,使针时无差,穴点差,则无功……""先以左手按定其穴,然后针之。""切忌过深,深则反伤经络;不可大浅,浅则治病无功,但消息取中也。大凡大醉之后不可行针,不适浅深,有害无利。"强调重视火针的加热及火针的刺法及深浅。

书中关于火针适应证曰:"破瘤坚积结瘤等,皆以火针猛热可用。""若风寒湿三者在于经络不出者,宜用火针,以外发其邪。""凡治瘫痪,尤宜火针易获功效。"详细讲解火针破脓、治瘤、蠲痹等治疗作用,及在疮疡外科疾患、痹证、瘫痪中的作用。

书中关于火针禁忌证曰:"人身之处皆可行针,面上忌之。凡夏季……切忌妄行火针于两脚内,及足则溃脓肿痛难退。其如脚气多发于夏……或误行火针,则反加肿痛,不能行履也。""大醉之后,不可行针。"强调火针的禁用部位和季节。

书中关于火针针后处理曰:"凡行火针一针之后疾速便去,不可久留寻即以左手速按针孔上则痛止,不按则痛甚。"

书中首次对火针的功效进行了探讨,总结了火针的引气与发散两大功效,开始建立火针治病的基本理论。

书中还对火针与气针、灸法的长短进行了比较。认为火针易于掌握且散邪之功显著优于气针。火针较灸法易被患者接受,又无灸法闭门留寇之弊。

《针灸聚英》为温通法理法形成起到重要作用。

8.《本草从新》

清代吴仪洛在《本草从新》中谈到"凡用火针,太深则伤经络,太浅则不能去病,要在消息得中。""营气微者,加烧针则血流不行,更发热而烦躁。"书中阐述了火针治疗眼疾的方法:"肝虚目昏多泪,或风赤及生翳膜,头厚生病,后生白膜,失明或五脏虚劳,风热上冲于目生翳病,亦熨烙之法……其法用平头针,如孔大小,烧赤轻轻当翳中烙之。烙后翳破,即用除翳药敷之矣。"贺普仁教授火针治疗翼状胬肉的理法依据源于此。

9.《医宗金鉴》

清代医官吴谦在《医宗金鉴》中总结了前人的经验,归纳了火针的适应证。"火针者即古之燔针也。凡周身淫邪,或风或水,溢于机体,留而不能过关节,壅滞为病者,以此刺之。"

另外外科专著《刘涓子鬼遗方》和方剂专著《太平圣惠方》中有关火针的论述也都对贺普仁教授产生过影响。晋末刘涓子撰的《刘涓子鬼遗方》中的"痈大坚者,未有脓。半坚薄,半有脓。当上薄者,都有脓,便可破之。所破之法,应在下逆上破之,令脓得易出,用铍针。脓深难见,上肉厚而生者,火针。若外不别有脓,可当其上数按之,内便隐痛者,肉牒坚者,未有脓也。按更痛于前者,内脓已熟也。脓泄去热气,不尔长速,速即不良。"北宋王怀隐等撰《太平圣惠方》中提出的"夫痈疽者,头少肿处多出脓。不快者宜针烙"的观点,"烧针似火色,看核子大小,作一纸环子束定,无辜仍须捏定,以针当中烙之,可深二豆许,即贴沉香膏"的火针治疗无辜疳的方法等,都为贺普仁教授火针治疗外科痈疽提供了参考依据。

综合古人所述,火针疗法最大的特点,是具有火针和灸疗的双重作用。因人体气血喜温而恶寒,寒则凝聚不通,温则流而通之。而火针具有通调之功,"凡属寒热虚实、病灶轻重远近,无所不宜。"同时火针与艾灸比较:"灸则直守艾灼烧过,痛则久也;火针虽则视之畏人,其针下快疾,一针便去,痛不久也。以此则知灸壮候数满足,疼之久也;火针只是一针,不再则痛过也。"综上所述,贺普仁教授正是通过对历代医家学术思想精华的提炼,才形成了以火针为主的温通法。

二、艾灸温通法的理法渊源

对于灸法《黄帝内经》曰:"针所不为,灸之所宜",《医学入门》曰:"药之不及,针之不到,必须灸之。"凡是针刺治疗效果不好的病症,都可以采用灸法。而针灸同施,更有增加治效的作用。

我国现存最早的针灸著作是早于《黄帝内经》的灸法专著——《足背十一脉灸经》和《阴阳十一脉灸经》。《黄帝内经》把灸法重要内容进行了系统介绍,从灸疗的起源到各种灸法及其适应证,书中记载甚多。《灵枢·经脉》曰:"陷下则灸之。"《素问·骨空论》曰:"灸寒热之法,先灸项大椎","失枕……灸脊中。"《灵枢·癫狂》曰:"治癫疾者,……灸穷骨二十壮。"《素问·血气形志》曰:"形乐志苦,病生于脉,治之以灸刺"。《灵枢·经水》曰:"其治以针艾。"对临床上治疗内脏疾患卓有成效的背俞穴,《灵枢·背腧》中强调:"灸之则可,刺之则不可。气盛则泻之,虚则补之。"

汉代张仲景的《伤寒论》,虽然主要是以汤药治病,但他经常用针灸来补充药物治疗的不足,对许多病证都有"可火"、"不可火"、"不可以火攻之"的记载,在治疗三阴病方面,张仲景十分重视灸治,如:"少阴病,吐利,……脉不至者,灸少阴七壮"等。

三国曹操之子魏东平王曹翕著《曹氏灸方》七卷,为最早的灸疗专著。书中所载施灸腧穴增多,施灸的禁忌也较以前诸书具体,并说明禁灸的原因。

《针灸甲乙经》详尽地论述了灸法及禁忌。

晋代葛洪的《肘后备急方》,书中收录了多种灸疗方法,对危重病症施灸方法的记载较为详细,首创了隔物灸。

唐代孙思邈编撰的《备急千金要方》、《千金翼方》,提倡针灸并用,提出"一针二灸三用药"的治

病疗法顺序,他注重灸量,治疗重病施灸的壮数多至几百壮。在《千金要方》中有关于艾灸和药物结合运用的记载,如隔蒜灸、豆豉灸、黄蜡灸、隔盐灸、黄土灸等等。《千金要方·七窍病下》中还有竹筒及苇筒塞入耳中,在筒口施灸以治耳病的"筒灸",开了利用器械做灸疗的先河。

唐代王焘提出灸为"医之大术,宜深体之,要中之要,无过此术。""圣人以为风是百病之长,深为可犹,故避风如避矢。是以御风邪以汤药、针灸、蒸熨,随用一法,皆能愈疾。至于火艾,特有奇能,虽曰针、汤、散,皆所不及,灸为其最要"。唐代崔知悌的《骨蒸病灸方》专门介绍痨病的灸疗,《新集备急灸经》是灸疗治疗急症的专论。

宋代,更加重视针灸在医疗中的作用,宋代医籍中有"天灸"或"自灸"的记载,这是利用某些刺激性药物如毛茛叶、芥子泥、旱莲草、斑蝥等贴在有关部位上,使之发疱的方法,它是不同于温热刺激的另一类施灸方法。宋代的《太平圣惠方》、《普济本事方》以及《圣济总录》等医方书中收集了大量的灸疗内容。

王执中的《针灸资生经》重视艾灸炷数及主治病症,强调寻找压痛点进行灸疗,书中曰:"不必拘旧经病左灸右,病右灸左之说,但按酸疼处灸之。"这是王氏通过临床实践所得出的经验,也是孙思邈提倡的"阿是穴"法的运用和发展。

宋代窦材的《扁鹊心书》是记载以灸法治疗各种疾病的专著,书中记载有"睡圣散",使患者昏睡后施灸,这是麻醉应用于灸法的最早记载。书中还提倡保健灸,指出常灸关元、气海、中脘等穴,"虽未得长生,亦可保百余长寿"。

明代是我国针灸的全盛时期,灸疗方法也得到了进一步的发展。如"桑枝灸","神针火灸",后又发展为"雷火神针"。灯火灸,是用灯草蘸油点火在患者皮肤上直接烧灼的一种灸法。还有利用铜镜集聚日光,作为施灸热源的"阳燧灸"。李时珍在《本草纲目》中有35处提到艾和艾灸的用途。曰:"艾灸用之则透诸经,而治百种病邪,其沉疴之人为康泰,其功大矣"。李时珍称艾叶"以蕲州者

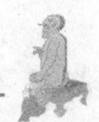

为胜,用充方物,天下重之,谓之蕲艾。"故蕲艾因此而闻名全国。张介宾的《类经图翼》介绍了各类病证的灸疗处方。

高武在《针灸聚英》中严厉批评了当时重药轻针轻灸的倾向,指出"针、灸、药,皆为医家分内事","针、灸、药三者得兼,而后可与言医","针、灸、药因病而施者,医之良也。"这些也是贺普仁教授提出"分调合施",提倡针灸并用的立意所本。

清代吴谦等人撰集的《医宗金鉴·刺灸心法要诀》,用歌诀的形式表达了灸法的各种内容,便于初学者记诵。清代吴亦鼎的专著《神灸经纶》是我国历史上又一部灸疗学专著,雷丰的《灸法秘传》,对灸法的认识和应用更上了一层楼。清代广泛流行的"太乙神针"即特殊的艾条灸法,对灸法的传播和发展起到了一定的推动作用。

贺普仁教授从大量古籍中认识到艾灸疗法不可替代的治疗价值,因此把它作为"针灸三通法"中的主要治疗方法之一。

第四节 强通法的理法渊源

放血疗法在我国已有悠久的历史,早在金属针发明之前的新石器时代,就有利用砭石刺破皮肤放血治疗疾病的记载。当时脏象学说、经络学说作为完整的医疗体系尚未建立,放血部位大多限于局部病灶,属于外治法,而关于放血疗法比较完整的文字记载,首见于《黄帝内经》。

《黄帝内经》对放血疗法从针具、方法,到治病机理、适应证等方面都进行了论述。《灵枢·九针十二原》对针具的描述为:"四曰锋针,长一寸六分。""锋针者,刃三隅,以发痼疾。"《灵枢·官针》谈到刺血的具体操作方法:"络刺者,刺小络之血脉也","赞刺者,直入直出,数发针而浅之出血","豹文刺者,左右前后针之,中脉为故,以取经络之血者,此心之应也。"《灵枢·小针解》指出了放血的机制:"菀陈则除之者,去血脉也",又说"泻热出血"。对"放血疗法"的适应证《黄帝内经》做了大量的论述。如《素问·三部九候论》曰:"经病者治其经,孙络病者治其孙络血……上实下虚,切而从之,索其结络脉,刺出其血,以见通之。"《素问·刺疟》曰:"刺疟者必先问其病之所先发者,先刺之。先头痛及重者,先刺头上及两额、两眉间出血。先项背痛者,先刺之。先腰脊痛者,先刺郄中出血。先手臂痛者,先刺手少阴、阳明十指间出血。"《灵枢·癫狂》有用放血疗法治狂的记载:"狂而新发,未应如此者,先取曲泉左右动脉,及胜者见血,有顷已。"《灵枢·热病》载有:"心疝暴痛,取足太阴、厥阴,尽刺去其血络。"《灵枢·厥病》记载:"头痛甚,耳前后脉涌有热,泻出其血。"《灵枢·官针》记载了放血疗法治疗痈肿等。《黄帝内经》为放血疗法奠定的理论基础,是贺普仁教授强通法理法的重要理论根据。

到了晋唐时代之后,各医家沿用《黄帝内经》的放血疗法并有所发展。如晋代葛洪在他的《肘后方》中提到"疗急喉咽舌痛者,随病所左右,以刀锋截手大指后爪中,令出血即愈"。唐代孙思邈的《备急千金要方》中记有:"胃虚令人病善饥不能食,支满腹大,刺足阳明、太阳横络出血。喉痹,针两手小指爪纹中出血,三豆许愈,左刺右,右刺左。"

宋代以后,放血疗法应用的范围更加广泛。宋代娄全善在《医学纲目》中记载,"治一男子喉痹,于太溪穴刺出黑血半盏而愈",陈自明在《外科精要》记载:"一男子年逾五十,患疽五日,焮肿大痛,赤晕尺余,重为负石,当峻攻,察其脉又不宜,遂砭赤处,出血碗许,背肿顿退。"金元时期的张子和在《儒门事亲》中提到了放血方法,有"目疾头风出血最急说"等篇章,这与他攻伐驱邪的治病思路是一致的。

明代薛立斋在他的医案中记载:"喉痹以防风通圣散投之,肿不能咽,此症须针乃可,奈牙关已闭,遂刺少商出血,口即开。"

清代的《循经考穴编》重视刺络放血疗法的研究,记录了28个刺络放血的穴位。

第二章 贺普仁教授针灸学术体系的理法渊源

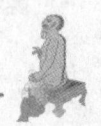

清代《七十二翻全图》中有12翻含"疗"证,治疗方法以挑刺为多,贺普仁教授在完善强通法时,从中受到颇多启发。

晚清时期吴尚先的《理瀹骈文》为外治法专著,该书有放血疗法治疗小儿锁喉风的记载:"治一小儿咽喉肿胀痛甚,半饮喝水不下,晨甚……以银针少商、然谷二穴出血,其喉即宽,予之茶即下咽无苦,饮食遂进。"此书对贺普仁教授研究外治法,拓展强通法方面产生过重要影响。

清代的痧症专著较多,其中的放痧法,即为刺血疗法,这对贺普仁教授强通法的形成也有重大影响。

经典专著和古人丰富的治疗经验,是贺普仁教授针灸强通法理法依循的源头。

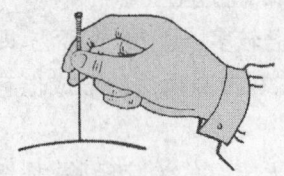

第三章 贺普仁教授针灸学术体系的承传价值

贺普仁教授针灸学术体系最重要的传承价值是，让针灸医学回归于孕育自身生长的中华传统文化沃土中，使针灸学科与中华传统文化精髓、特别是传统哲学思想融会贯通，这一有体有用的针灸学体系，呈现出与中华传统文化一脉相承的学术形态。这种学术形态呈现的意义在于，揭示了中华针灸医学道法合一的本质特性。中华针灸医学是一门技艺，但不仅仅是一门技艺，"针灸三通法"是临床操作技术，但不仅仅是临床操作技术，当中蕴含的思想文化价值不容忽视。如果忽视就不可能找到传承发展之路，也难真正认知什么是中国针灸，什么是"针灸三通法"。

中国针灸发展史的特点之一，就是在个体承传中构成整体发展。认识贺普仁教授针灸学术体系在中华针灸医学传承发展中的价值，对于完善发展这一针灸学术体系至关重要。

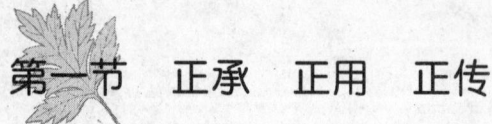

第一节 正承 正用 正传

"大医正流"，旨在正承、正用、正传。正承就是从根本上、元点上继承针灸医学，正用就是针灸的临床应用不离根本，正传就是立足其本传承针灸。

一、知学重行 承传针法

针法难传 正承、正用、正传针法是贺普仁教授针灸学术体系最大的承传价值所在。

针灸学著名学者黄龙祥，在《中国针灸刺灸法通鉴》自序第一段中写到："针灸治病早于方药治病，而自《黄帝内经》以下，方药的运用远多于针灸，何也？答曰：针灸之痛远甚于方药。然而，随着时代的发展，针具的改良，针刺之痛远轻于火灸，而古代灸方却远多于针方，又何也？晋代葛洪曰：'使人用针，自非究习医方，素识《明堂流注》者，则身中荣卫尚不知其所在，安能用针以治之哉！'陈延之则曰：'夫针术须师乃行，其灸则凡人便施。'皆言针难而灸易。针刺之难难在何处？在于手法耳，同是一穴一方，其补泻不同而治也不同，如'伤寒无汗，补合谷，泻复溜即汗；汗多补复溜，泻合谷即止'（见《循经考穴编》），且补泻更有先后多少之别。那么，何为补，何为泻？《黄帝内经》虽有明文，而时人已有异解，后人更生分歧。是以针术难以言传，'须师乃行'，此针法难行之一也。此外，古代针师多秘其术而不轻易示人，是以古针方鲜有注明针法者，偶有出注者，多也语焉不详。故宋代《证类本草》序曰：'自古人俞穴针石之法不大传，而后世亦鲜有得其妙者，遂专用汤液丸粒理疾。'此针法难行之二也。而至金元以降，言针法之书骤多，然医家又多玄其术而夸其能，针法遂愈变愈繁，学者茫然不得其妙。此针法难行之三。由此看来，要切实提高针灸疗效，并使中国古老的针术在世界范围内推广运用，首先必须对于大量古籍中散在的针法内容进行全面系统的整理，再结合现代临床、实验的方法加以验证，去粗存精、去伪存真，使其简单化、规范化，切合实际，从而能够有效地指导针灸临床实践。"黄龙祥以上的论说，对千年来针法难行问题的思考与提出，道出很多针灸医家的心声。此后在其后来的学术专著《看针灸》中，以"发现三通法"为标题，论示了"针灸三通法"在承传千年针法方面的重要价值。

"在《黄帝内经》中针刺工具被总结为九类，而刺法更有'五刺'、'九刺'、'十二刺'多种，然而针具针法若统而言之，则不出'血针'——刺络法、火针——燔针法、气针——白针法三大类。在针灸的早期阶段，针刺治病以血针、火针为主，自毫针发明之后，气针法的应用范围不断扩大。较之当代针灸临床'毫针'主打天下的情形，古代，特别是隋唐间，针灸临床却呈现出另一番风景：火针与白针并重，气针与血针并重，而且对各自的适应证有明确的认知，故孙思邈强调：'所以学者须深解用针，燔针白针，皆须妙解。'并且详述了'用白针之法'与'用锋针之法'（隋唐火针法多采用锋针）。初唐甄权在'血针'、'气针'的适应证方面积累了丰富的临床经验，著《针经》一部载其治验。金元时期，张从正对于血针的应用又有独到的发挥，而明代的高武则系统总结了明以前各家火针法的应用经验。贺普仁教授在总结古代针灸临床文献的基础上，结合自己的临床实践，将毫针刺法、火针刺法、三棱针法归纳为'微通'、'温通'、'强通'三法，进一步明确了三者的适应范围。此三法几乎概括了针灸医学中的全部刺灸方法，从而使得渐渐被人们淡忘的火针法、血针法得到了新生，推动了针灸的发展"。

针灸是一门技艺性很强的实践医学，临床选穴、手法等操作能力的要求性很高。贺普仁教授将数十种针灸疗法的精髓凝练为"针灸三通法"，简化了学习掌握针法的繁度。"针灸三通法"中，微通法主要用毫针操作，用一个"微"字，道出了毫针操作中从持针、进针、行针、补泻直到留针、出针各个环节的微妙之处。为达到"易用而难忘"的境界和水平，贺普仁教授总结了一整套修炼针术之法。同样，对于温通法、强通法，贺普仁教授也均有修炼的方法。这也告诫人们，要想取得好的治疗效果，除掌握"形"、"关"这些通过文字描述的知识外，更重要的是要练习针法基本功。

二、重拾火针　力行推广

正如《黄帝内经》所说，九针"各有所宜"。火针、刺络特有的适应证是毫针不能胜任的。这提示：针灸在当代新技术、新技法发展的同时，也存在着原有技术、原有技法失传的危险。贺普仁教授对火针的挖掘应用正是在几近失传的情况下，为了疑难杂症的治疗，查据古籍，自制针具，反复试验，承担风险，坚持临床应用，致使火针治疗在扩大针灸治疗范围与提高针灸治疗效果上成果显著。特别是在对疑难杂症的攻克中，显现了独有的功效，如火针治疗癌症，火针治疗阴道白斑病症，火针治疗颈椎病等。

"针灸三通法"是贺普仁教授七十年承传针法的结晶，此为传统针灸针法针技的传承发展所起的作用，是贺普仁教授针灸学术体系最大的承传价值所在。

三、坚持师承　桃李遍地

中医的师承关系，不外家传或师承两个方面。贺普仁教授依据祖传优势，传授给家族亲属；同时积极响应政府的号召与布署，毫无保留的传授医技给学生弟子。贺普仁教授的师承有公立弟子和私塾弟子之分。北京市中医管理局和国家中医药管理局先后安排确定近20名公立医院的针灸医师拜贺普仁教授为师父，确立师承关系，经过3～5年的学习，经过考核评估，获得贺普仁教授学术继承人的称号。私塾弟子是来自各个公立与私立医院、门诊部的针灸医生，仰慕贺普仁教授的高超医技，通过正式的拜师仪式，拜贺普仁教授为师。贺普仁教授又为硕士生导师，先后录取三名硕士研究生。贺普仁教授的弟子遍天下，这支优良的弟子队伍，是传播与发展贺普仁教授针灸学术体系的中坚，更是承传中华传统针灸针刺技法的中坚。"针灸三通法"已经被其众多的弟子广泛运用在国内外中医针灸临床工作中。

第二节　实事求是　格物致知

老老实实的对中国针灸进行学、用、承、传，是贺普仁教授针灸学术体系重要的承传价值所在。

实事求是、格物致知是贺普仁教授一直秉承的中华人文精神和治学理念。

实事求是，就是在实践中寻找规律；格物致知，就是穷究事物的道理。实事求是、格物致知在中国传统文化中，是治学做事首要的原则和至高的境界。事物的道理就是规律，探究规律、帮助自己和他人认识规律、利用规律就是格物的价值。针灸中华医学之道，也就是针灸中华医学的规律。中华针灸医学的质化传承，就是规律的继承、发掘和运用。实事求是、格物致知也是一种方法论，是个体治学态度和治学能力的显现。治学能力首先体现在认知能力上，即能够慧眼识真。贺普仁教授认为，在几千年的中国科技发展史中，宋代是中国科技质化发展的最要时期，也是中华针灸医学发展的重要时期。英国学者李约瑟曾写到："每当人们在中国的文献中查考任何一具体的科技史料时，往往会发现它的主要焦点就在宋代，不管在应用科学方面或在纯粹科学方面都是如此。"在这一时期的医学成果中，王惟一编选的《新铸铜人腧穴针灸图经》，并铸成两个针灸铜人模型的创举，带给贺普仁教授很多的思考和启发，从中贺普仁教授受到影响最大的是在治学理念方面，认识到了治学的最高目标就是认识规律、利用规律、融通化简、知之重行。

贺普仁教授将众多针灸方法归纳为"针灸三通法"，"针灸三通法"蕴含了贺普仁教授对中华医药学、对针灸医学规律深刻的理解和认识。针灸治疗方法很多，《灵枢》中就有针、灸和刺络放血等方法，而在针刺方法中，又有"九针"等，当代针灸的治疗方法更是层出不穷。如何将众多针灸方法使用好，如何通过多种方法有机结合，取得治疗效果？贺普仁教授在对针灸作用途径、作用机理规律的感悟、研究、论证中提出融通化简针灸诸法的"针灸三通法"，"针灸三通法"体现的正是针灸、针法的规律与精髓。

贺普仁教授认为，做到实事求是、格物致知，需要独立思考，敢抒己见，不人云亦云。这不仅是学者应该具备的重要学术品质，更是推进临床科研工作的必要条件，特别是对于要则问题，应敢道天下先。对此贺普仁教授努力做到身体力行，如对针灸处方定义认知问题的提出。很长一段时间以来，许多人借用中药方剂的组方方式组建和解说针灸处方，对此，贺普仁教授认为，针灸处方和中药处方有很大的不同，主要是中药的药性是单向作用的，如附子只能温阳，不可能清热；而黄连只能清热，不可能温阳。针灸的穴位大都具有双向作用，如针刺大椎穴可以清热，但用温补手法或灸法又可温阳，针刺天枢穴既可通便，又可止泻等。针灸运用得法对人体都是良性刺激，因此，针灸不需要用某穴来制约另一穴的的不良反应，所以针灸没有佐制穴和反佐穴。中药是通过胃肠道吸收的，而针灸直接作用于所病的经络，因此，针灸不需要引经穴。针灸没有中药的偏性和毒性，因此针灸处方中也不需要调和诸穴的调和药。综上所述，针灸处方不必像中药配方那样有"佐、使"之用。

针灸处方一般有主穴、配穴之分，对此，贺普仁教授也有不同看法。他认为，针灸处方是几个穴位的有机组合，通过整体协同生效而起作用，往往很难区分哪个是主穴，那个是配穴。一个好的针灸处方，其中缺了哪个穴位都会失效或减效，如果有的腧穴作为配穴不太重要,就应去掉不用,以符合针灸处方取穴少而精的原则。由此,贺普仁教授提出"针灸处方无主配之分"的针方定义理念。

敢抒己见的前提是基于对问题的"格物致格"。如对针方问题,贺普仁教授认为,只有不断地积累对穴性的认识,不断深化对穴性的认知,当各穴穴性烂熟于心,临证之时精妙的针方就能呈现。针对千变万化的病情,针方的形成是在辨证求正的基础上熟能生巧的结果,而不是按主穴、配穴配出来的。提出对针方的见解与组方原则,旨在倡导临床组方应该少而精的理念,能少扎一针就不多扎一针,这不仅是尽量减轻患者痛苦的医德体现,同时也有利于促进针灸医师对穴性认识和经验积累的主观能动性。明代大医家张介宾在《景岳全书·传忠录·论治篇》中指出:"今之医者,凡遇一证,便若观海望洋,茫无定见,则势不得不为杂乱,而用广络原野之术。"贺普仁教授反对以配穴之名随便增加穴位数,认为这是典型的"广络原野"之术,这是医师取穴没有把握的体现,其结果只能是穴位越取越多,到底哪个穴位起了作用都不知道。

综上所述,以贺普仁教授穷究"针灸方无主配之分"问题为例,旨在阐明确立实事求是、格物致知的原则与精神,对于承传针灸医学的重要意义。

贺普仁教授强调:中国传统文化是中华传统医学形成的根基,针灸医学在是中国传统文化的土壤中孕育而成的,针灸医学植根于东方哲学、中华传统文化及人文传统之中,研究发掘中国针灸医学的理论和临证不能脱离其本,否则会使之成为无本之木,无源之水。

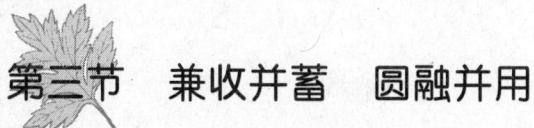

第三节 兼收并蓄 圆融并用

兼收并蓄、圆融并用,是重要的中华人文传统,也是东方智慧最精粹之处。贺普仁教授针灸学术体系形成的基础,是临床实践,而贺普仁教授的临床实践就是一个兼收并蓄、兼容并用的过程。

一、尊用西医 灸药并重

贺普仁教授作为一名技艺高超的"纯中医",他对西方医学的态度是学习尊重,为我所用。认为中西医学各有优劣,相互可取长补短,关于西医知识对中医辨证的作用,在"辩证求正"一节中已有论及,此不赘述。对某些人攻击中医,贺普仁教授认为,是这些人的知识面不广、不理解中医,情有可原。

对各种中医治疗方法,贺普仁教授兼收并蓄,择其所长而用之。他十分推崇孙思邈的这句话"若针而不灸,灸而不针,皆非良医也;针灸不药,药不针灸,尤非良医也……知针知药固是良医"。对于灸的作用,古人云"药之不及,针之不到,必须灸之。"灸有针、药所不及的功能,而现代临床却普遍忽视之,深为可惜,因此贺普仁教授专书《灸具灸法》,并把灸法作为"针灸三通法"之重要一法,以期引起人们的重视。

《黄帝内经》中说"毒药治其内,针石治其外",是说药物擅长治疗内脏疾患,针刺擅长治疗躯体疾患。说明针药各有所长,可结合使用。贺普仁教授在什么情况下会同时使用药物治疗呢?第一是正气不足时。针刺擅长调气、行气,而补虚之力不强。由于针刺不能直接给予人体营养物质,故对阴虚血亏精损的患者,针灸更为乏力。所以贺普仁教授对于虚证患者常常配合中药治疗。第二是邪气太盛时。由于针刺是通过激发人体正气来达到驱邪目的的,因此当邪气太盛,大大超出人体正气所能抵抗的范围时,应当在针灸时结合药物治疗。如癌症患者就属于邪气太盛,单靠针灸就难以驱邪,这时就需要放化疗方法。而肿瘤患者使用放化疗时又会抑制造血系统、免疫系统的功能,对胃肠道有毒副作用,有时被迫减量或终止治疗。若放化疗时运用针灸方法就可减轻其毒副作用,减轻恶心、呕吐、腹泻、食欲不振等胃肠道症状,同时提高机体免疫功能。第三是患者畏针时。

一部分患者特别畏惧针灸,针对这种患者,只得减轻针灸刺激量或延长针灸间隔时间,这时就需要用药物来弥补针灸刺激量的不足。对那些工作繁忙、路途遥远的患者,针灸的间隔时间也较长,同样需要用药物来弥补针灸的不足。第四是针药互补时。针灸、中药作用于疾病的不同方面,能起相互协同的作用时,贺普仁教授往往针药并用。总之,每个疗法都有其特长和不足,为了治愈疾病和提高疗效,就需要数法并用。贺普仁教授在治病时能高人一筹,就在于能熟练地、综合地发挥各种疗法的优势。

二、只立针法　不立门户

建国以来,针灸疗法在党和政府的支持下,百花齐放、百家争鸣,涌现出许多针灸新疗法、新技术。许多新疗法为了扩大自己的影响,往往夸大疗效、夸大适应证范围。贺普仁教授以大医的胸怀面对这些。他说,新方法在某一方面的深入研究是有益的,它能丰富、深化传统针灸,但我们不能舍本求末,忘掉《黄帝内经》给针灸疗法立下的基本法则。一些新方法其实并没有超过传统针灸的疗效,只是许多人并没有真正理解、掌握传统针灸,没有发挥出传统针灸应有的疗效。贺普仁教授虽然崇古尊典,但他对新疗法、新技术从不打压。他认为,好的东西在实践中自然会发展壮大、流传下去,虚浮的东西热闹一阵后自然会销声匿迹,我们应当从新疗法、新技术中吸取有益的成分来发展中国针灸学。贺普仁教授坚持只立针法,不立门户。

贺普仁教授对其他门派、不同观点的针灸医生向来尊重,有的还成了好朋友,他们的学生来向他学习,贺普仁教授一视同仁,并支持自己的学生去学习别的疗法,并多次介绍自己的学生拜在别的针灸名家名下学习,这些都体现了厚重的中华人文传统,这也是贺普仁教授针灸学术体系的重要承传价值。

三、传承医德　寓在术中

贺普仁教授强调:传统医德是中医药文化的重要组成部分的,医德——这一中医文化精髓不是可有可无,更不是与临证治疗无关,优良的医德品质能够极大的提高疗效,这是和需要医患高度协和的针灸治疗形式密切相关的。基于这种理念几十年只要患者需要,不分贫富长幼,贺普仁教授均予精心治疗。例如:3寸针具针刺长强穴(臀沟上部),不好操作,但这是贺普仁教授经常应用的方法,每每操作均认真仔细到位。非典流行期间,年近八旬的贺普仁教授不惧被染,亲临指导应用针灸方法治疗非典。贺普仁教授坚持医功修炼,提出医貌、医礼问题,都是从医德的角度出发。

法示篇

篇前小叙

"针灸三通法"是以贺普仁教授针灸学术体系核心学说为依据形成的针灸治疗体系。这一体系是在多年的理论探讨和临床实践相结合的基础上逐渐成形的,以此构成贺普仁教授针灸学术体系的基本内容。"针灸三通法"是贺普仁教授承古正用的结晶,贺普仁教授对应针灸临床之用,集传统九针精华,通过对毫针、锋针、火针、灸法、拔罐等疗法的挖掘、整理、应用、拓展,使"针灸三通法"为针灸临证注入生机,从病种到疗效,为针灸医学的承传开拓出可持续发展的空间。本篇将分别从微通法、温通法、强通法、刺法、用穴、组方、临证各个层面,对"针灸三通法"做出法理论示,以明确"针灸三通法"的实质与内容。

深入正确地认知"针灸三通法"的法理,是理解与应用"针灸三通法"的前提,特别是其中的临证要则,不同于一般的定义与要求,有其特定的必修课。

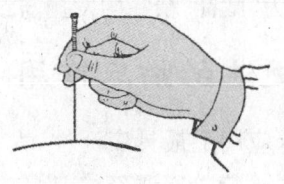

第四章 微通法论示

第一节 微通法释义

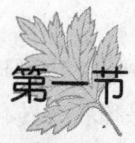

微通法指的是以毫针刺法为主的一种针法。贺普仁教授将临床最常用、最基本的毫针刺法命之曰微通法，是有其深刻含义的：

其一，从微通法所选用的针具来看，早在《黄帝内经》中就有"微针"之称，《灵枢·九针十二原》记有"……欲以微针通其经脉，调其血气……"的文字，后世《标幽赋》也指出："观夫九针之法，毫针最微。""微"者，《中华大字典》云"小也，细也"，即细、小之意，针尖如"蚊虻喙"，针身细巧的毫针，可以针刺全身各部的穴位，应用广泛。

其二，"微"字的深刻内涵还在于毫针刺法的微妙。《灵枢·小针解》："刺之微在数迟者，徐疾之意也。""粗之暗者，冥冥不知气之微密也。妙哉！工独有之者，尽知针意也。"应用毫针，从持针法、进针法、进针后的行针导气法、补泻法的实施，直到留针、出针针刺全过程中的各个环节，都有很高的技术要求，有诸多微妙的方法。

其三，有微调之意。用毫针微通经气，好比小河之水，涓涓细流，故曰微通。正如《灵枢·刺节真邪论》所说"用针之类，在于调气"，《灵枢·终始第九》所说："凡刺之道，气调而止。"此微调之意蕴含在轻巧的手法之中，手法轻巧给予患者良性刺激，是微通法取得理想疗效的关键。

其四，选穴组方精微。贺普仁教授在临床应用上，依据针灸经典文献，参考各家学派的学术思想，结合自己的临床体验，扩大腧穴的主治范围，活用经穴，发挥透穴，妙用奇穴。其针灸处方不仅是腧穴功能的集合，而且是其升华和精髓。针灸处方中体现穴位组合和穴法结合的精微之处。

其五，穴法手法并重。杨继洲的《针灸大成》，对贺普仁教授影响深刻。杨继洲倡导穴法手法并重，在《针灸大成》卷九"治症总要"谓："中风不省人事：人中、中冲、合谷……已上穴法不效，奈何？答曰：针力不到，补泻不明，气血错乱，或去针速，故不效也。"说明不能单纯注重穴法，只有把选穴配穴和操作手法结合起来协同应用，才是取得最佳疗效的关键。贺普仁教授在针灸治疗输尿管结石的病例中，对核心穴位中封、蠡沟治疗均采用龙虎交战法手法。龙虎交战手法是通过左右反复交替捻转以镇痛，感应虽强烈但不伤正气，犹如欲跃而先退，针欲泄而先补也。其作用优于平补平泻，临床上镇痛效果颇佳，而无副作用。若在疼痛发作时即行针刺治疗，不但可以立刻止痛，解除患者痛苦，而且还可以提高结石的排出率。

第二节 微通法的机理与临床作用

一、微通法的机理学说

微通法之"通"反映其机理。通者,调也(《中华大字典》)。《灵枢·九针十二原》云:"欲以微针,通其经络,调其气血,营其顺逆,出入之会。"《黄帝内经》论述的通调理论是微通法的理论基础和机制。《素问·调经纶》是《黄帝内经》中论述通调经脉重要性的理论专篇,其论点是:"五脏之道,皆出于经遂,以行气血,血气不和,百病乃变化而生,是故守精髓焉。"通调经脉治疗疾病应根据经脉气血虚实而调整,只有通调经脉气血才能治疗五脏病变。从而指出了经脉在生理病理及治疗上的重要性。

微通法的精髓蕴含于针刺操作理念、操作手法,即:"意法同时,入针即得",气至"守机"。"意法同时":即治则手法,瞬入一针一穴。"入针即得":即随刺"得气",候、运而得为次。"气至守机":即"气至"脉启,"守机"守气愈病。当然"意法同时、入针即得、气至守机"是毫针针刺手法的最高境界与要求,但这却是微通法的奥秘之所在。一些"针灸三通法"的临床家们在临证中实践着这一要求,最重要是以速效的医案印证这一境界是可以达到和应该达到的。《灵枢·九针十二原》说:"刺之要,气至而有效,效之信,若风之吹云,明乎若见苍天。""粗守关者,守四肢而不知血气正邪之往来也;上守机者,知守气也。"又如《标幽赋》所说:"气速至而速效,气迟至而不治。"

毫针又称之为"气针"。从古至今,历代针灸医家都把"治神"、"守机"、"得气"看作判断针灸医生医术高低的一个重要标准,而"意法同时、入针即得、气至守机"为达到这一标准提供了具体的操作理念与方法,这正是微通法的至微至妙的根本,是贺普仁教授"治神在实"学说在微通法中的细化,是对古人称之为"微针"精髓的发掘与致用。

二、微通法的临床作用

微通法在临床应用上最具广泛性,大多数病症都可用毫针疗法治疗。通调经络、血气、脏腑、阴阳是其治疗作用总的概括。主要的治疗作用为:

(一)疏通经络

疏通经络的作用就是使淤阻的经络通畅而发挥其正常的生理作用,这是微通法最基本最直接的治疗作用。

(二)调和阴阳

针刺通过调和血气以达到调和阴阳的作用,使机体从阴阳失衡的状态向平衡状态转化。疾病发生的机制是复杂的,但从总体上可归纳为阴阳失衡。微通法是通过经穴配伍和针刺手法完成调和阴阳的作用。

(三)扶正祛邪

针刺扶正祛邪的作用就是扶助机体正气以祛除病邪。疾病的发生发展及转归的过程,实质上就是正邪相争的过程。微通法微中见巨,就是在于其能发挥扶正祛邪的作用。

三、微通法的临证禁忌及注意事项

(一)禁忌

1. 饥饿、疲劳、精神高度紧张者,不宜行针刺。体质虚弱者,刺激不宜过强。怀孕3个月及月经期间慎用或禁用,对于孕妇针刺不可过猛,针感不宜过强。腰骶部、下腹部的穴位,以及合谷、三阴交、昆仑、至阴、肩井、劳宫、涌泉、行间、太冲、十宣等穴,不宜针刺。小儿囟门未合时,头顶部腧穴不宜针刺,不宜留针。常有自发性出血或损伤

第四章 微通法论示

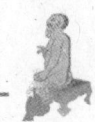

后出血不止的患者，不宜针刺。皮肤有感染、溃疡不宜针刺。防止刺伤重要脏器。

2. 针刺眼区腧穴，要掌握一定的角度和深度，不宜大幅度提插捻转和长时间留针，以防刺伤眼球和出血。

3. 对出血性疾病，慢性病末期，诊断不明的危笃患者慎用针刺。

(二)注意事项

1. 针刺时医生必须专心致志，审慎从事，随时观察患者表情，询问患者感觉和观察患者反应，体会针刺后的情况，尽量做到能控制刺激量。

2. 背部第十一胸椎两侧、侧胸（腋中线）第八肋间，前胸第六肋间以上的腧穴，禁止直刺、深刺，以免损伤内脏。对患有肺气肿的患者更要小心谨慎，防止诱发气胸。

3. 对患胃溃疡、肠粘连、肠梗阻、尿潴留的患者，针刺上、下腹部时，应注意角度和深度。

4. 项部及脊柱的腧穴要注意深度，如患者出现触电样感觉并向四肢放射，乃针刺过深之故，应立即出针，切忌继续捻转。

5. 对胸、胁、腰、背脏腑所居之处的腧穴，不宜直刺、深刺，肝脾肿大、肺气肿患者更应注意。眼区和风府、哑门等穴以及脊椎部的腧穴，也要注意掌握一定的角度，更不宜大幅度地提插、捻转和长时间留针，以免损伤重要组织器官，产生严重不良后果。

6. 对于尿潴留等患者在针刺小腹部腧穴时，也应掌握适当的针刺方向、角度、深度等，以免误伤膀胱等器官出现意外事故。

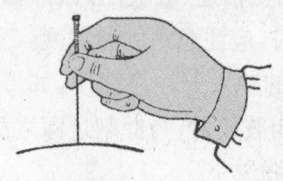

第五章 温通法论示

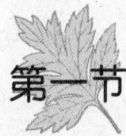

第一节 温通法释义

温通法是以火针疗法为代表，包括温针、艾灸等疗法，此法给机体以温热刺激，好似冬春之季河面浮冰，得阳春之暖，而渐融之，河水通行无涩也，因其得温而通，故名温通。

其一，火针古称之燔针、焠刺、白针、烧针，如《灵枢·官针》曰："九曰焠刺，焠刺者，刺燔针则取痹也。"《伤寒论》曰："烧针令其汗。"它的施术特点是将针体烧红，然后刺入人体一定的穴位或部位，从而达到祛除疾病的目的。

其二，火针具有针和灸的双重作用。火针针刺穴位，对人体也有调整作用，此同微通法；温热属阳，阳为用，人体如果阳气充盛，则阴寒之气可以驱除，即火针有祛寒助阳的作用，此同艾灸法。人身之气血喜温而恶寒，如《素问·调经论》："血气者，喜温而恶寒，寒则泣不能流，温则消而去之。""寒独留则血凝泣，凝则脉不通。"血气遇寒则凝聚不通，借助火热，得温则流通。火针主要适用于疑难病，顽固性病症，寒症等。

其三，火针既是针具的名称，又是一种针法的名称。从针具看，火针即古代九针之一。《灵枢·九针十二原》、《九针论》、《官针》及《素问·针解》中对火针的形状及用途都有具体论述。从针法看，火针刺法是用火将针烧红后，迅速刺入人体一定的穴位或部位，以达到治疗目的的一种方法。《备急千金要方》、《千金翼方》、《针灸资生经》、《针灸聚英》、《针灸大成》等多部古籍，都对火针疗法做了专题讨论，可见这一方法在针灸疗法中的重要位置和实用价值。

其四，温通法包括火针和艾灸为主的刺灸方法。其关键在于"温"，这两种方法的优势与特色就在于它的"温热刺激"。《素问·调经论》说："人之所有者，血与气耳"，又说："血气者，喜温而恶寒，寒则泣不能流，温则消而去之"，《素问·八正神明论》更指出："血气者，人之神。"气血是人体生命活动的动力与源泉，温通法借助火针的火力、艾灸的温热刺激，不仅能温通经络，而且以阳助阳，能激发人体经脉的阳气，继而启动下焦命门之元阳、真火，增强经络对气血的营运与推动作用，以疏通脉络，既可"借火助阳"以补虚，又可"开门祛邪"以泻实，乃至"以热引热"，使壅滞的郁火得以泄泻。

第二节 火针温通法的机理与临床作用

一、火针温通法的机理

属于温通法范畴的火针疗法，是以火针为针具，用火将高温加热到针体通红，刹那间按一定刺法瞬间刺入人体选定部位，达到防治疾病的方法。火针借助火力和温热刺激，以温阳扶正、疏通经络气血而达到治疗目的。

火针疗法是我国传统医学宝库中一种独特的针刺治疗方法，有着悠久的历史，具有疗程短、见效快、施治简便的特点，在治疗疑难病症方面有独特的疗效。火针疗法的治病机理在于温热经脉，人身之气血喜温而恶寒，温则流而通之，寒则涩而不行。火针疗法借助火力之阳，激发经脉之阳气，使气血调和、经络通畅，并调节脏腑功能活动。

二、火针温通法的临床作用

火针温通法的临床作用主要有以下方面：

1. 助阳扶正

《素问·生气通天论》曰："阳气者，若天与日，失其所，则折寿而不彰。"此以取类比象的方法，以太阳在天体运行中的重要地位比拟，强调阳气为生命的根本。明代医家张介宾深得经旨奥义。他在《类经·疾病类》说："天之阳气，惟日为本，天无此日，则昼夜无分，四时失序，万物不彰矣。其在于人，则自表自里，自上自下，亦惟此阳气而已。人而无阳，犹天之无日，欲保天年，其可得乎？《黄帝内经》一百六十二篇，天人大义，此其最要者也，不可不详察之。"并以此为根据，结合其本人的体验撰写了著名的《大宝论》，曰："阳化气，阴成形。形本属阴，而凡通体之温者，阳气也；一生之活者，阳气也；五官五脏之神明不测者，阳气也；及其既死，则身冷如冰，灵觉尽灭，形固存而则去，此以阳脱在前，而阴留在后"，"天之大宝，只此一丸红日，人之大宝，只此一息真阳。"可见阳气对人体的重要性。

火针具有温热作用，温热属阳，阳为用，火针可以借火助阳，人体如果阳气充盛则温煦有常，脏腑功能得以正常运转，故火针可以助阳扶正，治疗阳虚所导致的各类虚寒证。如中焦虚寒，火针可振奋脾胃阳气，改善消化功能；肾阳不足，火针可益肾壮阳，治疗肾虚腰痛、阳痿、遗精；阳虚气陷，火针可升阳举陷，治疗胃下垂、阴挺；阳气得充，则气化有权，水液运行无碍，从而痰饮得化、水肿得消。实验证明毫针可增加实验动物的白细胞吞噬能力并促进抗体形成，多方面提高动物的免疫能力，防御和抵抗致病因素的侵袭，亦即中医的"扶正"。火针既具有毫针的这一特性，又通过温热之力通过振奋阳气而强化了这一作用，使得正气充实，卫外有固而邪气难以侵入，既入之邪亦易于消除，所谓"离照当空，则阴霾自消。"

2. 温通经络

夫十二经脉者，内属于脏腑，外络于肢节。经络具有运行气血、沟通机体表里上下、调节脏腑组织功能活动的作用，一旦经络气血失调，就会引起各种病变。所以疏通经络一直是针灸治疗的重要大法，毫针即具有这一作用，火针则通过对针体的燃烧加热，使得疏通之力更强。

"不通则痛"，经络不通，气血阻滞，可引起疼痛，火针疗法可以温通经脉，使得气畅血行，达到"通则不痛"，故可治疗各种痛证。经络阻滞，气血运行受阻，筋肉肌肤失于濡养，则可出现痉挛、抽搐、麻木、瘙痒等症，火针疗法温煦机体，疏通经络，鼓舞气血运行，故具有解痉、除麻、止痒之功。对于一些久治难愈的疮口如慢性溃疡、破溃的瘰疬、臁疮等，火针可起到独特的生肌收口之效。因火针温通经络，益气活血，使疮口周围瘀滞的血液因经脉畅通、循环加速而易于消散，病灶周围组织营养得到补充，从而可以促进组织再生，加快疮口愈合。火针的生肌敛疮作用是毫针所不能比拟的。

3. 祛邪引热

疾病的发生发展，取决于人体正气和致病邪气两方面的较量。邪气是指对人体有害的各种病因和病理因素，如外感六淫、内伤七情、痰饮、瘀血、食积等。火针疗法具有扶正之用，亦有祛邪之功，这同样是由火针的温热性质所决定的。

邪气分为有形之邪与无形之邪。水湿痰浊、痈脓、瘀血等为有形之邪，这类病理产物一旦形成，就会阻滞局部气血运行，出现各种病症，而且这类病症用常用治法往往难以很快奏效。火针则具有独特优势，火针本身针具较粗，加之借助火力，出针后针孔不会很快闭合，风邪和有些有形之邪可从针孔直接排出体外，所谓"开门驱邪"，使顽症得以迅速缓解。

外感六淫，多属无形之邪，如风寒外袭、肺失宣降，火针可以通过温热刺激腧穴经络，温散风寒、驱邪外出，邪气散则肺气宣发肃降功能调和，症状自除。又如寒湿侵入机体，痹阻经络而引发各种痛症，火针借其火力，可温化寒湿，流通气血，气血行、经络通，则疾病除。火针可以散寒除湿较易理解，其实火针应用范围很广，亦可用于热证，对于火热毒邪亦有奇效，"热病得火而解者，犹如暑极反凉，乃火郁发之之义也"，亦印证了古人"以热引热"的理论。如疔腮、蛇串疮等症属热毒内蕴，火针温通经络，行气活血，引动火热毒邪外出，从而使热清毒解。

4. 去腐排脓、生肌敛疮

去腐排脓是火针在民间应用的主要功效，操作简便易行，排脓彻底，疮口易于愈合。只需将烧红的火针对准脓肿中心或易引流的部位刺入，一般中心刺1～2针，周围再刺2～3针即可。

火针具有收肌敛疮的功效，可治疗一些经久不愈的疮口或其他慢性溃疡，如破溃的瘰疬、臁疮等。用中等粗细的火针，烧红后在疮口四周围刺，疮口内有腐肉者，可在疮口正中刺1～2针。由于火针能温通经络、行气活血，使气血运行畅通和加速，故疮口周围淤积的气血可流动消散，病灶周围的营养可能增加，促进组织再生，自然加快疮口愈合。

综上所述，火针主要具有扶正助阳、温通经络、祛邪引热、去腐排脓、生肌敛疮等作用，其他作用还有消瘾散结、升阳举陷、宣肺定喘、镇痛、止痒、除麻、定抽、熄风等。对于火针疗法的实验研究，目前正在进行，如火针可改善甲皱微循环，红外热像图反映出火针治疗后病变部位的温度明显提高。这些研究尚处于初级阶段，相信进一步的研究将揭示火针疗法更多的治疗机制。

三、火针温通法的适应证

火针疗法适应证广泛，以下病症经过临床检验证明确有疗效。

内科：头痛、头晕、痛证、三叉神经痛、发热、腮腺炎、面肌痉挛、面瘫、哮喘、中风后遗症、高血压、神经官能症、痛风、痞证、网球肘等。

外科、骨伤科：肌肉关节扭伤、腰腿痛、静脉曲张、胎记、痔疮、腱鞘囊肿、关节炎、筋膜炎、颈椎病、腰椎病、代偿性骨质增生等。

妇科：乳腺炎、乳腺增生、痛经、子宫肌瘤、卵巢囊肿、外阴白斑等。

皮肤科：湿疹、皮炎、带状疱疹、黄褐斑、痤疮、疔疮肿毒、银屑病、荨麻疹、神经性皮炎、白癜风等。

五官科：麦粒肿、牙痛、鼻息肉、舌肿、咽喉肿痛、过敏性鼻炎等。

随着进一步的探索，火针疗法的适应证将不断拓展，火针将越来越广泛地应用于临床各科。

四、操作要求

1. 针前

首先要选择针具，应根据患者的性别、年龄、体质及病情虚实、施针部位来选择火针针具长短粗细。

选择体位：常用的体位为仰卧位、侧卧位、俯卧位、仰靠坐位、俯伏坐位及侧伏坐位等，应以施术者取穴正确，操作方便，患者舒适为原则，这与毫针的体位选择是一致的。

安慰：相对来说，火针看起来可怕，痛感较强，患者有较强的畏惧心理。医者应态度温和，安慰患者。其实，熟练的操作，火针之痛是患者完全可以接受的。初次施行火针，宜用短细的火针，以便减轻患者的恐惧感，有利于患者的配合，使治疗顺利进行。

定位：火针运用不多的医生，因火针进针迅速，定位不易准确，故可在针前做定位标记，一般用拇指指甲掐个"+"字，针刺其交叉点，要手疾眼快，保证点刺准确。如果是针刺某一部位或肿块囊肿等，要选择好进针点，充分暴露患处，固定体位，必要时可让助手帮助固定肿块、体位等。

除了直接针刺病灶局部外，无论是选择经穴还是寻找压痛点，都要在消毒之前进行。

消毒：有两种消毒法，严格消毒者，选用0.5%～1%的碘伏棉球，从穴位中心向穴位四周划同心圆消毒，再以75%的酒精棉球同法脱碘；一般消毒的，仅用75%的酒精棉球擦拭消毒。注意无菌消毒，消毒后，避免再次污染。若定位于破溃病灶，则用生理盐水冲洗，棉球擦拭，不用酒精棉球直接刺激病灶。

医者双手可用肥皂水清洗干净，再用含75%的酒精棉球擦拭。可戴医用手套操作，医用手套应符合GB10213标准。

2. 针中

加热：医者靠近针刺部位，右手握笔式持针，将针尖伸入点燃的酒精灯或酒精棉球的外焰（外焰燃烧部分温度高、加温快）中。根据针刺所需深度，决定针体烧红的长度，加热程度要以烧红为度，否则疗效差，且患者痛苦大。

进针：进针的技术关键是快。针体烧红后，迅速准确地刺入穴位。这一过程不能超过0.5秒，若拖延时间，针体温度降低，影响治疗效果。快进快出，速度越快，患者痛苦越小。这就要求医者要有一定的指力和腕力，需反复练习方能熟练掌握。

火针的进针角度以垂直刺入为多，对于疣、赘生物等可采用斜刺法。进针深度由针刺部位、病情性质、体质差异、季节等多方面的因素决定，胸背部穴位不超过3毫米，四肢可刺入10毫米。实证，秋冬季节，肥胖者可适当深刺。此外，医者应仔细体会，如针刺压痛点，医者手下出现沉紧感时则应停止进针；针刺脓肿，针下出现空虚感时则为适宜深度。

留针：火针疗法以快进快出为主，大部分不留针。当火针用于祛瘤、化痰、散结，或寒痹较重时，则需要留针，留针时间多在1～5分钟。取远端穴位，火针治疗疼痛疾病时，可留针5～10分钟，严重的寒痹可留针30分钟。用火针刺淋巴结结核，需留针1～2分钟，有利于消除干酪样坏死组织。

火针留针时也讲究"得气"和针感，在火针行刺中或刺入部位后，要细心体会针下的感觉，根据感觉调整留针的深度。如用火针刺压痛点，当针下出现沉紧感时，已"得气"，留针1～2分钟。

出针：火针提离皮肤后，要用干棉球迅速按揉针孔，以减轻疼痛；若火针针刺后出血，血色暗黑的，不必止血，待自然停止后用干棉球擦拭即可；若属脓肿性病变，出脓务尽，然后再消毒包扎；如果火针直接点刺创伤面，针刺后可按外科常规进行无菌处理；如伤口有渗血，也可用火针或平头火针烙熨止血。

3. 针后

火针术后仍需用酒精灯将火针通体烧红，以彻底杀灭微生物，防止交叉感染。

针后要保持局部洁净，防止感染。若当天出现针孔高突、发红、瘙痒，不要搔抓，以免范围扩大，这一般是机体对火针的正常反应，不必紧张。因火针治疗是经过高温加热后进行的，感染的可能性很小，应告之患者不必担心，这种反应会很快消失。针后当天不要洗澡，以免污水侵入针孔。若针孔局部出现轻微感染，可外涂消炎药膏。囊性病变加压包扎，以免复发。火针治疗期间忌生冷，禁房事。

4. 施针间隔时间

火针会造成某种程度的肌肤灼伤，因此需要时间康复，一般情况下火针最短应间隔1日方可再次施治，即古人认为的："凡下火针，须隔日一报

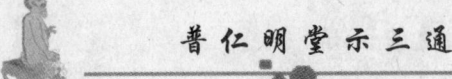

之。"贺普仁教授认为患者的就诊间隔时间也视病情而定。急性期与痛证可连续每日施用火针,但不应超过3次。慢性病可隔1～3日1次,长期治疗。其施术时间的确立突破了古人"凡下火针,须隔日一报之"的束缚。

五、注意事项

1. 不明原因的肿块部位,大失血、凝血机制障碍的患者,中毒的患者,精神失常者,精神过于紧张、饥饿、劳累的患者,不宜采用火针疗法。

2. 孕妇及新产后产妇,糖尿病患者,瘢痕体质或过敏体质者,慎用火针疗法。

3. 针刺时应避开内脏和主要器官,并注意防止刺伤大动脉及神经干。

4. 用火针疗法时应注意安全,防止烧伤或火灾等意外事故发生。

5. 意外情况预防处理

(1)晕针 滞针 弯针 断针

晕针:火针需要用火加热,一些患者畏火,且火针虽进针快,但痛感仍略强于毫针,所以偶尔会有晕针现象出现。

晕针后医者应停止针刺,使患者平卧,松开衣带,注意保暖,一般饮温开水,静息片刻后即可恢复,严重者要配合其他急救措施。为避免不必要的意外事故发生,在治疗前,医者应注意患者的体质、神志等情况,对于过度饥饿、劳累、紧张或畏惧火针者,暂不使用火针。初次接受火针治疗者,取穴不要多,手法不宜重。

滞针:在行针时或留针后,医者感觉针下涩滞,出针困难。

滞针与医患双方都可能相关。若患者紧张,局部肌肉收缩或针刺过深时会出现滞针,火针加热时温度不够,或针体老化、锋利不足亦会发生此现象。这就要求医者做好患者的思想工作,使其充分放松,并注意针具的选择,随时更换老化的火针,治疗中火针要充分加热,不可刺入过深。

弯针、断针:与医者进针姿势不正确,患者过度紧张、移动体位或针体老化有关。医者在施术时,要注意针尖、针刺部位及指腕之力保持垂直,要使患者体位舒适。更换旧针,避免使用变脆易弯的火针。

(2)疼痛 瘙痒

火针后针孔若出现微红、灼热、轻度疼痛、瘙痒等,属于正常现象,片刻至数天后可自行消失,可不做任何处理。火针治疗中及针刺后,若疼痛剧烈持久,则属异常。

疼痛严重者与医者针具选择不当,烧针温度不够,动作缓慢及出针后未及时处理有关。医者应注意在针刺面部及肌肉较浅薄部位时选择细火针,火针要充分加热后应用,进针要果断迅速,出针后用干棉球按压针孔。

若痛感持久不散,针后出现红肿热痒者,则属于局部感染,这是火针治疗师应杜绝的现象,与消毒不严、棉球污染、针后搔抓或过早淋浴有关。所以针前医者要严格消毒,消毒方向是从内向外,针后要用消毒干棉球按压针孔,并嘱咐患者针后不要搔抓,当日不要淋浴。

糖尿病患者较易出现感染,故应慎用火针,即使用,针刺前要严格消毒,针后要认真防护。已出现感染者,可局部选用黄连膏、化毒散膏、红霉素膏、百多邦外敷等,并口服抗生素。

(3)出血 血肿

因火针有开大针孔的作用,故火针施治时出血比毫针多见。针刺时除非为了放血,应尽量避开血管,选择粗细合适的火针。火针可用来排污放血、清热解毒,这种出血,可待其出尽或血色由污黑变鲜红方止,血量过少则余邪难清。

有时针刺后皮下出血引起肿胀疼痛,继则局部皮肤呈青紫色。如青紫面积较小时,可待其自行消退;如青紫肿痛较甚,要先冷敷止血,12～24小时后再行热敷,或在局部轻轻揉按,一般需1～2周方可消散,但不会遗留后遗症。这就要求医者熟悉解剖部位,针刺时避开皮下血管,出针时按压针孔,发现肿胀则用手指加压于干棉球,按压10分钟左右,不要揉动,然后嘱患者用上法行冷热敷。血友病及有出血倾向的患者禁用火针。

总之医者要有牢固的针灸学基础,毫针针刺的注意事项在火针治疗中同样要注意,如躯干部位要浅刺以免刺中脏腑等。火针施治时,要注意安全,酒精灯不要灌得过满,要防止烧伤或火灾等意外事故。医者在操作时要胆大心细,掌握"红、准、快"三字原则。针体要烧至通红方用,这样刺激量大、穿透力强,效果明显而患者痛苦小;定位、进针要准;快则是指进针要迅速。在安全的前提下,将火源尽量靠近进针点,且医者要操作熟练,这就要求医者练习指力。运力虽在指节,但需借助腕、臂、腰,甚至全身之力,详见医外篇"贺氏医功"章。

第三节 灸治温通法的机理与临床作用

一、灸治温通法的机理

针灸并重,是贺普仁教授的一贯主张,临床并用、依症重用是"针灸三通法"临证的重要法则。

灸,《说文解字》曰:"灼也,从火(音'久'),灸乃治病之法,以艾燃火,按而灼也。"灸法就是借助火的温热,刺激一定的穴位,通过经络的传导作用而达到治病和保健目的的一种方法。施灸的材料很多,但一般以艾绒为主要灸料,故称艾灸。《灵枢·官能》曰:"针所不为,灸之所宜。"《医学入门·针灸》记载:"药之不及,针之不到,必须灸之。"《神灸经纶》上说:"夫灸取于火,以火性热而至速,体柔而用刚,能消阴翳,走而不守,善入脏腑,取艾之辛香作炷,能通十二经、入三阴、理气血,以治百病效如反掌。"说明灸法有其独特的治疗价值。

施灸的材料很多,但以艾绒为最常用,因其气味芳香,容易燃烧,火力温和之故。将干燥的艾叶捣研后除去杂质即成艾绒。《名医别录》载:"艾味苦,微温,无毒,主灸百病。"因此灸法常称艾灸。

《痰火点雪》中说:"灸法去病之功难以枚举,凡虚实寒热,轻重远近,无往不宜。"由此可以看出灸法的治疗范围是十分广泛的,涉及内、外、妇、儿等科的急、慢性病症。但灸法也有其侧重的功效及适用范围。

二、灸治温通法的临床作用

灸治温通法的临床作用有以下几个方面:

1. 温经散寒,行气通络

《灵枢·调经论》云:"血气者,喜温而恶寒,寒则泣而不流,温则消而去之。"经脉喜温而恶寒,血气在经脉中,寒者泣涩,温者通利。若人体阳气不足,内生阴寒,不能正常地温煦经脉,则经脉不利、气血凝滞不畅。风寒湿邪乘隙袭入,寒主收引,寒邪痹阻经脉,初则关节疼痛,活动不利,久而出现经脉挛急,关节拘挛难以屈伸;湿邪盛则关节、肌肉肿胀疼痛。而艾灸依其火热之性可温经通络、行气活血、祛湿散寒,临床可用以治疗风、寒、湿邪引起的一切病症。这种温通作用是灸法的基本属性。

2. 温阳益气,回阳固脱

在古代,灸法常被用来回阳救逆,治疗危重病症。如《伤寒论》指出:"少阴病吐利,手足逆冷……脉不至者,灸少阴七壮。""下利,手足厥冷,无脉者灸之。"《扁鹊心书》强调:"夫人之真元乃一身之主宰,真气壮则人强,真气虚则人病,真气脱则人死。保命之法:灼艾第一。"大凡危疾重症,阳气衰微,阴阳欲离,用大艾炷重灸关元、神阙等穴,能祛除阴寒,回阳救脱。

3. 补脾益肾,升阳举陷

由于阳气虚弱不固等原因可致气虚下陷,出现脱肛、阴挺、久泄久痢、崩漏、滑胎、遗精等症。《灵枢·经脉》云:"陷下则灸之",艾灸具有温补脾肾、益气固脱的作用,故气虚下陷,脏器下垂之症多用灸疗。对命门火衰而致的遗精、阳痿、早泄等也有较好的治疗作用。

4. 降逆下气,引火归元

由于火性炎上,无论实火,还是虚火,均可升

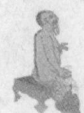

腾向上，出现上焦、头面部的一些症状，而艾灸可以引火下行，促使阴阳平衡。如灸涌泉可以治疗鼻出血、失眠，灸关元可以治疗虚阳上亢引起的头痛、眩晕等症。《金匮钩玄》也载："脚气冲心，涌泉穴用附子津拌贴，以艾灸泄引其热"。

5. 拔毒消肿，散结止痛

艾灸有拔毒消肿、散结止痛的作用，用于乳痈初起、瘰疬、疖肿疮疡、毒虫咬伤及疮肿未化脓者。对于疮疡溃久不愈者，艾灸可以促进愈合、生肌长肉。

6. 防病保健、延年益寿

灸法不仅能治病，而且能防病。如唐代孙思邈在《备急千金要方》中说："宜游吴蜀，体上常须两三处灸之……则瘴疬、瘟疟之气不能着人。"《扁鹊心书》指出："人至晚年阳气衰，故手足不暖，下元虚惫，动作艰难。盖人有一息气在则不死，气者阳所生也，故阳气尽必死。人于无病时，常灸关元、气海、命门、中脘，更服保元丹、保命延寿丹，虽未得长生，亦可保百余年寿矣。"故常灸大椎、气海、关元、肾俞、足三里、三阴交等穴，可以鼓舞人体正气，增强抗病能力，起到预防保健、延年益寿的作用。

贺普仁教授在灸治方面重点强调：虚、寒之证必灸，养生治未病善灸：

其一，贺普仁教授善用隔姜灸，倡导在立春、立秋节气采用隔姜灸以防病保健。方法是：立春前后5天施灸气海穴，立秋前后5天施灸关元穴，每天约灸10壮，根据具体情况每年可灸200～500壮。灸法的频度可参考《扁鹊心书》的记述："人至三十，可三年一灸脐下三百壮；五十，可二年一灸脐下三百壮；六十，可一年一灸脐下三百壮，令人长生不老。"灸后若出现水泡，应抽去泡内液体，然后用无菌纱布保护局部，灸后半小时或一小时内不饮不食，静养休息。此法除防病保健外，对虚寒性慢性病，如腰腿痛、阳痿早泄、妇科诸病、哮喘劳嗽、胃肠虚弱等均有明显的助益。立春、立秋灸亦可采用直接灸法，但灸炷宜小，约绿豆大。

其二，温和灸是临床常用的灸法，也是家庭保健常用的灸法。例如贺普仁教授善用艾条悬灸神庭穴治疗各类眩晕，特别是虚性眩晕取得了满意的疗效。方法：艾条悬灸神庭穴30分钟左右。轻症单灸神庭即可，重症患者，要在微通法辨证施治的基础上，加灸神庭。

其三，太乙神针，又称为太乙针，实非针法，而是灸法。"太乙"通大一，神名。以太乙神针命名者，义含此法神灵效验。1717年韩贻丰所撰的《太乙神针心法》是最早的太乙神针专著，但韩氏并未把太乙神针的的组方药味及制针方法公诸于世，因而该书流传不广。清代雍正、乾隆年间，由范毓奇传、周雍和编撰的《太乙神针》一书流传最广，在121年里，竟有27个版本，可见太乙神针在清代的广泛运用。

太乙神针和雷火针为一源二歧，太乙神针可能起源于雷火针。它们都是用药末与艾绒混合制成的熏熨艾卷，只是方剂配伍、操作方法和适应证有一些区别。清代邱时敏认为：雷火针"多用蜈蚣、乌头、巴豆等物，率皆猛烈劫制，倘遇羸弱赢怯之躯，贻害不免。"而太乙神针药皆纯正，不伤肌肤，可用来广泛施治各种病症。

太乙神针的药条处方有多种，常用的有两种：一是以《太乙神针》书中所载处方加减变化而成的"通用方"，即艾绒90克，硫黄6克，乳香、没药、白芷、松香、麝香、雄黄、穿山甲、桂枝、杜仲、枳壳、皂角、细辛、川芎、独活、全蝎各3克；二是以《本草拾遗》方为代表，即人参200克，参三七400克，山羊血100克，千年健、钻地风、肉桂、川椒、乳香、没药、苍术、小茴香各500克，穿山甲400克，甘草1000克，防风2000克，麝香少许。此方可用于虚实并有之证，按此比例制成药末。然后取棉皮纸一张，长约30厘米，置药末21～24克，卷如爆竹状，越紧越好，外用桑皮纸厚糊6～7层，阴干勿令泄气。

常用的施灸方法是：将太乙神针一端点燃，在施灸部位上铺垫7层左右绵纸或棉布，或以7层棉布包裹住艾火，将艾火直接点按在施灸部位上，若火熄，再点再按，每次每穴点按5～7次。操作时,为了使药力随热力不断渗入肌肤,可点燃数根药艾条,交替使用。

太乙神针的适应证主要是风寒湿痹证、痿证、痛证和各种虚寒性病症。贺普仁教授曾用此法治疗红斑狼疮,取得了较好的疗效。贺普仁教授认为太乙神针值得进一步研究。

三、灸法的种类

灸法可大致分为以下几类:

表　灸法的种类

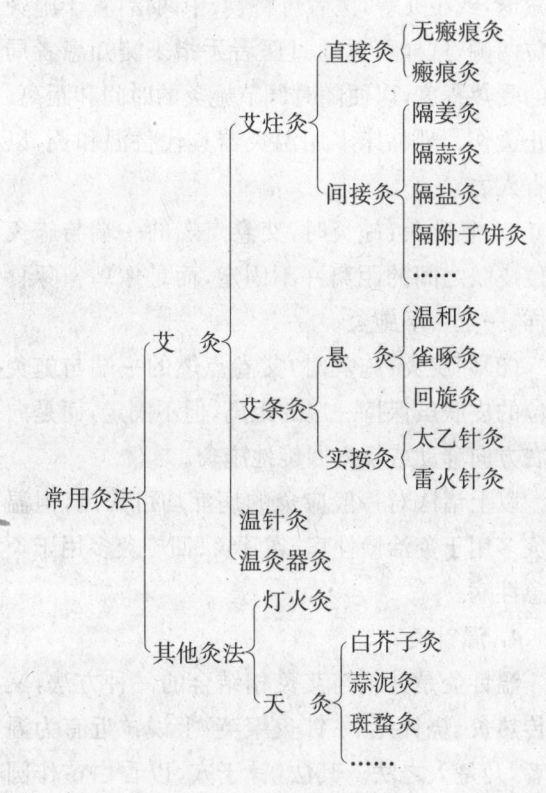

四、常用灸法

1. 艾炷直接灸

所谓艾炷,是指将纯净的艾绒放在平板上,用拇、食、中三指边捏边旋转,把艾绒捏紧成规格大小不同的圆锥形体。小者如麦粒大,中等如半截枣核大,大者如半截橄榄大(现有用器具制作的)。每燃烧一个艾炷,称为一壮。

艾炷直接灸,又称明灸、着肤灸、着肉灸,即将艾炷直接置放在皮肤上施灸的一种方法。根据灸后对皮肤刺激的程度不同,又分为无瘢痕灸和瘢痕灸两种。

所谓瘢痕灸,又称化脓灸,是指灸时造成烫伤,灸后化脓,最后局部留下瘢痕,一般治疗顽症痼疾,现用此术者极少。至于灸疮化脓,多属无菌性炎症,无需过虑,这和一般疮疖或创伤性炎症不同,只要溃疡面不弥漫扩大,就可连续施灸。如果化脓过多,溃疡不断发展,脓色由淡白稀薄,变为黄绿色的脓液,或疼痛流血,而且有臭味,即为继发性感染,可以用外科方法处理。化脓灸适应于哮喘,慢性胃肠病,发育不良,慢性气管炎,肺结核,阳痿,遗精,早泄,缩阳症。其他难治性疾病均可考虑使用,如慢性肝炎、癌症、艾滋病等。

无瘢痕灸,又称非化脓灸,临床上多用中、小艾炷。即将艾炷放置于皮肤上之后,从上端点燃,当燃到1/3~1/2,患者感到烫时,用镊子将艾炷夹去,换炷再灸,一般灸3~7壮,以局部皮肤充血、红晕为度。施灸后皮肤不致起泡,或起泡后亦不致形成灸疮。此法适用于慢性虚寒性疾病,如哮喘、眩晕、慢性腹泻、风寒湿痹和皮肤疣等。

2. 隔物灸

即间接灸,是指在艾炷与皮肤之间隔垫某种物品而施灸的方法。这样可以避免灸伤而致化脓,且火力温和,患者易于接受。所隔物品种类繁多,多数为中药,有单方也有复方,故在治疗时,既有艾灸的作用,又有药物的一定功能。这里介绍3种常用的隔物灸:

(1)隔姜灸:用鲜生姜切成直径约2~3厘米,厚约0.2~0.3厘米的薄片,中间以针穿刺数孔,上置艾炷放在应灸的部位,然后点燃施灸,当艾炷燃尽后,可易炷再灸。一般5~10壮,以皮肤红晕而不起泡为度。在施灸过程中,有些患者因鲜姜刺激,刚灸即感觉疼痛,这时可将姜片向上略提起,或缓慢移动姜片,待灼痛感消失时再复原。若灸一段时间后,患者诉灼热难忍,可将姜片向上提起,下衬一些干棉花或软纸,放下再灸。注意艾炷不宜过大,如蚕豆或黄豆大即可,因艾炷过大,先燃上部,下边不热,后来接近姜片则热力剧增,易致发泡。生姜,辛温无毒,升发宣散,调和营卫,驱寒发表,通经活络。隔姜灸应用很广,适用于一般虚寒性病症,对面瘫、呕吐、腹痛、泄泻、遗精、阳痿、早泄、不孕、痛经和风寒湿痹等疗效较好。

（2）隔蒜灸:一般用鲜大头蒜切成0.1～0.3厘米的薄片,中间以针穿刺数孔,上置艾炷放在应灸的穴位上,然后点燃施灸,待艾炷燃尽,易炷再灸,灸4～5壮更换新蒜片,一般灸5～7壮。也可用蒜泥灸:将蒜头捣成泥状,置于穴位或未破溃的肿块上,在蒜泥上点燃艾炷施灸。每穴一次灸足7壮左右,以灸处泛红为度。或从不知痛灸到知痛为止,知痛灸到不知痛为度。每日可灸1～2次。大蒜液对皮肤有刺激性,灸后容易起泡,灸时可将蒜片向上提起,或缓慢移动蒜片。若起泡,要用辅料覆盖,防止衣物摩擦。大蒜,辛温有毒,性热喜散,有消肿化结、拔毒止痛之功。适用于阴疽流注,乳痈、瘰疬,未溃之疮疖、痈疽,无名肿毒,肺结核,腹中积块等。此外,尚有一种自大椎穴起到腰俞穴铺敷一层蒜泥的"铺灸法"（长蛇灸），民间用于治疗虚劳、顽痹等病。

（3）隔盐灸:用纯净干燥的食盐填敷于脐部,使其与脐平,盐上放置姜片,上置艾炷施灸,如患者稍感灼痛,即更换艾炷。若盐上直接置艾炷施灸,此盐应是炒过之盐,以防止食盐受热爆起而造成烫伤。若患者脐部凸起,可用湿面条围住肚脐周围,再将食盐填于脐中施灸。一般灸3～9壮。此法有回阳、救逆、固脱之功,但需连续施灸,不拘壮数,直到脉起、肢温、证候改善。隔盐灸临床上主要用于治疗急性寒性腹痛、吐泻、痢疾、淋病、四肢厥冷等。

（4）隔附子饼灸:用附子饼做间隔物。附子,辛温善走,消坚破结,善逐风寒湿气。用附子研成细粉,加白及或面粉少许,用其黏性,再以黄酒或水调和捏成薄饼（如五分硬币大）,约一二分许厚度,待稍干,用粗针刺几个小孔,上置艾炷放在局部灸之。或治外科术后,一饼灸干,再换一饼,以肌肤内部觉热为度。可以每日或隔日灸之。此法可治疗各种阳虚病症,特别是疮疡溃后久不收口,肉芽增生流水无脓,或溃疡因气血虚弱久不收敛者为佳,有祛腐生肌、促进愈合的作用。

3. 艾条悬灸

艾条,是指用桑皮纸包裹艾绒卷成圆筒形的艾卷,艾卷中可加入药物。用艾条悬灸有以下3种:

（1）温和灸:将艾条的一端点燃,对准应灸的腧穴或患处,约距离皮肤2～3厘米处进行灸疗,使患者局部有温热感而无灼痛为宜,一般每穴灸10～15分钟,至皮肤红晕为度。如果遇到局部知觉减退,或小儿等,医者可将食、中两指,置于施灸部位两侧,这样可以通过医者手指来测知患者局部的受热程度,以便随时调节施灸的时间和距离,防止烫伤。现临床多用温灸器具代替温和灸,以节省人力。

（2）雀啄灸:施灸时,艾卷点燃的一端与施灸部位皮肤之间的距离并不固定,而是像鸟雀啄食一样,一上一下施灸。

（3）回旋灸:施灸时,艾卷点燃的一端与施灸部位的皮肤虽保持一定的距离,但不固定,而是向左右方向移动或反复回旋地施灸。

以上诸法对一般应灸的病症均可采用,但温和灸多用于灸治慢性病,雀啄灸、回旋灸多用于灸治急性病。

4. 温针灸

温针灸是针刺与艾灸相结合的一种方法,又名传热灸、烧针尾。《针灸聚英》上说:"近有为温针者,乃楚人之法。其法,针于穴,以香白芷作圆饼套在针上,以艾蒸温之,多以取效。"温针灸是一种简便易行的针灸并用法,其艾绒燃烧的热力可通过针身传入体内,针与灸相得益彰,适用于既需要针刺留针,又须施灸的疾病。操作时,应选略粗长之针柄,刺在肌肉较厚处,进针后行针使之"得气",然后留针不动。取粗艾绒,用右手食、中、拇三指,搓如枣核之形状大小,中间捏一痕,贴在针柄上,围绕一搓,即紧缠于针柄之上。然后用火从艾炷之下面点燃,待其自灭,再换艾炷,一般3～5壮后,穴道内部觉热为止。现在多用艾条段代替艾炷,操作更为简便,在针刺"得气"后,在针柄上穿置一段长约2～3厘米的艾条施灸,艾段与皮肤之间的距离一般在4厘米左右,太近则易烧伤皮肤,太远则艾灸的作用不大。此法要注意燃烧的艾段可能掉落,可烧伤皮肤或烧坏衣服、床单,要注意遮挡防护。另外烧过的针柄容易折断,反复用的针皮肤与针根之间要保持一段距离。

5. 天灸

天灸又称药物灸、发泡灸,是将一些具有刺激性的药物,涂敷于穴位,敷后皮肤可起泡,或仅局部充血潮红。所用药物多是单味药,也有用复方的。现举蒜泥灸为例:将大蒜捣烂如泥,取3～5克贴敷于穴位上,敷灸1～3小时,以局部皮肤发红起泡为度。如敷涌泉治疗咯血、鼻出血,敷合谷治疗扁桃体炎,敷鱼际治疗喉痹等。

6. 灯火灸

又称灯草灸、油捻灸、神灯照等,是民间沿用已久的简便灸法。方法是:取10～15厘米长的灯心草或纸绳,蘸麻油或其他植物油,浸渍长约3～4厘米,点燃起火后用快速动作对准穴位一点,猛一接触听到"叭"地一声迅速离开,如无爆焠之声,可重复一次。此法主要用于小儿腮腺炎、喉疾、吐泻、惊风等。

五、灸法的禁忌证

关于灸法的禁忌证,主要集中在热证是否可灸这个问题上。

从历史上来看,就有热证不可灸和热证可灸两种观点。前者的代表人物是汉代张仲景,他把热证用灸的不良后果描述得比较可怕,如《伤寒论》119条"微数之脉,慎不可灸,因火为邪,则为烦逆,追虚逐实,血散脉中,火气虽微,内攻有力,焦骨伤筋,血难复也。"认为阴虚内热之体,应忌用灸,因艾火易伤津液,可导致阴血枯耗而形成焦骨伤筋的严重后果。《伤寒论》115条云:"脉浮,热甚,而反灸之,此为实。实以虚治,因火而动,必因燥吐血。"认为实热之证不可用灸补阳,否则会伤阴动火,迫血妄行。张仲景的观点对后世影响很大。

但认为热证可灸的人也不少,《备急千金要方》和《千金翼方》,不仅从理论上和临床上确立了灸法的一些基本原则,而且把灸法的适应证扩大至未病、急症、热证等。如《千金翼方·卷二十八》曰:"凡卒患腰肿跗骨肿痈疽肿风游热肿……即急灸之立愈。"《备急千金要方·卷十四》:"小肠热满,灸阴都,随年壮。"《备急千金要方·卷十九》:"腰背不便,筋挛痹痛,虚热内寒,灸第二十二。"这些都说明热证是可以灸的。金代刘完素认为灸法有"引热外出"和"引热下行"的作用,主张热证用灸。实热证用灸法属于"引热外出"法;寒热格拒用灸法属于"引热下行"法。元代朱丹溪完善了"热证可灸"的理论,认为热证包括实热与虚热,并把灸法用于热证的作用归纳为"泄引热下"、"散火祛痰"、"养阴清热"3个方面。《痰火点雪》中明确指出:"灸法用于寒热虚实诸证无往不宜"。而至《灸赋》,更加阐明了热证可灸的机制:"虚热用灸,元气周流;实热用灸,郁热疗疾;表热可灸,发汗宜谋;里热可灸,引导称优。火郁宜发……同气相求,开门逐贼,顺气行舟。"《医学正传》及《针灸问对》对热证可灸做了解释:"虚者灸之,使火气以助元气也;实者灸之,使实邪随火气发散也;寒者灸之,使其气复温也;热者灸之,引郁热之气外发,火就燥之义也。"

张仲景所说的热证不可灸,主要是针对全身性的热证;而后世所说的热证可灸,则主要是针对局部性的热证,如外科疮疡疖肿,或寒热夹杂证,或寒热格拒证,或阴阳俱虚证。

由此看来,两种观点其实并无多大矛盾。对全身性的实热证或虚热证,一般不用灸法,至少要在用清热药或养阴清热药的前提下才能用灸;对其他情况的热证,可以用灸,但要注意操作的方法和灸量,以及和其他方法的配合运用。

六、注意事项

1. 施灸的程序

《备急千金要方》记载:"凡灸当先阳后阴……

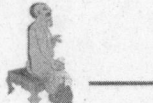

先上后下。"如果上下前后都有穴要灸,应先灸阳经,后灸阴经,先灸上部,再灸下部,依次进行。取其从阳引阴、引火归元之意,否则可能有面热、咽干、口燥等后遗症或不舒服之感觉。同时要注意:因火性炎上,凡灸上部穴位,必须在下部配穴灸之,以引热力下行。

2. 灸法的副作用不多见

但极少数患者开始施灸时可能会有发热、疲倦、口干、全身不适等反应,轻者可不必顾虑,继续施灸可能会消失,或适当延长灸法的时间,或加服滋阴生津之中药,重者可改用其他疗法。

3. 要注意通风和保暖

施灸时不免有艾灸烟味,初灸患者多嫌恶之,因此在避免风吹的前提下,要注意通风换气。日久则患者不嫌其味,有的患者还爱闻艾灸的芳香气味,但也要适当地通风换气。可以服加味增液汤。

4. 注意消毒

直接灸时,对皮肤有轻度烧伤,为防止灸后继发感染,事先对皮肤要严格消毒,用酒精棉球消毒穴区时,擦拭的面积要大些。

5. 防止烫伤

对老年患者及皮肤感觉减退、反应迟钝者,要控制好灸温,以防烫伤。糖尿病患者一旦皮肤烫伤,很难愈合,故慎用灸法。头面部不宜使用直接灸,以免烫伤影响面容。关节部也要防止烧伤,以免影响功能活动。

6. 灸疮的处理

用直接灸法,往往发生起泡、结痂、溃烂等灸疮现象。为了保护灸疮,防止摩擦,预防感染,可用消毒敷料或淡膏药覆盖,再灸时揭开,灸后再盖上。如发生继发感染,可用消炎药膏或玉红膏涂贴。内衣要烫晒消毒,干净柔软,以免感染。

7. 防止火灾

艾绒是极易燃烧之物,燃烧之艾绒不得随便丢弃,灸毕一定要将艾火彻底熄灭。行温针灸时,灰火容易脱落烧及衣服、床单等物,事先要做好防范措施。

8. 部位禁忌

凡颜面五官、大血管部和肌腱部位不用直接灸法,以防形成瘢痕,妨碍美观及运动。孕妇的腹部和腰骶部,以及乳头、阴部、睾丸不宜施灸。

9. 晕灸的防治

晕灸者虽极少见,但发生时也和晕针一样,会出现突然头昏、眼花、恶心、颜面苍白、脉细手冷、血压降低、心慌汗出,甚至晕倒等症状。多因初次施灸或空腹、疲劳、恐惧、体弱、姿势不当、灸炷过大、刺激过重等引起。预防和处理参晕针部分。

10. 灸伤的处理

施灸过量,时间过长,局部出现水泡,只要不擦破,可待其自然吸收。如水泡较大,可用消毒毫针刺破水泡,放出液体,再涂以甲紫,外敷消毒纱布即可。若发生严重烧伤,则应到外科做专门处理。

11. 不宜灸的情况

一般在风雨雷电、严寒酷暑的日子不宜灸。如《外台秘要》载:"黄帝问曰:凡灸,大风大雨、大阴大寒灸否?既不得灸。有何损益?岐伯答曰:大风灸者阴阳交错,大雨灸者诸经络脉不行,大阴灸者令人气逆,大寒灸者血脉蓄滞。此等日灸,乃更动其病,令人短寿。"其他如患者极度疲乏,空腹,过饱,醉酒,情绪不定,大汗淋漓等情况下也不宜艾灸。

12. 灸后的调养

灸后,特别是瘢痕灸后要注意调养,要避风寒,保持乐观情绪,戒色欲,勿过劳,饮食清淡等。

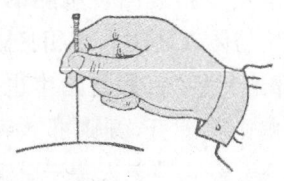

第六章 强通法论示

第一节 强通法释义

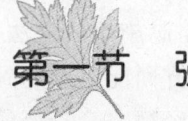

强通法的典型方法是放血疗法，包括某些拔罐疗法。

其一，放血疗法是用三棱针或其他针具刺破人体一定部位的浅表血管，根据不同的病情，放出适量的血液。《灵枢·小针解》："菀陈则除之者，去血脉也。"即指以放血疗法祛除恶血，以达祛瘀滞、通经络的作用。贺普仁教授将此针法命名为强通法，其学术意义在于"强"有勉强、强迫的意思，又有强大、有力的意思，此法犹如河道阻塞、水流受阻，今疏浚其道，强令复通，故曰强通。

其二，强通法利用比毫针更强劲有力的、以三棱针为主的特种针具刺络放血。三棱针在《灵枢·九针十二原》等所记载的九针中属"锋针"，专为刺络出血用，刺络放血法也是针灸疗法中独具特色的一种传统针法。该法就是利用较毫针更强劲有力的特种针具，如三棱针，在人体一定的穴位或某些浅表部位，刺破血络，强迫出血，放出少量血液，以达治疗疾病目的的方法。

其三，刺络放血法颇受历代医家的重视。在《黄帝内经》中刺血疗法已有详尽的论述，其文162篇中，有40篇或多或少地论及刺络放血的内容，系统论述了刺血工具、作用功能、部位选择、主治病症、应用禁忌等内容。以后历代医家多有记载，不仅反映在针灸专著中，也反映在其他内、外各科著名医家的著作中，如《外科精要》、《儒门事亲》、《脾胃论》及《卫生宝鉴》等。刺络放血法在我国少数民族的蒙医、藏医中也多有运用。

其四，放血疗法之所以取效，关键是它能气血双调，通过灵巧的手法，强刺、快速，迫血外泄、祛瘀通闭，使邪随血出，同时它又能激发经气，使经络通畅，营血顺达，从而达到清热解毒、祛腐生新、活血祛瘀、醒神开窍、安神定志等多方位的功效。强通法可应用于临床各科疾病的治疗，尤其在一些危急重症的急救中，常有立竿见影的效果。

其五，拔罐疗法中的血罐疗法。是兼有"温通"、"强通"两种性质的治疗。血罐疗法为针刺后加拔火罐放血的一种治疗方法，多用于躯干及四肢近端能扣住火罐处。操作时，先局部用酒精棉球消毒，再用三棱针或皮肤针针刺局部见出血，然后再行拔罐，一般留罐10分钟，待罐内吸出一定量的血液后起之。本法适用于病灶范围较大的疾病，如神经性皮炎、丹毒、乳痈、白癜风、痤疮等。

其六，由于封建礼教统治对刺血治疗的压制以及人们对出血的过分担忧，刺血疗法的实际运用已大为减少。近年来，由于贺普仁教授等人的大力提倡，加之人们发现刺血疗法确有良效，故运用此法的人逐渐多了起来。长久、广泛的临床观察表明：刺血疗法具有适应证广、奏效快、副作用少和操作简便的特点。在操作上不需要特殊设备，简便易学，确实是一种值得进一步推广的疗法。

第二节 强通法的机理与临床作用

一、强通法的机理

放血疗法是临床实践中采用的重要的治疗手段之一。贺普仁教授在数十年的医疗实践过程中，对其有很深的研究，总结出一整套用放血治疗疾病的方法，并用它治愈了许多疑难重症，有时可达到针到病除、立竿见影的效果。

贺普仁教授认为放血疗法的治病机理可以从两方面分析，一是经络学说；二是气血学说。

1. 经络学说

古人以为经络具有由里及表，通达内外，联络肢体的作用。人体内各脏腑组织器官之间的密切联系即由经络完成，同时经络将气血运达周身，以保证正常的生理活动。如经络不通，可以引起脏腑不和，阴阳失衡，出现各种疾病。《灵枢·经脉》中说："经脉者，所以能决生死，处百病，调虚实，不可不通。"如外邪由表入里，通过经络内传脏腑，也可引起各种病症。《素问·缪刺论》中说："夫邪之客于形也，必先舍于皮毛；留而不去，入舍于孙脉；留而不去，入舍于络脉；留而不去，入舍于经脉。内连五脏，散于肠胃。"

络脉是经脉分出的斜行支脉，大多分布于体表。《灵枢·经脉》指出："诸脉之浮而常见者，皆络脉也。"从络脉再分出的细小络脉称为"孙络"，分布于皮肤表面的络脉称为"浮络"。络脉、孙络、浮络，从大到小网络全身，具有加强十二经表里两经之间的联系和由体内向体表灌渗气血以濡养全身的作用。

络脉还是外邪由皮毛腠理内传脏腑的途径，也是脏腑之间及脏腑与体表之间病变相互影响的途径。《素问·皮部论》说："百病之始生也，必生于毫毛……邪客于皮则腠理开，开则邪入客于络脉，络脉满者注入经脉，经脉满者入舍于脏腑也。"

2. 气血学说

古人认为脏腑功能紊乱、经络功能失调所产生的症状，根本原因不是气发生改变，就是血发生改变。又认为气血相互为用，气病影响到血，血病也可影响到气。放血疗法正是以这个理论为指导，形成了独特的治疗体系。由于络脉在发病与病理传变过程中均处于中间环节，故当病邪侵入人体或脏腑功能失调而致气血瘀滞时，络脉本身也会出现相应的瘀血现象。因此，针对病在血络这一重要环节而直接于络脉施用放血法，强迫恶血外出，治血以调气。一方面能迅速达到祛除邪气的作用，另一方面通过经络之全身调节作用以及脏腑间的生克制化、表里关系作用，使相应的脏腑功能得到改善。《素问·调经论》中指出："刺留血奈何？……视其血络，刺出其血，无令恶血得入于经，以成其疾。"这就是说刺络放血可以有效地阻断疾病的发展。

前面在论示"治神在实"的核心学说时已有阐述，贺普仁教授认为，气血与经络既为人体正常的生理基础，也是疾病产生的重要病机转化所在。凡各种疾病皆由阴阳失衡、经络不畅所致。经络不畅是指经络之中气血的运行不畅。血乃有形之物，气必须以血为基础，气属阳本主动，但必须依赖血以济，这样方可表现出它的机能活动。因此血就成为气血中的根本。正所谓：顽疾痼疴，其血气凝涩，如泥淤渠道，非强力掘而不通也。

随着贺普仁教授针灸学术体系核心学说的完善和在认知上的深化，提出"以血行气"、"以血带气"的刺络放血学说，使强通法机理学说更加全面。

二、强通法的临床作用

刺血疗法具有解表发汗、清热解毒、醒脑开

窍、活血化瘀、祛腐生新、消肿止痛、安神定志等多种功能,其中最突出的是清热泻火、活血化瘀的作用。由于刺血疗法具有直接祛除瘀血的功效,因此治疗血瘀证,特别是病位较为表浅的血瘀证,刺血疗法可算是最为简捷有效的方法。对此《黄帝内经》的理念是,不论什么疾病,治疗的第一步就是要祛除血脉中的瘀血,即《素问·三部九候论》所说的:"必先去其血脉而后调之,无问其病,以平为期。"又《千金翼方》曾云:"诸病皆因气血壅滞,不得宣通。"清代名医叶天士曾创"久病入络"的理论。故刺血疗法的适应病症是十分广泛的,尤其在一些危急重症的急救中,常有立竿见影的效果,对某些顽固性疾病、瘀滞病症也有意想不到的疗效。

对于放血疗法的临床作用,贺普仁教授经过多年的临床应用,将其归纳为10个方面,凡临床使用得当,均可获满意疗效。

1. 退热作用

发热,中医认为主要有两种情况,一为阳盛发热,一为阴虚发热。此外,还有气虚发热。强通法退热作用主要适用于阳盛发热,因为阳盛必然导致血盛。阳盛发热多由外邪引起,放血疗法对外感风热、热毒壅盛、热入营血均有良好的退热作用。

放血可减消血盛,以减轻体内的热邪,因而起到退热作用。人身之气以血为本,同时又随血出入,迫血外出能泄出过盛的阳气,从而改善了阳盛的状态,使机体的气血趋于平衡,而热自平。至于阴虚、气虚发热,则一般不宜使用此法。

2. 止痛作用

中医学认为"通则不痛,痛则不通",意思就是说凡是伴有疼痛症状的疾病,在其经脉中必有闭塞不通的地方。

强通法可以直接迫血外出,疏泄瘀血,畅通经脉,故疼痛可以立即停止。临床很多急性病症,如咽喉痛及偏头痛等,应用放血疗法都能收到满意的疗效。

3. 解毒作用

强通法对机体正气不足、机能障碍时毒邪内窜的病症,如毒火攻心的"红丝疔",以及毒邪浸淫而生的疮疡等有很好的疗效。

放血不仅使侵入机体的毒邪随血排出,而更重要的是通过理血调气,使人体机能恢复正常,抑制毒邪的扩展与再生。

4. 泻火作用

中医学认为心属"火",如果心阳过亢,人体就会出现一系列的"火谵症",例如心烦不安、口舌生疮,甚至有发热、神昏谵语等症状。

心又有主血脉的功能,所以放血可以直接减轻心阳过盛的状态,而达到泻火的目的。中医还认为,肝胆内寄相火,肝藏血,因此放血也能治疗肝胆相火妄动的疾病,如暴发火眼、头晕目眩等症。

5. 止痒作用

"痒"这个症状,古人认为是有风气存于血脉之中的表现,因而有"治风先治血,血行风自灭"的治疗原则。

放血就是"理血调气",血脉流通则"风"气无所存留,从而达到祛风止痒的作用。

6. 消肿作用

"肿"大多是由于气滞血涩,经络瘀积而造成的。放血能直接排除局部经脉中"菀陈"的气血和病邪,以促使经脉通畅无阻,自然就达到消肿之目的。

7. 治麻作用

中医认为由于气虚则不能帅血达于肢端,可出现肢体麻木的症状。放血治疗麻木的病症,以"血行气通"的理论为指导,以毫针刺患侧肢端的腧穴,放出少量的血液,可鼓舞气机,使血运达于肢端,而麻木自止。

8. 镇吐作用

恶心、呕吐多属于胃热或肝气横逆犯胃或食积停留,放血疗法能泻热平抑肝逆,并有助于疏导胃腑,帮助消化。

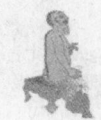
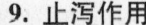

9. 止泻作用

放血疗法可治疗肠胃积食化热而成的热泻，或时疫流行所致的清浊不分的泄泻等，其机制是通过泻火泄降小肠热，而起到升清降浊的作用。临床上常用委中穴缓刺放血，一般1～3次即愈。

10. 急症解救

临床多应用放血治疗昏迷、惊厥、狂痫及中暑等危重症，简便而有效。《乾坤生间》曾记载："凡初中风跌倒，暴卒昏沉，痰涎壅滞，不省人事，牙关紧闭，药水不下，急以三棱针刺手指十二井穴，当去恶血。又治一切暴死恶候，不省人事，及绞肠痧，乃起死回生妙诀。"可见古人多用放血疗法进行急救治疗。

三、强通法的适应证

由上可知，放血疗法的作用是十分广泛的，因此适合放血疗法的病症范围极其宽广，据资料统计，放血疗法的适用病种多达150余种，现据贺普仁教授的经验和临床报道，常用放血疗法的病症如下。

内科疾病：头痛，眩晕，面瘫，发热，腮腺炎，感冒，疟疾，哮喘，中风后遗症，失语，呕吐，坐骨神经痛，三叉神经痛，咳嗽，高血压，痛风，中暑，急性胃肠炎，昏迷等。

骨伤、外科疾病：扭伤，软组织损伤，关节炎，筋膜炎，痔疮，腱鞘囊肿，肩周炎，下肢静脉曲张，下肢静脉炎等。

妇科疾病：乳腺炎，痛经等。

儿科疾病：疳积，夜啼，急惊风等。

皮科疾病：带状疱疹，麦粒肿，痤疮，疔疮，银屑病，疣症，荨麻疹，神经性皮炎，丹毒，白癜风等。

五官科疾病：急性结膜炎，电光性眼炎，急性扁桃体炎，喉炎，咽炎，牙痛，口舌生疮等。

四、强通法的禁忌

放血疗法手段强硬，属于强通法，对实证、热证有很好的疗效，但也有一些严格的禁忌。贺普仁教授认为临床上应注意四方面：患者、手法、部位和穴位。治疗中如不慎重考虑病情的需要及穴位是否妥当，妄施放血，不仅徒增患者痛苦，而且容易贻误病情，甚至关系到患者的安危，故不可忽视。

1. 患者禁忌

阴虚血少、汗出太多或身体过于透支的患者，或脉象虚弱的患者，水肿的患者，平素易出血的患者皆不宜放血。大劳、大饥、大渴、大醉、大怒时的患者，暂时不宜放血，必须休息一段时间，使身体状态恢复正常后再行放血，否则不仅无效，反而容易造成意外。《灵枢·血络论》指出："脉气盛而血虚者，刺之则脱气，脱气则仆。"《灵枢·终始》指出："大惊大恐，必定其气乃治之；乘车来者，卧而休之，如食顷乃刺之；出行来者，坐而休之，如行十里顷乃刺之。"

2. 手法禁忌

针刺的手法不宜过重，否则会因刺激过重而发生晕针。针刺时深浅需适度，禁忌针刺过深，以免穿透血管壁，造成血液内溢，给患者造成痛苦。

3. 部位禁忌

在邻近身体重要脏腑和器官的部位，应该浅刺甚至禁刺，否则可能伤及内脏，造成内部出血，给患者造成严重损害。因动脉和大静脉不易止血，故也禁止刺血。《素问·刺禁论》载："刺臂太阴脉，出血多立死"；"刺郄中大脉，令人仆脱色。"故刺大血管附近的穴位，须谨慎操作，防止误伤。如果不慎刺中动脉也不必慌张，立即用消毒干棉球重压针孔，压迫止血。

4. 穴位禁忌

古人有20多个穴位禁针，放血时也应慎用或禁忌，如脑户、囟会、神庭、玉枕、络却、承灵、颅息、角孙、承泣、神道、灵台、水分、神阙、会阴、横骨、膻中、气冲、箕门、承筋、手五里、三阳络、青灵等穴。还有云门，鸠尾，上关，肩井，血海等穴位不可深刺。孕妇的合谷、三阴交、石门、昆仑、至阴等穴以及下腹部、腰骶部的穴位应禁刺，以防万一。

以上都是前人从实践中总结出来的经验教训，应予以重视。

五、操作要求

1. 放血器具

针具锋利最为重要，放血前必须详细检查针具，首先检查针尖、针刃是否锋利，然后才能进行治疗，这样可减轻患者的痛苦。

放血疗法依据不同的需要和不同的条件选择不同的针具，临床上常用的有以下3种，辅助用具2种。

（1）三棱针：古称"锋针"。一般用不锈钢制成，长约6cm，针柄较粗呈圆柱形，针身呈三棱形，尖端三面有刃，针尖锋利。三棱针为放血泻络的主要针具。现有用采血笔和一次性采血针代替三棱针的，效果也不错。

（2）梅花针：是在古代镵针的基础上演变而成的。用5～7枚不锈钢针集成一束，或如莲蓬形固定在针柄的一端而成。其针柄坚固而有弹性。具有刺激面积广、刺激量均匀、使用方便等优点。适用于浅刺皮肤出血。

（3）毫针：即古代九针中的毫针，由18号不锈钢丝制成，放血时一般用1寸针。适用于小儿及虚性患者。

（4）其他：西医验血取血用小刀等锋利器具。

（5）火罐：分竹罐和玻璃罐等。现临床上常用的为玻璃罐。拔罐法乃是借热力排除罐内空气，形成负压，使之吸附于体表一定部位，从而达到治病目的。火罐多用于刺络拔罐。

2. 消毒严格

放血时因针具直接刺入血管，容易引起感染，故放血前必须严格消毒。又因三棱针的针体粗大，针孔不易闭合，如果针后不严格消毒，不注意局部洁净，也容易引起感染。儿童患者，因其刺血后不注意卫生，要叮嘱家长给予监护。

3. 点穴准确

点穴的正确与否，直接影响治疗效果，因此，针刺时认真点穴，可将患者摆放一舒适体位后再点穴。取穴不熟练者可用拇指指甲按出一个"十"字，然后按此标志，准确点刺。

4. 手法刺法

依人依症，手法轻巧，深浅适度。

5. 出血适量

临床上必须根据十二经气血的多少及其运行的情况来决定是否刺血及刺血量的多少。太阳、阳明、厥阴等多血之经，宜刺血，出血量可大一些；相反，少血之经的病变则不宜刺血或只可少量出血。《灵枢·九针十二原》指出："审视血脉者，刺之无殆。"穴位点刺出血时，出血3～5滴即可，若在静脉处放血，血色由深变浅或由黑变红即可停止放血。

关于刺血疗法出血量的多少，颇应值得重视，不可以为只要放出几滴血就算是在运用刺血疗法了。《黄帝内经》屡次提到放血要放到"血变为止"。《医学源流论》曰："凡血络有邪者，必尽去之，若血射出而黑，必会变色，见赤为止，否则病必不除而反为害。"显然这样的出血量不只是几滴。宋代娄全善治喉痹，刺太溪出黑血半盏，陈自明《外科精要》治背疽，砭赤处，出血碗许，背重顿去。攻下派张从正刺血以升、以斗记。而今人刺血多以滴计，其疗效可想而知。正如徐大椿所言："古人刺法取血甚多，如头痛腰痛，大泻其血；今人偶尔出血，惶恐失据，病何由除……"

目前临床上运用大出血量的刺血疗法还是有一定的困难，这主要是人们以为血液生成极难，丢失一滴都觉可惜，大量出血更是惶恐不安。殊不知人体的血液是在不断的新陈代谢之中，以红细胞来说，每天有新的红细胞在骨髓中诞生，同时每天有衰老的红细胞在血管中被破坏。少量出血不仅没有什么害处，反而能刺激骨髓的造血机能以及整个人体的新陈代谢。"祛瘀才能生新"，一般正常成人的平均血量为4500毫升，健康成人一次失血量不超过全身血量的10%，对机体没有什么明显损害，一次失血量超过全身血量的20%（约900毫升），才导致机体活动功能障碍。以此观之，古人放血碗许并非虚夸之辞。目前放血较多者，一般不超过100毫升，因此对出血量问题不必顾虑重重，而是应该根据病情的需要来决定放血量。

六、注意事项

强通法临证须注意以下事项：

1. 消除其顾虑：首次治疗，对患者要做好必要的解释工作，消除其思想顾虑。开始宜选取疼痛较轻的部位刺血，患者体会到疗效后，再次治疗就会积极配合。

2. 对体弱血虚者慎用，有出血病史者禁用，对脏器邻近穴位慎刺。

3. 由于三棱针所致的针眼较毫针大，针刺前后要认真消毒，以防感染。

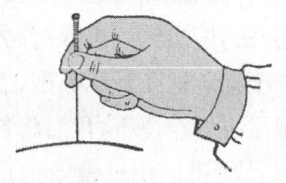

第七章 刺法论示

"针灸三通法"刺法的真缔在于前面强调过的"得心应手",心觉手至,医功助力,气推针入。"针灸三通法"总的刺法要则为"简精为上",刺法要则的重点是针刺手法施法与针刺深浅问题。因人、因病、因穴制宜是针刺手法施法的根据,在此基础上的"因时"对于针刺深浅至关重要。正如《难经·七十难》所言:"经言春夏刺浅,秋冬刺深,何谓也?然:春夏者,阳气在上,人气亦在上,故当浅取之;秋冬者,阳气在下,人气亦在下,故当深取之。春夏各致一阴,秋冬各致一阳者,何谓也?然:春夏温,必致一阴者,初下针,沉之至肾肝之部,得气引持之阴也;秋冬寒,必致一阳者,初内针,浅而浮之至心肺之部,得气推内之阳也。是谓春夏必致一阴,秋冬必致一阳。"

三通各法刺法要则分示如下。

第一节 微通法针具与刺法要则

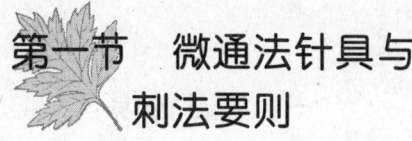

一、微通针具

微通法的针具为毫针。《黄帝内经》中对毫针的相关记载在《灵枢·九针十二原》中有:"毫针,长三寸六分"。"尖如蚊虻喙"。在《灵枢·九针论》也有:"毫针取法于毫毛,长一寸六分。主寒热痛痹在络者也。"现代毫针多用不锈钢制成,坚韧锋利,方便耐用,亦有用金、银或其他合金制成者。一般以针体长度在4寸以下(含4寸)者称为毫针。针体长度在5寸以上(含5寸)者,称为芒针(又称长针)。实际上,芒针只是在长度上比毫针延长,其操作方法与毫针相似。

二、刺法要则

毫针在临床上一般的应用技术环节包括进针、行针、留针、出针等。微通法的刺法要则分为两个层次的要求。

第一层次:对于初学者,在临证积累感悟不够的时候,按照以下标准进行刺法操作:

1. 进针

将毫针刺入皮肤的方法。进针时,一般用左右双手配合。右手持针,靠拇、食、中指夹持针柄,掌握进针时的力量和针刺角度、深度,称为刺手;左手按压针刺部位或扶定针体,以固定腧穴皮肤,防止针体弯曲,并可避免疼痛,促使针刺感应的获得,称为押手。

①进针的具体方法:包括指切进针法、夹持进针法、舒张进针法、提捏进针法等。指切法适于短针;夹持法适于长针;舒张法适于皮肤松弛处(如

腹部）；提捏法适于皮肤浅薄处（如头面部）。

②进针角度：指针体与皮肤表面所形成的夹角。临床上，针体与腧穴皮肤呈直角（90°）垂直进针，称为直刺，适于肌肉丰厚处，如四肢、腹、腰部。针体与腧穴皮肤呈45°角左右，倾斜进针，称为斜刺，适于肌肉浅薄处，或内有重要脏器及不宜直刺、深刺的腧穴。针体与腧穴皮肤呈15°～25°角，沿皮刺入，适于肌肉浅薄处（如头面部），一针透二穴也可用此，称为横刺或沿皮刺、平刺。

③针刺深度：针体进入皮下的深度。一般以取得针感而又不损伤重要脏器为准。除根据腧穴部位特点来决定之外，临床上还需灵活掌握。如形体瘦弱者宜浅刺，形体肥胖者宜深刺；年老、体弱、小儿宜浅刺，青壮年、体强壮者宜深刺；阳证、表证、初病宜浅刺，阴证、里证、久病宜深刺；头面、胸背及肌肉薄处宜浅刺，四肢、臀、腹及肌肉丰厚处宜深刺；手足指趾、掌跖部宜浅刺，肘臂、腿膝处宜深刺等。针刺的角度和深度有关，一般来说，深刺多用直刺，浅刺多用斜刺和横刺。对项后正中、大动脉附近、眼区、胸背部的腧穴，尤其要掌握斜刺深度、方向和角度，以免损伤。

2. 行针

又称针刺手法。毫针刺入后，为了获得、维持和加强针刺感应（又称"得气"）所施行的操作方法。

3. 留针

行针"得气"后，将针体留置于腧穴内一段时间的方法，称为留针。在行针后仍不"得气"时，可通过留针静候"气至"，出现针感，称为候气。在行针已"得气"后，留针可保持针感，并增强针刺治疗作用。在留针过程中，还可再次行针，以加强针感，并使针感沿经脉循行方向传导。留针时间的长短依具体情况而定。如阴证、寒证、里证，病程长而邪气深入，身体强壮者，宜久留针；阳证、热证、表证，病程短而邪气浅在，身体虚弱者或小儿，宜少留针，甚至不留针。顽固性、疼痛性、痉挛性病症，和昏迷、休克等宜久留针。一般情况，留针时间为15～30分钟。

4. 出针

在行针或留针后，针刺达到一定治疗要求时，将针体退出体外的方法，即出针。出针时，先以左手拇、食两指用消毒干棉球按于针孔周围，右手持针做轻微捻转，并慢慢提针至皮下，最后将针完全退出体外。在出针后，应迅速用消毒干棉球揉按针孔，以防出血，又称为扪法。出针后亦可不按揉针孔，使邪气外逸，这是针刺补泻的一种，属于开阖补泻的泻法。出针后要核对针数，以免脱漏。并嘱病人休息片刻，注意保持局部清洁。

第二层次：对于针灸临证经验丰富者，特别是医功修炼者，对"针灸三通法"之微通法这一层次的刺法要则须在体验中、感悟中去实践。

1. 微通法在进针方面的特点与要求是前面谈到的"意法同时"，进针单手三指"努"入，快速轻巧，法随刺施，针感无痛，针效即有，针刺深浅依人、依病、依时。

2. 微通法在行针方面的特点与要求是：进、行同步，同于"意法同时"。

3. 微通法在留针方面的特点与要求是：静观重察，失气善补。未能达到"意法同时"，以运为矢，"得气"为的。

4. 微通法在出针方面的特点与要求是：出针徐徐，分施补泻。补出：浅上深下，针孔即封。泻出：直上慢出，针孔不封。

第二节　温通法针具与刺法要则

一、温通针具

1. 火针结构

温通法的针具主要为火针（毫针火针临床也在应用，多为火针治疗中的留针之治）。火针是由含钨95%的钨铝合金丝为针体，由铜丝缠制成盘龙针柄，专用于火针疗法的火针针具同毫针一样，是由针尖、针身、针根、针柄、针尾组成，火针经过加热方可使用，故对针具有特殊要求。

针尖：针的尖端锋锐部分。火针的针尖以尖而不锐，稍圆钝为好，不能像毫针那样锋利，否则经反复烧灼使用后，针尖易折断。

针体：针尖与针柄之间部分，是针具的主要部分。针身应挺直，又应坚硬。现在较为理想的材料是含钨95%的钨铝合金或钨锰合金，这种材料不怕烧灼，能保持不弯不折，且经久耐用，价格低廉。

针根：针体与针柄的连接处。

针柄：手持针处。火针针柄要求隔热，制作的方法是将细铜丝卷成螺旋形细卷，再把卷好的铜丝缠在针的另一端，铜丝两端用502黏合剂固定于针条上。针柄与针体缠绕的牢固程度应符合GB2024的标准。针柄一般不少于4厘米长短为宜，这样制作的针柄便于持拿，而且不会烫手。

火针疗法尚需要一些辅助工具。可备一盏酒精灯，内装75%或95%的酒精。简易的方法是用镊子或止血钳夹持酒精棉球，点燃后烧红进针。

2. 火针分类

温通法以运用传统点刺火针针具为主。点刺火针多用于点刺，针形类似普通的毫针，根据直径的大小与针体粗细分为长火针、三头火针、粗火针、中粗火针、中细火针、细火针各型。

粗火针主要用于囊性肿块、窦道、痈疽、结节、皮肤肿瘤等。三头火针主要用于外痔、皮肤肿物等，中粗火针对于四肢、躯干部位皆可使用。中细火针主要用于体质虚弱及畏针者，使用这种火针疼痛较轻。细火针主要用于面部肌肉较薄的部位。老人、儿童、体质虚弱及较为畏针者可用细火针。使用这种火针可免结痂，且疼痛较轻。

火针针具图示：

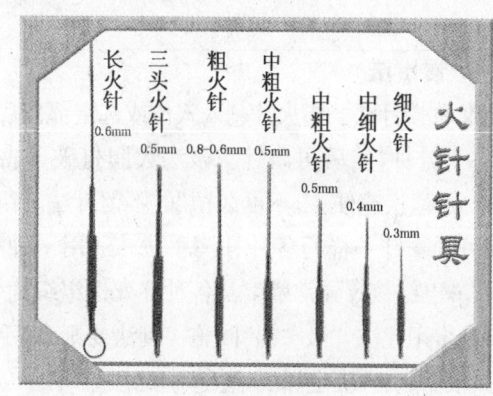

二、刺法要则

温通法的火针刺法要则，是贺普仁教授根据经典记载、从多年临床实践中总结而成。贺普仁教授主张施用火针时，医者应用右手拇、食、中指持针柄，左手持酒精灯或火把，靠近穴位或施术部位，针头低下，将针尖与针体下端烧红。初涉者可用指甲将穴位掐个"十"字作为标记，针刺其交叉点。

刺法分类与刺法要则：

温通法刺法的总要则为：针刺深浅依人、依病、依时。

1. 点刺法

指将针烧红后迅速刺入穴位或选定的部位。为常用的火针针刺方法。适用于循经取穴或痛点取穴。刺法要则为：手法轻巧，根据病、穴决定深浅，阿是痛点可略深。

2. 密刺法

是用火针密集地刺激局部病灶的一种刺法。一般每针相隔1厘米左右，病情重者密度可相对小些。适用于增生性及角化性皮肤病变。刺法要则为：手法轻巧，浅刺为主。

3. 散刺法

是用火针疏散地刺在病灶部位上的一种刺法。一般每针间隔1.5厘米左右。适用于治疗麻木、瘙痒、拘挛等病症。刺法要则为：手法轻巧，根据病、穴决定深浅，深浅一致。

4. 围刺法

指用火针围绕病灶周围进行针刺的一种方法。适用于皮科、外科病症。刺法要则为：手法轻巧，根据病、穴决定深浅，深浅一致。

5. 快出法

又称快针法、速刺法。是进针后迅速出针的一种火针刺法，全程不超过0.5秒。与慢出法比其优点是省时，对病人造成的痛苦小。该法最常用，适应症极广。刺法要则为：手法轻巧、浅刺为主。

6. 慢出法

又称慢针法。指火针刺入穴位或选定部位后留针1~5分钟，然后再出针。该法大胆打破了古人"凡行火针，疾速便去，不可久留"的不留针法。留针期间可同毫针一样行各种补泻手法。适用于肿瘤、囊肿、淋巴结核等异常增生及各种坏死性组织病变。毫火针多用此法，"微""温"同施。刺法要则为：手法轻巧，根据病、穴决定深浅，迎随对位正施。

第三节 强通法针具与刺法要则

一、强通针具

强通法的针具主要是三棱针。三棱针一般用不锈钢制成，针长约6cm，针柄较粗呈圆柱形，针身呈三棱形，尖端三面有刃，针尖锋利。取法于古代九针之一的"锋针"。

二、刺法要则

强通法刺法总的要则，一是持针要稳：操作时右手持三棱针，必须全身全力，贯注手臂，运于手腕，达到指尖，然后方能得心应手，运用自如；二是注重针刺深度与病者、病症、四时的对位问题；三是注重出血量与病者、病症的对位问题；四是注重刺血后的消毒问题。

1. 点刺要则

根据部位直接点刺或提捏点刺，速入速出，针刺深度0.5~1分，挤压针孔，出血数滴。重点在于适宜的深度。

2. 缓刺要则

适用于体窝部位，用橡皮止血带在放血部位集血，针刺深度0.5~1分，让血自流，停放松带，消毒棉球按住针孔止血。重点在于适宜的出血量。

3. 挑刺要则

适用于疾病在身体上的反应点。夹起反应点处，刺破表皮，迫毒血与黏滞外出。重点在于适宜的深度。

4. 散刺要则

适用于体表痈肿或痹症等。以病灶为中点围转数刺，挤压出血。重点在于针刺数量的适宜。

针刺后加拔火罐吸血而出的血罐疗法，温通、强通和合而施的火针放血疗法，其共同的要则：注重刺入深浅、出血量与病者、病症的对位问题。火针放血疗法在治疗下肢静脉曲张等症时，须特别注重无菌操作与针后消毒问题。

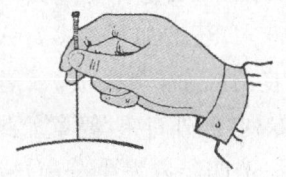

第八章 用穴法示

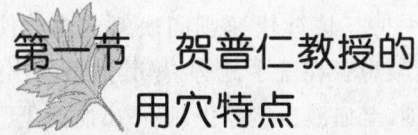

第一节 贺普仁教授的用穴特点

概括贺普仁教授的用穴特点如下:

一、活用经穴

贺普仁教授在临床应用上,依据针灸经典文献,参考各家学派的学术思想,结合自己的临床体验,扩大腧穴的主治范围,灵活运用经穴。同一穴位进针方向不同、进针深度不同、取穴姿势不同、三通方法运用方式不同,主治病症各异。

如手太阴肺经穴少商,微通法用毫针斜刺向上,进针0.1寸,针感局部疼痛,可治疗感冒、咳嗽;温通法用火针速刺少商,进针1分,可治疗中风、无脉症、鼻出血属实证;强通法用三棱针点刺出血豆许,可清利咽喉、开窍醒志,治疗咽喉肿痛、拇指麻木、癫证、厥证。

手阳明大肠经穴曲池,微通法用毫针顺经斜刺1.5寸,"得气"后,大幅度提插泻法,治疗咽喉肿痛、牙痛、目赤肿痛、颈部淋巴结炎;毫针泻法直刺1.5寸,局部酸胀,治疗腹痛、泄泻、丹毒;温通法用火针点刺局部,治疗咳嗽、泄泻、头痛、中风、上肢疼痛、水肿、上肢扭伤、乳癖、丹毒、经早、阴痒、网球肘、瘾疹、瘰疬;强通法用三棱针点刺放血,治疗银屑病、面痛、麦粒肿。

足阳明胃经穴条口,微通法用毫针直刺1～2寸,局部酸胀针感,治疗小腿冷痛麻痹、转筋、跗肿、足缓不收;毫针直刺2～2.5寸透承山,治疗肩臂痛。

足阳明胃经穴伏兔,屈膝跪坐,毫针直刺2.5寸,酸胀针感可至膝部,治疗坐骨神经痛;仰卧,毫针直刺,局部酸胀感,治疗腿痛痹症;温通法用火针点刺3～5分,治疗中风、痹证、小儿痿证。

二、发挥透穴

透穴法其理论是以经络循行腧穴主治为基础,其方法是针刺入某一穴位后,采用不同的针刺方向、针刺角度和不同的针刺深度,以同一根针作用于两个或两个以上的多个穴位,从而达到治疗疾病目的的一种针刺方法。这种针法充分发挥了两穴双重主治作用的叠加效果,提高治疗效果,并具有取穴少、针感强、疗效佳的特点。

透穴法历史源远流长,早至《黄帝内经》,正式定名"透针"的是金代的窦默,他曾著《针经指南》,内有透针的提法,《扁鹊神应针灸玉龙经》首次明确提出了透穴刺法,其记载的玉龙歌曰:"偏正头风痛难医,丝竹金针亦可施,沿皮向后透率谷,一针两穴世间稀。"这是针刺丝竹空透率谷治疗偏头痛的针法。《针方六集》中也有不少透穴针法治疗疾病的记载。

贺普仁教授临床上主要运用三类透法：

1. 平透刺法

是从本经一穴进针，待"得气"后，针尖向着本经的另一穴位透刺，结合迎随补泻手法，可以向上透，亦可向下透。如曲池透臂臑治疗颈痛，操作上用4寸毫针，刺入曲池后将针平卧，针尖向上沿皮刺入4寸；其他如颊车透地仓治疗面瘫，丝竹空透率谷治疗偏头痛等。

2. 斜透刺法

斜透是针尖与皮肤成60°或45°透刺，操作从一个穴位直刺3分许，斜向另一个穴位，多用于病症涉及相邻经脉或同一经脉，如胆经的阳陵泉透胃经的足三里。

3. 横透刺法

医家一般用于四肢内外侧相应的阴阳经，从一经一穴进针，透向相对应的另一经一穴，针尖不宜穿透，以能看见针尖顶起皮肤为度。临床常用阳陵泉透阴陵泉治疗膝痛。但贺普仁教授在临床上常用丘墟透照海，此法历代医家罕见，最难操作，但疗效极佳。丘墟位于足外踝的前下方，照海位于内踝尖下方的凹陷处，操作上取3寸长针，从丘墟向照海方向深刺，穿过丘墟穴下皮肤、皮下组织、肌腱、足骨缝隙，到达照海穴下，以不穿透照海处皮肤而又感觉到针尖为度。丘墟为足少阳胆经之原穴，照海属足少阴肾经，肝肾同源，肝胆互为表里，故一针透二穴，有疏肝解郁、祛瘀通络、清热利湿、调气止痛之效，治疗胁痛、肝病、黄疸和蛇丹有显著的疗效。此外，内关透外关、后溪透劳宫、条口透承山、曲池透少海也很常用。

三、妙用奇穴

奇穴指经外奇穴。《黄帝内经》是现存文献中最早记载奇穴的典籍，如"刺十指头"、"两眉间"、"刺舌下两脉"等只有定位主治的记载。其发展在隋唐，在原有定位主治的基础上又被赋予穴名，同时也出现有定名、定位、主治的内容完整的新的经外奇穴。奇穴名称首见于《备急千金要方》，书中收录了当时的经外奇穴，还增加了许多奇穴。其成熟在明清，《奇效良方》、《针灸大成》、《类经图翼》、《针灸集成》等专列"经外奇穴"篇章。此时的奇穴已经在形式上与十四经穴发生分离，成为明确的有实用价值的穴位系统。

《太平圣惠方》载在治疗舌头肿胀时"用手指或铍刀把舌下两边的皮肤弄破使之出血。"此法为后世医家所借鉴，用于治疗舌肿胀，而且发展为针刺金津、玉液出血治疗构音障碍及吞咽困难。

贺普仁教授用三棱针强通法取金津玉液治疗高血压病，气闭引起的失音症，中风引起的舌强不语均有显著疗效。操作时强调医者左手持纱布拿住患者舌部使之上翻以暴露舌下金津、玉液两穴，医者右手持三棱针快速刺向瘀紫之血管使之出血，然后嘱患者在洗手池旁，尽其力量喔出血液，吐进水池，至血液自然停止，喔不出血而止。

贺普仁教授临床上经常用的奇穴还有里内庭、腰奇、四神聪、太阳、十宣、八邪等。

四、多选阿是

在临床中以痛点作为腧穴，以病理反应点作为腧穴，且无固定穴名、无所属经络、无具体位置的穴位，统称为阿是穴。

阿是穴法，早在《灵枢·经筋》中有"以痛为输"的记载，后世"不定穴"、"天应穴"亦是同义。如《扁鹊神应针灸玉龙经·玉龙歌》云："浑身疼痛疾非常，不定穴中细审详"，其文注释："不定穴，又名天应穴，但疼痛便针"。孙思邈最早提出阿是穴："故吴蜀多行灸法。有阿是之法，言人有病痛，即令捏其上，若里当其处，不问孔穴，即得便快成（或）痛处，即云阿是，灸刺皆验，故曰阿是穴也。"

贺普仁教授多在温通法、强通法应用时选用阿是穴。疼痛的产生多因"不通则痛"，温则流而通之，治疗须以"通则不痛"为法则。火针刺之疼痛的部位或穴位，可借助火力，激发经气，温通经络，调节脏腑使气血调和、经络畅通。如火针点刺最痛点治疗瘀血头痛、腰痛、坐骨神经痛、落枕、足跟痛、网球肘、腱鞘炎、阑尾炎、颈项僵痛、肩周炎；火针还常以患处作为阿是穴来取之，如点刺肿块治疗乳痈、乳岩、瘿瘤、瘰疬、痰核、胶瘤，刺患处治疗丹毒、脱疽、臁疮、舌丹、牛皮癣、白癜风、阴痒等。

五、擅长险穴

腧穴里有一些穴位在针刺治疗上存在一定的风险，《素问·刺禁论》云："刺头中脑户，入脑立死。"风府，古人曾提出"此穴入针，人即晕倒"（《扁鹊心书·中卷》）。易导致小脑及延髓损伤的穴位为哑门、风府、风池，因哑门深部为延髓和脊髓的连续部分，风池深部邻近延髓和椎动脉，针刺不当，极易伤及，后果严重，往往因抢救不及而死亡。如睛明穴位于目内眦角稍上方凹陷处，穴位下浅层有内眦动静脉的分支或属支，深层有眼动静脉的分支或属支。针刺时极易碰伤血管导致出血引起眼珠青紫。一些医者尽量不用这些穴位以回避危险。

贺普仁教授基于长期的临床经验，深知风险穴往往具有显著的临床主治疗效，非其他腧穴可替代，熟练掌握进针深度、角度、方向、手法及操作后的医嘱，才能够回避风险。如临床上用睛明穴治疗目赤肿痛、白内障、视网膜炎、视神经萎缩，操作时，嘱患者平视，眼球居中，手持 2 寸毫针，沿眼眶边缘缓慢进针，刺入 1～1.5 寸，不施手法，留针 30 分钟，缓缓出针，用干棉球按压针孔 3～5 分钟。

六、精简用穴

《医学入门》提出"明穴法"的观点，重点讨论了五输穴和八脉交会穴，倡导用穴精简，曰："百病一针为率，多则四针，满身针者可恶。"贺普仁教授临床中也常是取穴精简，"精"是指穴位要少而精，力争做到取穴最少疗效最著，甚至一病只用一个穴位，这就是贺普仁教授的"单穴成方"。例如摇头方仅用长强穴等。

第二节 贺普仁教授的选穴方法

循经取穴、辨证取穴是"针灸三通法"各法通用的选穴方法。

一、微通法选穴方法

在循经取穴、辨证取穴基础上，微通法选穴方法还有：

1. 远道取穴

远道取穴能够调动经络的功能，根据"经脉所过，主治所及"的规律，远道取穴一般是循经取穴，要做到这一点，首先必须按照经络学说来辨证，分析疾病属于哪一经或哪几经。《琼瑶神书》中说："医人针灸，不知何经受病，妄行取穴"是针灸疗效不好的重要原因之一，因此针灸选穴的一个重要依据就是要按发病部位来分析何经受累。对此早在《标幽赋》中就有"既论脏腑虚实，须向经寻"之说。《经络考》序中也指出："脏腑阴阳，各有其经……明其部以定经，循其流以寻源，舍此而欲知病之所在，犹适燕而南行，岂不愈劳愈远哉。"这就是强调针灸治病必须辨经施治，才能循经找到人体控制系统的按钮（腧穴），通过适当的刺激来调控机体的病理状态，真正做到"有的放矢"，这是循经取穴的基本原理。远道取穴要求对相关经脉上各个腧穴的特性有透彻的理解，特别是位于四肢远端的特定穴，如五输穴、原穴、络穴等对各类病症有较好的治疗作用，可重点考虑。

2. 特定取穴

古人在长期的临床实践中，发现不同经脉的腧穴，既有其特异性又有一些共同的规律，从而总结出四肢肘膝关节以下的五输穴，原、络、郄穴以及胸腹背部的俞、募穴等。由于它们各有特定的名称和穴性，故称之为特定穴。

特定穴由于作用较强，不仅局部取穴和远道

取穴常用,而且也是辨证取穴的重要对象。例如五输穴中的荥穴常用于清热降火;五输穴结合五行属性,根据"实则泻其子、虚则补其母"的原则,可进行虚实补泻。

不同的特定穴,对治疗不同类型的疾病具有相对特异性,例如原穴、背俞穴善于治疗脏病;合穴、募穴善于治疗腑病;郄穴善于治疗急性病症;络穴可治疗互为表里的脏腑、经络病症等。

3. 经验取穴

有些治病效穴,不容易用经络腧穴理论来解释,而是长期临床实践的经验积累,例如大多数奇穴就是经验的结晶。有些经穴善治某病,其实也是经验积累,例如手太阳小肠经的少泽比经过乳房的足阳明胃经的大多数穴位更善于通乳。要治好病,光背熟经络腧穴理论是远远不够的,只有不断汲取古今医家丰富的临床经验,才能不断提高临床水平。

贺普仁教授博览群书,对古人的选穴经验十分熟悉,在长期的临床实践中,不断深化对腧穴特性的认识,形成了自己独特的选穴方法。例如对于左右侧半身病善用听宫穴,枕部痛善用至阴、后溪、长强穴,腰腿痛善用养老、伏兔穴等。这些选穴经验是极其珍贵的,需要认真学习,并加以总结提高。

二、温通法选穴方法

温通法的选穴方法与微通法相似,但火针疗法更强调针对病灶的"局部取穴"。

关于局部取穴,主要是每个腧穴的共同特点是均有局部治疗作用,只要明确病灶所在,局部取穴是相对容易的,但要考虑针刺对组织器官的安全性。

三、强通法选穴方法

在循经取穴、辨证取穴的基础上,由于放血疗法在治疗上的特殊性,决定了其取穴处方的特点。

放血疗法的取穴大体可分为两个方面,即按传统腧穴理论和按病变部位来选穴。它们又各自分为3类。这些分类在临床上可相互结合,根据具体情况灵活处方。

1. 取腧穴

(1)用经穴:又分为特定穴和非特定穴。十四经穴中有一部分特定穴,如五输穴、郄穴、络穴、俞穴、募穴及交会穴等,这些穴位与脏腑经脉紧密相连,有特殊的功用,故为放血疗法所常用。其中五输穴有清热泻毒的功效,多用于治疗高热毒盛之证。古人云:"病在脏,取之井","病在腑,取之合","荥输治外经"。《针灸大成》载:"凡初中风跌倒,卒暴昏沉,痰涎壅滞,不省人事,牙关紧闭,药水不下,急以三棱针刺手指十二井穴,当去恶血;又治一切暴死恶候,不省人事及绞肠痧,乃起死回生妙诀。"在临床上,特定穴常配合使用,使疾病全面迅速地得以治疗。

另外,根据经络气血循行的理论,放血疗法还常取本经或异经穴来治疗疾病,即病在何经,取何经的穴,或取与其互为表里或与其相连结的经脉的穴位。如《灵枢·热病》载:"风痓,身反折,先取足太阳及腘中及血络出血。"以上说明角弓反张,腰脊痛疼,可取足太阳经的委中放血来治疗。《素问·刺热论》载:"肺热病者……身热,热争则咳,刺手太阴、阳明,出血如豆大,立已。"这是说病在肺经,可取与之相表里的大肠经穴位,在表里两经的穴位上放血,可治疗肺热病。

(2)用奇穴:奇穴指有穴名,有位置,但分布较分散,大都在经脉外的腧穴。因这些穴位常对某些病症有特殊的治疗作用,故放血疗法也多取用。如现代临床常用金津、玉液放血治疗中风失语,耳尖、太阳放血治疗红眼病,四神聪放血治疗高血压等。古人也有这方面的论述,如《玉龙歌》载:"两眼红肿痛难熬,怕日羞明心自焦,只刺睛明鱼尾穴,太阳出血自然消"等。

(3)用经验穴:放血疗法经过历代医家的实践研究,发现了在一些穴位处放血,对某些病症有特殊的疗效,这些治疗办法仍被现代医家沿用。如身柱、大椎放血治疗疟疾,大椎、合谷、曲池放血退热,耳背血管放血治疗头痛、眩晕。

2. 取特殊部位

(1) 取病理反应点或痣点:经络有一定的循行部位和脏腑属络,它可以反映脏腑的病症,在某些疾病的过程中,常可发现在经络循行的通路上,或在经气聚集的某些穴位上,有明显的压痛、结节,这就是反应点。十二经脉功能活动反映于体表的部位是十二皮部,也是经脉之气散布的所在,故当体内脏腑病变反映在皮肤上,可出现瘢痕,或青或红或褐或有突起,这就是痣点。所以在胸、腹、背部出现的反应点或痣点上放血,可以起到治疗脏腑病变有作用。《针灸聚英》载:"偷针眼,视其背上有红点如疮,以针刺破即瘥。"临床上在背部痣点放血拔罐,可治疗多种疾病,如白癜风、痤疮等,效果良好。

(2) 血管显露处:头面、舌下、腘窝、肘窝都为静脉显露之处,有些穴周的静脉也较明显,当体内有病变时,以上部位的静脉形态、颜色均可发生变化,在该处放血,出血容易,操作便捷,往往效果极佳。如《灵枢·厥病》载:"厥头痛,头脉痛……视其头动脉反盛者,刺尽去血。"《医林改错》记载:"瘟毒流行……用针刺其胳膊肘里弯处血管,流紫黑血,毒随血出而愈。"

(3) 取病灶处:在瘀血肿胀处或疮疡疖肿局部放血,可治疗急性挫伤及多种皮肤病。如《疮疡全书》中治丹毒"三棱针刺毒上二三十针",此即为直接在病灶处放血治疗。

贺普仁教授强调:用穴的水准与对于腧穴的认知水准成正比,目前在对穴性的认识上还有很多课题待研究,如对穴位定位的确定性与不确定对立统一关系的认识问题;穴位定位的确定性,是指人体结构的确定性;穴位定位的不确定性,是指个体差异、经气流注的不确定性。

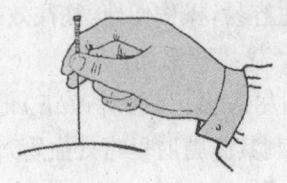

第九章 针方法示

第一节 针方理念

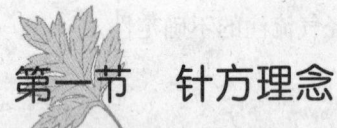

"针灸三通法"针方组方有独具匠心的理念与法则，这是贺普仁教授70年临床经验的精华，是在辨证论治、辨经论治以及针灸治疗基本法则指导下的最佳穴位组合，体现了贺普仁教授针灸学术体系独特的学术价值。

一、用穴如用兵

贺普仁教授一直强调用穴如用兵，针灸组方如同排兵布阵，针方精宜显效者，上工也；针方疏精慢效者，中工也；针方粗大微效、无效、反害者，粗工也。

配穴是在一个腧穴无法独自治疗疾病的情况下，选取两个以上主治作用相近，或针对疾病的不同方面具有协同作用的腧穴加以配伍应用的方法，其目的是为了作用更强、更好地治疗疾病。贺普仁教授认为针灸处方配伍时类似排兵布阵，要围绕一个中心，依据四个原则。

1. 一个中心

一个中心就是实现一针一穴作用值的最大化。

2. 四个原则

依据四个原则：

第一，扶正与祛邪。疾病的减轻和消失是依靠人体正气的抗病能力。扶正以祛邪，祛邪不伤正的法则常是制定针方的首要原则。《黄帝内经》中多处谈到扶正的重要性。《灵枢·刺节真邪》云："用针之类，在于调气。"《素问·疟论》指出："因而调之，真气得安，邪气乃亡。"在临床中，贺普仁教授常用合谷和太冲，或足三里、中脘等，均是通过调理气血，健运后天之本来鼓舞正气。

第二，局部与整体。即用整体观念来认识疾病病症与全身的有机联系。针灸通过穴位和经络，除了作用于局部的肢体和内脏器官外，还给机体以整体性的影响。例如足阳明胃经行于身前，联系头面、胸腹和下肢部，其穴位均能治疗局部的病变，如面部穴位除治疗口眼㖞斜外，一些面部穴位还可以治疗其远隔部位的疾病，如膝以下穴位多能治肠胃、胸腹、咽喉、口鼻各部位病症等。由于经络脏腑之间相互联系，针灸胃经穴位，能对脾起一定的作用，同时对全身也有广泛的作用。因此，贺普仁教授从经络的整体观念出发，选穴组方时充分考虑到机体的整体性，尤其是四肢肘膝以下的特定穴的选择组方。

第三，治标与治本。《灵枢·本病》云："病发而有余,本而标之,先治其本,后治其标;病发而不足,标而本之,先治其标,后治其本。谨详察间甚,以意调之,间者并行,甚者独行。"即必须衡量病情的缓急轻重,急病治其标,缓病治其本。贺普仁教授治疗高血压病,如血压很高时,针灸处方中首选放血疗法,使血压先降下来,先治其标,后考虑针对病因辨证治疗。在衡量病情的缓急轻重时要注意邪正消长情况。如正气极虚,应以扶正为先,因为正气充盛,邪气乃消。

第四,补虚与泻实。在针灸治疗中,通过多种方法来实现"虚则补之,实则泻之"。贺普仁教授在针方组成时不仅充分考虑到穴位的虚实特性,还强调相应的手法和针刺方法,临床针刺时采用不同角度、方向和深度,以及不同的刺激强度、时间和不同的针灸方法,产生不同的刺激量和作用特点,进而激发机体的调节机能,从而产生补泻作用。

二、针方无主配

针方的穴位组成上,贺普仁教授明确提出"针灸处方无主穴配穴之分"的理念:即强调各个穴位均具有重要作用,无主次之分。虽然处方中的穴位有针对主证、主症或主病而选用,有根据疾病的病机选用穴位,有根据兼症或兼证选用穴位,有根据穴位的特殊属性和功用而选穴,但这些穴位都是重要的,不是辅助的,对于可用可不用的腧穴要尽量不用,做到针方中的每一个腧穴都是必要的,是针方中不可缺的有机组成部分。

针灸处方不仅是腧穴功能的集合,更是对腧穴主治的升华和穴间配合加效作用的追求。针灸处方主要由两部分组成:一为穴位组合,二为穴法结合。

所谓"穴法结合","穴"指精选穴位,"法"指综合运用三通法。由于一个或一组穴位采用不同的疗法和操作手法效果是大不相同的,因此贺普仁教授强调三通针方的组成不仅只有腧穴,而且也包括操作方法,特别是要依据病情综合运用三通各法,穴法有机结合,以使疗效达到最佳。

第二节 针方组法

"针灸三通法"针方在上述理念的指导下,具体的组方必须遵循施治大法和组方法则等要求。

一、施治大法

施治大法包括辨证施治和辨经施治。

1. 辨证施治

辨证施治是中医学的精髓,普遍适用于临床各科,针灸学也不例外。辨证,即是根据四诊所收集的资料,运用中医学理论进行分析、综合,概括、判断为某种性质的证,证是对机体在疾病发展过程中某一阶段病理状况的概括,包括病变的原因、部位、性质以及邪正之间的关系,反映这一阶段病理变化的本质,因而辨证是在中医整体观念指导下的对机体疾病状况的总的概括。只有辨别脏腑气血阴阳的虚实状况,疾病的寒热性质,以及痰、瘀、风、湿等病理因素的情况,才能确定相应的治疗法则和治疗方法。如头痛的辨证可分为外感头痛、肝阳上亢头痛、痰浊头痛和气血不足头痛,相应的治疗法则即是祛邪通络、平肝潜阳、涤痰降逆和益气养血。《灵枢·经脉》云:"盛则泻之,虚则补之,热则疾之,寒则留之,陷下则灸之,不盛不虚,以经取之。"以及《灵枢·九针十二原》的:"凡用针者,虚则实之,满则泄之,菀陈则除之……"就是辨证后应采用的治疗大法。

2. 辨经施治

辨经施治是依据经络学说来选穴或用药的一种治疗方法,针灸医生根据各经脉的循行部位及其异常变动时所发生的征象来确定与疾病相关的经脉,"经脉所过,主治所及",所以选用相关经脉循行线上的腧穴来进行治疗。例如牙痛,由于手阳明大肠经循行到下齿中,足阳明胃经循行到上齿中,因此,上牙痛多选用胃经上的内庭穴,下牙痛多选用大肠经的合谷穴。如果牙痛同时伴有侧头部胆经腧穴的压痛反应，则中医认为是胆经失调或有胆火导致了牙痛，这时可取侧头部胆经穴，或足背上胆经的泻火穴侠溪等。若牙痛隐隐、牙齿松动，按太溪穴有压痛，这说明牙痛是由肾经虚火上炎所致，可取肾经原穴太溪治疗。辨经施治是针灸治疗的主要方法，它常和辨证施治结合运用。

运用辨经施治首先要明确病灶所在，其次熟悉经过病灶或病灶周围的经络、经筋、经别等，然后在相关经脉上运用"审切循扪按"的方法，对经脉循行经过的部位进行检查，检查的内容包括异常的感觉反应，皮肤色泽的变化，局部的凹陷、突起、肿胀，皮下的结节、条索状物，血络的异常，脉动的异常等。这些异常变化反映了经络病变，是临床针灸选经、选穴的主要依据。对没有具体病灶的疾病，经络诊察显得尤为重要。《灵枢·经脉》所载的"是动则病，所生病"是古人观察到的经脉病候，对辨经施治有重要的参考。现代运用经络电测定法，探测经络、腧穴皮肤导电量或电阻值的变化，也有助于辨经施治。

二、组方法则

贺普仁教授认为，针灸处方的配伍法则，从本质上说只有两大类，一是针对病位的远近配穴法，二是针对病位和病性的经证配穴法。

1. 远近配穴法

从临床实践经验来看，一般仅用局部穴或远离病灶的腧穴均没有将两者结合起来运用的效果好。远近配穴法运用，根据远端穴的取法不同，又分为以下几种情况：

（1）本经配穴法：当病情较为轻浅时，只用位于病灶局部的腧穴和病经上的远道穴，如偏头痛可近取三焦经的丝竹空，远取三焦经的外关穴，这又称"本经配穴法"。

（2）表里经配穴法：当病情较重时，远道穴除了取本经腧穴外，还可加取其互为表里经脉的腧穴，如偏头痛再加心包经的大陵穴，这时称其为"表里经配穴法"，原络穴配穴法是表里经配穴法的常见形式。

（3）同名经配穴法：由于同名经具有"同气相通"的原理，可将手足同名经的腧穴相互配合，如治疗偏头痛的远端穴，除了取手少阳三焦经的外关穴外，可再加足少阳胆经的丘墟穴、侠溪穴等，这叫做"同名经配穴法"。

（4）左右配穴法：如果一侧病痛，取两侧腧穴，可称之为"左右配穴法"，较为常见的是取两侧同名腧穴。

（5）上下配穴法：为了加强治疗作用，对有些病症往往需要人体上下部的腧穴同时并用，如尿频症，除了取局部的关元、中极穴外，上可取百会穴，下可取三阴交；咽喉不利，上肢穴取列缺，下肢穴取照海。这就叫"上下配穴法"，八脉交会穴的配对运用即属于此类配穴法。

（6）前后配穴法：前后配穴法包括俞募配穴法，属于局部配穴的范畴。

2. 经证配穴法

前述诊治大法中提到，辨经施治、辨证施治是三通法的二个基本诊治大法。另外有辨病施治，辨病施治是为了确定病位，可以说是为辨经施治服务的。辨经施治是针对病位的，能够直达病所、治疗针对性极强，但是，为了更好地祛除病因，改善病理状态，调动机体整体的抗病能力，往往需要配合辨证施治，这样可以提高疗效，缩短病程。如针对体质虚弱、食欲不振的偏头痛患者，除上述远近配穴外，可加中脘、足三里，以健脾益气，并消除生痰之源；如有心肾不交的失眠，可加四神聪、神门、三阴交；如有肝郁不舒，可加期门、太冲。这些辨证取穴，有助于减少、减轻偏头痛的发作。这样辨经取穴和辨证取穴相结合，就可称为"经证配穴法"。

三、针方特点

"针灸三通法"针方的特点是"效、精、宜"。

"效"就是指所取的腧穴对治疗本病要有确凿的疗效。对某病症有效的腧穴一般有数个，三通法要求选用效果最显著的穴位，不论这个穴位是

第九章 针方法示

经穴还是奇穴,或者阿是穴,亦或是"险穴"。

"精"是指穴位要少而精,力争做到取穴最少疗效最著,甚至一病只用一个穴位,这就是贺普仁教授的"单穴成方"。也有多病只用一个处方甚或一个穴位的,这就是贺普仁教授处方的"一方多用",这是基于对穴性的深刻认识和多种方法的灵活运用。

"宜"是指取穴时要考虑穴位所处的位置,以适宜患者治疗及医生施术。一般来说,一个方子所选用的腧穴最好能在同一体位可取到,以免反复变换体位增加治疗时间。如仰卧位时不取背腰部的穴位,俯卧位时不取腹部的穴,或取用这些穴位时只采用快针方法,当然"宜"是要服从"效"的前提。

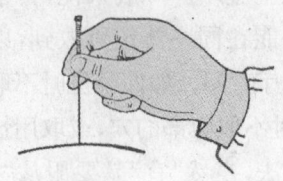

第十章 临证法示

"针灸三通法"临证最高准则是"分调合施"、"治神在实",这就需要具备辨证求正的能力,临证时做到:辨证正、辨病正、施治正、循程正,正识方能正治。

贺普仁教授认为,真正的上工良医,从用法守法,到法无定法,不仅是技艺的提高,更是境界的提升。

20年前,贺普仁教授提出针灸医师"医德、医术、医功"三位一体的执业要求,指明了针灸临证的正确方向。在此基础上,贺普仁教授通过对针灸医师目前工作状态的思考,更加明确和全面的提出"医德、医术、医功、医礼、医貌"五位并重的自律理念。

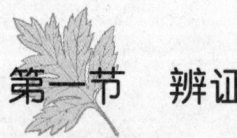

第一节 辨证求正

辨证,即是根据四诊所收集的资料,运用中医学理论进行分析、综合、概括、判断为某种性质的证,证一般由一组相对固定的、有内在联系的症状和体征构成,这一组症状和体征可称之为证候,证是对机体在疾病发展过程中某一阶段病理状况的概括,包括病变的原因、部位、性质以及邪正之间的关系,反映这一阶段病理变化的本质,因而证比症状更全面、更深刻、更正确地揭示人体疾病状态的本质特点。

辨证是中医认识疾病的基本方法,但是中医辨证主要依据患者的主观症状和医者对患者的主观感觉,不像西医凭借客观的理化检查,因而辨证的结论有较大的变异性,没有扎实的中医基本功和丰富的临床经验就不容易得出全面而正确的判断。由此,贺普仁教授提出了"辨证求正"的概念。

辨证求正——即通过辨证、辨体、辨病求解正确的结论,这个"正"字包括:病因的正确推断、病变的精确定位、病性的正确判断和邪正关系的正确认识等,这是正确制定"分调合施"治疗方案的前提,更是治好疾病的前提。

如何辨证,中医各家均有详细论述,这里仅就贺普仁教授辨证的重点做一简单介绍:

其一,关于望诊。贺普仁教授首重望神。这个"神"指的是狭义之"神"的概念。贺普仁教授认为,神是人体生命活动总的外在表现,反映了人的精神状态,同时,神又反映了以精气为物质基础的最高层次的身体机能状态,是五脏精气的外荣,所以望神还可以了解五脏精气的盛衰和病情的轻重。望神应重点观察患者的面目表情、形体动作、反应能力等,尤应重视眼神的变化。望神的内容包括得神、失神、假神,此外神气不足、神志异常等等也应属于望神的内容。

第十章 临证法示

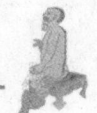

其二，对于望体态。望体态也是贺普仁教授望诊的重点。体态主要是人体活动时的各种姿势和动态行为，它反映了筋、肉及骨骼系统的状态。肝主筋、脾主四肢肌肉、肾主骨，因此，体态与肝、脾、肾的关系最为密切。健康或病情较轻的人应该是体态自如，能随自己的意愿做各种各样的动作。当肝、脾、肾对运动系统的支配、控制发生障碍时，就会导致各种体态的异常，出现某些活动障碍、活动丧失或者不自主的活动。这时，通过对这些体态特性的观察，就能够分析、判断肝脾肾功能的状态。如脾虚的人可出现动作无力、肌肉萎缩；肝风内动的人可出现肌肉跳动、手足震颤、关节拘挛，甚者出现肢体瘫痪、口眼㖞斜、角弓反张、目睛上吊、四肢抽搐等体态；肾虚的人常常出现腰部转动不灵活，甚者垂头驼背，站立不稳。正如《素问·脉要精微论》所言："头者精明之府，头倾视深，精神将夺矣。背者胸中之府，背曲肩随，府将坏矣。腰者肾之府，转摇不能，肾将惫矣。膝者筋之府，屈伸不能，行则偻附，筋将惫矣。骨者髓之府，不能久立，行则振掉，骨将惫矣。得强则生，失强则死。"此外，有些疾病会导致一些有特征的体态，了解这些体态也能帮助诊断疾病。例如胸痹患者常会以手护心，不敢多动；腰腿痛患者常用手护腰，脊柱侧弯以减轻疼痛。一些体态可作为辨证的依据或参考，如畏缩、厚衣往往是阳虚患者的表现，常欲揭衣、烦躁不安则见于阳盛患者，胖人多痰湿，瘦人多肝郁等。总之，通过望诊，对特殊的体态进行观察，对了解疾病的部位和性质都有很大的帮助。

其三，对于问诊，贺普仁教授十分注重了解患者的境遇与情绪、饮食与睡眠情况。贺普仁教授也十分注重问二便的情况，二便异常，或糟粕不能正常排泄，以致浊气上犯，扰乱气血的运行，或生痰生火，酿生他疾；或精华流失，导致气血津液的亏损。

其四，对于切诊，贺普仁教授特别注重切脉的功夫，认为这是"治神"的根本，"切而知之者谓之巧"。这个巧，不是熟而能生的，而是认识和实践的不断结合、不断升华而产生的。脉象是诊断与治疗效果的"客观指标"，通过切诊，首先根据脉象的浮沉、迟速、强弱来进行表里、寒热、虚实等八纲辨证，然后根据其他脉象来判断病位、推断病理因素，再结合其他四诊，首先就对患者的病情有一个正确的断定；其次正如前面在论示贺普仁教授针灸学术体系"治神在实"的核心学说所论，针灸治疗治效的最直接显现也是在切中察知。为了纠正针灸从业人员普遍忽视脉诊的现象，贺普仁教授在2002年，特地用毛笔手写了一本中医《切诊》。注重脉察，"治神在实"，是针灸治疗的根本宗旨。

其五，对于辨体。贺普仁教授的"辨证求正"，有一项重要内容就是辨体。辨体除了辨体态外，还有辨体质的内容。不同的体质，针法是有区别的，《黄帝内经》中有多处论及之。如《灵枢·根结》曰："帝曰：夫王公大人，血食之君，身体柔脆，肌肉软弱，血气慓悍滑利，其刺之徐疾，浅深多少，可得同之乎？岐伯答曰：膏粱藿菽之味，何可同也！气滑即出疾，气涩则出迟，气悍则针小而入浅，气涩则针大而入深，深则欲留，浅则欲疾。以此观之，刺布衣者，深而留之，刺大人者，微以徐之，此皆因其气慓悍滑利也。"说明不同的人，由于其体质状况的不同，所采用的针法是很不相同的。贺普仁教授对气虚、阳虚体质的患者多用灸法；对抑郁体质的患者多用内关、太冲；对痰湿体质的患者多用中脘、丰隆等穴。这种对偏颇体质的纠正，有助于疾病的治疗，可缩短针灸治病的疗程。

其六，对于辨病。"辨证求正"另一项重要的内容就是辨病。贺普仁教授虽然是一位十分崇古的老中医，但他并不保守，不排斥现代医学对针灸有用的东西，而是广泛吸纳，为我所用。他认为，中医善于从宏观上把握人体的生理、病理过程，而西医善于从微观上确认病变部位、病理性质，故中医擅长辨证，西医擅长辨病。因此贺普仁教授多采用西医的病名，认为这样做有以下几方面的益处：①能够从微观上把握疾病的性质，避免误诊误治。如腰痛，涉及的西医病名有几十种，腰部肿瘤、腰椎结核、腰椎骨质增生均可引起腰痛，而治疗方法是大不相同的。②能够利用西医的检查手段，并做出定量分析。贺普仁教授虽然能熟练运用中医的四诊，对绝大多数疾病能正确判断出疾病的性质、病位，但由于受五官的限制，对一些临床症状不明显的疾病，对某些难治性疾病，对许多疾病的微观变化，还是要借助现代医学的理化检查，以便于有针对性的治疗。③有利于明确针灸治疗的适应证，把握治疗的难易度。针灸擅长治疗功能性病变，对部分器质性病变也有治疗作用，但对严重的器质性病变和恶性病变还是要采用其他疗法。例如对腰椎间盘膨出的针灸取效很快，腰椎间盘突出的针灸治疗则需要一段时间，而腰椎间盘脱出的大都需要手术治疗。④有利于针灸临床研究。病证结合，以病统证，可以使"诊断标准"、"纳入标准"、"剔除标准"变得可行，可以促进针灸研究的标准化、规范化、客观化，便于设立对照组，便于研究尽可能地在可以控制的条件下进行，使疗效评价有客观、统一的标准，便于针灸研究成果的交流和推广。贺普仁教授借用西医的方法和检查手段，目的还是为了辨证求正。

总之，辨证求正，就是要透过症状的表象，找到疾病的病因病位的症结所在，特别是要在病程变化中正确把握病机，这样才能提供正确施治的前提，所以贺普仁教授认为辨证求正是最重要的临证能力之一。这是"分调合施"的基本前提，"治神在实"的要旨蕴含其中。

第二节　用法守法与法无定法

一、关于用法守法

贺普仁教授一再强调针灸治疗要遵守中医治疗的基本法则，在"分调合施"、"治神在实"中，还要注重分清寒热虚实、标本缓急，要因人、因时、因地制宜。"针灸三通法"治疗的基本法则来自于《黄帝内经》，即：《灵枢·经脉》的："盛则泻之，虚则补之，热则疾之，寒则留之，陷下则灸之，不盛不虚，以经取之。"《灵枢·九针十二原》的："凡用针者，虚则实之，满则泄之，菀陈则除之……"《素问·阴阳应象大论》的"治病必求于本"。

对于传统的针灸治疗大法：实则泻之、菀陈则除之，虚则补之、陷下则灸之；不盛不虚以经取之；热则疾之；寒则留之；治病求本，急则治标、缓则治本、标病与本病俱急或并重时标本同治。贺普仁教授强调必须坚守。此外，贺普仁教授还从经典中搜寻其他针灸法则，为己所循。如针灸治疗后1小时内不要喝水，就是反复查找，才在《针灸资生经》中查证出来的、一直为遵守的要则之一。贺普仁教授认为：针后立即饮水，会影响刚刚通过针灸治疗建立起来的良好的气血运行状态，从而影响治疗效果。

二、关于法无定法

佛祖释迦牟尼在菩提树下开悟之后，不是一下子就达到"如来"这个层次。他在整整49年的传法期间，也是在不断地提高自己。他每提高一个层次的时候，就会发现他以前讲过的法在认识上都是较低的。他还发现每一个层次的法都是法在那个层次中的体现，每一层次都有法，但都不是宇宙中的绝对真理。而高一层次的法比低一层次的法更接近宇宙特性，所以，释迦牟尼讲：法无定法。贺普仁教授也有这样的体会，他一生都在不断提高自己。例如，他以前对气血关系的认识是气为主导，血是从属，气行则血行，气滞则病，故提出"病多气滞"，后来才逐渐认识到血在气血关系中的重要作用，故又提出了"以血行气"、"以血带气"的重要观点。

通过观察研究贺普仁教授的临证还发现，他跟学生讲的内容和自己的针灸操作有所不同，后来才体会到这是因为层次的不同。对学生所授的内容，要坚持规范化，要强调针灸的基本法则，要讲常规的东西。这就好比练字，开始时要横平竖直，规规矩矩，等基本功打扎实，然后才能逐步连笔快写，不可一开始就练习草书，龙飞凤舞。贺普仁教授针刺时,一针下去往往不施手法就可"气至"、"得气"。他解释说,这是他用针久了熟能生巧,就好比写草书一笔就成一字,还有就是他有深厚的"医功"方能达此。初学的针灸医生要想针刺"得气",还得老老实实地提插捻转,补泻手法也得按规定的操作去做。法无定法是针对到达很高境界的人而言的。贺普仁教授晚年临床,有时完全没按以前的常规用穴,有时这一次和下一次用穴完全不同,有时看似就是随意一刺,不施手法,可却极为"得气"并"气至病所",效果极佳。这是因为他的针灸技艺已炉火纯青,针灸知识和经验极为丰富,临证时迅即形成治疗方案,才能做到得心应手,手到针到,针到病除,才能达到法无定法、出神入化的境界。

第三节　德术功貌礼并重

医术、医德对一个医生的重要性是不言而喻的。"医功"是贺普仁教授首次明确提出的作为针灸医生的必要条件,对此有专章论述。这里重点论示医貌和医礼。

医貌是指医生的外在形象,其中包括精神面貌、神态表情和衣冠服饰。衣冠整洁是最起码的要求,试想一个衣冠不整、蓬头垢面、身有污渍血迹的医生能不把患者吓跑吗?因此服饰整洁是医貌的基本要求。对医生精神面貌的要求一般为人们所忽视。其实医生的精神面貌对患者有着重要影响。《大医精诚》中指出:"夫大医之体,欲得澄神内视,望之俨然,宽裕汪汪,不皎不昧。"就是要医生给患者以神态自如、神情庄重、内敛、富有智慧的感觉,这样患者就容易放心地和医生交流,积极配合治疗。对出诊到患者家里,孙思邈对医生的医貌也有明确要求:"又到病家,纵绮罗满目,勿左右顾眄,丝竹凑耳,无得似有所娱,珍羞迭荐,食如无味,醽醁兼陈,看有若无。所以尔者,夫一人向隅,满堂不乐,而况患者苦楚,不离斯须,而医者

安然欢娱,傲然自得,兹乃人神之所共耻,至人之所不为,斯盖医之本意也。"这就是要求医生在看病时只专注于诊病治疗,对其他事情都要熟视无睹、不闻不问。但医生对着患者,也不能紧锁双眉,这样会给患者造成的巨大压力,而应该"宽裕汪汪",给人以自信的感觉。在抢救患者时,医生要镇定自若,不失容度,这样不仅医生自己举措不易错乱,意识尚存的患者也不至紧张、恐惧。总之,医生的容貌会给患者以巨大的暗示,从而对治疗产生或正面或负面的影响。

医礼,不只是医生对患者待之有礼,而是一整套医生在诊疗过程中对患者有益的行为举止、语言态度。良好的医礼,首先出自于医生内心对患者的同情和尊重,所谓"先发大慈恻隐之心,誓愿普救含灵之苦。"因此,医礼是医德的外在表现,修礼要先修德。

医生的不良言行,古已有之,孙思邈描述并痛斥道:"夫为医之法,不得多语调笑,谈谑喧哗,道说是非,议论人物,炫耀声名,訾毁诸医,自矜己德,偶然治瘥一病,则昂头戴面,而有自许之貌,谓天下无双,此医人之膏肓也。老君曰:人行阳德,人自报之;人行阴德,鬼神报之;人行阳恶,人自报之,人行阴恶,鬼神害之。寻此贰途,阴阳报施,岂诬也哉?"由此可见,医礼不仅是针对医生和患者的关系,也包括医生和医生之间的关系,相互尊重而不是随意攻击他医、抬高自己也是医生要遵循的基本医礼。

医生在询问病情时,不能问及与病情无关的隐私,更不能在他人面前泄露、宣扬患者的隐私。针对患者的不良心理和生活习惯,不能肆意训斥,而应循循善诱,耐心劝导。总之,只有尊重患者,患者才能尊重医生,先有尊重之心,辅之于适当的言语技巧,才能使医患之间的交流顺畅,医生就能更好地了解患者病情,患者就能信任医生,积极配合医生进行治疗。因此,医礼不仅是道德的需要,也是为了更好地治疗的需要。

贺普仁教授首先在传统医术、医德的基础上提出了医功概念,要求针灸医生需要做到"医术、

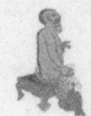

医德、医功三位一体"，后来，认为医貌和医礼对于针灸医生也是非常重要的，因此又进一步提出了医术、医德、医功、医貌和医礼五位并重的自律理念。这是对针灸医生的高标准、严要求，是"术功双全、德貌双馨、讲究医礼"承古理念的全面体现，这不仅是辨证求正、取得良好临床疗效以及针灸医生自我养护的根基，同时也是针灸事业发展的根基，因为针灸医生素质全面、整体的提高，是针灸事业发展的首要条件。

法用篇

篇前小叙

本篇的三部分内容：效穴发微、针方明理、医论精读，是贺普仁教授及其传人在长期、大量的临床实践中的重要积累。本篇分章对贺普仁教授的75个经验效穴，做出深入发微，对贺普仁教授及其传人的100份临证针方，做出一症一方的析法明理，对贺普仁教授及其传人的20宗经典医论做出精读评示，旨在让读者在知其然、知其所以然中享受阅读，分享"针灸三通法"在临床实践中形成的宝贵成果。"易"为君子谋，法为良医用。

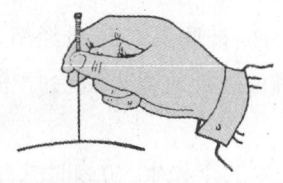

第十一章 效穴发微——头颈部

第一节 百会 四神聪

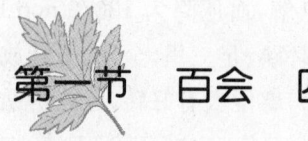

1. 百会（见彩插图 11-1）

督脉穴

正坐位取穴。在头部,当前发际正中直上 5 寸,或两耳尖连线的中点处。

足太阳、手足少阳、足厥阴、督脉之会。三阳五会（《针灸甲乙经》）,督脉、足太阳之会（《针灸大成》）。

【主治及刺法】

微通法:不寐、头痛、眩晕、中风、痫证、脱肛、阴挺、遗尿、慢惊风、弱智、夜啼,毫针平刺,针尖向前或向后,进针 0.5～1 寸,局部酸胀针感。

温通法:头痛、脱肛、阴挺,火针点刺,或温灸 10～15 分钟。

【穴性原理】

百会为三阳五会,即是足厥阴、足太阳、手足少阳与督脉交会穴。厥阴、少阳内属肝胆,肝胆内寄相火,为风木之脏,主风主动为内风;太阳主表,为一身之外藩,多与外风有关。据此,百会有祛风熄风的作用,为治风要穴,可用于各种内外风病的治疗,如外风引起的头痛、眩晕等;内风引起的中风、痫证等。

头为诸阳之会,百会穴居巅顶正中,督脉、足太阳经均入络于脑,故可治疗头痛和眩晕等症。督脉入络脑,上贯心,脑为元神之府,心主神明,故可治疗神志病变如不寐等。

督脉起于胞中,经肛门部,贯脊而上行;足太阳经络于肾,其经别入于肛门;足少阳经系于带脉;足厥阴之筋结于阴器。督脉总督诸阳经脉,带脉约束诸经,维系胞宫,经筋维持人体正常运动,肾开窍于二阴。若肾气虚弱,下元不固,经筋弛缓,带脉失于约束,则会发生脱肛、阴挺等病。根据"经脉所通,主治所及"的原理,及《灵枢·终始》:"病在下者,高取之"的治疗原则,百会可治之。

【临床应用】

贺普仁教授认为百会是治疗眩晕症的重要穴位。该病可见于内耳性眩晕、颈椎病、椎基底动脉供血不足、高血压和贫血等病。多因郁怒伤肝,肝阳偏亢,风阳内动,或嗜食甘肥,湿盛生痰,风阳、痰浊上扰清窍而致实证眩晕;或因素体虚弱,思虑过度,心脾两虚,气血失荣;或肝肾之阴耗伤,髓海空虚而致虚证眩晕。

如见眩晕耳鸣,头胀痛,易怒,失眠多梦,口苦,舌红苔黄,脉弦滑。辨证为风阳上扰,穴取百会、合谷、阳陵泉和太冲以平肝熄风。

如见头重如裹,视物旋转,胸闷作恶,呕吐痰涎,苔白腻,脉弦滑。辨证为痰浊上蒙,穴取百会、内关、足三里和丰隆,以蠲化痰浊。

如见头晕目眩,神疲乏力,心悸少寐,面色淡白,舌淡苔薄白,脉弱。辨证为气血亏虚,穴取百会、气海、足三里和三阴交以补气养血。

如见眩晕久发不已,视力下降,少寐健忘,腰酸膝软,耳鸣,舌红苔白,脉细。辨证为肝肾阴虚,穴取百会、气海、三阴交和太溪以滋补肝肾。

百会还适用于器官下垂病症,如脱肛病症。虚证可见发病缓慢,初起便后能自行回纳,久则稍有劳累即发,不能自行回缩,伴有神疲乏力,心悸头晕,面色萎黄,舌苔薄白,脉濡细;实证见便秘、痢疾急性期,痔疮发炎时发作,伴局部红肿、灼热、痛痒等症,舌红苔黄,脉弦。穴取百会穴,虚证用补法,实证用泻法,起到益气固脱举陷和清热利湿的作用。

【文献摘要】

《玉龙赋》:原夫卒暴中风,顶门(囟会)、百会。

《席弘赋》:小儿脱肛患多时,先灸百会次鸠尾;咽喉最急先百会,太冲、照海及阴交。

《行针指要歌》:或针风,先向风府、百会中。

2. 四神聪(见彩插图 11-2)

经外奇穴

正坐位取穴。在头顶部,当百会前后左右各1寸,共4个穴位。

【主治及刺法】

微通法:痫证、中风、青光眼,毫针斜刺,针尖向百会穴,进针1~1.5寸,局部酸胀针感。

温通法:头痛、眩晕,火针点刺不留针。

强通法:头痛、中风先兆,三棱针点刺放血。

【穴性原理】

四神聪为经外奇穴,没有所属的经脉,故不具备经穴远治作用。它有固定的名称和部位,所以具有腧穴的共性,即治疗局部病症的作用。该穴位于头顶部,头为元神之府,故可以治疗头部和神志病变。

【临床应用】

贺普仁教授认为四神聪具有疏通经络、平肝熄风的作用,尤其用三棱针放血方法治疗中风效果良好。

如治疗一名35岁的李先生,初诊时患高血压症数年之久,血压不稳定,时高时低,昨晚突然头晕目眩,仆倒于床,随即语言謇涩,口眼㖞斜,流涎不止,左侧半身不遂,医院诊断为脑出血。查患者神清面赤,口角向右倾斜,左眼不能闭合,语言不利,左半身活动丧失,血压 220/120mmHg,舌苔黄燥,脉象弦滑。辨证为阴虚阳亢,肝风内动。穴取四神聪点刺放血,合谷、太冲用泻法,太溪用补法。

二诊病势减轻,左眼已能活动,脉较昨天缓和,舌苔黄但燥已解,血压降为 130/90mmHg,穴加曲池、阳陵泉、环跳、足三里、金津、玉液放血。

三诊患者语言謇涩大有好转,已能讲话,但吐字不清,诸症均见好转。穴减金津、玉液,加颊车、地仓。

四诊患者已能步履,患手已可持物,说话有进步,脉弦象已减,舌苔转白但厚腻,取穴同前。

五诊症状基本消失,舌苔薄白,脉和缓微滑,治疗同前。

六诊患者上下肢功能及语言均已恢复正常,舌苔薄白,血压 120/80mmHg。穴取同前,以固疗效。

【文献摘要】

《圣惠方》:理头风,目眩,狂乱,风痫。

《类经图翼》:主治中风,风痫。

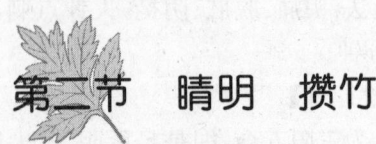

第二节 睛明 攒竹

1. 睛明(见彩插图 11-3)

足太阳膀胱经穴

正坐位或仰卧位取穴。在面部,目内眦角稍

上方凹陷处。

手足太阳,足阳明,阳跷、阴跷之会。

【主治及刺法】

微通法:治疗目赤肿痛、白内障、视网膜炎、视神经萎缩时,嘱患者直视,针尖刺入后,不宜提插和捻转,沿目眶鼻骨边缘缓缓刺入,深约1～1.5寸,局部酸胀针感,并扩散至眼球后面及周围。

注意此穴易出血,退针后用棉球压迫局部3～5分钟,以防出血。针刺时注意医者手下感觉,若进针时毫无阻力,为进针顺利,若针下有阻力,应停止进针,或改变角度。如针后出血,局部可出现青紫,可先用冷敷法止血,待血止后改用热敷法。眼周青紫,约2周可消退,但并不影响视力。

【穴性原理】

睛明是治疗眼病的重要穴位,首先该穴是手足太阳、足阳明、阳跷和阴跷的交会穴。阳跷脉循行为出于足太阳经申脉穴,沿小腿、股外侧上行,经髋部、肋胁部、肩部、颈部、口旁面部,到达目内眦睛明穴,与手足太阳经、阴跷脉会合后入发际到向后风池;阴跷从照海穴分出,沿内踝后直上,经大腿内侧入前阴部,经腹部入胸内,上缺盆、人迎部、鼻旁,属目内眦睛明,合于太阳、阳跷而上行。跷脉有濡养眼目、司眼睑之开合的功能。阴阳跷主病如《灵枢·脉度》所云:"气并相还则为濡目,气不荣则目不合。"通过睛明穴调节阴阳跷脉治疗眼疾,此为原理之一;该穴又为手足太阳、足阳明之交会穴,太阳主一身之藩篱,太阳经多血少气,手太阳小肠经与心经相表里,泻之可散风清热、清心泻热,补之可补血以明目,足太阳膀胱经与肾经相表里,补之可益肾明目,足阳明胃经多血多气,可益气化血以养目,此为原理之二;该穴位于眼部,取其局部作用治疗眼疾,此为原理之三。

【临床应用】

白内障是部分或全部晶状体混浊而影响视力的一种常见眼科慢性疾病,可分为先天性和后天性。尤以后天老年性白内障最为多见,发病年龄在50岁以上,为双侧性,可先后发生,从发病到成熟的时间可数月到数年不等。中医称之为"如银障","枣花翳"等。此病多因年老肝肾渐亏,目窍失养;或脾胃虚弱,精血无以化生,目失血荣发为本病。患者自觉眼前有固定不移的黑点,或如蝇飞蚊舞,或如隔轻烟薄雾,久之视力逐渐下降,视物昏花,眼球酸痛,最后可仅余光感。贺普仁教授只选睛明一穴治疗此病,取其通调眼部经脉、促进气血循环、营养目窍之功效。用细毫针沿眼眶边缘缓慢进针,刺入1.5寸,不施手法,留针30分钟,出针时用干棉球按压针孔,以免出血。每天1次,10次为1个疗程。临床上针灸对早期老年性白内障有较好疗效,可控制其发展,延缓晶状体混浊病情的发展。若翳障影响视力严重,仅存光感,可行金针拨障术。

贺普仁教授曾治张姓80岁女患者,近二三年来双眼视物不清,视力逐渐下降,以致影响家务劳动,经某医院眼科诊断为"早期白内障",患者面黄,舌苔白,脉眩滑。辨证为肝肾亏虚,目失所养。治以补肝益肾,通络明目。取睛明,针治6次,视力停止下降,又针治4次,视力提高,能操持家务劳动。后追访,视力仍正常。

【文献摘要】

《铜人》:治攀睛翳膜覆瞳子。

《针灸大成》:主小儿疳眼,大人气眼冷泪。

《百症赋》:观其雀目肝气,睛明行间而细推。

2. 攒竹（见彩插图11-4）

足太阳膀胱经穴

正坐或仰卧取穴。在面部,当眉头陷中,眶上切迹处。

【主治及刺法】

微通法:用于头痛、感冒、产后发热、急惊风、急性结膜炎、流泪、眼睑震颤、面瘫。刺法:①直刺,深0.3～0.5寸,局部酸胀感。②治眼病时,可向下斜刺透睛明,进针0.5寸,局部及眼眶周围胀感。③治面瘫和头痛,可横刺透鱼腰,进针1～1.5寸,局部及眼眶周围胀感。

强通法:产后发热,三棱针点刺放血。

【穴性原理】

攒竹位于眼眶，其近治作用能治疗该穴所在部位及邻近组织、器官的病症，故可以治疗眼病和前额、眉棱骨疼痛。穴属足太阳膀胱经，穴位于上，太阳主表，风毒之邪易先沿经脉侵犯头部，故该穴具清热解表、镇静安神之功，可治疗感冒、急惊风。足太阳膀胱经止于至阴，而交于足少阴肾经，膀胱经脉属膀胱络肾。《素问·奇病论》言："胞脉者系于肾。"攒竹因其清热之功，经脉与肾及胞脉相关，故可清胞宫之毒邪，治产后发热。

【临床应用】

产后发热系以产后感染所引起的发热为主症，或伴有其他症状的一种疾病。产后发热原因很多，可以分为感染邪毒、外感风寒、血瘀内停、阴虚血亏等。单纯血瘀或里虚证者多为低热，外感邪毒者为高热。贺普仁教授取攒竹等穴治疗感染邪毒性产后发热，此型是因产妇在分娩时，损伤产道或护理不慎，邪毒乘虚侵入胞宫，正邪相争以致发热不解。临床可见患者高热不退，小腹疼痛拒按，恶露臭秽，兼见烦躁口渴、便结溲赤，舌红苔黄，脉洪数。取攒竹、大椎放血以清热解毒，阴陵泉、曲池、合谷凉血解毒。若热度较高，并伴神昏等危重证候，要及时采取综合措施给予救治，对因会阴部损伤而发热者，要定时换药，防止感染的扩散或加重，妇女产后要适当补充营养，以使阴血尽快得复。

【文献摘要】

《针灸甲乙经》：头风痛，鼻鼽衄，攒竹主之。

《针灸大成》：治泪出目眩，瞳子痒。

《百症赋》：目中漠漠，即寻攒竹、三间。

第三节　承泣　太阳

1. 承泣（见彩插图11-5）

足阳明胃经穴

正坐或仰靠取穴，仰卧位。在面部，瞳孔直下，当眼球与眶下缘之间。

任脉，阳跷脉，足阳明经之交会穴。

【主治及刺法】

微通法：毫针直刺，治疗急性结膜炎、视神经萎缩、眼球震颤。嘱患者眼向前看，固定眼球，针尖沿眼眶下壁缓慢刺入，深1寸。治疗近视、胞睑肿胀、面瘫、眼肌痉挛、睑缘炎时可横刺，透向内眦角处。针感为局部酸胀，有时流泪。

本穴易于出血，用针要细，进针要缓，一般不提插捻转，退针要慢，出针后可用干棉球压迫局部2~3分钟以防出血。

【穴性原理】

《素问·五脏生成》云："诸脉者，皆属于目。"承泣为任脉、阳跷脉、足阳明经之交会穴。阳跷脉循行经本穴至目内眦，任脉循面经本穴入目，足阳明经旁纳足太阳之脉，足太阳起于目内眦，该穴又为足阳明经起始穴，位于目眶缘，故脏腑经络感邪所致的眼疾，均可取本穴施治。眼病有虚实寒热，本穴对于属实属热的眼病，收效迅速，对于属虚属寒者，收效较缓慢。

【临床应用】

贺普仁教授常用该穴治疗睑缘炎。睑缘炎可因细菌、脂溢性皮炎或局部的过敏反应所引起，且常合并存在，导致睑缘表面、睫毛、毛囊及其腺组织的亚急性或慢性炎症。根据临床的不同特点，睑缘炎可分为3类：鳞屑性睑缘炎、溃疡性睑缘炎、眦角性睑缘炎。

鳞屑性睑缘炎：是由于眼睑皮脂腺及睑板腺分泌旺盛，以致皮脂溢出而发生轻度感染。各种物理、化学刺激（风、尘、烟、热等），全身抵抗力降低、营养不良、睡眠不足、屈光不正以及视力疲劳等，加之眼部不卫生，容易导致该病发生，临床表现为睑缘充血、刺疼、干燥、奇痒感。睫毛及睑缘表面附着上皮鳞屑，睑缘表面可有点状皮脂溢出，皮脂集于睫毛根端，形成黄色蜡样分泌物，干后结痂，鳞屑与痂皮除去后，露出充血之睑缘表面，但无溃疡及脓点，睫毛易脱落，但能复生。

溃疡性睑缘炎：常为金黄色葡萄球菌感染引

起睫毛毛囊、Zeis 和 Moll 腺体的急性或化脓性炎症。睑缘皮脂腺分泌很多，干后结痂，并将睫毛黏着成束，痂皮除去后，睫毛根部可见出血性溃疡及小脓包。因病变深达皮脂腺及毛囊，毛囊被破坏，睫毛易脱落，不易再生，形成秃睫，即使再生位置也不正。

眦角性睑缘炎：为摩-阿（Mora-Axenfeld）双杆菌感染，常为双眼病变，限于眦部，以外眦部最为常见。常与体质差、贫血、结核等有关或因缺乏核黄素所致。睑缘及附近皮肤显著充血糜烂，自觉干燥刺痒和异物感，常合并慢性结膜炎，称眦部睑缘结膜炎。

中医称该病为睑弦赤烂、风弦亦烂或烂弦风，病变局限于眦部者称眦帷赤烂。有风湿型和湿热型两种：风湿型症见眼睑潮红多泪，多痒少痛少屎，加刺曲池、攒竹以祛风利湿；湿热型症见睑缘赤烂，痛痒并重，眼屎多，加刺合谷、阴陵泉以清热渗湿。

【文献摘要】

《备急千金要方》：目不明，泪出，目眩……瞳子痒，远视……昏夜无见，目瞤动，与项口参相引，僻口不能言。

《外台秘要》：禁不宜灸，无问多少，三日以后眼下大如拳，息肉长桃许大，至三十日即定，百日都不见物，或如升大。

2. 太阳（见彩插图 11-6）

经外奇穴

正坐或侧伏坐位取穴。在颞部，当眉梢与目外眦之间，向后约一横指的凹陷处。

【主治及刺法】

微通法：头痛、目赤肿痛，毫针直刺，进针 0.5～1 寸，局部酸胀感。也可向下透刺上关、下关穴，治疗牙痛、面瘫等。该穴针后易出血，要注意按压，但若为了泻火，也可让其出血自止。

强通法：头痛、面瘫、瘰气，三棱针点刺出血，或再加拔火罐。拔火罐后，可能留下紫黑血印，影响美观，宜事先征得患者同意。

【穴性原理】

太阳位于目外眦旁、头颞部，有清热止痛、明目止眩、止痉定惊等作用，治疗穴位局部和邻近的病变，适用于治疗头痛及眼部疾病。

【临床应用】

贺普仁教授认为太阳是治疗头颞部疼痛的有效穴位。临床上凡属于风热、风寒、风湿、瘀血、痰火、肝阳上亢，以及感冒、眼病、高血压等病症所导致的颞部疼痛或伴有颞部疼痛症状者，均可毫针泻本穴，或用三棱针点刺出血，视病情而定。刺络拔罐可收泻血散热，通络行血，祛邪散滞等功效。对角膜炎、青光眼、白内障、面神经炎、牙痛、眩晕、小儿惊风、三叉神经痛等病也有一定的治疗作用。

【文献摘要】

《圣惠方》：理风，赤眼头痛，目眩目涩。

《圣济总录》：太阳穴不可伤，伤即令人目枯，不可治也。

《银海精微》：目睛斜视：太阳、颊车、耳门、听会、耳尖、风池。

《扁鹊神应针灸玉龙经》：忽然眼痛血贯睛，隐涩羞明最可憎，若是太阳出毒血，不须针刺自和平。

《奇效良方》：治眼红肿及头痛，宜用三棱针出血。出血之法，用帛一条紧缠其项，紫脉即见……

《针灸集成》：头风及偏正头痛，风目眶烂。

第四节　下关　颊车

1. 下关（见彩插图 11-7）

足阳明经穴

正坐或仰卧取穴。在面部耳前，当颧弓与下颌切迹所形成的凹陷中。

足阳明，少阳之会。

【主治及刺法】

微通法：直刺，针尖略向下，深 1.5 寸，周围酸胀针感，并有麻电感向下牙扩散，治疗面痛、咬肌

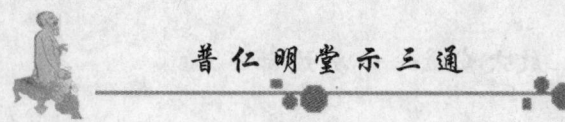

痉挛。

斜刺，斜刺向前或向后进针0.8～1寸，酸胀针感可扩散至整个颞颌关节，治疗下颌关节炎、耳病。

横刺，沿下颌骨向口角或颊车方向，进针2寸，针感可扩散至上下齿，治疗牙痛。

温通法：火针点刺2分，治疗面瘫、牙痛。

强通法：三棱针点刺出血，治疗面瘫、面痛。

【穴性原理】

下关穴的主治症，均属其局部作用。足阳明经入于上齿中，下关又位于上齿部，故治疗以上牙痛为主。阳明经脉经筋分布于面部，故可治疗口眼㖞斜、面痛等症；下关穴邻近耳部，又是足阳明、少阳之会，少阳经入于耳中，故可治疗耳病。下关穴位于下颌关节处，是下颌骨运动的机关，故可治疗口噤和牙关不利之症。

【临床应用】

下关是贺普仁教授治疗牙痛选用的显效穴。诸多因素可引起牙痛，因手足阳明经分别入于上下齿中，如饮食不节、嗜食辛辣肥甘，可致肠胃蕴热；或风邪外袭经络，郁于阳明而化火，火热之邪循经上炎而发为牙痛实证；肾主骨，齿为骨之余，肾阴不足，阴虚生内热，虚火上炎亦可致牙痛虚证。

虚实证之牙痛表现各异。实证之风火牙痛为牙痛阵发，遇风发作，得冷痛减，牙龈红肿；胃火牙痛剧烈，牙龈红肿较甚，或有溢脓口臭；虚证之虚火牙痛，隐隐作痛，时作时止，牙龈无明显红肿，牙齿松动，牙痛日轻夜重。治疗以下关、颊车、合谷为基础穴，加外关以疏风散热，加内庭以清胃泻火，加太溪以滋养肾阴。若牙龈红肿较甚者，可用三棱针点刺下关出血，放血可使热随血散、肿痛得消。针刺治疗牙痛效果显著，止痛快效力强。对因龋齿感染、坏死性牙髓炎、智齿等所致的牙痛，应同时进行病因治疗。

【文献摘要】

《备急千金要方》：牙齿龋痛，耳痛。

《针灸铜人》：偏风，口目㖞，牙车脱臼。

2. 颊车（见彩插图11-8）

足阳明经穴

正坐，或仰卧取穴。在面颊部，下颌角前上方约一横指，当咬肌隆起，按之凹陷处。

【主治及刺法】

微通法：直刺0.5寸，局部酸胀针感，治疗咬肌痉挛；横刺2～3寸透地仓，局部酸胀，并向周围扩散，治疗面瘫；针尖朝向上齿或下齿，局部酸胀，治疗上牙或下牙疼痛。

温通法：火针点刺2分，治疗面瘫。

强通法：三棱针点刺放血，治疗面瘫、面痛。

【穴性原理】

颊车是主治穴位所在处和邻近病变的常用穴位，多条经脉和经筋均经过此处，如足阳明经，入上齿中……出大迎，循颊车；手阳明之筋，……其支者，上颊，结于頄；手少阳之筋……其支者，上曲牙，循耳前，属目外眦；手太阳之筋……其支者，上曲牙，循耳前，属目外眦；足阳明之筋……其支者，从颊结于耳前。依其穴位所在，经脉的循行和经筋的分布，本穴主治局部病变如面瘫、面痛、齿痛、咬肌痉挛。

【临床应用】

面痛即三叉神经疼痛，多发于一侧，亦有少数两侧俱发者。临床见眉棱骨痛、颧痛、下颌及颊痛，以上三部位可同时发病，亦可单一或两个部位并发疼痛。辨证分型为风邪外袭，脾胃实火，阴虚阳亢。贺普仁教授临床上多用三棱针点刺颊车、太阳、地仓，挤出少量血，若风寒型加针列缺，风热型加针合谷，脾胃实火型加针内庭，阴虚阳亢型加针照海。诸穴应用可使脉络疏通，气血通畅，疼痛自止。针灸对原发性三叉神经痛有一定的治疗作用。如遇有感觉障碍，口眼㖞斜，颈部肿块等，则需做进一步检查，以确诊是否属于继发性三叉神经痛。

【文献摘要】

《针灸甲乙经》：颊肿口急，颊车痛，不可以嚼。

《类经图翼》：颊车、地仓、水沟、承浆、听会、合谷，主口眼㖞斜。

《百症赋》：颊车、地仓穴，正口㖞于片时。

第五节 水沟 金津、玉液

1. 水沟（见彩插图11-9）

督脉穴

仰靠坐位或仰卧取穴。于人中沟的上1/3与下2/3交点处取穴。

督脉、手足阳明经之会。

【主治及刺法】

微通法：昏迷、晕厥、痉证、面瘫，毫针点刺，或用指甲掐按穴位。

强通法：高热、腰痛、急惊风，三棱针点刺放血。

【穴性原理】

水沟居口鼻之间，地气通于口，天气通于鼻，本穴可沟通天地之气。人身之任督脉，犹如天地，故本穴通任督脉。任脉总纳诸阴经，督脉总督诸阳经，督脉又入络于脑，其分支与心相联系。如二脉经气失调，阴阳失于交合，就会导致昏迷、晕厥等症。又该穴位于人中沟的上1/3与下2/3交点处，心脏也大致位于人身上1/3处，水沟与心脏相对应，心主神，故水沟有开窍启闭、宁心安神和疏通经络的功效，是临床常用的急救穴，治疗昏迷、晕厥、痉证和急惊风等症。督脉循行又贯行腰脊，故对腰痛、腰扭伤效果良好。

【临床应用】

贺普仁教授选用水沟穴治疗晕厥，穴取水沟、内关、合谷、太冲，以毫针刺入穴位0.5寸，虚补实泻，具有回阳醒脑、清心开窍的功能。还用于治疗水肿病，穴取水沟、支沟、中脘、足三里、三阴交、太溪，毫针刺入3分～1寸，用补法，具有宣肺健脾、补肾利湿、化气行水之功效。其他可运用于休克、呼吸衰竭等急危重证，癔病、癫狂等神志病症，面部虚肿、口㖞等面鼻口部病症，以及闪挫腰痛等。

【文献摘要】

《针灸甲乙经》：癫疾互引，水沟及龈交主之。

《备急千金要方》：水沟、天牖，主鼻不收涕，不知香臭。

《铜人》：风水面肿，针此一穴，出水尽即顿愈。

《灵光赋》：水沟、间使治邪癫。

《百症赋》：原夫面肿虚浮，须仗水沟前顶。

2. 金津、玉液（见彩插图11-10）

经外奇穴

正坐张口取穴。舌转卷向后方，于舌面下，舌系带两旁之静脉上取穴，左称金津，右称玉液。

【主治及刺法】

微通法：治疗呕吐、中风时，舌翘起，毫针直刺，进针0.5寸。

强通法：中风、失音、口疮治疗时，用刺血法。让患者伸出舌头，左手持纱布，固定舌体，舌翘起，选择较粗大、最明显的静脉上点刺，以一次出血为最好，如一次未成功时，须使静脉逐渐恢复后，可进行第二次。三棱针点刺出血，嗽出血吐出，反复嗽血数次，待其自然止血，嗽不出血后，用清水漱口。

【穴性原理】

金津、玉液不仅具备腧穴的共性，即局部治疗作用，还因其位于血络内，具有直接通经活络、行气活血的作用，适用于中风引起的语言不利和气闭失音病症。

【临床应用】

贺普仁教授常取舌下金津、玉液治疗气闭失音，心脾积热所致的口疮，以及中风引起的语言不利。

如失音症，多因感受外邪，肺气壅遏，声道失于宣畅；或精气耗损，肺肾阴虚，声道失于滋润所致。金津、玉液适用于因忧思郁怒，或突受惊恐，则致气机郁闭，声哑不出，表现为卒发失音，心中明了，口不能言。三棱针点刺该穴，使其出血，嗽出血吐出后，待其自然止血。

如心脾积热型口疮症，表现为口疮三五不等，灼热疼痛，表面多黄白分泌物，周围鲜红微肿，心烦失眠，口渴口臭，大便干少，小便黄短。舌质红，苔黄，脉滑数。常因酒食燥热、七情刺激而诱发加重。用金津、玉液刺血法，以清热健脾止痛。

【文献摘要】

《备急千金要方》：治舌卒肿，满口溢出如吹猪胞，气息不得通，须臾不治杀人方：刺舌下两边大脉，出血，勿使刺着舌下中央脉，出血不止，杀人。

《针灸大成》：口内生疮，金津、玉液。

第六节　听宫　风池

1. 听宫（见彩插图11-11）

手太阳小肠经穴

侧坐取穴。耳屏正中前方，张口时呈凹陷处。

手足少阳、手太阳之会。

【主治及刺法】

微通法：张口取穴，直刺1.5寸，患者感应局部酸胀，可扩散至半侧面部，有时有鼓膜向外鼓胀的感觉。多用于耳鸣耳聋，落枕，颈痛，下颌关节功能紊乱，斜视，失音，上肢活动不利，上肢震颤，眩晕，面痛，牙痛。

温通法：火针点刺，直刺2分即出针。多用于落枕，颈痛，下颌关节疼痛。如落枕、颈痛、下颌关节疼痛病症轻、时间短首选毫针，直刺1寸，不做提插捻转，患者感觉开始胀痛后转为局部热感，留针30分钟。如病症持续，疼痛加重，即用火针刺法，针刺时患者无特殊感觉，针后即觉局部温热，颈项肌肉松弛。

【穴性原理】

听宫穴是贺普仁教授常用的独特穴位之一，是交会穴理论的临床应用。因该穴为手足少阳、手太阳的交会穴，三脉均入耳中，该穴又位于耳前，针之可以疏调三经经气，为治疗耳病要穴。故可治疗局部病症的耳聋耳鸣。

手太阳小肠经，起于小指之端，沿手外侧上腕，直上循臑外后廉，出肩解，绕肩胛交肩上，循咽下膈。其支者，从缺盆循颈上颊，至目锐眦。其支者，别颊上䪼，至目内眦；手少阳三焦经，起于小指次指之端，循出臂外，上贯肘，循臑外上肩。其支者上颈；其支者至目锐眦；足少阳胆经，起于目锐眦，循颈，至目锐眦后，其支者，别目锐眦，下加颊车，下颈，络肝属胆。其中手太阳手少阳均循臂外肩上，三经均过颈目，三经均会于听宫，故可以治疗诸经脉所循病症，如上肢牙面颊咽眼病症。

【临床应用】

听宫穴用于治疗因中风引起的半身活动不利或上肢震颤，操作上运用毫针施以补法，予轻刺激量，留针30分钟，每日治疗1次。如伴有下肢病变常加条口穴，一上一下配合应用。

贺普仁教授治疗小儿耳聋、耳鸣均多取听宫穴，小儿耳病西医诊断多为药物中毒性耳聋、神经性耳聋。刺法均以毫针，行速刺法，"得气"即出针。每周治疗2～3次。一般经长期治疗，症状会明显改善。

临床上选用听宫治疗眼部疾患，如一名6岁女孩，两月前因车祸撞伤头部，扶起后呕吐数日，脑无明显外伤，仅感双眼胀痛，低头时尤甚，诊断为脑震荡。两月来其症不见好转。辨证为脉络受损、髓海不安、气血瘀滞，故应通经活络、行气活血、安髓定志。选取听宫、臂臑穴，以毫针刺法，行捻转补泻之泻法，留针30分钟，隔日治疗1次。二诊时患儿家长代诉，症状明显减轻，低头时两眼已不胀痛，针法穴不变。三诊时诉其症状完全消失，无不适感。

治疗失音配用听宫可获速效。曾治疗声音嘶哑20年的吴姓63岁男性患者，讲话时语音低微，伴口干、失眠，舌苔薄白，脉沉细。辨证为肾阴不足，治以滋阴增液。先仅用毫针向上斜刺液门穴2寸，治疗4次后症状稍有改善，第5次治疗加双侧听宫穴，直刺1.5寸。当起针后，嗓音明显洪亮，唾液增多，共治疗10次痊愈。

火针点刺听宫穴治疗落枕、颌关节功能紊乱可获得明显效果。

【文献摘要】

《针灸甲乙经》：癫疾，听宫主之。

《针灸聚英》：主失音，癫疾，心腹满，聤耳，耳聋如物填塞无闻,耳中嘈嘈侬侬蝉鸣。

《百症赋》：听宫、脾俞,祛残心下之悲凄。

2. 风池（见彩插图11-12）

足少阳胆经穴

正坐俯伏或俯卧取穴。在项部,当枕骨之下,与风府相平,胸锁乳突肌与斜方肌上端之间的凹陷处。

足少阳、阳维之会。

【主治及刺法】

微通法：治疗感冒,咳嗽,头痛,水肿,目赤肿痛,青光眼,视网膜炎。毫针直刺,平耳垂水平,略斜向下,进针1寸,局部酸胀针感并向头顶、颞部、前额或眼眶扩散；毫针斜刺,针向对侧风池穴,进针1寸,局部酸胀针感,可扩散至项部。

温通法：咳嗽、面痛、痉证、水肿,细火针点刺,或温灸5～10分钟。

【穴性原理】

风池穴为治风之要穴,因其足少阳胆经与足厥阴肝经相表里,肝为风木之脏,极易化火动风,所产生之内风表现为头痛等症；该穴为足少阳与阳维之会,阳维脉维络诸阳经而主表,应于肺,多与外风有关,风邪袭人,上先受之；巅顶之上,惟风可到,说明头面五官病症多与风邪有关,如外风引起的头痛、感冒、咳嗽等症。

足少阳经脉起于目外眦,足少阳经别系目系,足少阳经筋结于目外眦,故该穴又为治眼疾之要穴,治疗目赤肿痛、青光眼和视网膜炎等眼疾。

【临床应用】

风池穴是治疗眼病的重要位。贺普仁教授尤善用此穴治疗眼科疑难病症——视网膜炎。临床常见有两种：

一种是原发性视网膜色素变性,该病是一种慢性进行性损害视网膜色素上皮和光感受器细胞的疾病,具有明显的遗传倾向性,主要表现为进行性夜盲、视野逐渐狭窄、中心视力下降,在视网膜上出现骨细胞样色素沉着。一般于儿童期或青春期发病。属眼科疑难病,致盲眼病之一,其发病机制和确切病因尚不明了,针灸可缓解病情。

另一种是中心性视网膜炎,为一种较常见的眼底病,受累部位主要局限于黄斑区。一般认为是黄斑区附近的小动脉收缩,使周围的毛细血管扩张,导致浆液渗入附近组织内,从而形成周围组织的积滞现象。其主要临床特点以视力模糊及视物变形,可不同程度地影响中心视力,但一般不会致盲。

中医认为视网膜炎多由暴怒惊恐,气机逆乱,血随气逆；或因情志抑郁,肝失调达,气滞血瘀,脉络阻塞；或因嗜好烟酒,恣食肥甘,痰热内生,上壅目窍；也有外感风热之邪,内传脏腑,邪热内炽,上攻于目；病程日久或素体肝肾阴亏,阳亢风动,风火上逆,上扰清窍,此外撞击伤目也可致本病。

临床可见视力模糊,眼前似有纱布遮盖,并有阳性盲点,视物变形。发病初期往往伴有同侧偏头痛。眼底检查首先出现黄斑水肿,在水肿边缘可见圆形、椭圆形或不规则的反射光晕,中心凹光反射消失。在水肿区常见有黄白色或灰白色圆形渗出小点。治疗原则宜活血化瘀、清肝明目,病久者宜养血明目。穴取风池,睛明,光明和太阳。

【文献摘要】

《针灸甲乙经》：诸瘿,灸风池百壮。

《备急千金要方》：主喉咽偻引项挛不收。

《针灸大成》：主洒淅寒热,伤寒温病汗不出,目眩苦,偏正头痛,痎疟颈项如拔,痛不得回顾。……胬肉攀睛：风池、睛明、合谷、太阳。

《玉龙歌》：偏正头风有两般,有无痰饮细推观,若然痰饮风池刺,倘无痰饮合谷安。

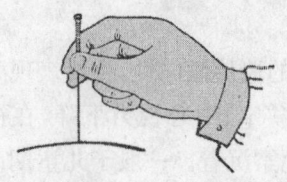

第十二章 效穴发微——胸腹部

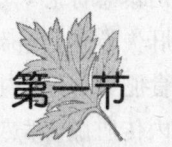

第一节 中脘 天枢

1. 中脘（见彩插图12-1）

任脉穴

仰卧位取穴。在上腹部，前正中线上，当脐中上4寸。

胃募穴，八会穴之腑会，手太阳、少阳、足阳明、任脉之会。

【主治及刺法】

微通法：治疗痫证，不寐，脏躁，头痛，痹症，痿证，水肿，冻疮，脱发，咳嗽，胃痛，腹痛，黄疸，痢疾，便秘，胸痹，慢惊风，疳积，小儿泄泻，夜啼。毫针针刺，进针1.5～2寸，上腹部闷胀沉重或紧缩针感。

温通法：治疗咳嗽，头痛，胸痹，胃痛，胃缓，腹痛，黄疸，痢疾，便秘，冻疮。中粗火针点刺，或灸3～7壮，或温灸10～15分钟。

【穴性原理】

中脘是胃之募穴，是胃的精气结聚的部位，又是手太阳、少阳、足阳明、任脉之会穴，该穴又正当胃部，有调理胃气的作用，是治疗胃病的要穴。胃主受纳和腐熟水谷；胃气主降，以降为和，若其功能失司，可取中脘来调之，适用于胃痛、胃缓和小儿疳积等病症。

脾与胃相表里，脾胃为后天之本，气血生化之源，故可用于脾胃虚弱、气血亏虚、筋脉失养之痿证，皮肤失养之冻疮和斑秃。脾胃虚弱不能运化水湿，蕴而成痰，上犯于肺致咳嗽，侵犯于经络致头痛、水肿和痹症，上犯于心，致情志病变，这些都是中脘的常用主治。又因其为交会穴，手太阳和手少阴相表里，其经脉络属于心，足阳明经别上通于心，手少阳经脉布膻中、散络心包，故中脘穴可治疗不寐、脏躁和胸痹。

该穴又为八会穴之腑会，六腑皆禀赋于胃，胃为六腑之长，中脘为胃之募穴，故中脘与六腑的生理功能有密切关系，六腑的病症如大肠功能失司可导致腹痛、痢疾、便秘等症。

总之，根据中脘腧穴的特性，与其相关的脾胃生理功能，脏腑的关系和经脉的联系，该穴可用于胃、脾、心、肺、肠和胆的病症。

【临床应用】

贺普仁教授认为中脘具有健脾安神、益气养血的功能，故常用它治疗失眠症和脱发症。

失眠为常见病症，引起原因复杂繁多。中脘适用于饮食不节所致的脾胃失和型失眠，可兼见脘闷嗳气，吞酸恶心，舌苔黄腻，脉滑。穴取中脘、内关、脾俞、胃俞、百会、神门、三阴交，诸穴合用以和胃安中。

脱发症多因素体虚弱，脾胃不健，气血化源不足，风邪乘虚侵袭，以致血虚风燥，毛发失养而脱落，或因情志不畅，肝气郁结，气滞血瘀，或肝肾阴亏导致，其中血虚风燥者最为多见。临床可见头发突然成片脱落，脱发部位的形状不一，大小不等，多见圆形或不规则形，边界清楚，继续发展，则损害部位的数目、范围均可增多、扩大。穴取中脘、下廉、足三里，以健脾益肾、养血祛风。

贺普仁教授曾治一例脱发患者，27岁王女士，主诉为毛发稀疏3年余。3年前自觉头发脱落较多，每次洗头掉一大团，逐渐毛发越来越少，几见头皮，一般情况好。患者可现头发稀少，舌淡苔白腻，脉沉细。辨证为脾肾不足，血不养发。应补脾益肾，养血荣发。穴取中脘、足三里、下廉，患者隔日治疗1次。经治疗3次后，停止脱发，洗头时仅掉少量头发。共针刺12次，已有毛发新生。

【文献摘要】

《千金翼方》：中管（中脘）、建里二穴，皆主霍乱肠鸣、腹痛胀满。

《针灸聚英》：便血，灸中脘、三里、气海等穴。

《行针指要歌》：或针痰，先针中脘、三里间；或针吐，中脘、气海、膻中补；翻胃吐食一般针，针中有妙人少知。

2. 天枢（见彩插图12-2）

足阳明经穴

仰卧取穴。在腹中部，距脐中2寸。

大肠之募穴。

【主治及刺法】

微通法：毫针直刺，深1.5～2.5寸，有局部酸胀针感，可扩散至同侧腹部，治疗泄泻、便秘、腹满、腹痛。

温通法：火针点刺，进针0.5寸，治疗胃痛、腹痛、泄泻。

强通法：三棱针点刺出血3～5滴，治疗肠痈。

【穴性原理】

天枢穴其经脉属胃络脾，胃为六腑之长，即六腑的生理功能和病理反应为胃所概括。正如《灵枢·本输》所言：大小肠，皆属于胃。而反应大肠生理功能和病理反应的募穴与下合穴，都分布在足阳明胃经上，所以足阳明胃经穴可治大肠腑证。天枢又是大肠的募穴，是大肠经气汇集之处，为调理胃肠气机之枢纽，善治大肠腹证。

本穴位于腹部，可治疗局部病症如腹痛腹胀。

【临床应用】

贺普仁教授临床应用天枢穴治疗小儿泄泻，取天枢、中脘、上巨虚和足三里作为基础方。乳食停滞型加四缝穴三棱针点刺出血；湿热及食积型加曲池、阴陵泉用泻法；脾肾阳虚型加肾俞、长强针灸并施，用补法。天枢、中脘艾条温和灸10分钟，毫针刺入1.5寸左右，捻转1分钟左右即出针。长强穴可刺入稍深，沿尾骨与直肠之间直刺。

天枢是大肠募穴，在临床上具有双向调节作用，既能治疗泄泻，又能治疗与之相反的便秘。如气虚不运之虚秘，针泻天枢，补合谷、足三里，以益气通便；血虚津少之虚秘，泻天枢，补复溜、三阴交，以补益津血、润肠通便；阳虚内寒之冷秘，温灸天枢、上巨虚，以温通开秘；气阻不畅之气秘，针泻天枢、太冲，以理气通便；阳明热盛、肠胃热结之热秘，泻天枢、内庭，以清热通便；食滞闭阻之食秘，针泻天枢、中脘，以消食导滞、攻下通便；肺气不降之便秘，泻天枢、尺泽，以降气通便。

【文献摘要】

《备急千金要方》：小便不利……灸天枢百壮。天枢，主疟振寒，热盛狂言。天枢，主冬月重感于寒则泄，当脐痛，肠胃间游气切痛。

《针灸大成》：妇人女子癥瘕，血块成结，漏下赤白，月事不时。

《百症赋》：月潮违限，天枢、水泉细详。

第二节 气海 关元

1. 气海（见彩插图12-3）

任脉穴

仰卧位取穴。在下腹部，前正中线上，当脐中下1.5寸。

肓之原穴。

【主治及刺法】

微通法：舞蹈病，呃逆，眩晕，中风，痹症，癃闭，经早，经迟，痛经，崩漏，不孕症，产后腹痛。毫针斜刺，针尖向下，进针2～2.5寸，局部酸胀感，可扩散至外阴部。

温通法：阴挺，小儿遗尿。细火针点刺或灸3～7壮或温灸10～15分钟。

【穴性原理】

气海为任脉经穴，任脉与冲脉同起于胞宫，向后与督脉、足少阴之脉相并，同时任脉和足三阴、手三阴经脉联系，故又称为诸阴之海，可治疗生殖泌尿系疾病。气海穴又位于任脉之小腹，是"男子生气之海，元气之聚，生气之源"之处，为下焦的气会穴，元气要穴，主治脏气虚惫，真气不足和下焦气机失畅所致病症，所以有调气机、益元气、补肾虚、固精血的作用，故本穴为强壮要穴，有保健作用。

【临床应用】

贺普仁教授认为气海是治疗一切气病的要穴，具有培补元气、补益虚损和疏理气机的功效，故临床上适用于气机不利、脏气虚惫之诸症，以及与气有关的血症。

气机不利的病症，如呃逆、眩晕、中风、癃闭；

与气有关的血症，如经早、经迟、痛经、崩漏、不孕症；

脏气虚惫的病症，如舞蹈病、阴挺、小儿遗尿。

贺普仁教授曾治疗一位患有舞蹈病的患者，11岁白姓男孩。2年前起双眉不自主抖动，舌部、口唇、鼻梁部也动，踝部不动即觉不适，一日多次。近来抖动加重，四肢也有不规则抖动，经医院诊为舞蹈病，伴食欲不振，有时腹痛，大便正常，小便频数，患者面黄、苔白、声息正常，脉细。中医辨证为先天不足，经脉空虚，应培补元气、温煦经络。穴取气海、关元、中脘，行补法，不留针，隔日1次。该患者经过12次针灸治疗，病情逐渐减轻，终使之停止抖动。

【文献摘要】

《铜人腧穴针灸图经》：气海，治脐下冷气上冲，心下气结成块，状如覆杯……治脏气虚惫，真气不足，一切气疾，久不瘥者，悉皆灸之。

《席弘赋》：气海专治五淋病，更针三里随呼吸。

《百症赋》：针三阴与气海，专司白浊久遗精。

2. 关元（见彩插图12-4）

任脉穴

仰卧位取穴。在下腹部，前正中线上，当脐中下3寸。

小肠募穴，足三阴、任脉之交会穴。

【主治及刺法】

微通法：经早、经迟、经乱、痛经、经闭、带下病、阴挺、石瘕、恶露不下、产后腹痛、遗精、阳痿、淋证、癃闭、痢疾、便秘、胸痹、中风、痹症；遗尿、夜啼。毫针斜刺，针尖向下，进针1～1.5寸，局部酸胀针感，有时可扩散至阴部。

温通法：遗精、阳痿、经迟、经乱、闭经、子宫肌瘤、小儿遗尿；胃痛、痢疾、便秘、痹症、胸痹。中粗火针穴位点刺，或灸3～7壮，或温针灸10～15分钟。

【穴性原理】

关元是足太阴脾经、足少阴肾经、足厥阴肝经和任脉交会穴，故本穴可治疗四经关联病症。肾藏精，主生殖，开窍于二阴，与膀胱互为表里；肝藏血，主疏泄，其经脉循阴股入毛中，过阴器，抵小腹；脾主运化，为气血生化之源，脾可统血，使血液正常运行于脉内。若三脏功能失调，可导致生殖病、妇科病、泌尿系疾病，关元因其交会穴作用，又因其位于小腹,位于三焦之气所出的部位,脐下肾间动气之处,此处乃十二经之根、元气之所系、生气之源、五脏六腑之本。正如《难经·八难》云:"十二经脉者,皆系于生气之源,所谓生气之源者,谓十二经之根本也,谓肾间动气也,此五脏六腑之本,十二经之根,呼吸之门,三焦之原,一名守邪之神。"所以关元具有培肾固本、补益元气、回阳固脱的作用,可作为强壮要穴,治疗中风脱证、虚劳羸瘦病症。关元又是小肠之募穴,具有调节小肠、分泌清浊的功能,可治疗二便病症。

总之依其所属经脉、穴下脏器、小肠募穴、穴位所在,关元主治下焦、中焦、小腹、小肠腑病以及男女生殖、泌尿系疾病。对于真阳虚衰、脏腑虚惫的病症具有一定的功效。

【临床应用】

贺普仁教授常用关元治疗以下多种疾病。

淋证:穴取关元、肾俞、大赫、气冲、三阴交、中封,关元进针1.5寸用补法,诸穴合用以补肾疏肝、通利膀胱。

癃闭:穴取关元、气海、水道、大赫、阴陵泉,关元进针1.5寸用补法,诸穴合用以行瘀利水、通利小便。

遗尿:穴取关元、中极、气海、三阴交、肾俞,关元进针1.5寸用补法,诸穴合用以调补脾肾、固摄下元。

阳痿:穴取关元、环跳、大赫、三阴交,关元进针1.5寸用补法,诸穴合用以益肾壮阳。

子宫脱垂:穴取关元、大赫、曲骨、水道,关元进针1.5寸用补法,诸穴合用以益气固本。

不孕症:穴取关元、气海、中渚、水道、归来、三阴交,关元进针1.5寸用补法,诸穴合用以补益肾气、调理气血。

【文献摘要】

《针灸甲乙经》:气癃溺黄,关元及阴陵泉主之。

《备急千金要方》:关元、涌泉,主胞转气淋,又主小便数;关元、太溪,主泄痢不止。

《针灸资生经》:关元、秩边、气海、阳纲,治小便赤涩。

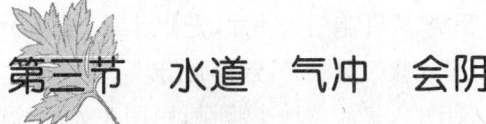

第三节 水道 气冲 会阴

1. 水道(见彩插图12-5)

足阳明经穴

仰卧取穴。在下腹部,当脐中下3寸,距前正中线旁开2寸。

【主治及刺法】

微通法:毫针直刺1~1.5寸,酸胀针感可扩散同侧下腹部。治疗小腹胀满,小便不利,水肿。

温通法:火针点刺5分深,治疗子宫肌瘤、淋证。

【穴性原理】

水道位于下腹部,腹部有气街。《灵枢·卫气》云:气在腹者,止之背俞与冲脉。阐明腹部是经气会合通行的共同通道。《素问·灵兰秘典论》又曰:膀胱者,州都之官,津液藏焉,气化则能出矣。该穴邻近膀胱,功在治水,故名水道。

【临床应用】

贺普仁教授临床应用水道作为基础穴常治疗小便不利,称为淋证,表现为小便频数、短涩淋漓,尿道刺痛胀痛,甚则点滴难出。常取水道、关元、中极和三阴交作为基础方。如尿中见血之血淋,加血海、膈俞;小便混浊,色如米泔之膏淋,加足三里;小便淋漓不已,遇劳即发之劳淋,加脾俞、肾俞;小腹及茎中胀急刺痛,尿中有砂石之石淋,加中封和蠡沟。贺普仁教授也常用火针点刺该穴治子宫肌瘤,其他还用于肾炎、盆腔炎、输卵管不通、月经病、睾丸炎等病症。

【文献摘要】

《针灸甲乙经》:三焦约,大小便不通,水道主之。

《备急千金要方》:三焦膀胱,肾中热气,灸水道随年壮。

《千金翼方》:妊胎不成,若堕胎腹痛,漏胞见赤,灸胞门五十壮。关元左边二寸是也,右边名子户;子藏闭塞不受精,灸胞门五十壮;胞衣不出,或腹中积聚,皆针胞门入一寸,先补后泻。去关元左二寸;子死腹中及难产,皆针胞门。

《针方六集》:主治小腹满,引阴中痛,膀胱有寒,腰背强急,三焦结热,小便不利,妇人胞中瘕,子门寒。

《百症赋》:脊强兮,水道、筋缩。

2. 气冲(见彩插图12-6)

足阳明经穴

仰卧取穴。在腹股沟稍上方,当脐中下5寸,距前正中线2寸。

【主治及刺法】

微通法:毫针直刺0.5~1寸,局部重胀感,治疗癃闭、腹痛、疝气。向外阴部斜刺2寸,局部酸胀针感向生殖器扩散,治疗阳痿、阴肿、茎痛、月经不调、不孕症,及胎产诸疾。

【穴性原理】

气冲,又名气街。《素问·痿论》曰:阳明者,五脏六腑之海,主润宗筋;冲脉者……与阳明合于宗筋……会于气街……故阳明虚则宗筋纵,带脉不引,故足痿不用也。又《素问·水热穴论》曰:气街、三里、巨虚上下廉,此八者,以泻胃中之热也。以上说明本穴与冲脉、带脉均有联系,故主少腹、阴部、妇科病症,由于属阳明经穴,故还可以泻胃热。

女子生长发育与冲任带脉,肝肾脏器密切相关。女子二七,任脉通,太冲脉盛,月事以时下,女子七七,冲任虚衰,天癸枯竭,月事生育停止。肝为藏血之脏,性喜调达,肝气冲和,则血脉通畅,经血正常;若木郁不达,化而生火,则血横溢,或相火妄动、内烁津液而成血枯。肾主藏精而系胞,又为冲任之本。冲脉起于气街并少阴之经,夹脐上行。肝经之脉……循股阴入毛中,过阴器抵小腹,上行之巅顶与冲任之脉并行。

妇科疾病多为冲任所伤,冲任损伤可影响肝脾,而肝肾有病,又可影响冲任,治疗肝肾,即是治疗冲任,而冲任治疗也是治疗妇科疾病的法则之一。同理,也是治疗男科病的重点用穴。

【临床应用】

贺普仁教授临床应用此穴,常治疗老年肾气虚惫、命门火衰、阳气无以化阴,或中气不足,膀胱传递无力导致小便潴溜的虚型癃闭。临床可见:小便淋漓不爽,排出无力,面色㿠白,神气怯弱,腰膝酸软,舌质淡,脉沉细而尺弱。方取水道、气冲、气海、关元和大赫。气冲直刺0.5~1寸,余穴直刺1.5寸左右,使下腹和会阴部有较强"得气"感,甚至以出现尿意为佳。针灸对神经性、功能性尿潴留效果较好,对阻塞性尿潴留需对病因进行综合治疗。

气冲也常治疗痛经,痛经是临床常见病症,月经前后或正在经期小腹及腰部疼痛,甚则剧痛难忍。其辨证可分五种:

气滞痛经:经前脐痛或乳房胀痛,胀多而通少,精神抑郁,宜行气止痛。取气冲,足厥阴之太冲,足太阴之三阴交。

瘀血痛经:经前及初行时,脐腹急痛。按之更甚,经色紫暗夹瘀块,下血块后即觉痛减,宜调气活血、行瘀止痛。取气冲,足太阴之血海、任脉之中极。

血虚痛经:经后少腹隐痛,喜热喜按,宜健脾益气、理气止痛。取气冲,足阳明之足三里,任脉之关元。

肝肾亏虚:经色淡量少,经后小腹作痛,胁肋胀,宜调补肝肾,兼固肝肾。取气冲,足太阴之三阴交,足少阳之带脉。

风冷痛经:经前或行经期,感受风冷,少腹痛,经行不爽,色黯红,宜温经活血、散寒行滞。取气冲,足太阳之肺俞、肾俞。

在针刺气冲时,因穴下有旋髂浅动脉和腹壁下动脉,针不可深。

【文献摘要】

《素问》:刺气街中脉,血不出,为肿鼠仆。

《备急千金要方》:主腹中满热,淋闭不得尿。

《百症赋》:带下产崩,冲门、气冲宜审。

《针灸铜人》:炷如大麦,禁不可针。

《针灸聚英》：吐血，多不愈，以三棱针于气街出血，立愈。

3. 会阴（见彩插图12-7）

任脉穴

仰卧屈膝取穴。在会阴部，男性当阴囊根部与肛门连线的中点。女性当大阴唇后联合与肛门连线的中点。

任脉别络，挟督脉、冲脉之会。

【主治及刺法】

温通法：外阴白斑。细火针局部点刺，局部有热痛感。

【穴性原理】

《针灸大成》曰："两阴间，任督冲三脉所起，督由会阴而行背，任由会阴而行腹，冲由会阴而行足少阴"，故名会阴。任脉、冲脉皆起源于胞宫，二脉皆主治妇科疾病，任脉总统诸阴经，可调节肝肾阴经，又该穴位于会阴部有局部治疗作用，故善治因肝肾功能失调所引起的外阴病。

【临床应用】

贺普仁教授认为火针点刺会阴局部是治疗外阴白斑最有效的针刺方法。

外阴白斑又称女阴白斑，女阴上皮内非瘤样病变，是由一种或多种病因引起的阴部皮肤黏膜营养障碍色素变性样皮肤病。该病病程长、疗效差、反复发作，迁延难治，绝大多数患者阴部瘙痒，严重影响工作和休息。其皮损特点为皮肤黏膜萎缩变薄，脱色，变白或粗糙增厚，皮纹增深，色素沉着，弹性差，干裂、疼痛。部分患者外生殖器变形、阴道口狭窄，影响性生活。有的病变波及尿道口及肛门周围，影响排尿、排便功能。女性任何年龄组均可发病，极少数患者可发展成为外阴癌。国内外对其治疗有过不少研究，但目前仍无比较理想的治疗方法，属于中医阴痒、阴疮、阴蚀等范畴。

中医认为本病多因肝肾阴虚，肝气失和，会阴失去气血濡养，以致局部血不润肤。早期见阴部红肿，继而皮肤变厚、变白，并发生裂纹，伴局部瘙痒或疼痛，夜间加重。治疗可取中粗火针点刺会阴穴和白斑局部数针，每周1～2次，此法可调和气血、温通经脉。

会阴穴还可用于溺水窒息、产后晕厥等急危重症，以及其他前后二阴诸疾。

【文献摘要】

《普济方》：女子经不通，男子阴端寒冲心。

《针灸铜人》：主会阴、谷道瘙痒。

《针灸集成》：产后暴卒，灸会阴、三阴交。

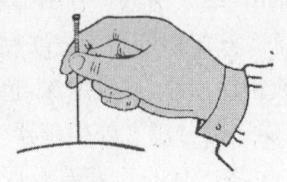

第十三章 效穴发微——背腰部

第一节 大椎 大杼

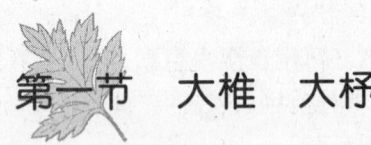

1. 大椎（见彩插图 13-1）

督脉穴

俯伏坐位取穴。在后正中线上，第七颈椎棘突下凹陷中。

手足三阳、督脉之会。

【主治及刺法】

微通法：治疗感冒，咳嗽，痫证，脏躁，痹症，痄腮，产后发热，急惊风，弱智。毫针直刺，针尖微斜向上，进针0.5～1寸，局部酸胀针感，或向下或向两肩部扩散。在一般情况下，进针不应过深，如有上肢麻电感，应立即退针。

温通法：治疗咳嗽。中粗火针点刺，或温灸10～15分钟。

强通法：治疗高热，痹症，面痛，痫证，疟疾，毛囊炎。三棱针点刺出血。

【穴性原理】

大椎是督脉、手足三阳经的交会穴，督脉总督诸阳，大椎为诸阳之会，阳主表，外邪入侵，多犯阳经，所以大椎有通阳解表、退热祛邪的作用，为全身退热之要穴，可治疗高热、产后发热等症。

大椎穴邻居心肺，有理气降逆的作用，故可用于感冒、咳嗽等症；又督脉入于脑，其分支联络于心，故可治神志病及脑部疾病，如痫证、脏躁、弱智等。

疟疾是由疟邪侵袭人体，伏于半表半里，入于阴争则寒，出于阳争则热。因大椎为督脉和三阳交会穴，所以该穴即可助少阳之枢，又能启太阳之开，和解少阳祛邪外出。

【临床应用】

贺普仁教授认为强通法于大椎穴，是全身退热的有效的方法，用于外感内伤疾病引起的发热、高热、流脑、毛囊炎病症。用三棱针挑刺大椎穴，挑3下，用手挤出血若干滴，并拔火罐，使血液充分流出，出血可自行停止，留罐15分钟，此法可起到清热解毒、熄风泻热、行气活血的功效。如属高热，可加三棱针点刺攒竹穴。属流脑者，加用速刺放血法于攒竹、印堂、十宣和人中。如属毛囊炎者，可加锋针缓刺法于委中放血排毒。

大椎和经外奇穴的腰奇，这一对穴，贺普仁教授常用之治疗间歇期的痫证，用4寸毫针刺入大椎皮下后针尖向下将针卧倒向下沿皮刺入3寸半深，再用4寸毫针刺入腰奇穴皮下后，针尖向上将针卧倒，沿皮向上刺入3寸半深，二穴合用，一上一下,以治本为主,健脾化痰、补益肝肾。

【文献摘要】

《伤寒论》:太阳少阳并病,心下鞕,颈项强而眩者,当刺大椎、肺俞、肝俞。

《杨敬斋针灸全书》:伤寒发热,大椎、合谷、中冲。

《针灸大成》:脾寒发疟,大椎、间使、乳根。

2. 大杼(见彩插图13-2)

足太阳膀胱经穴

正坐或俯卧取穴。在背部,当第一胸椎棘突下,旁开1.5寸。

手足太阳之会,八会穴之骨会。

【主治及刺法】

微通法:咳嗽,项背痛。操作时,毫针斜刺向椎体方向刺入,进针深0.5~1寸,针感为局部酸、麻、胀,有时向肋间放散。

温通法:咳嗽,痿证。速刺法火针点刺,灸3~7壮。

【穴性原理】

大杼穴是足太阳、手太阳之会,太阳主开,有宣散外邪的作用,其位置邻近肺脏,故擅长治疗外邪犯表伤肺所引起的咳嗽、发热。大杼为背俞穴之首,接近大椎。"肩能任重,以骨会大杼也"。这是从任重作用来说明骨的作用,故可以治疗项背疼痛。

【临床应用】

大杼,风门,肺俞是贺普仁教授治疗咳嗽的最常用针方。咳嗽因外感病邪或内脏失调引起,临床辨证分型:风寒袭肺可加风池、合谷;风热犯肺加大椎、曲池;痰湿蕴肺加中脘、丰隆;肝火灼肺加阳陵泉、行间;肺阴亏耗加太渊、太溪。

贺普仁教授曾治王姓48岁女患者,她1年前出现咳嗽,吐白色痰,夜间及晨起后症状加重,冬季寒冷时病情也加重,经胸透诊断为慢性气管炎。患者舌苔白,脉沉滑。中医辨证是肺气不足,外受风寒,肺失清肃。治以益肺祛寒、宣肺止咳,取大杼、肺俞、风门。均以毫针刺法,先补后泻,留针30分钟,隔日治疗1次。一诊后症状减轻,咳嗽

减少,痰量未减。穴法不变,加用大椎拔罐,6诊后症状明显减轻,咳嗽少,痰量减少。继续治疗12次,症状消失。

【文献摘要】

《针灸大成》:主筋挛癫疾。

《肘后歌》:风痹痿厥如何治?大杼、曲泉真是妙。

《席弘赋》:大杼若连长强寻,小肠气痛即行针。

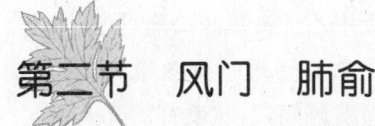

第二节 风门 肺俞

1. 风门(见彩插图13-3)

足太阳膀胱经穴

正坐或俯卧取穴。在背部,当第二胸椎棘突下,旁开1.5寸。

督脉、足太阳之会。

【主治及刺法】

微通法:治疗感冒,咳嗽,牛皮癣,产后发热,百日咳,肩背痛。操作时,针尖斜向脊柱,深0.5寸,局部酸胀针感,有时向肋间扩散;治疗肩背痛,可用平刺,针尖从上往下沿肌间平刺,进针1~2寸,局部酸胀感。不宜直刺过深,以免刺伤肺脏。

温通法:咳嗽,痿证,牛皮癣(风湿热型),火针点刺,艾炷灸3~5壮,或温和灸5~15分钟。

【穴性原理】

太阳主一身之表,为肌表防止风邪入侵之藩篱,该穴为风邪侵入人体之门户,又主治风疾,故名风门。穴近肺脏,其近治作用可治疗外风侵袭、肺失宣降之感冒,咳嗽,哮喘。足太阳筋脉,上结头项,若受之于风,则项强不适,可用风门疏风散结以治之。风门散风调肺,促进气血运行,利于肌肤营血分布,可治疗风湿入里,湿久化热,湿热发于肌肤,皮肤失养所导致的牛皮癣。

【临床应用】

牛皮癣是一种慢性瘙痒性皮肤病,本病初起

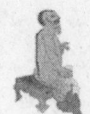

多由风湿热邪阻于肌肤经络，皮肤失养所致，日久耗伤营血，血虚生风化燥而使病情难愈，每因情志不遂或过度疲劳等诱因而使病情加剧。临床可分外邪蕴阻型和血虚风燥型。贺普仁教授治疗此病选曲池、血海、风市作为基础方，如外邪蕴阻型则加风门、肺俞和阴陵泉，取风门可驱散表邪，固护卫气之功效。

【文献摘要】

《素问·水热穴论》：大杼、中府、缺盆、风门，此八者，以泻胸中之热也。

《针灸甲乙经》：风眩头痛，风门主之。

《玉龙歌》：腠理不密咳嗽频，鼻流清涕气昏沉，须知喷嚏风门穴，咳嗽宜加艾火灸。

《针灸大成》：主上气喘气……伤寒热退后余热：风门、合谷、行间、绝骨；肩背酸痛：风门、肩井、中渚、支沟、后溪、腕骨、委中。

2. 肺俞（见彩插图 13-4）

足太阳膀胱经穴

正坐或俯卧取穴。在背部，当第三胸椎棘突下，旁开1.5寸。

肺之背俞穴。

【主治及刺法】

微通法：咳嗽，哮喘，痿证，牛皮癣，痤疮，产后发热，百日咳。操作时，针尖斜向脊柱，深0.5寸，局部酸胀针感，有时向肋间扩散。不宜直刺过深，以免刺伤肺脏。

温通法：咳嗽、哮喘、痿证、牛皮癣（风湿热型），火针点刺不留针。慢性咳嗽，可用蒜泥灸5～9壮，瘢痕灸5～9壮。风寒感冒咳嗽，火罐留罐3～10分钟，或温和灸30～60分钟。

强通法：咳嗽。三棱针点刺或挑刺，挤出血数滴加火罐治疗15分钟。

【临床应用】

肺俞是治疗肺系疾病的重要腧穴，贺普仁教授常用肺俞一穴治疗哮喘。例如，某陈姓患者，女，41岁，该患者约20岁时，在春季出现喘憋气短，经治未愈。以后每逢春季及秋季冷热变化时，喘憋加重，且喉中有声，痰多。发作前有胸闷，鼻塞流涕等先兆。哮喘终日不休，需用氨茶碱药物注射方能止喘，待夏季气候变热时哮喘方止。查患者痛苦面容，呼吸急促，张口抬肩，汗多，舌苔薄白，脉沉细。辨证为肺气不足，气机失调。仅取肺俞一穴。用中等粗细火针，施用速刺法，每日1次。三诊后，患者自觉喘憋好转，喉中痰鸣减轻。七诊后喘憋基本消失，听诊哮鸣音减轻。约十诊后喘憋哮鸣音基本消失，巩固治疗数次。火针点刺肺俞可温阳通经，通过肺俞激发肺脏功能，使肺气充盛、气机调畅、津液输布，从而达到痰消喘定之目的。

【文献摘要】

《针灸甲乙经》：肺胀者，肺俞主之，亦取太渊。

《针灸铜人》：治骨蒸劳，肺痿咳嗽。

《针灸资生经》：哮喘，按其肺俞穴，痛如锥刺。

《玉龙歌》：咳嗽须针肺俞穴，痰多宜向丰隆寻。

《行针指要歌》：或针嗽，肺俞、风门须用灸。

《百症赋》：咳嗽连声，肺俞须迎天突穴。

《针灸大成》：久咳不愈：肺俞、三里、膻中、乳根、风门、缺盆。

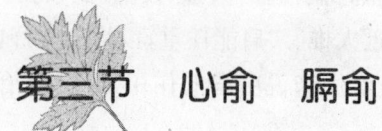

第三节　心俞　膈俞

1. 心俞（见彩插图 13-5）

足太阳膀胱经穴

正坐或俯卧取穴。在背部，当第五胸椎棘突下，旁开1.5寸。

心之背俞穴。

【主治及刺法】

微通法：治疗癫狂，失眠，脏躁，遗精，弱智。操作时，针尖斜向脊柱，深0.5寸，局部酸胀针感，有时向肋间扩散。不宜直刺过深，以免刺伤肺脏。

温通法：头痛（气血亏虚）、遗精，火针点刺。

强通法：痫症，梅花针叩打心俞局部5分钟，至潮红或出小血滴。

【穴性原理】

心俞是心气转输、转注之穴，具有养心宁神、调理气血的作用。心主血藏神，心神失养，或心神失宁，就会导致癫狂、失眠。心肾相连，水火共济，若水火不济，心肾不交，虚火内扰精宫，可致遗精。

【临床应用】

贺普仁教授常用心俞配谚语成对穴治疗情志疾病，如癫狂症。癫狂是精神失常的病症，癫症多呆静，可见沉默痴呆，精神抑郁，表情淡漠，或喃喃自语，语无伦次、或悲或喜、哭笑无常、不知秽洁、不思饮食；狂症多躁动，可见性情急躁、头痛失眠、面红目赤，继则妄言骂詈，不分亲疏或毁物伤人。患者以青壮年较多。该病大多为情志所伤引起，忧思恼怒，肝失调达，肝壅克脾，脾虚生痰，痰蒙心窍，以致神志逆乱而发癫狂。穴取心俞、谚语可斜刺0.8寸，合谷、太冲、内关可直刺1寸，丰隆穴可直刺2寸，素体虚弱者加气海，施以补法，直刺1寸，长留针1小时。狂症发作时点刺上穴不留针。诸穴合用以醒脑开窍，化痰安神，清心泻热。

【文献摘要】

《外台秘要》：主心痛，与背相引而痛。

《针灸大成》：主呕吐不下食。

《玉龙歌》：胆寒由是怕惊心，遗精白浊实难禁，夜梦鬼交心俞治，白环俞治一般针。

2. 膈俞（见彩插图13-6）

足太阳膀胱经穴

正坐或俯卧取穴。在背部，当第七胸椎棘突下，旁开1.5寸。

八会穴之血会。

【主治及刺法】

微通法：治疗痹症，淋证，湿疹，牛皮癣，产后发热，产后腹痛，呃逆，呕吐，胃出血等。操作时，针尖斜向脊柱，深0.5寸，局部酸胀针感，有时向肋间扩散。不宜直刺过深，以免刺伤内脏。

温通法：治疗牛皮癣（血虚风燥型），经早，经闭（血枯）。火针点刺。

强通法：斑秃，三棱针点刺或挑刺，挤出血数滴加火罐10~15分钟。

【穴性原理】

膈俞为血会，善于调理气血，妇人以血为本，故产后气血虚弱、阴虚内热所导致的产后发热、产后腹痛，以及经早、经闭均可选膈俞治疗。湿疹、牛皮癣可因血分郁热，久而不愈，血燥生风而引起，用膈俞治之，取其治风先治血，血行风自灭之意。膈俞内应横膈，为上中二焦升降之枢纽，关乎水液代谢，有助运化水湿。痹症多因风寒湿外袭，痹阻气血运行，不通则痛，膈俞可运化水湿，又可调理气血，故可治疗痹症、淋证。

【临床应用】

贺普仁教授取血会膈俞治疗皮肤疾病是其临床特色之一。斑秃为一种头部突然发生的局限性脱发，引起发病的原因之一是饮食不节，以致脾胃积热，风盛血燥，临床表现为突然头发成片脱落，轻度瘙痒，伴头晕失眠、心悸健忘，舌淡苔薄白，脉弦细。除用梅花针点刺局部外，重要的是应用膈俞、足三里等穴，以养血祛风。

【文献摘要】

《针灸甲乙经》：癫疾，膈俞及肝俞主之。

《备急千金要方》：膈俞主吐食，又灸章门、胃管；膈俞、谚语、京门、尺泽，主肩背寒痉，肩胛内廉痛。

《针灸大成》：主吐食翻胃。

《类经图翼》：诸血病者，皆宜灸之，如吐血、衄血不已，虚损昏晕，血热妄行，心肺二经呕血，脏毒便血不止。

第四节　肝俞　脾俞

1. 肝俞（见彩插图13-7）

足太阳膀胱经穴

正坐或俯卧取穴。在背部，当第九胸椎棘突下，旁开1.5寸。

肝之背俞穴。

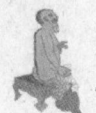

【主治及刺法】

微通法：治疗咳嗽，泄泻，失眠，痿证，痤疮，经乱，痛经，产后发热，青光眼，视网膜炎，视神经萎缩。操作时，针尖斜向脊柱，深0.5寸，局部酸胀针感，有时向肋间扩散。不宜直刺过深，以免刺伤肺脏。

温通法：泄泻（肝郁乘脾型）、痿证（肝肾阴虚型）、经乱（肝郁型）、痛经（肝郁气滞型）、经闭（血枯型），火针点刺。

强通法：痹证，梅花针叩打5分钟至皮肤潮红或出小血滴。黄褐斑（肝郁气滞型），背部痣点挑刺出血数滴加拔罐15分钟。

【穴性原理】

肝俞之所以能主治多种疾病，与肝脏功能密切相关。肝为风木之脏，体阴而用阳，其性刚劲，主动主升，如肝阳生动，上扰肺金，可引起咳嗽；上扰心神，神不守舍则致失眠、癫痫；肝木横克脾土可致泄泻，肝气郁结，经血不畅可致经乱；肝开窍于目，肝火上炎或肝血不足，均可致目失所养。肝气输注的部位为肝俞，故取肝俞是治疗肝脏功能失调的重要穴位。

【临床应用】

肝开窍于目，肝之经脉系于目，肝之精血濡养于目，"肝气通于目，肝和则目能辨五色矣"（《灵枢·脉度》）。"肝受血而能视"（《素问·五脏生成篇》）。因肝的功能失常引起的眼病，贺普仁教授常取本穴施治。如肝肾两虚，精血不能上荣于目之青盲、暴盲，取补肝俞、肾俞、太溪和风池。如暴怒伤肝、肝气上逆、气血郁闭、睛明失用之暴盲，取泻肝俞、太冲。如肾虚肝热、水亏火旺所致之夜盲、青盲，取泻肝俞、行间，补复溜。

肝藏血主筋，为罢极之本，肾藏精，主骨，为作强之官，精血充盛则筋骨坚强。肝肾亏虚，精血不能濡养筋骨经脉，临床表现为下肢及腰脊酸软等肝肾不足型痿证。取补肝俞、肾俞、太溪，以补肝肾益精血以益筋骨；或补肝俞、肾俞、阳陵泉，以补肝肾壮筋骨。

【文献摘要】

《针灸甲乙经》：肝胀者，肝俞主之，亦取太冲。
《针灸大成》：黄疸、鼻酸。

2. 脾俞（见彩插图13-8）

足太阳膀胱经穴

正坐或俯卧取穴。在背部，当第十一胸椎棘突下，旁开1.5寸。

脾之**背俞穴**。

【主治及刺法】

微通法：治疗咳嗽，泄泻，失眠，淋证，痛经，产后腹痛，疳积，百日咳。操作时，针尖斜向脊柱，深1～1.5寸，局部酸胀针感，有时向腰部扩散。不宜直刺过深，以免刺伤肝和肾脏。

温通法：胃下垂、腹痛（脾阳不振型）、泄泻（脾胃虚弱型）、头痛（气血亏虚型）、牛皮癣（风湿热型）、经闭（血枯型），火针点刺。灸3～7壮，或温灸5～15分钟。

强通法：痹证，梅花针叩打。黄褐斑（脾虚血瘀型），背部痣点挑刺加拔罐吸血。

【穴性原理】

脾俞是脾气输注的部位，能主治各种脾胃疾病，与脾胃的生理功能密切相关。脾主运化，输布水谷精微，生清降浊，为生化之源，具有益气、统血，主四肢肌肉等功能。如运化功能失常，气机阻滞则腹痛；生化失职，气血亏虚则头痛、腹痛、经闭；水湿停聚，凝炼成痰，上致咳嗽、外发皮癣；传导失司，清浊不分，则致泄泻。以上诸症均可取脾俞，通过调节脾胃功能而治之。

【临床应用】

贺普仁教授取补本穴等，主治心脾两虚型失眠。其临床特点为多梦易醒，常伴心悸健忘、面黄纳减等心血及脾气虚的征象。取百会、神门、三阴交为基础针方，加上脾俞、心俞补法以健运脾土、养心安神。

咳嗽病位在肺，但有些咳嗽病源在脾，取补脾之背俞穴脾俞，治疗痰浊阻肺型和肺脾两虚型咳嗽。如脾失健运，痰浊内生，壅塞于肺的痰浊阻肺型咳嗽，取脾俞、肺俞、丰隆和中脘；如脾虚及肺，脾肺两虚型咳嗽，补脾俞、肺俞，加补太渊、太白，以补脾益肺、培土生金。

【文献摘要】

《备急千金要方》：虚劳尿白浊，灸脾俞一百壮。脾俞、胃管，主黄疸。

《针灸大成》：黄疸，善欠，不嗜食。

第五节　肾俞　膏肓俞

1. 肾俞（见彩插图13-9）

足太阳膀胱经穴

正坐或俯卧取穴。在背部，当第二腰椎棘突下，旁开1.5寸。

肾之背俞穴。

【主治及刺法】

微通法：泄泻，失眠，痿证，腰痛，水肿，淋证，遗尿，遗精，经乱，痛经，产后发热，产后腹痛，小儿泄泻，青光眼，视神经萎缩。操作时，针尖斜向脊柱，深1.5～2寸，腰部酸胀针感，或有麻电感向臀部或下肢扩散。不宜向外斜刺过深，以免刺伤肾脏。

温通法：头痛（气血亏虚型）、痿证（肝肾阴虚型）、膏淋、水肿、遗精、腰痛、经乱（肾虚型）、经闭（血枯型）、带下病（肾虚型），火针点刺。灸3～7壮，或温灸5～15分钟。

强通法：痫证，梅花针叩打；黄褐斑（肾阳虚衰型），背部痣点挑刺加拔罐吸血。

【穴性原理】

肾俞是足太阳经位于腰部的穴位，与肾脏有内外相应的联系，为肾经经气输注于背部之处。肾为先天之本，生殖发育之源。"男子以藏精，女子以系胞"（《难经·三十六难》）。"胞脉系于肾"（《素问·奇病论》）。与肾虚有关的胎、产、经、带、阳痿、遗精等，都属本穴主治范围。肾主骨，藏精生髓，为作强之官，髓藏骨中，充养骨骼，齿为骨之余，腰为肾之府，脑为髓海，生于肾。肾脉循喉咙挟舌本，肾之津液出于舌下，肾开窍于耳，"目者，五脏六腑之精也。"肾精亏耗、髓海不足、精血亏虚引起的骨、髓、脑、齿、耳、目、腰的病症均可由本穴治疗。足太阳之经筋"上挟脊上项"，足太阳为病的角弓反张和所循行处的经筋拘急、弛缓、麻痹或劳损等也属本穴治疗。

【临床应用】

腰痛是患者的一个自觉症状，病因诸多。贺普仁教授选取本穴施治以下两型腰痛：肾虚型腰痛，表现为腰痛绵绵不休，以酸痛为主，劳累时加重，多伴有下肢酸软无力，耳鸣脱发，足跟痛；风寒湿痹腰痛，多有感寒冷史，痛在腰骶，时有僵硬感，与气候有关，阴雨寒冷天腰痛加重。腧穴共取肾俞、委中，肾虚型加大肠俞和命门，寒湿型加风府和腰阳关。

贺普仁教授曾治疗王姓41岁的男患者，患腰痛6年，6年前渐渐发生腰痛，原因不明，其痛时轻时重，呈酸痛状，稍事休息后可缓解。不能久立、久坐、久行，弯腰困难，有时感局部发凉畏寒，冬季尤甚，常服补肾中药。曾诊为腰肌劳损。现主要表现为腰酸痛，下肢软，畏寒，乏力，精神差，夜寐不安，多梦，舌苔白，脉沉细。取肾俞、中空，加腰局部阿是穴，均用毫针刺法，施用捻转补法。每次留针30分钟，隔日治疗1次。治疗3次后患者感腰部轻松，发僵、发板感明显减轻，酸痛消失。穴法不变，共治疗7次，腰痛消失，局部症状消失，患者精神好。再以数次巩固治疗，临床告愈。

【文献摘要】

《玉龙歌》：肾弱腰痛不可当，施为行止甚非常，若知肾俞二穴处，艾火频加体自康。

《备急千金要方》：消渴小便数，灸肾俞二处三十壮……主喘咳少气百病。

《类经图翼》：色欲过度，虚肿，耳痛耳鸣，肾俞刺三分，"得气"则补。

2. 膏肓俞（见彩插图13-10）

足太阳膀胱经穴

俯卧取穴。在背部，当第四胸椎棘突下，旁开3寸。

【主治及刺法】

微通法：咯血，漏肩风，百日咳。毫针斜向脊柱，进针0.5～1寸，局部酸胀感，针刺不宜过深，以免刺伤内脏。

温通法：慢性咳嗽，哮喘。一般用温和灸30～60分钟，重者艾炷灸5～9壮，蒜泥灸5～9壮，瘢痕灸5～9壮。风寒感冒咳嗽，火罐留罐3～10分钟，或用穴位贴敷法。

【穴性原理】

心下为膏，心下膈上为肓，膏为膏脂，肓为肓膜，膏肓俞即指膏脂、肓膜之气输注于体表的部位。《左传》："公（晋景公）疾病，求医于秦。秦伯使医缓为之。未至，公梦疾为二竖子，曰：'彼良医也，惧伤我，焉逃之？'其一曰：'居肓之上，膏之下，若我何？'医至，曰：'疾不可为也！在肓之上，膏之下。攻之不可，达之不及，药不至焉，不可为也。'公曰：'良医也。'厚为之礼而归之。"说明膏肓是人体深处要害部位，对应膏肓俞为重要穴位。膏肓俞主治很广，能扶助正气，位于胸背部，故其临床一般用于治疗肺脏之虚损劳伤。病久体弱则为虚，久虚不复为损，咯血、百日咳即为肺痨表现。其近治作用对漏肩风，颈背痛也有佳效。

【临床应用】

由于该穴临近肺脏，故现代临床膏肓俞用之很少，但贺普仁教授常取之治疗咯血症。咯血是肺络受伤，血液外溢，以咳嗽、咯血或痰中带血等为主要临床表现，多见于支气管扩张、肺结核等疾病过程中。贺普仁教授治疗咯血症以膏肓俞、肺俞、脾俞和膈俞为基础方，如因燥热伤肺可加尺泽、孔最；如肝火犯肺可加阳陵泉、行间；如属阴虚肺热可加鱼际、水泉。诸穴合用，可清热润肺、清肝泻肺、滋阴养肺而宁络止血。

【文献摘要】

《备急千金要方》：膏肓俞无不治，主羸瘦虚损，梦中失精，上气咳逆，狂惑忘误。

《针灸铜人》：发狂健忘。

《行针指要歌》：或针劳，须向膏肓及百劳。

《采艾编翼》：无所不疗，劳伤积病。

第六节 次髎 长强

1. 次髎（见彩插图13-11）

足太阳膀胱经穴

俯卧取穴。在骶部，当髂后上棘内下方，适对第二骶后孔处。

【主治及刺法】

微通法：痛经等妇科病，石瘕。毫针稍斜下刺，进针深1～2寸，骶部酸胀针感，刺入第二骶后孔针感可放射至小腹部，有时向下肢放散。

温通法：寒湿凝滞型痛经、闭经，火针点刺或灸3～7壮；温和灸15～30分钟。

强通法：痛经、神经性皮炎，三棱针挑刺出血数滴，加玻璃火罐15分钟。

【穴性原理】

次髎穴近胞宫，为足太阳膀胱经穴，属膀胱络肾，肾主生殖，该穴的近治作用和经络作用使其治疗痛经和胞宫疾病有特效。

【临床应用】

贺普仁教授认为次髎可通调冲任，引经气下注，为治疗痛经的经验效穴，治疗肝郁气滞和寒湿凝滞所致之经期小腹疼痛连及腰骶者。前者取次髎、中极、地机、血海和行间，毫针治疗；后者取次髎和中极，火针速刺法，点刺不留针。次髎深度1～3分，中极深度3～5分，诸穴合用，共奏温散寒湿、通经活血之效。

【文献摘要】

《素问·骨空论》：腰痛不可转摇，急引阴卵，刺八髎与痛上，八髎在腰尻分间。

《针灸甲乙经》：腰痛快快不可俯仰，腰以下至足不仁，入脊，腰背寒，次髎主之。

《备急千金要方》：次髎、绝骨、承筋，主腰脊痛恶寒。

《针灸大成》：次髎主妇人赤白带下。

2. 长强（见彩插图13-12）

督脉穴

跪伏或曲膝俯卧取穴。在尾骨端与肛门连线的中点处。

络穴，督脉、足少阴交会穴。

【主治及刺法】

微通法：治疗痢疾，泄泻，摇头风，痔疮，小儿泄泻，弱智。毫针平刺，沿尾骨和直肠之间刺入，深为1.5～2.5寸，局部酸胀针感，可扩散至肛门。

温通法：治疗脱肛，泄泻，痢疾，痔疮。细火针点刺，不留针；或温灸5～10分钟。

【穴性原理】

长强穴位于肛门处，肛门为大肠之门户，有调节大肠之功能，故可用于泄泻、痢疾、脱肛和痔疮。

长强是督脉和足少阴经的交会穴，督脉入络于脑，其支脉和心相联系，足少阴经脉注入于心。脑为元神之府，心主神明，故本穴与人之神有关，可治疗弱智。

【临床应用】

贺普仁教授常选用长强穴治疗摇头风。该病多因年事已高，脾肾渐亏，精血不足，髓海空虚。肝肾同源，肾精亏虚，肝之阴血亦亏，血不养筋，肝阳偏亢，肝风扰动而致头摇不止。表现为摇头不能自控，每于情绪激动、紧张及见生人后加重，睡时摇头停止，醒后又作，舌淡红、苔薄白，脉细弦。穴取长强，用4寸毫针，沿尾骨后缘向上刺入3～4寸，行补法，此法起到益阴养血、平肝熄风的作用。

贺普仁教授曾治疗患摇头风56岁的裴姓女患者，患者头部摇动不能控制数年，病情时轻时重，一般在发怒、情绪波动时加剧。曾诊为脑动脉硬化，未做治疗。后来症状加重，头摇动终日不休，曾服熄风中药3剂，效果不显，时有头晕，烦躁易怒，苔白，脉弦滑。中医辨证为肾阴不足、肝风内动，穴取长强，毫针深刺4寸，行补法，不留针。针后自觉头不自主摇动明显好转，精力集中时自己可以控制。二诊后每天摇动2～3次，较前减轻。治疗5次后，症状缓解，头摇自止。

【文献摘要】

《备急千金要方》：长强、小肠俞，主大小便难，淋癃。

《针灸资生经》：长强、身柱，灸痔最妙。

《百症赋》：刺长强于承山，善主肠风新下血。

《杂病穴法歌》：热秘气秘先长强，大敦阳陵堪调护。

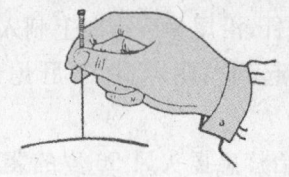

第十四章 效穴发微——上肢部

第一节 少商 后溪

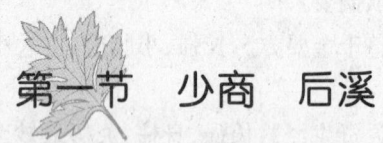

1. 少商（见彩插图 14-1）

手太阴肺经穴

自然松拳取穴。在拇指末节桡侧，距指甲角 0.1 寸。

五输穴之井穴。

【主治及刺法】

微通法：毫针斜刺向上，进针 0.1 寸，针感局部疼痛，可治疗感冒、咳嗽。

温通法：用火针速刺少商，进针 1 分，可治疗中风、无脉症、鼻出血属实证者。

强通法：用三棱针点刺出血豆许，可清利咽喉、开窍醒志。治疗咽喉肿痛、拇指麻木、癫证、厥证。

【穴性原理】

少商是手太阴肺经的井穴，用三棱针或火针点刺出血，具有清热凉血、泻血开闭的作用，是治疗热迫血行之实证和神志突变、意识昏迷等阳实郁闭之证的急救穴。

该穴为肺经穴，向内属肺，咽喉连气道，与肺相通，为肺气之通道，肺系之所属。外感为患，常首犯咽喉，或肺脏内伤，传至咽喉。因此，凡外感或内伤引起的感冒咳嗽、咽喉疾患，都可取本穴。

【临床应用】

鼻出血是鼻腔疾病的常见症状。鼻出血多为单侧，亦可为双侧。本病有虚实之分。实证多因风热犯肺，或嗜食辛辣，胃肠积热，或肝郁化火等因素，致热灼经络、迫血妄行。鼻出血多见血色鲜红、量多鼻干、口渴烦躁、身热便秘、舌红苔黄脉数，当以火针速刺少商，随挤出少量血，此法以清热凉血而止血。

贺普仁教授曾治疗刘姓女患者，42 岁。突然感到心中不适，继而鲜红的血液从口鼻中衄出，当即用冷水淋头而血止。下午稍活动后衄血复出，出血量多不止，感头胀头痛、烦闷、大便干燥、小便黄赤、月经正常。患者声息正常，面苍黄，舌质稍紫，无苔，脉弦数。诊断为肝郁不舒，郁久化热上冲，破血妄行。取中粗火针，用速刺法，点刺少商穴，并挤出少量血液，以达到平肝泻火，清热凉血之目的。

咽炎有急慢性之分。急性咽炎中医称之为喉痹。常因火热客于上焦，而致咽喉肿胀。取本穴点刺放血，用以清肺热，利咽喉，疏卫解表，消散郁热和通畅经络气血，可收辨证取穴和循经取穴之效果,多用于治疗急性咽炎。若是内蕴邪热,外感风热,上蒸咽喉所致者,证见发热恶风,头痛咳嗽等症,配泻曲池和合谷。若肺胃积热,蒸烁咽喉者,证见咽喉红肿,灼热疼痛,痰黄黏稠者,配泻内庭、尺泽以泻热利咽。

【文献摘要】

《窦太师针经》:治喉中一切乳蛾。

《针灸大成》:主颔肿喉闭,烦心善哕,心下满,汗出而寒,咳逆,疟振寒,腹满,唾沫,唇干引饮,食不下,膨膨,手挛指痛,掌热寒栗,鼓颔,喉中鸣,小儿乳蛾。

《百症赋》:少商、曲泽,血虚口渴同施。

2. 后溪(见彩插图14-2)

足太阳小肠经穴

自然半握拳取穴。在手掌尺侧。微握拳,当小指本节后的远侧掌横纹头赤白肉际。

五输穴之输穴,八脉交会穴,通督脉。

【主治及刺法】

微通法:毫针直刺,握拳,从外侧沿掌骨前向内刺入,进针0.5~1寸,后溪透合谷,进针1.5~2寸,局部酸胀针感可传至整个掌部。治疗痔疮、落枕、急性腰扭伤、头项强痛、手指及肘臂挛急。

温通法:火针点刺2分,治疗外感头痛、痉症。

【穴性原理】

后溪为八脉交会穴通于督脉。督脉起于少腹下,循脊柱向上,至项后上头顶;其络于足太阳经会合,贯脊属肾;其支起于目内眦,还出别下项,侠脊抵腰中。手太阳经筋起于小指之上,结于肘部,并上行结于耳后完骨。后溪为五输穴之输穴,《难经·六十六难》曰"输主体重节痛",故后溪治疗督脉病症和循经病症如痔疮、落枕、腰扭伤和头项强痛。

【临床应用】

后溪作为治疗痔疮的基础方穴之一在贺普仁教授临床中广为应用,穴取后溪加长强、承山和阳溪,取其通督脉之理,督脉起于邻近肛门的长强,督脉不和则可生痔疾。若气虚下陷加肾俞,湿热郁滞加曲池,诸穴合用以益气升阳举陷或清热利湿化滞。

落枕症见颈项强痛或微肿,不能左右转侧,或前后俯仰不便,甚则酸楚疼痛延及肩背、头部或扩散到上臂。循经取穴,上病下取,泻后溪以宣畅太阳经脉壅滞。如以项强不能俯仰为主者,加泻足太阳经脉通于阳跷脉的申脉,以宣畅足太阳经脉的壅滞。正如《黄帝内经》曰:项痛不可以俯仰,刺足太阳;不可以顾,刺手太阳也。因睡眠时过渡疲倦,经络气血运行受阻者,加取局部穴位火针点刺,或刺络出血拔罐以温通散寒,舒筋活络。

【文献摘要】

《窦太师针经》:治五痫病,癫狂不识尊卑。

《针灸大成》:主疟寒热,目赤生翳,鼻衄,耳聋,胸满,头项强,不得回顾,癫疾,臂肘挛急,痂疥。

《百症赋》:后溪、环跳,腿疼刺而即轻;阴郄、后溪,治盗汗之多出;治疸消黄,谐后溪、劳宫而看。

第二节　劳宫　合谷

1. 劳宫(见彩插图14-3)

足厥阴心包经穴

正坐或仰卧仰掌取穴。在手掌心,当第二、第三掌骨之间偏于第三掌骨,握拳屈指时中指尖处。

五输穴之荥穴。

【主治及刺法】

微通法:中风、湿疹、鹅掌风、口疮、口臭、心痛等,夜啼、癔病、癫狂痫等神志疾患。毫针直刺0.3~0.5寸,局部酸胀针感。

温通法:艾炷灸3~5壮,艾条温和灸5~10分钟。

【穴性原理】

劳宫为荥穴,配五行属火,火乃木之子,《难经·六十六难》云:"荥主身热",故劳宫穴的特点即是清心热、泻肝火,醒脑开窍,适应于心火上炎之口疮，肝阳上亢引起的中风昏迷。若母病及子，致脾失健运，湿热内蕴，郁于肌肤可现湿疹等皮肤疾病。

【临床应用】

贺普仁教授选用劳宫主要治疗以下疾病。

口腔溃疡：劳宫加照海，用平补平泻手法，以疏表解毒，或滋阴清热。

湿疹：劳宫进针5分，用泻法，加委中、背部痣点点刺或挑刺出血。

鹅掌风：劳宫加曲池、外关、合谷、中渚，毫针用泻法，留针30分钟，以清热利湿解毒。

【文献摘要】

《针灸甲乙经》：风热善怒，心中喜悲，思慕歔欷，善笑不休，劳宫主之。

《备急千金要方》：主大人小儿口中肿腥臭。

《外台秘要》：主热病发热，满而欲呕哕，三日以往不得汗，怵惕，胸胁痛不可反侧，咳喘，尿赤，大便血，衄不止，呕吐血，气逆噫不止，嗌中痛食不下，善渴，口中烂，掌中热，风热，善怒，心中善悲，屡呕，嘘唏，善笑不休，烦心，咳，寒热，善哕，少腹积聚，小儿口中腥臭，胸胁支满，黄疸目黄。

《太平圣惠方》：小儿口有疮浊，龈烂，臭秽气冲人，灸劳宫二穴各一壮，炷如小麦大。

《针灸资生经》：劳宫、大陵，治喜笑不止……当屈中指是，今说屈第四指非也。

《玉龙赋》：劳宫大陵，可疗心闷疮痍。

2. 合谷（见彩插图14-4）

手阳明大肠经穴

自然松拳取穴。在手背，第一、第二掌骨间，当第二掌骨桡侧的中点处。

手阳明经之原穴。

【主治及刺法】

微通法：毫针泻法，顺经斜刺1寸，酸胀针感可向上扩散，有时可至肘。治疗头痛、咳嗽、目赤肿痛、青光眼、眼睑下垂、牙痛、咽喉肿痛、下颌关节痛；毫针泻法或补法直刺0.5～1寸，针感为局部酸胀。治疗半身不遂、臂痛、小儿急惊风、眩晕、面肌痉挛、癫狂、癫痫、风疹、瘙痒、胃痛、呃逆、泄泻、经闭、痛经；毫针合谷透劳宫或后溪，进针2～3寸，针感为手掌麻胀及向指端放散，可治疗手指拘挛或肌肉无力。

温通法：火针点刺2分，治疗咳嗽、呃逆、胁痛、中风、面瘫、痉症、乳癖、痔疮。

有习惯性流产史的孕妇禁针此穴。

【穴性原理】

手阳明大肠经贯颊，经过面部和口唇，鼻及足阳明经相联系；足阳明经和眼相联系，其经别系目系，手阳明之络入于耳中，手阳明经筋结于面部和额颅。根据"经脉所通，主治所及"的原理，故合谷可用于头面及五官诸种疾病的治疗。

肺与大肠相表里。肺属卫外合皮毛，风邪外袭，肺卫首当其冲。手太阴属里属阴，手阳明属表属阳。在表之邪宜轻而扬之，以解表通络祛邪。故应取阳明经穴为主，合谷为手阳明原穴，所以合谷是治疗表证的主穴。故可治疗外邪袭肺或肺卫所致的病症如头痛、咳嗽。

手阳明经属大肠，合谷又为其原穴。《灵枢九针十二原》篇曰："凡此十二原者，主治五脏六腑之有疾者也"，故合谷主治腑症胃痛、呃逆、泄泻。阳明经多气多血，妇女以血为本，合谷善于调气通经止痛，故可用于妇科疾病。

【临床应用】

合谷作为贺普仁教授的常用穴，大多是和太冲相配，称四关穴。其名称出自金元时代针灸医家窦汉卿的《标幽赋》："寒热痹痛，开四关而已之。"《针灸大成》："四关穴，即两合谷、两太冲是也。"四关是对穴，合谷太冲相配伍，一为手阳明大肠经原穴，一为足厥阴肝经原穴。原穴是本经脏腑原气经过和留止的部位，与三焦有密切关系，原气导源于肾间动气，乃人体生命活动的原动力，通过三焦运行于脏腑，为十二经脉之根本，故原穴是调整人体气化功能的要穴。《素问·调经论》曰："人之所有者，血与气耳。"人体活动离不开气血，在发生病变时，也不外乎气血，气为血之帅，血为气之母，"针灸三通法"治病的主要机制就是通过经脉调节人体气血。合谷属多气多血之阳明经，偏于补气、泻气、活血；太冲属少气多血之厥阴经，偏于补血、调血。合谷、太冲二穴相配堪称经典配穴，两穴一阴（太冲）一阳（合谷），一气（合谷）一血（太冲），一脏一腑，一升一降，共同调理全身气血。

合谷、太冲配用泻法，治疗因凡肝阳上亢，风火相煽，或内热炽盛，引动肝风，或肝肾阴虚，气血亏虚，筋失所养，虚风内动，或瘀血内阻，血行不畅，筋脉失养所致的中风、半身不遂病症，有平肝熄风、抗痉止搐之功效。用补法，适用于气血亏虚、筋脉失养之症，如眩晕、高血压、面肌痉挛、小儿急惊风、癫痫等。

【文献摘要】

《窦太师针经》：治目暗，咽喉肿痛，脾寒及牙耳头疼，面肿皆治，量虚实补泻，泻多补少。伤寒无汗则补，有汗则泻。女人有孕者，切不可针灸。

《针灸大成》：疗疮生面上与口角，灸合谷；小儿疳眼，灸合谷，各一壮。

《百症赋》：天府、合谷，鼻中衄血宜追。

第三节　神门　通里

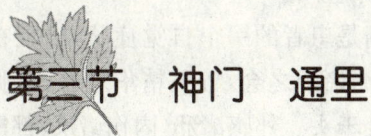

1. 神门（见彩插图14-5）

手少阴心经穴

正坐或正卧仰掌取穴。在腕部，腕掌侧横纹尺侧端，尺侧腕屈肌腱的桡侧凹陷处。

五输穴之输穴，手少阴经之原穴。

【主治及刺法】

微通法：毫针直刺，稍偏向尺侧，进针0.3～0.5，局部酸胀针感，并可有麻电感向指端放散。治疗失眠健忘、心痛心烦、心悸怔忡、痴呆悲哭、癫狂、痫症。

【穴性原理】

神门是心经原穴，为五输穴之输穴，《灵枢·九针十二原》："五脏有疾，当取之十二原。"《素问·咳论》："治脏者，治其输。"心主血脉，心藏神，故心神失养，或心火亢盛，或痰浊蒙心，或气血闭阻引起的神志病和脏器病，均可用神门治之。

【临床应用】

贺普仁教授临床应用此穴常用于治疗失眠症。《素问·灵兰秘典》曰："心者，君主之官，神明出焉。"心藏神，乃神明之府，为精神意识思维中枢。取本穴可补心、清心、镇心安神。补神门、三阴交以补益心脾，养血安神，适用于主心脾血亏型；泻神门、补复溜以滋阴清火，适用于阴虚火旺型；泻神门、内关以镇惊安神，适用于心胆气虚型；泻神门、足三里以消积导滞，和胃安神，适用于胃中不和型失眠。

【文献摘要】

《窦太师针经》：治心内呆痴，泻；癫痫，先补后泻；发狂等症，泻。治健忘失记，喜怒不常，失笑无则，多言。又云：转手勾阳骨开，方可下针。

《针灸大成》：主疟心烦，甚欲得冷饮，恶寒则欲处温中。咽干不嗜食，心痛数噫，恐悸，少气不足，手臂寒，面赤喜笑，掌中热而宛，目黄胁痛，喘逆身热，狂悲狂笑，呕血吐血，振寒上气，遗尿失音，心性痴呆，健忘，心积伏梁，大小人五痫。

《百症赋》：发狂奔走，上脘同起于神门。

2. 通里（见彩插图14-6）

手少阴心经穴

正坐或仰卧取穴。在前臂掌侧，当尺侧腕屈肌腱的桡侧缘，腕横纹上1寸。

手少阴经之络穴。

【主治及刺法】

微通法：毫针直刺，进针0.5～1寸，局部酸胀针感，并沿尺侧向上下传导。

治疗暴喑、舌强不语、心悸怔忡；腕臂痛。

【穴性原理】

手少阴之脉，从心系却上肺，手少阴经别，属于心，上走喉咙，故取手少阴经穴通里可宣肺通闭以治暴喑。心开窍于舌，手少阴之络脉入心中，系舌本，通里为心经之络穴，故本穴是治疗舌强不语之要穴。手少阴心经起于心中并属心，故本穴可宁心安神，以止心悸怔忡。

【临床应用】

贺普仁教授在临床应用中把通里作为治疗弱智儿童必用穴之一。通里治疗小儿五迟,尤其是语迟。小儿先天禀赋不足,如婴儿胚胎时母体患病,或母体素弱、智能不足,或分娩时胎儿产伤,均可致先天之本亏虚,髓海不足,气血不充而致智能障碍。表现为吐字欠清,无语言或仅能片言只语。组方法则为填髓通督,健脑益智。穴取心经络穴通里和哑门共用以通窍增音,治疗舌强不语。针法以补法为主,进针后捻转半分钟即出针,深度0.5寸左右。本病的治疗需要较长疗程,应采取综合措施配合功能训练,从各个方面促进大脑智能的恢复。

【文献摘要】

《窦太师针经》:治虚烦,头面赤,泻补;手臂酸疼,补泻;心虚怕惊,宜补。又法:针5分。

《针灸大成》:主目眩头痛,热病先不乐,数日懊恼,数欠频呻悲,面热无汗,头风,暴喑不言,目痛心悸,肘臂臑痛,苦呕喉痹,少气遗尿,妇人经血过多,崩中,实则支满膈肿,泻之。虚则不能言,补之。

《百症赋》:倦言嗜卧,往通里、大钟而明。

第四节　列缺　养老

1. 列缺(见彩插图14-7)

手太阴肺经穴

正坐或仰卧取穴。在前臂桡侧缘,桡骨茎突上方,腕横纹上1.5寸,即左右两手虎口交叉时,当一手之食指押在另一手腕后桡骨茎突上,食指尖所指小凹陷处。

手太阴之络穴,八脉交会穴之一,通于任脉。

【主治及刺法】

微通法:用1寸半毫针,针尖向肘部斜刺0.5~1寸,针感局部酸胀,可向下传至拇指,向上传至肘部。"得气"后,拇指向后轻微缓慢捻转,留针20~30分。多用于偏正头痛、咳嗽、哮喘、咽痛、鼻渊、颈项疼痛、上肢振颤、手和腕关节疼痛。

温通法:火针点刺1分,治疗哮喘、头痛、无脉症。

【穴性原理】

列缺为肺经穴,肺经向内连属肺脏,肺主肃降,司呼吸,为宗气出入之所。肺开窍于鼻,喉司纳气,内通于肺。外邪侵肺,痰浊阻肺,痰热壅肺,而使肺失清宣肃降,气机出入不利的肺卫和肺系疾患。

该穴为络穴,与相表里的大肠经相连。手阳明大肠经……其支者,从缺盆上颈,贯颊,入下齿中,还出夹口,交人中,左之右,右之左,上夹鼻孔。《灵枢·经筋》曰:手阳明之筋……其支者,上颊,结于鼻;直者,上出手太阳之前,上左角,络头,下右颔。故可以治疗肺经和大肠经经脉、经筋所循病症,如偏正头痛,颈项疼痛,手和腕关节疼痛。

【临床应用】

头痛是患者的一个自觉症状,出现在多种疾病中,头为诸阳之会,五脏精华之血、六腑清阳之气皆上会于头。外感诸邪,内伤诸疾,都能引起头痛。针灸治疗同样是以脏腑经络学说为基础,根据病因、病位、病机、疼痛特点以及体征,运用四诊八纲,进行辨证施治,选取腧穴。不能只根据"头项循列缺",即凡头痛均取列缺的这种不加辨证分析的治疗方法。本穴虽是治疗头痛的常用穴和有效穴,但用泻法对外感风寒或风热或痰热引起的头痛、偏头痛、咳嗽、哮喘等病症有显著疗效。若风寒犯肺无汗者,配泻肺俞、风门以疏风散寒、解表宣肺;若风热犯肺,配合谷以疏风清热、宣肺止咳。

贺普仁教授擅长用列缺对穴,如列缺与合谷相配伍称原络配穴法,是根据脏腑经络的表里关系配合应用。二穴相配,运用泻法,治疗外感表证。列缺配照海,《八脉交会八穴歌》曰:"列缺任脉行肺系,阴跷照海膈喉咙",通于任脉的列缺穴和通于阴跷脉的照海穴,适合于肺系咽喉和胸膈,二穴配伍，主治咳嗽、咽痛属肺肾阴虚者。

【文献摘要】

《针灸甲乙经》：主偏风口㖞斜，手肘无力，半身不遂，掌中热，口噤不开，寒热疟，呕沫咳嗽，善笑，纵唇口，健忘，溺血，精出，阴茎痛，小便热，癫惊妄见，面部四肢臃肿，肩痹，胸背寒栗，少气不足以息，尸厥寒厥……

《窦太师针经》：治咳喘，寒补，热泻；头疼重如石，泻。又治牙疼，吐血，偏正头痛，看虚实补泻。

2. 养老（见彩插图 14-8）

手太阳小肠经穴

正坐或正卧取穴。在前臂背面尺侧，当尺骨小头近端桡侧凹陷中。取穴法：①屈肘，掌心向胸，在尺骨小头的桡侧缘上，与尺骨小头最高点平齐的骨缝中是穴。②掌心向下，用另一手指按捺在尺骨小头的最高点上，然后掌心转向胸部，当手指滑入的骨缝中是穴。

手太阳小肠经之郄穴。

【主治及刺法】

微通法：毫针斜刺，向内关方向，进针 1～1.5 寸，手掌和手腕酸麻针感，可向肩肘传导，治疗肩背肘臂痛。掌心向胸，肘方向斜刺 0.5～0.8 寸，治疗急性腰痛。

温通法：治疗颈肩腰腿痛，艾炷灸 3～5 壮，艾条温和灸 10～20 分钟。

【穴性原理】

养老是手太阳经的郄穴，善于通经止痛，用于手太阳经脉循行所过之处的急性疼痛。手太阳经在背部交会于督脉和足太阳经，故又可用于急性腰痛的治疗。

【临床应用】

该穴善于治疗老年阳气不足引起的目视不明，颈肩腰腿痛，故名养老。现代颈椎病、腰椎病日益年轻化，视力也提前退化，故养老穴已广泛运用于各年龄组。贺普仁教授取养老多治疗急性腰痛，多因腰肌劳损或外受风寒，或突遭外伤，引起局部气滞血瘀，经脉闭阻不通。取养老加昆仑，可疏通经气、活络止痛。

【文献摘要】

《针灸甲乙经》：肩痛欲折，养老主之。

《备急千金要方》：养老、天柱，主肩痛欲折。

《百症赋》：目觉䀮䀮，急取养老、天柱。

《类经图翼》：张仲文传灸治仙法，疗腰重痛，不可转侧，起坐艰难，及筋挛，脚痹不可屈伸，养老穴也。

《人体特效穴位》：配胰俞、肾俞、脾俞、肺俞，施补法，治疗糖尿病。张永臣博士经验：本方有降血糖的作用，但针刺疗程要长，一般 1 个月为 1 疗程，最少要针刺 3 个疗程。配光明，施补法，治疗青光眼、白内障，有降眼压的作用。

第五节 内关 外关

1. 内关（见彩插图 14-9）

手厥阴心包经穴

正坐或正卧仰掌取穴。在前臂掌侧，当曲泽与大陵的连线上，腕横纹上 2 寸，掌长肌腱与桡侧腕屈肌腱之间。

络穴，八脉交会穴，通阴维。

【主治及刺法】

微通法：胸痹、惊悸：毫针斜刺，针尖向上，进针 1.5 寸，酸胀针感可扩散至肘、腋下和胸部；胃痛、呕吐、呃逆、晕厥、癫狂、不寐、脏躁、头痛、眩晕、瘿气、梅核气：毫针直刺 0.5～1.5 寸，可透外关，局部酸胀针感，麻木感可扩散至指尖；手指麻木，毫针斜刺，针尖向下略偏向桡侧，进针 0.3～0.5 寸，有麻电感扩散至指端。

温通法：胸痹、头痛、胃痛、胃缓、呕吐、黄疸：细火针穴位点刺，或灸 3～7 壮，或温灸 5～15 分钟。

【穴性原理】

内关是手厥阴心包经的络穴，和与其相表里的手少阳三焦经相联系，三焦作用于全身气化，内关又是八脉交会穴之一，通于阴维脉，阴维脉的功能是维络诸阴,它联系着足太阴、少阴和厥阴,并会于任脉,还与足阳明经脉相合,这些经脉都循行于胸脘、胁腹,阴维脉的病症是心痛、胃痛、胸腹痛,《难经·二十九难》曰:"阴维为病苦心痛"。故内关穴理气散滞、通畅心脉,可治疗胸痹和惊悸等症,有调理气机、理气和胃的作用,可治疗胃痛和胃缓等症。

手厥阴心包经属心包,系心脏,心主血脉、主神明、藏神,故可以治疗神志方面的病变。如肝郁化火、上扰神明的癫狂、不寐等。

内关为络穴,直接与手少阳三焦经相连,三焦主一身之气化,手厥阴心包经与足厥阴肝经同名经,同气相应,故内关有疏肝理气、平肝潜阳的作用,可治疗肝阳上亢引起的头痛、眩晕等病症。

手厥阴心包经"循臑内,行太阴、少阴之间,入肘中,下臂,行两筋之间,入掌中,循中指,出其端,其支者,别掌中,循小指次指出其端。"故可治疗手指麻木病症。

总之,内关的主治病症与其是络穴、八脉交会穴通阴维脉的特性和经脉循行相关。

【临床应用】

内关是临床常用穴,治疗病种广泛,贺普仁教授常用该穴治疗神志、胃心胸的病变。

晕厥:取内关,加人中、合谷、太冲以回阳醒脑、清心开窍。

癫狂:取内关,加合谷、太冲、丰隆、颊车、心俞、譩譆,毫针刺入上穴,进针5分~1寸,气海补法,诸穴合用以开郁化痰安神、清心泻热、醒脑开窍。

脏躁:取内关,加素髎、合谷、太冲、中脘、心俞、神门,以毫针刺入上述穴位,进针5分~1寸,用泻法留针1小时,诸穴合用以平肝降逆、理气宽胸。

胸痹:取内关透郄门,以4寸毫针刺左侧内关穴沿皮平刺向上透郄门,用补法,共奏益气养阴、温阳通络的功效。

呃逆:取内关,加足三里、气海、期门、左章门、右合谷,以毫针刺入,进针5分~1寸,用补法,诸穴合用以降气和胃平呃。

胃下垂:取内关,加脾俞、胃俞、中脘、足三里,取细火针,点刺上述穴位,不留针。共起补中益气、升阳举陷之作用。

贺普仁教授曾治疗一位脏躁患者,23岁吕女士。全身抽搐9小时,因昨晚恼怒,胸闷不舒,至凌晨4点开始抽噎,伴四肢抽搐,胸中苦满,嗳气有声,头痛如裂,食物不下,欲咽不能。查患者呼吸不畅,全身肌肉抽动,舌苔黄厚,脉沉弦。辨证为肝气久郁,恚怒膈逆,治以平肝降逆,理气宽胸。取内关、素髎、合谷、太冲。用泻法,留针1小时,针后抽搐即解。

隔日二诊,抽搐已缓解,下午间或发作,睡眠尚稳,仍头痛,不思饮食。三诊,患者已能独自来诊,抽搐未发,饮食转佳,除身倦头稍痛外,诸症悉平。

【文献摘要】

《针灸甲乙经》:心澹澹而善惊恐,心悲,内关主之。

《备急千金要方》:凡心实者,则心中暴痛,虚则心烦,惕然不能动,失智,内关主之。

《玉龙赋》:取内关于照海,医腹疾之块。

2. 外关(见彩插图14-10)

手少阳三焦经穴

正坐或仰卧俯掌取穴。在前臂背侧,当阳池与肘尖的连线上,腕背横纹上2寸,尺骨与桡骨之间。

络穴,八脉交会穴,通阳维。

【主治及刺法】

微通法:头痛、感冒、咽喉疼痛、疟腮、鹅掌风、牙痛:毫针直刺1~1.5寸,可透内关,局部酸胀针感;胁痛、肩痛、肘臂屈伸不利:毫针斜刺,针尖向上,进针1.5寸,局部酸麻涨可扩散至肘部。

温通法:疟腮、头痛,细火针局部点刺,或温灸5~15分钟。

【穴性原理】

外关是手少阳三焦经穴,又是八脉交会穴之一,通于阳维脉,阳维脉的功能是"维络诸阳"而主表,故有解表祛热的作用,治疗感冒。手少阳经脉循头之偏侧、颊部,入耳中,因其散风解表清热作用,故可治疗外感风热,或三焦火盛上扰之偏头痛、咽喉肿痛;"手少阳三焦经之脉,起于小指次指之端,上出两指之间,循手表腕,出臂外两骨之间,上贯肘,循臑外上肩,而交出足少阳之后……"。按"经脉所行,主治所及"之理,可治疗肩痛、肘臂屈伸不利。

【临床应用】

贺普仁教授取外关治疗外感头痛,正如《经验特效穴歌诀》云:头痛发热外关安;《杂病穴法歌》云:一切风寒暑湿邪,头痛发热外关起;《拦江赋》云:伤寒在表并头痛,外关泻动自然安。临床应用上循经取穴应结合辨证取穴,如泻外关,加泻丘墟,治疗少阳头痛,共奏宣通少阳、通络止痛之功效。如因风热引起的头痛,针泻外关以清热解表、加合谷以疏散风热、通络止痛;因风寒引起的头痛,针泻外关以宣阳解表,加列缺,以疏卫解表、通络止痛。

贺普仁教授认为外关是治疗痄腮的重要穴位。痄腮即流行性腮腺炎,以发热、耳下腮部肿痛为主的急性传染病,以冬春季发病最多,多见于5～15岁儿童。起病时可有发热,1～2天后可见以耳垂为中心漫肿,边缘不清,皮色不红,压之有通感,通常见于一侧,然后见于另一侧,整个病程1～2周。病情重者可见高热烦渴,并发睾丸肿大,神昏惊厥,舌苔黄腻,脉滑数。取泻外关、合谷、颊车、翳风。如高热不解,可大椎、少商放血;如睾丸肿大,加针大敦和曲泉;如神昏惊厥,加人中。诸穴合用,起到疏风清热、解毒消肿的作用。

【文献摘要】

《针灸甲乙经》:耳炖炖浑浑无所闻,外关主之。

《针灸铜人》:治肘臂不得屈伸,手五指尽痛不能握物,耳聋无所闻。

《医学纲目》:胁肋痛,取外关透内关泻之。

第六节 支沟 曲池 臂臑

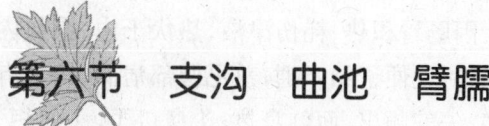

1. 支沟(见彩插图14-11)

手少阳三焦经穴

正坐或仰卧俯掌取穴。在前臂背侧,当阳池与肘尖的连线上,腕背横纹上3寸,尺骨与桡骨之间。

五输穴之经穴。

【主治及刺法】

微通法:胁痛、便秘、水肿、蛔虫症,毫针直刺1～1.5寸,局部酸胀针感,麻木感可向肘部或指端扩散。

强通法:胁痛,三棱针点刺放血。

【穴性原理】

手少阳三焦经首先与足少阳胆经同名经同气相求,足少阳胆经循胁里过胁肋。其次与表里经手厥阴心包经相连,手厥阴心包经循胸出胁,故可以治疗胁痛。三焦主气,有调理气机主气化作用,支沟是手少阳三焦经荥穴,配五行属火,该穴可清泻三焦相火,梳理三焦气化功能,故凡气血阻滞、三焦火盛引起的胁肋痛、便秘和水肿等均可取支沟治之。

【临床应用】

贺普仁教授选支沟,治疗情志失和、肝气郁结、气机不畅、脉络痹阻和气滞血瘀、阻滞脉络的胁肋痛。支沟透间使,以理气、通络、止痛。若症见胁肋掣痛、烦热口干、二便不畅、舌红苔黄、脉象弦数等气郁化火征象的胁肋痛,可针泻支沟、行间以清肝调气。

支沟又为治疗便秘之要穴,取泻本穴,用以清热、理气通便,治疗虚秘、热秘和气秘。临床应用如下。

因精血枯燥、津液亏损、肠内干涩、失其滋润的虚秘(血虚),大便不干,便意频,但排便费力,便

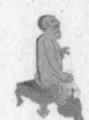

后汗出,兼见口干心烦、舌剥脉象细数者,取泻支沟、丰隆,加复溜、足三里以养血生津、清热通便。

因肠胃积热、耗伤津液、热伏于内、燥热内结的热秘,大便干结不通,兼见腹部痞满、按之有块作痛、矢气频出、面红身热、头痛口干、小便短黄、舌苔黄燥、脉滑实,取泻支沟、丰隆、内庭、天枢以清热通便。

因情志不舒、气机郁滞不能宣达,通降失常、传导失职所引起的气秘,大便秘而不甚干结、腹部胀满、连及两肋、嗳气频作、纳少、苔薄白、脉弦,取泻支沟、丰隆,加中脘、太冲以行气导滞、通肠治秘。

【文献摘要】

《针灸甲乙经》:暴喑不能言,支沟主之。

《针灸铜人》:治热病汗不出,肩臂酸重,胁腋痛,四肢不举,霍乱呕吐,口噤不开。

《玉龙赋》:肚痛秘结,大陵合外关于支沟。

2. 曲池(见彩插图14-12)

手阳明大肠经穴

正坐或正卧曲肘取穴。在肘横纹外侧端,屈肘时当尺泽与肱骨外上髁连线中点。

五输穴之合穴。

【主治及刺法】

微通法:毫针顺经斜刺1.5寸,"得气"后,大幅度提插泻法,治疗咽喉肿痛、牙痛、目赤肿痛、颈部淋巴结炎;毫针泻法直刺1.5寸,局部酸胀,治疗腹痛、泄泻、丹毒。

温通法:火针点刺局部,治疗咳嗽、泄泻、头痛、中风、上肢疼痛,水肿、上肢扭伤、乳癖、丹毒、经早、阴痒、网球肘、瘾疹、瘰疬。

强通法:三棱针点刺放血,治疗银屑病、面痛、麦粒肿。

【穴性原理】

阳明为两阳之合,其火通明,言其阳气隆盛。曲池为阳明经合穴,合为汇合之意,犹江河入海,言其经气最盛,故曲池通调经络作用当为之最;本穴配五行属土,土乃火之子,施泻法,其清热作用亦当为之最。故曲池的作用特点是清热和通络。

清本经所循器官之热,如咽喉肿痛、牙痛、目赤肿痛,泻之治疗风热,湿热毒邪蕴于皮肤所致瘾疹、丹毒。疏通经络,治疗上肢疼痛、上肢不遂、网球肘、瘰疬等。《灵枢·邪气脏腑病形》曰:"合治内腑",本穴是大肠合穴,应治大肠腑病,如腹痛、泄泻。

【临床应用】

贺普仁教授用针灸治疗颈部淋巴结炎可获得较好的临床效果。该症初起时单个淋巴结肿胀,压痛,继而则发生淋巴结周围炎,数个淋巴结粘连在一起,形成硬块,压痛明显,并有不同程度的全身反应,如高热、寒战、头痛、食欲不振等,重者高热不退、便干尿赤,局部化脓,按之应指,舌红苔黄,脉滑数。他用4寸毫针,刺入曲池后将针平卧,针尖向上沿皮刺入4寸,配肩井,二穴均用泻法,可获清热解毒,散结通络之功效。

曲池还常用于治疗皮肤病,如火针刺曲池治疗荨麻疹。该病因腠理疏松、卫外不固,风邪遏于肌肤而发病;或因膏粱厚味,鱼虾荤腥,胃肠积热,复感风邪,内不得泄,郁于肌肤而发疹。临床可见皮肤突然出现疹块,此起彼伏,疏密不一,或块或片,瘙痒异常,发病迅速,消退亦快。若属风邪外袭,多伴发热恶风,自汗身痛,舌苔薄白,脉浮缓;若属胃肠积热,多伴脘腹疼痛,大便秘结,舌苔黄腻,脉滑数。穴取曲池和血海以祛风清热,凉血止痒。操作上用中粗火针,速刺法,点刺不留针,深度1~3分。加风市以疏散风邪,或加内庭以清胃肠积热。

贺普仁教授曾用放血疗法配合中药治疗银屑病12例:其中男性9例,女性3例;年龄14~50岁,病程1~20年以上;进行期7人,静止期3人,亚急性期1人,消退期1人。采用放血疗法,每周1次,12次为一个疗程。穴取曲池、曲泽、尺泽、委中,以上诸穴三棱针缓刺法放血。随证加减:头部皮损严重者加大椎、率谷、百会、太阳、印堂,多次放血效果不显者加膈俞,顽固皮损在肘膝以下者加手足十二井。治疗结果:基本痊愈3例,显效3例,好转6例。在12例中,2例放血时有头晕反应,2例发生自汗,但不影响继续治疗。

【文献摘要】

《针灸甲乙经》:伤寒余热不尽。胸中满,耳前痛,齿痛,目赤痛,颈肿,寒热,渴饮辄汗出,不饮则皮干热。目不明,腕急,身热惊狂,躄痿痹重,瘈疭。癫疾吐舌。曲池主之。

《窦太师针经》:治半身不遂,手臂酸痛,拘挛不开,先泻后补;两手拘挛,先补后泻。

《百症赋》:半身不遂,阳陵远达于曲池。发热仗少冲、曲池之津。

3. 臂臑(见彩插图14-13)

手阳明大肠经穴

正坐或正卧取穴。在臂外侧,三角肌止点处,当曲池与肩髃连线上,曲池上7寸。

【主治及刺法】

微通法:毫针斜刺,向上刺入三角肌中,穴位1寸深,先补后泻,针感为局部酸胀,留针30分钟,治疗斜视、复视、近视、麦粒肿、视神经萎缩。

温通法:火针点刺3~5分,治疗中风、痹症等。

【穴性原理】

阳明经多气多血,手阳明之络脉入耳中,与耳目所聚集的经脉(宗脉)会合。又因臂臑是手阳明、手足太阳、阳维之会穴,而手足太阳经又交汇于睛明,阳维起于金门,沿足少阳循经上行,过臂臑后,复沿手足少阳经上头,交于治疗眼病的阳白、头临泣、目窗、风池等穴。故本穴善治眼病。

【临床应用】

用臂臑治疗眼病是贺普仁教授临床实践之结晶,每每获得显著疗效。他曾治疗患有斜视的11岁女孩,患儿半年前因外伤后造成颅底骨折,左耳膜破裂,左眼斜视(斜15°),辨证为外伤后瘀血阻滞经脉,目窍失于荣养,选用臂臑和听宫,用毫针刺穴位8分深,先补后泻,以达通经活络、调气血明目之目的。治疗8次后经同仁医院复查视力好转,左眼内斜小于5°。又经一个月治疗后复查,双眼球位置基本正常,原来复视也消失。经追访,疗效稳定,未见异常。

【文献摘要】

《针灸甲乙经》:寒热,颈疬,适肩臂不可举,臂臑俞主之。

《太平圣惠方》:宜灸不宜针,日灸七壮,至一百壮……若针,不得过三五分,过多恐恶。慎冷食滑菜盐醋冷浆水等。

《类经图翼》:臂痛无力,寒热瘰疬,颈项拘急。

《百症赋》:五里、臂臑,生疬疮而能治。

《针灸学简编》:主治发热恶寒,颈项拘急,肩端红肿,肩背疼痛,臂不得举,淋巴结结核……有疏通经络,止痛镇痛作用。配肩髃(臂臑透肩髃)是针麻肺切除手术配方之一。

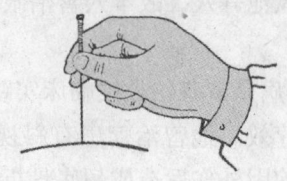

第十五章 效穴发微——下肢部

第一节 环跳 伏兔

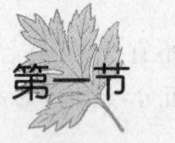

1. 环跳（见彩插图 15-1）

足少阳胆经穴

俯卧或侧卧取穴。在股外侧部，侧卧屈股，当股骨大转子最凸点与骶管裂孔连线的外 1/3 与中 1/3 交点处。

足少阳、太阳之会。

【主治及刺法】

微通法：中风，阳痿，腰腿痛，皮肤瘙痒症。毫针直刺，针尖向外生殖器方向，进针 3～3.5 寸，局部酸胀针感，或麻电感向下肢放散；毫针直刺或左右探刺，进针 2～3 寸，局部酸胀针感，可扩散至髋关节。

【穴性原理】

环跳是足太阳膀胱经和足少阳胆经的交会穴。足太阳经分布于腰、臀和下肢的后面；足少阳胆经分布于髂部和下肢的外侧部；足太阳和足少阳经筋结于踝、膝、腘、臀和骶部；在经脉病候上，足太阳"主筋所生病"，足少阳经"主骨所生病"，筋和骨是人体结构的主体，关系着人的运动。根据经络的分布，经络的主病，结合环跳穴位于髋部，为下肢运动之枢纽，所以环跳是治疗腰腿痛、中风下肢不遂瘫痪的主穴。

足少阳经脉，出气街，绕毛际，横入髀厌中；足少阳经别，绕髀入毛际，合于足厥阴；足厥阴经，环阴器。因环跳是两阳经交会穴，通过其相表里的足厥阴肝经和足少阴肾经的联系，所以本穴可治疗男子阳痿病症。

【临床应用】

环跳是治疗各种原因所致的坐骨神经痛的主穴，具通经活络、化瘀止痛之功，对风湿性疾病、类风湿性疾病以及肌肉肌腱疾患所致的腰部及下肢疼痛均有良好的效果。该穴还常用于治疗中风引起的下肢半身不遂，对下肢运动功能障碍确有良好的治疗作用。

贺普仁教授还用本穴治疗遗精和阳痿：如遗精症，以 4 寸毫针刺入环跳 3 寸半深，刺入朝阴部方向，用补法，针感传至少腹或阴茎，此法可振奋阳气、固摄精关；如阳痿症，穴取环跳，刺法同上，加用关元、大赫和三阴交，以补益肾阳。

贺普仁教授曾治一例阳痿患者，28 岁，患阴茎不举 2 周。2 周前新婚之夜发现阴茎勃起不能，当夜性生活失败，患者有遗精病史，伴早泄，食欲、二便正常。患者面黄，舌苔白，脉弦滑，两尺脉弱。辨证为肾气不足、宗筋失濡，治宜补益肾阳、通经活络。取穴环跳，用4寸毫针，以针感向少腹或阴茎放散为度。每天治疗1次，留针30分钟。针后当晚阴茎勃起，性交成功。经2次治疗，疾病痊愈。

【文献摘要】

《针灸甲乙经》：腰胁相引痛急，髀筋瘛胫，胫痛不可屈伸，痹不仁，环跳主之。

《针灸铜人》：治冷风湿痹，偏风半身不遂，腰胯痛不得转侧。

《百症赋》：后溪、环跳，华佗刺蹙足而立行。

2. 伏兔（见彩插图15-2）

足阳明经胃穴

跪姿取穴。在大腿前面，当髂前上棘与髌底外侧端的连线上，髌底上6寸。

【主治及刺法】

微通法：屈膝跪坐，毫针直刺2.5寸，酸胀针感可至膝部。治疗坐骨神经痛。

仰卧，毫针直刺，局部酸胀感，治疗腿痛痹症。

温通法：火针点刺3～5分，治疗中风、痹症、小儿痿证。

【穴性原理】

伏兔为足阳明经穴。足阳明经筋起于足部的次中和无名趾，结于足跗上面，斜向外侧上行，分布于外辅骨，上结于膝外侧，直上结于髀枢，上循肋胁，连属于脊柱；其上循胫结于膝，分支络于外辅骨，合于足少阳；从膝部直上结于髀部，会聚于阴器。又足少阳经筋，起于足无名趾上，上结于外踝，上循胫外侧结于膝外侧；其分支起于外辅骨，上走髀，前面的结于伏兔上部，后面的结于尻骶。可见足阳明经筋经与足少阳经筋相连，《针灸大成》云：伏兔为脉络所会也。坐骨神经痛多数为足少阳胆经病变，痛疼多沿胆经循行放散，足阳明经多气多血，取之可行气活血，一穴伏兔，兼通二经筋，泻之可行气活血，通筋止痛。

【临床应用】

跪取伏兔是贺普仁教授临床常用显效穴之一，特别是治疗坐骨神经疼，可获立竿见影之效。

治疗时，患者体位很重要，一定是屈膝跪取，毫针直刺2.5寸，提插泻法，酸胀针感强烈，可放射至膝部，根据患者耐受情况，留针15～20分钟，仅此单穴，不必添加他穴。

曾治一位徐姓男患者，27岁，因夜间受风，今晨起突发右腿疼痛，疼甚不能正常行走，坐卧不宁，嘱患者屈膝跪坐，取伏兔穴，毫针直刺2.5寸，大幅度提插之泻法，患者刚跪坐时痛苦状，须用两手支撑，方能坐位，针后1分钟，患者感觉疼痛减轻，手不用支撑，身体可后移，臀部可坐于足上，留针20分钟后，疼痛消失，步履如常，感觉神奇。

【文献摘要】

《针灸甲乙经》：寒疝，下至腹腠，膝腰痛如清水，大腹诸疝，按之至膝上。

《窦太师针经》：主膝冷不得温，风劳痹逆，狂邪，手挛缩……

《备急千金要方》：狂邪鬼语，灸伏兔。

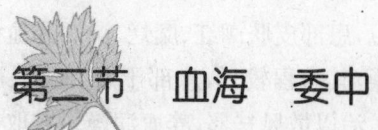

第二节　血海　委中

1. 血海（见彩插图15-3）

足太阴脾经穴

仰卧或正坐屈膝取穴。在大腿内侧，髌底内侧端上2寸。

【主治及刺法】

微通法：毫针直刺，进针1～2寸，局部酸胀针感，有时向髋部扩散。

治疗经闭、痛经、月经不调；湿疹、瘾疹、皮肤瘙痒、丹毒；股内侧痛。

温通法：火针点刺3～5分，治疗胁痛、行痹、痉证、扭伤、丹毒、湿疹、经闭、阴痒。

【穴性原理】

足太阴脾经为多血之经，脾主统血，能益气，故有气为血帅、气行则血行之理。血海意即血液会聚之处，即本穴具有调血之功，用于与血有关的病症。妇人以血为本，故可治疗诸多妇科病。

血来源于水谷精微，生化于脾，总统于心，贮藏于肝，施泻于肾，注之于脉，血脉循道，润养全身。气血失调是主要发病机制之一。思虑、劳倦、气滞、肝火、痰火、寒凝、湿热、气虚、热邪、损伤等因使五脏功能失常，均能导致血行障碍、瘀血闭阻、血热妄行、阴血不足、新血不生等病理变化。血海为阴血之海，既可调血，又为脾经穴，具有养血行血、凉血调血之功，上述之因所导致的与血有关病症，如血虚、血瘀、血燥、热耗阴血所出现的皮肤病均可使用。

【临床应用】

血海是贺普仁教授治疗皮肤病的常用穴位之一，对慢性瘙痒型皮肤病有明显效果，如牛皮癣，西医称神经性皮炎。该病初起多由风湿热邪郁于肌肤经络，皮肤失养所致，日久耗伤阴血，血虚生风化燥而使病情缠绵难愈，每因情志不遂或搔抓等诱因而使病情加剧。皮损好发于颈部、肘、膝关节屈侧、会阴、大腿内侧等处。如属外邪蕴阻，其病程较短，患部皮肤潮红、糜烂、湿润和血痂；如属血虚风燥，其病程较长，患部干燥、肥厚、脱屑，状如牛皮。治以散风祛邪，养血润燥。穴取血海、曲池、风市，以凉血泻热散风；加肺俞、风门，以驱散表邪；或加膈俞以养血行血。

【文献摘要】

《针灸甲乙经》：若血闭不通，逆气胀，血海主之。

《针灸大成》：暴崩不止，血海主之。

《百症赋》：疮癣兮冲门、血海强；抑又论妇人经事改常，自有地机、血海。

2. 委中（见彩插图15-4）

足太阳膀胱经穴

俯卧取穴。在腘横纹中点，当股二头肌腱与半腱肌肌腱的中间。

五输穴之合穴。

【主治及刺法】

微通法：腰痛，湿疹。毫针直刺，进针深0.5～1寸，局部酸胀针感，或有麻电感向足底放散。

温通法：温灸3～5分钟。

强通法：治疗牛皮癣，呕吐，泄泻，阴痒（肝经湿热），神经性皮炎，急性腰扭伤。三棱针缓刺出血至血液自然凝固。

【穴性原理】

委中为足太阳经合穴，合穴如江河水流汇入湖海，经气最为旺盛，调节气血的作用较强，委中又为血之郄穴，善治血分病，风邪入血分，致气血壅滞，发于体表，可致皮肤疾病。太阳主开，位于体表，易感受外伤，《难经·八十八难》："合主逆气而泄。"若外邪由太阳直中胃肠（阳明），则呕吐、泄泻。

足太阳经脉从腰中下挟脊贯臀，过髀枢，入腘中，根据"经脉所通，主治所及"的原理，委中可治腰痛，故前人有"腰背委中求"之说。

【临床应用】

委中穴位居血管丰富之处，是强通法临床应用的常用穴。"菀陈则除之"（《灵枢·九针十二原》），"血有余则泻其盛经，出其血……病在血，调之络"（《素问·调经论》）。用三棱针点刺委中血络出血，对瘀血阻络、血热壅闭、邪毒蕴郁、热郁肌肤、暑湿秽浊、暑热郁闭、血随气升、热入血营、汗闭高热、气血郁滞等导致的急性热病、闭证、疮疡、疖肿、丹毒、霍乱、暑病以及腰痛，可有一定功效。

贺普仁教授用委中放血治疗牛皮癣疗效甚佳。先用止血带系在委中穴的上端，常规消毒，右手持三棱针，对准委中怒起的静脉，徐徐刺入脉中，约0.5～1分左右，然后缓缓将针退出，血即流出，待黑色血出尽，变为赤色，再将止血带松开，以消毒棉球按压针孔，其血即可自行停止。但切忌针刺过深，以免穿透血管壁，造成血液内溢。若治疗后局部发生血肿，可以用手挤压出血，或用火罐拔出。如血肿不退，还可局部热敷，促使血肿消散。

【文献摘要】

《类经图翼》：大风眉发脱落，太阳疟从背起，先寒后热，熇熇然，汗出难已，头重转筋，腰脊背痛，半身不遂，遗溺，小腹坚，足软无力。凡肾与膀胱实而腰痛者，刺出血妙，虚者不宜刺，慎之。此穴主泻四肢之热。委中者,血郄也,凡热病汗不出,小便难,衄血不止,脊强反折,瘛瘲癫疾,足热厥逆不得屈伸,取其经血立愈。

《针灸聚英》：霍乱上吐下泻,或腹中痛绞,刺委中。

《百症赋》：背连腰痛,白环、委中曾经。

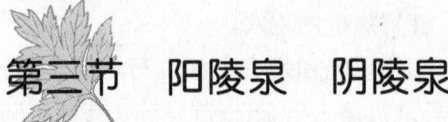

第三节　阳陵泉　阴陵泉

1. 阳陵泉（见彩插图15-5）

足少阳胆经穴

仰卧或侧卧取穴。在小腿外侧,当腓骨头前下方凹陷处。

五输穴之合穴,八会穴之筋会。

【主治及刺法】

微通法：黄疸、胁痛、眩晕、中风、痹症、咳嗽、咯血、胆道蛔虫症、蛇丹。毫针直刺,向胫骨后缘斜下进针1.5～2寸,局部酸胀针感可向下扩散。

温通法：火针点刺3分,治疗咳嗽、胁痛等。

【穴性原理】

阳陵泉是八会穴之一,《难经·四十五难》云：筋会阳陵泉。因足三阳经筋和足三阴经筋均结聚于膝,《素问·脉要精微论》提出"膝者筋之府。"所以膝下穴阳陵泉具有舒筋通络的作用,主治筋脉病症、膝关节病症、下肢疼痛病症、下肢活动不利病症。

该穴是足少阳胆经之合穴,又是胆腑之下合穴。《素问·邪气藏府病形》曰："合治内府",故阳陵泉善治胆腑病症。

【临床应用】

黄疸、胁痛是常见病症,可发生于急性胆囊炎和胆石症的疾病过程中。肝胆气郁,经络不通则见胁痛；郁而化火,脾虚生湿,湿热蕴结,则发黄疸；湿热蕴结,煎熬胆汁,则生砂石。贺普仁教授认为阳陵泉是治疗上述病症的主要腧穴,如见肝郁气滞型,表现为右胁阵发性绞痛或窜痛,口苦咽干,头晕,食欲不振,舌苔薄白或薄黄,脉弦或弦数等,取泻阳陵泉、丘墟、太冲,以疏肝理气、清热利胆；如遇肝胆湿热型,表现为右胁持续性胀痛,阵发性加剧,口苦咽干；发热畏寒,或寒热往来,身目色黄,尿黄便秘,舌质红,舌苔黄腻,脉象弦滑,取泻阳陵泉、丘墟,加上利胆退黄之经验效穴腕骨,共奏清胆利湿、疏肝理气之功效。

【文献摘要】

《针灸甲乙经》：胁下支满,呕吐逆,阳陵泉主之。

《针灸铜人》：治膝伸不得屈,冷痹脚不仁,偏风,半身不遂,脚冷无血色。

《百症赋》：半身不遂,阳陵远达于曲池。

2. 阴陵泉（见彩插图15-6）

足太阴脾经穴

正坐或仰卧取穴。在小腿内侧,当胫骨内侧髁后下方凹陷处。

五输穴之合穴。

【主治及刺法】

微通法：毫针直刺,沿胫骨后缘,进针1～3寸,局部酸胀针感可向下扩散。治疗小便不利或失禁,痰饮,水肿,腹胀,泄泻,湿疹,膝疼,痿痹,妇人阴痒。

温通法：火针点刺3分,治疗痹症、痉证、水肿、丹毒、阴痒。

【穴性原理】

阴陵泉为足太阴之脉所入为合的合水穴,为治湿要穴。本穴是治疗脾不化湿、湿困脾土、聚湿生痰、脾虚及胃肠引起的诸多病症；足太阴经筋,结膝内辅骨,上循阴股,结于髀,聚于阴器,故用于治疗循经病症。

【临床应用】

贺普仁教授临床应用此穴治疗泌尿系结石,包括肾、输尿管、膀胱、尿道结石病,属于中医的石淋、膏淋、癃闭的范畴。临床多见腰部或小腹部突发性刀割样剧烈绞痛和血尿,疼痛呈阵发性,可持续几分钟,几十分钟或几小时,自肾区向输尿管、外生殖器、大腿内侧放射,常伴有恶心、呕吐。穴取阴陵泉,肾俞和腰阳关。用三棱针点刺三穴,使其稍有出血后立即拔罐,三穴合用以清利湿热、疏通水道、通淋止痛。

阴陵泉也常用于水肿。水肿的形成与肺脾肾三脏功能失常有关。张景岳云:"凡水肿等证,乃肺脾肾三脏相干之病。盖水为至阴,故其本在肾;水化于气,故其标在肺;水惟畏土,故其制在脾。"取本穴,健脾利水。水肿因脾虚不能制水,以致水湿停聚,泛滥横逆而成者,泻阴陵泉、中极,补关元、脾俞;脾肾两虚,水湿不化者,补阴陵泉、关元、肾俞,以温补脾肾,化气行水。

【文献摘要】

《窦太师针经》:治大小便不通,膝盖红肿,泻;筋紧不能开,先补后泻。浑身胀满。

《备急千金要方》:阴陵泉、关元,主寒热不节,肾病不可俯仰,气癃尿黄;阴陵泉、阳陵泉,主失禁遗尿不自知;阴陵泉、隐白,主胸中热,暴泄。

《百症赋》:阴陵、水分,去水肿之脐盈。

第四节　足三里　条口

1. 足三里(见彩插图15-7)

足阳明经胃穴

仰卧直伸下肢或正坐屈膝取穴。在小腿前外缘,当犊鼻下3寸,距胫骨前缘一横指部。

五输穴之合穴,胃之下合穴。

【主治及刺法】

微通法:毫针直刺针尖稍偏向胫骨方向,进针1～2寸,有麻电针感向足背放散。向下斜刺,进针2～3寸,酸麻针感向下扩散至足背。

温通法:火针点刺0.3寸,不留针。

可治疗脾胃病症:胃痛,呕吐,不欲饮食,泄泻,消化不良,腹胀,肠鸣,便秘;肺系病症:咳喘痰多;心系病症:失眠,心悸气短,癫狂,中风;水湿病症:水肿,遗尿;皮肤病症:湿疹,风疹;循经病症:头晕,鼻疾,耳鸣,膝胫酸痛,下肢不遂,脚气;强壮保健:体瘦羸弱。

【穴性原理】

足三里临床广泛应用,主要与其腧穴特性有关。足阳明经属胃络脾,足三里为其经穴,根据"经脉所通,主治所及"的原理,可用于脾胃病的治疗;该穴又是胃的下合穴,合主内腑,专司胃腑病症;又是五输穴之合穴,五行属土,与脾胃相应,故是治疗脾胃病症的主穴。

足阳明胃经和足三里配五行均属土,乃土中之土,补之可培土生金、健脾益肺。痰浊阻肺者可健脾化痰,脾为生痰之本,肺为贮痰之器,故该穴可健脾化痰、止咳平喘。

足阳明经别,上通于心,如阳明火盛上扰于心,或痰火郁于胸膈,上蒙清窍,均可发生癫狂之症。取足三里可泻阳明胃热,降火涤痰,使心神宁静,癫狂可止。足阳明循行部位所出现病症,依据经脉所循,主治所及之理,均可用足三里通经络、调气血以治之。

水、饮、痰的产生,与脾肺肾关系密切。痰湿生于脾者,取泻本穴健脾祛湿以止痰;痰湿聚于胃者,取泻本穴,和胃行湿而降痰。故足三里有健脾化湿祛痰之作用。

脾胃为后天之本,后天强壮,气血旺盛,自可抗御外邪,脏腑自强,可协调阴阳,故可保健身体、预防疾病。

【临床应用】

治疗泄泻:取足三里,阴陵泉治脾胃虚弱型泄泻以健脾益气、渗湿止泻;补足三里泻太冲,治肝木乘脾型泄泻以抑肝扶脾;泻足三里、天枢,灸神阙治寒湿型泄泻以温化寒湿;泻足三里、曲池,治食滞泄泻以消食导滞;补足三里、关元,治脾肾阳虚型泄泻以温补脾肾、固畅止泻;灸足三里、天枢,治脾胃虚寒型泄泻,以温中散寒、健运脾胃。毫针先补后泻足三里和内关,可治疗素体阴盛、中焦虚寒,肝气横逆引发的胃痛,其表现为胃脘痛,不能进食,夜间病重,反酸胀气,大便不爽。二穴可奏调补中土,疏达厥阴,通经止痛之效。

足三里善治心脾两虚型失眠,其表现特点是

失眠多梦,寐中易醒,醒后难以入睡,尤以劳动紧张后病情加重,常须服安眠药来维持睡眠,伴全身乏力,疲劳倦怠,面色无华,多取足三里,加中脘、内关,施用捻转补法以调理心脾、补益气血、养心安神。

贺普仁教授曾治疗41岁张姓女患者,腹泻腹胀,胸闷反复发作2个月。2个月来无明显诱因出现腹泻,每日2~3次。大便有时稀溏,有时不成形,有时则正常。每逢大便稀时则伴有胸满,腹胀,失气多。多项大便化验正常,常服中西药物。均用毫针刺法,补足三里、天枢,泻曲池,留针30分钟,每天治疗1次。

三诊后,患者诉仍有腹泻,每天2~3刺,但大便已成形。效不更方,穴法不变,继续治疗。五诊后大便每天1~2次,腹胀基本消失。又治疗数次,大便恢复正常,诸症好转,再予巩固治疗数次。

【文献摘要】

《灵枢》:邪在脾胃,则病肌肉痛。阳气有余,阴气不足,则热中善饥;阳气不足,阴气有余,则寒中肠鸣腹痛;阴阳俱有余,若俱不足,则有寒有热。皆调于足三里。

《外台秘要》:凡人年三十以上,苦不灸三里,令人气上眼…,以三里下气。

《针灸资生经》:冲阳、三里、飞扬、复溜、完骨、仆参,主足痿失履不收;三里、条口、承山、承筋,主足下热,不能久立。

《针灸大成》:不省人事:三里、大敦;腹坚大:三里、阴陵、丘墟、解溪、冲阳、期门、水分、神阙、膀胱俞;胸满血膨有积块,霍乱肠鸣,善噫:三里、期门;未中风时,一两月前或四个月前,不时足胫上发酸重麻,良久方解,此将中风之候也,便宜急灸三里、阳溪、合谷、中渚、阳辅、昆仑、行间……不效……复刺后穴,先针无病手足,后针有病手足,风市、丘墟、阳陵泉。

《针灸集成》:催孕:下三里、至阴、合谷、三阴交、曲骨,七壮至七七壮,即有子。

《天星秘诀》:若是胃中停宿食,后寻三里起璇玑。

《玉龙歌》:寒湿脚气不可熬,先针三里及阴交。

《杂病穴法歌》:泄泻肚腹诸般疾,三里内庭功无比;三里至阴催孕妊。

《席赋歌》:手足上下针三里,食癖气块凭此取;耳内蝉鸣腰欲折,膝下明存三里穴,若能补泻五会间,且莫逢人容易说;脚痛膝肿针三里,悬钟、二陵、三阴交,更向太冲须引气,指头麻木自轻飘。

《天元太乙歌》:腰腹胀满治何难,三里膊肠针承山。

2. 条口(见彩插图15-8)

足阳明胃经穴

仰卧直伸下肢或正坐屈膝取穴。在小腿前外则,当犊鼻下8寸,距胫骨前缘一横指。

【主治及刺法】

微通法:毫针直刺1~2寸,局部酸胀针感。治疗小腿冷痛,麻痹,转筋,跗肿,足缓不收。毫针直刺2~2.5寸透承山,治疗肩臂痛。

温通法:火针点刺5分,治疗漏肩风、中风、下肢痿痹等。或温和灸15分钟左右,温针灸1~3壮。一般不用直接灸,以免局部烧伤影响下肢运动。

【穴性原理】

条口是足阳明胃经穴,阳明经多气多血,利于通调经络。又足阳明经别合于手阳明大肠经,足阳明经筋从鼻旁合于足太阳经筋,足太阳经筋结于肩,其病为肩不举。故条口透承山,一穴通两经——多气多血的胃经和主病为肩不举的足太阳经筋,共奏通经止痛之效。

【临床应用】

贺普仁教授临床应用条口透承山治疗肩周炎可获得较好的临床疗效。肩周炎多发生在中老年患者。本病初期为轻度肩痛,逐渐加重,夜间痛甚,进而肩部活动受限,以上臂外展、上举、内旋运动受限明显,重者不能系裤带、穿衣、摸背、梳头,影响日常生活。早期以疼痛为主,晚期多兼功能障碍,病情顽固。取条口透承山以通经活络,祛邪止痛。治疗时手法攻补兼施,早期用泻法,晚期施以补法。患侧条口深刺2寸以上,以承山有胀感或针感下窜为度,边提插捻转,边嘱患者活动患侧肩部。

【文献摘要】

《针灸甲乙经》：胫痛足缓失履,湿痹,足下热不能久立。

《备急千金要方》：胫寒不得卧;膝股肿,胫酸转筋。

《针灸聚英》：主足麻木,风气,足下热,不能久立,足寒膝痛,胫寒,湿痹,脚痛,胫肿,转筋,足缓不收。

《天星秘诀》：足缓难行先绝骨,次寻条口及冲阳。

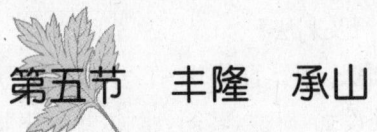

第五节 丰隆 承山

1. 丰隆（见彩插图15-9）

足阳明经胃穴

仰卧直伸下肢或正坐屈膝取穴。在小腿前外侧,当外踝尖上8寸,条口外,距胫骨前缘二横指。

足阳明之络穴。

【主治及刺法】

微通法：毫针直刺,后向内斜刺1.5～3寸,酸胀针感,可向上放散之大腿根部,下至外踝。治疗痰多,哮喘,咳嗽,头痛,头晕,梅核气,癫狂,呕吐,肠鸣,腹泻。

温通法：火针点刺3～5分,治疗咳嗽、呕吐、痢疾、头痛、中风、瘿瘤。

【穴性原理】

丰隆穴临床应用广泛,善治痰饮。其主治可归纳为肺系、脾系和心系三类病证。痰饮的生成,多由于脾失运化,聚而成饮;湿聚成痰化热,痰迷心窍,则神昏癫狂;痰饮阻肺,则咳喘痰多;痰阻咽喉则成梅核气;痰阻清窍则头痛,头晕;痰阻胃肠则呕吐,肠鸣,腹泻。丰隆穴是足阳明经络穴,可联络调理表里脾胃二经。既可调太阴以运化,又可泻阳明以祛火,故可化痰治疗以上诸疾。再从经络循行言,足阳明经脉属胃络脾,足阳明经别,上通于心;足阳明络脉上络头项,合诸经之气,下络喉咽。根据"经脉所通,主治所及"之理,丰隆穴适宜治疗各种痰饮病证。

【临床应用】

贺普仁教授曾取丰隆治疗情志病变。患者张女士,34岁。主诉为语无伦次,行为异常半年。半年前因家务琐事导致情绪不畅,继而出现呃逆气短,善太息,吞咽不利。后因悲伤思虑过度,病情加重。现神志昏乱,行为异常,语无伦次,双颊发紧,张口困难。曾多方治疗无效,遂来诊。患者形弱体瘦,面色萎黄,闭口不张,未见舌象,脉弦滑。辨证为心情抑郁,耗伤营血,痰气内结,蒙蔽包络,发而成癫。治以疏肝解郁,顺气豁痰,宁心安神。取丰隆、合谷、太冲、内关、颊车、地仓、气海。以毫针刺入上穴5分～1.5寸,施以泻法,只有气海用补法,留针1小时。针后当即神志意识清醒,语言行为趋于合理,嘱其戒怒少思,善自调养,巩固治疗。

【文献摘要】

《肘后方》：哮喘发来寝不得,丰隆刺入三分深。

《玉龙歌》：痰多宜向丰隆寻。

《百症赋》：强间、丰隆之际,头痛难禁。

2. 承山（见彩插图15-10）

足太阳膀胱经穴

仰卧取穴。在小腿后面正中,委中与昆仑之间,当伸直小腿或足跟上提时,腓肠肌肌腹下出现尖角凹陷处。

【主治及刺法】

微通法：痔疮、肛裂。毫针直刺,进针深1～2.5寸,局部酸胀针感,有时扩散至腘窝。

温通法：寒性腰腿痛,腓肠肌痉挛。火针点刺5分,或温和灸15～30分钟左右,温针灸1～3壮。

【穴性原理】

十二经脉在人体的分布,除了"内属于脏腑,外络于支节"的分布路线以外,每条经脉都另有别行深入体腔的分支称为经别。足太阳经别,从足太阳的腘窝部分分出以后,其一支经别延展分布到尻骶下5寸处别走于肛门部位,属于膀胱,散络于肾。即《灵枢·经别》所言:"足太阳之正,别入于腘中,其一道下尻五寸,别入于肛。"依"经脉所行,主治所及"之理,承山可治疗痔疮、肛裂。

【临床应用】

贺普仁教授常取承山穴治疗肛裂。肛裂是肛管的皮肤全层破裂,并形成慢性溃疡。诸多因素可以导致,如大便干结,排便用力,妊娠分娩,用力努张,均可撕裂肛门管。加之湿热内蕴人体,血热肠燥,热结成痛,肠络阻滞而反复难愈。疼痛是肛裂的主要症状,其特点是排便时肛门灼热,便后略缓解,然后剧痛又作,呈波动式疼痛。取承山穴,加孔最、阳溪和后溪,以润肠通便、清利湿热、调理气血。该法治疗肛裂,可明显止痛、止血、止痒,疗效满意,疗程较短,操作简便,易为患者接受。

【文献摘要】

《铜人腧穴针灸图经》:承山治脚气,膝下肿,久痔肿痛,可灸五壮,针入7分。

《千金翼方》:灸转筋随年壮神验。

《百症赋》:刺长强与承山,善主肠风新下血。

《玉龙歌》:九般痔漏最伤人,必刺承山效若神,更有长强一穴是,呻吟大痛穴为真。

《马丹阳十二穴歌》:承山名鱼腹,踹肠分肉间,善治腰疼痛,痔疾大便难,脚气并膝肿。展转战疼酸,霍乱及转筋,穴中刺便安。

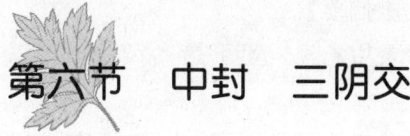

第六节　中封　三阴交

1. 中封(见彩插图15-11)

足厥阴肝经穴

正坐或仰卧取穴。在足背侧,当足内踝前,商丘与解溪连线之间,胫骨前肌腱的内侧凹陷处。

五输穴之经穴。

【主治及刺法】

微通法:治疗淋证,尿闭,阴部痛,肝病。毫针斜刺0.5～1寸,或毫针平刺2～2.5寸,针尖向上,局部酸胀感。

温通法:阴部寒性疼痛,缩阴症。艾炷灸3～50壮,艾条温和灸10～30分钟,温针灸2～3壮。

【穴性原理】

足厥阴肝经,起于足大趾,向上与足太阴脾经、足少阴肾经交汇于脾经三阴交,绕阴器,抵小腹,和任脉交会于曲骨、中极、关元等穴,与生殖泌尿器官相联系。尿液的正常排泄,主要决定于肾的气化和膀胱的制约功能,而膀胱的制约功能与肝的疏泄功能有关,同时又有肝肾相生、肝肾同源之说。所以前阴病变多责之肝肾,故临床上排尿异常可取肝经穴治疗。《灵枢·经筋》云:"厥阴之筋结于内踝之前",即中封所在之处,故中封可治疗经筋病所致的疼痛症。

【临床应用】

贺普仁教授认为中封具有较强的疏肝止痛作用,常适用于肝经疾病严重时,如淋证疼痛剧烈时,可取中封,有通调气机,疏利水道之功,用泻法强刺激有明显止痛效果。如痄腮,疾病位于少阳经脉,但少阳与厥阴相表里,足厥阴肝经绕阴器,若内传厥阴,则现睾丸红肿疼痛,治疗应加取中封和大敦穴,可取得良好的效果。

【文献摘要】

《针灸甲乙经》:身黄时有微热,不嗜食,膝内踝前痛,少气,身体重,中封主之。

《备急千金要方》:瘘,灸中封随年壮……中封主身黄,有微热,不嗜食……主色苍苍然,太息振寒。

《千金翼方》:治失精筋挛,阴缩入腹,相引痛,灸中封五十壮。

《玉龙歌》:行步艰难疾转加,太冲二穴效堪夸,更针三里、中封穴,祛病如同用手抓。

2. 三阴交(见彩插图15-12)

足太阴脾经穴

正坐或仰卧取穴。在小腿内侧,当内踝尖上

3寸,胫骨内侧缘后方。

【主治及刺法】

微通法:毫针直刺透绝骨,进针1.5～2寸,局部酸胀针感;毫针直刺后略向后,进针1～1.5寸,有麻电感向足底放散;毫针斜刺,针尖向上,进针1.5～2.5寸,"得气"后,大幅度捻转,酸胀感可扩散至膝关节或股内侧。治疗:脾胃虚弱,腹胀,肠鸣泄泻,消化不良;月经不调,崩漏,赤白带下,经闭,癥瘕,产后血晕,恶露不行;阳痿,阴痛;小便不利,遗尿,癃闭;湿疹,荨麻疹;失眠;下肢痿痹,半身不遂。

温通法:火针点刺3分,治疗痢疾、痉证、湿疹、经早、痛经、经闭、阴痒。

【穴性原理】

三阴交治病广泛,是由其腧穴特性所决定。足三阴经起于足,交汇于三阴交穴,复从三阴交穴分行于少腹,结于阴器,交于任脉,会于曲骨、中极、关元,又分行于腹、胸、脘、肋等处。根据足三阴经的循行和脾肝肾三脏的生理、病理,三阴交不仅治疗肝脾肾三脏功能失常为因的男女生殖、泌尿系疾病,循经取穴,还治疗足三阴经循行通路上的下肢、阴器、腹胸肋等病变。

妇科病中的经、带、胎、产诸疾与冲、任、带脉关系密切。冲为血海,任主胞胎,带脉约束诸脉,此三脉与肝脾肾关系密切。脾胃化源不足,肝肾精血亏少,则冲、任、带脉无以充盈,经无生成之血,胎无营养之本,必致胎、产、经、带诸疾丛生,故可治疗肝、脾、肾功能失常引起的冲任带病变。

足太阴脾经又属脾络胃,上注于心,心主血、脾统血、肝藏血、肾主精血,故三阴交具有调血养心宁神之功能。

因三阴交具有健脾利湿、调血养筋的功用,可治因风寒湿邪闭阻经络,或筋脉失养所致的下肢痿痹、半身不遂;因三阴交既可调血祛风,又可健脾利湿、清泻血分之热,常治疗因风邪郁于肌表,或湿热郁于血分所致的皮肤病症。

【临床应用】

贺普仁教授常取本穴治疗妇科病,小便不利症和皮肤病。妇科病如崩漏、经迟、痛经、闭经、带下病和阴痒病症;小便不利包括淋证、癃闭和遗尿;皮肤病含湿疹、荨麻疹和白癜风。

带下病:如因饮食不节,劳倦过度,伤及脾气,脾失健运,谷不化精,聚而为湿,流注下焦的脾虚型带下病,表现为带下量多,色白或淡黄,质黏稠,无臭味,绵绵不绝;或因素体下元亏虚、或纵欲过度、或孕育过多,伤及肾气,带脉失约,任脉不固的肾虚型带下病,表现为带下清冷,量多色白,质稀薄,淋漓不断;或因经行产后,胞脉空虚,或手术所伤,湿毒秽浊之气乘虚而入,损伤任带二脉的湿毒型带下病,表现为带下量多,色黄绿如脓,或夹有脓血,或混浊如米泔,臭秽,阴中瘙痒。分别治以健脾渗湿、温补肾阳、利湿解毒。取三阴交、中极、带脉为基础方,脾虚型加脾俞、足三里,肾虚型加肾俞、关元,湿毒型加阴陵泉、行间。虚证用补法,湿毒型用泻法。

针灸治疗遗尿有显著效果,遗尿以小儿或老人为多见,治以补肾壮元,温理下焦。穴取三组:第一组是肾俞、三阴交;第二组是关元、三阴交;第三组是中极、三阴交;配穴是足三里、阳陵泉、膀胱俞、太冲、百会。三组穴轮流使用,每次配穴1～2个,用补法,腹部可加灸。肾俞及腹部、下肢穴位直刺1～1.5寸,膀胱俞直刺1寸,太冲直刺0.5寸,百会平刺0.5～0.8寸,诸穴共济固脬止尿之功。曾观察85例患者,用上法治疗,每日1次,5次1疗程,治疗2～3个疗程后,疗效显著者39例,症状减轻者41例。无效者5例,总有效率94.1%。

【文献摘要】

《针灸甲乙经》:足下热,痛不能久坐,湿痹不能行。

《备急千金要方》:卵偏大上入腹,梦泄精,女人漏下赤白及血,脾中痛不得行,足外皮痛,胫寒不得卧。

《百症赋》:针三阴交与气海,专司白浊久遗精。

第七节　绝骨　复溜

1. 绝骨（见彩插图 15-13）

绝骨：又称悬钟，足少阳胆经穴外踝尖上 3 寸，当腓骨后缘与腓骨长、短肌腱之间凹陷处。

八会穴之一，髓会绝骨。

【主治及刺法】

微通法：落枕，颈项强痛，膝腿疼，胸腹胀满，胁肋疼痛，半身不遂，头痛头晕。

毫针直刺，可透三阴交，深度可 1～2 寸，有局部酸胀或向足底放散。

【穴性原理】

绝骨是足少阳胆经穴位，肝胆相表里，肝主疏泄，喜条达而恶抑郁。若肝气郁结，肝胆失于疏泄，可见胸腹胀满，胁肋疼痛等症。足少阳胆经分布于胸肋部，故取其经穴绝骨治之。

中风半身不遂多由于肾水不足，肝阳上亢，肝风内动所致。绝骨是髓之会穴，肾主骨生髓，绝骨又具有疏通经络的作用，故可用于半身不遂的治疗。脑为髓之海，若髓不足可致头痛头晕，故可用髓会绝骨施治。

绝骨因其较强的疏通经络作用，可用于落枕、颈项强痛的治疗。

【临床应用】

绝骨临床应用广泛。但贺普仁教授临床用之最具特点是独穴取之治疗落枕。落枕可因感受风邪引起，或睡眠姿势错误引起。前者用手太阳小肠经之听宫穴可疏风定痛，因太阳主开，凡外邪侵袭，经络阻滞不通先从太阳经治疗。后者则用足少阳经之绝骨以疏通经络、活血止痛，因少阳为枢，凡气血瘀滞，枢纽不利，经络不通可取少阳经治疗，效果良好。

贺普仁教授曾治一位曲姓 42 岁的女患者，因昨日午睡后，突觉左颈项疼痛，动转不能，十分痛苦，食欲尚好，二便月经均正常。痛苦面容，舌苔薄白，脉弦紧。辨证为寒凝经络，气血瘀滞，运行不畅。应散寒邪，通经络，调气血。针双侧绝骨，同时进针，得气后，行捻转术，先补后泻，一次而愈。

【文献摘要】

《标幽赋》：悬钟、环跳，华佗刺躄足而立行.

《针灸大成》：心腹胀满，绝骨、内庭。

《天星秘诀》：足缓难行先绝骨，次循条口及冲阳。

2. 复溜（见彩插图 15-14）

足少阴肾经穴

正坐或仰卧取穴。在小腿内侧，太溪直上 2 寸，跟腱的前方。

五输穴之经穴。

【主治及刺法】

微通法：治疗盗汗，无汗，水肿，痿证，疟疾。

毫针直刺 1～1.5 寸，有局部酸胀针感，有时麻木感至足底。

【穴性原理】

复溜是五输穴之经穴，配五行属金，肾主水，金生水，所以复溜是足少阴肾经的母穴。虚者补其母，该穴多用于肾虚证的治疗。

足少阴经属肾，通达心肺肝，复溜穴可补肾安心，调理肝肺，故既可补卫气以固表止汗，又可鼓动卫气以去邪开腠理，治疗汗症。

复溜为肾经母穴，可补肾以利气化，配五行属金，内应于肺，其经脉又上达于肺，故可补肺以通调水道；温补肾脏可健运脾土，以利运化，故该穴是治疗水肿之要穴。

【临床应用】

复溜、合谷是治疗汗症的重要对穴。临床治疗如何应用补泻手法，历代医书对此多有记载，但有歧义。如：

《玉龙赋》：伤寒无汗，攻复溜宜泻；伤寒有汗，取合谷当随。

《玉龙歌》：无汗伤寒泻复溜，汗多宜将合谷收。

《肘后歌》：当汗不汗合谷泻，自汗发黄复

溜凭。

《针灸大成》：多汗先泻合谷，次补复溜；少汗先补合谷，次泻复溜。

《医学纲目》：伤寒汗不出，刺合谷、复溜，俱针泻之。

《十四经要穴主治歌》：复溜……伤寒无汗急泻此，六脉沉伏即可伸。

《拦江赋》：更有伤寒真妙诀，三阴须要刺阳经，无汗更将合谷补，复溜穴泻好施针。

贺普仁教授认为，复溜是肾经的金母穴，有补肾益阴的作用。伤寒无汗属于阴虚体质者，在解表发汗的同时，补复溜防止汗出伤阴，有增液的作用。汗多伤阴，误汗而重伤阴液，泻复溜更伤阴液亦伤精血，宜补复溜补阴敛阴，以防多汗亡阳。伤寒无汗应该泻合谷，因合谷是手阳明大肠经的原穴，肺与大肠相表里，肺属卫外合皮毛，主一身之表，泻合谷有开发腠理、宣通毛窍、祛邪外出、解表发汗的作用。伤寒汗出不止，应该补合谷，是因伤于卫表，表虚则卫气不固，腠理不密，补合谷益气固表而止汗。总之二穴合用治疗汗症，无汗泻合谷，补复溜；有汗补合谷，补复溜。

【文献摘要】

《针灸铜人》：足胫寒，复溜、申脉、厉兑。

《玉龙歌》：无汗伤寒泻复溜，汗多宜将合谷收。

《百症赋》：复溜祛舌干口燥之悲。

第八节　太溪　昆仑

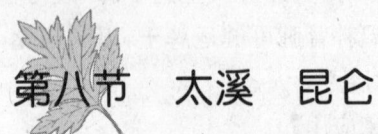

1. 太溪（见彩插图15-15）

足少阴肾经穴

坐位平放足底或仰卧取穴。在足内侧，内踝后方，当内踝尖与跟腱之间的凹陷处。

五输穴之输穴、原穴。

【主治及刺法】

微通法：治疗咳嗽，哮喘，胁痛，不寐，眩晕，中风，水肿，遗精，经早，经乱，痛经，崩漏，阴痒，青光眼，耳鸣耳聋，耳轮痛，牙痛，咽喉肿痛。毫针直刺0.5～1寸，可透昆仑穴，有局部酸胀针感，时有麻木扩散至足底感。足跟痛：针尖略向内踝，进针0.5～1寸，有麻木感扩散至足底。

温通法：治疗咳嗽，哮喘，胁痛，足跟痛，痉证，经早，痛经，牙痛。细火针局部点刺，进针0.3分。

强通法：失音。细三棱针点刺放血。

【穴性原理】

太溪穴为肾经原穴，是肾经原气输注之穴，肾为水火之脏，内藏元阴元阳，肾阴是一身的根蒂，先天之真源，肾阳是机体活动的动力。肾阴亏耗、肾阳虚衰的病症，宜取本穴滋阴壮阳。肾为先天之本，生殖发育之源。与肾有关的胎、产、经、带、遗精等病症，都可选太溪治疗。

该经脉直接与肝脏、心脏、肺脏、膀胱相通，与咽喉、舌本、耳部、脊柱相连。依据"经脉所通，主治所及，生理相连，病理相关"之理，太溪主治疾病包括：肺系疾病如咳嗽和哮喘等；心系疾病如不寐等；肝系疾病如眩晕、中风、青光眼等；与肾脏相关疾病如月经不调、水肿，齿病如牙痛等；耳病如耳鸣、耳聋等。

【临床应用】

取肾经的原穴太溪，主治与肾有关的牙痛。肾主骨，齿为骨之余，肾衰则齿豁，肾固则齿坚，肾精不固则齿脆、齿动。肾阴不足、虚火上炎的满齿隐痛，和肾精不足、牙齿不固的齿痛，均可取本穴治之。

贺普仁教授曾治一名54岁的张姓男患者，患牙痛1月余。1个月前始发牙痛，咀嚼时加重，食欲不振，二便正常，痛甚时影响睡眠。患者舌苔略黄，脉弦。辨证为肾阴不足、虚火上炎，治则为育阴制火、通经止痛。取太溪、合谷、下关、颊车、行间。用毫针刺之，局部穴先补后泻，余穴补法，留针30分钟。共治疗4次，牙痛痊愈。

喘有虚喘、实喘之分，虚喘有肺虚、肾虚之别。肺为气之主、肾为气之根，肾虚则气不摄纳，肺虚则气无所主。取太溪穴主治肾虚和肺肾俱虚型的虚喘。肾虚型加补复溜和气海，补肾纳气，偏于阳虚者加关元，助阳纳气；肺肾俱虚型加补肺俞，补肺肾益元气；如心阳亦同时衰竭，以致喘逆加剧、烦躁不安、肢冷汗出、脉象浮大无根，乃属孤阳欲脱的危候，宜急补关元、气海、太溪，扶元救脱，镇摄肾气。

【文献摘要】

《针灸甲乙经》：足少阴疟，令人呕吐甚，多寒少热。欲闭户牖而处，其病难已，取太溪。

《玉龙赋》：太溪、昆仑、申脉，最疗足肿之迍。

《百症赋》：寒疟兮，商阳、太溪验。

2. 昆仑（见彩插图15-16）

足太阳膀胱经穴

正坐或仰卧取穴。在足部外踝后方，当外踝尖与跟腱之间的凹陷处。

五输穴之经穴。

【主治及刺法】

微通法：治疗腰痛，头痛，项强，腰背痛，坐骨神经痛，下肢瘫痪，踝关节疼痛，癫痫，滞产等。毫针直刺，可透太溪，进针深0.5～1寸，局部酸胀感，可向足跟或足趾放散。孕妇禁针，以防流产。

温通法：艾条温和灸10～20分钟，温针灸1～3壮。

【穴性原理】

昆仑穴的治病原理与其经脉和经筋的循行密切相关。足太阳膀胱经循行于头部、项部、背部、腰部及股、腘、踹、外踝等部位。足太阳经筋结于踵。跟、踹、腘、臀、腰、项、头部。所以《灵枢·经脉》云："是主筋所生病者……头囟项痛……项、背、尻、腘、踹、脚皆痛，小指不用。"按"经脉所行，主治所及"之理，循经取穴，具远治作用之效，该穴可治疗腘以上诸病。近治作用可治疗踹、足踝病症。

【临床应用】

坐骨神经痛又名腿股风，临床常见。本病主要表现为放射性腰腿痛，疼痛常由一侧腰部、臀部向大腿后侧、腘窝、小腿外侧及足背外侧放散。疼痛性质多样，程度有轻有重，常因咳嗽，弯腰用力加重。晚期可有腿部肌肉轻度萎缩及感觉异常。贺普仁教授独取昆仑穴，用泻法直刺1～1.5寸，较强手法，有放电感效果好，适用于早期病症，可驱散外邪、通络止痛。

【文献摘要】

《针灸甲乙经》：痓脊强项眩痛，脚如结，踹如裂，昆仑主之。

《备急千金要方》：昆仑、曲泉、飞扬、前谷、少泽、通里，主头眩痛。

《玉龙歌》：肿红腿足草鞋风，须把昆仑二穴攻，申脉、太溪如再刺，神医妙诀起疲癃。

《马丹阳十二穴歌》：昆仑足外踝，跟骨上边寻，转筋腰尻痛，暴喘满中心，举步行不得，一动即呻吟，若欲求安乐，须于此穴针。

《医学纲目》：草鞋风，足腕痛，取昆仑透太溪，又取丘墟、商丘各寸半，泻之。

《针灸大成》：妊娠刺之落胎。

《千金十穴歌》：腰背痛相连，委中、昆仑穴。

第九节 解溪 丘墟

1. 解溪（见彩插图15-17）

足阳明胃经穴

仰卧直伸下肢或正坐平放足底取穴。在足背与小腿交界处的横纹中央凹陷处，当拇长伸肌腱与趾长伸肌腱之间。

五输穴之经穴。

【主治及刺法】

微通法：毫针直刺向关节腔，进针0.3～0.5寸，局部酸胀针感。治疗头痛，眉棱骨痛，牙痛，眩晕，目赤，腹胀，便秘，下肢痿痹。

温通法：火针点刺2分，治疗头痛、中风、痹症、小儿痿证。

【穴性原理】

解溪穴是五输穴中的经穴，配五行属火，故泻之，既可清阳明经热，又可泻阳明胃火。火乃木之子，泻之又可清肝，所以解溪可用于阳明经热火肝火、上扰引起的头痛、头晕、目赤等症，又可用于心火炽盛和肝风内动引起的癫疾，还可用于胃肠积热、腑气不通所引起的腹胀、便秘等症。足阳明经筋起于足趾，结于踝、膝和髀枢，在额部合于太阳，太阳布于额眉部，故可治疗眉棱骨痛和下肢痿痹。

【临床应用】

贺普仁教授应用此穴特别治疗阳明头痛、眉棱骨痛和胃热炽盛型头痛。治疗应辨证论治与辨经选穴相结合。如头痛多因胃热炽盛、循经上攻、热扰清空所致，临床表现伴有口臭咽干、大便干秘、舌苔黄或薄黄、脉数或洪数，针泻本穴以清泻胃火和清降阳明经热邪。如头痛部位以前头痛和眉棱骨痛为主，可取本穴疏通阳明经气，故解溪可收循经取穴和辨证取穴的双重效果。

牙痛亦是临床常见症。特别对因胃火炽盛、循经上攻的胃火齿痛，针泻本穴以清泻胃火治其本，加下关或颊车，共奏清泻胃火、散热止痛之效。

【文献摘要】

《针灸甲乙经》：白膜覆珠，瞳子无所见；风水面浮肿，颜黑，解溪主之。

《备急千金要方》：腹大下重；厥气上柱腹大；膝重脚转筋，湿痹。

《百症赋》：惊悸怔忡，取阳交、解溪勿误。

2. 丘墟（见彩插图15-18）

足少阳胆经穴

仰卧取穴。在足外踝的前下方，当趾长伸肌腱的外侧凹陷处。

原穴。

【主治及刺法】

微通法：偏头痛，颈项痛，黄疸，胁痛，胆囊炎，下肢痿痹，足肿，蛇丹，踝扭伤，足内翻等。毫针直刺，对准内踝下缘，进针0.5～2.5寸，局部酸胀针感。

温通法：胁痛，黄疸，痹症。细火针点刺，或艾条温和灸5～15分钟，温针灸1～3壮。

【穴性原理】

丘墟为足少阳胆经之原穴，即是胆经原气输注之穴，故治疗胆经病变有其特殊疗效。《灵枢·九针十二原》提出："五脏六腑之有疾者，皆取其原也"。故胆病首取原穴丘墟，可治疗胁痛，黄疸，蛇丹等。原穴又善于通经络、利关节，故可治疗痿痹等病症。胆附于肝，位于胁下，足少阳胆经又分布胸胁，若肝胆失于疏泄，气血不通可致胁痛，发于肌肤可致黄疸。肝胆内寄相火，多火多热，发于内腑可致胆囊炎，浸淫肌肤脉络可成蛇丹。

【临床应用】

蛇丹是在皮肤上出现簇集成群、累累如串珠的水疱，且疼痛异常剧烈的一种疾病。贺普仁教授认为丘墟透照海能够有效地治疗该病。蛇丹的发病因素多因外感风火之邪；或肝气郁结，郁而化火，以致肝胆火盛，湿热蕴蒸，浸淫肌肤脉络而发；或因脾湿久困而化热，蕴于皮肤而致。本病初起皮肤发红，继则出现密集成簇、大小不等的丘疱疹，迅即变成小水疱，水疱三五成群，排列成带状，疱群之间肤色正常。患部呈带索状刺痛、灼痛。取丘墟透照海，三棱针刺血治疗局部以清热利湿、疏肝解郁、通经止痛。

【文献摘要】

《针灸甲乙经》：目视不明，振寒，目翳，瞳子不见，腰两胁痛，脚酸转筋，丘墟主之……寒热颈肿，丘墟主之。

《备急千金要方》：丰隆、丘墟主胸痛如刺……下廉、丘墟主狂言非常……主脚急肿痛，战掉不能久立，跗筋足挛。

《百症赋》：转筋兮，金门、丘墟来医。

第十节　照海　太冲

1. 照海（见彩插图15-19）

足少阴肾经穴

正坐平放足底或仰卧取穴。在足内侧，内踝尖下方凹陷处。

八脉交会穴，通阴蹻。

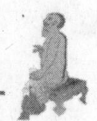

【主治及刺法】

微通法：口疮，咽喉肿痛，失音，梅核气，胁痛，痹症，面痛，瘿气，瘰疬，胆囊炎，蛇丹，弱智。毫针直刺0.5～1寸，有酸麻感扩散至踝部或小腿部。

【穴性原理】

足少阴肾经起于下肢，贯脊属肾，络脊属肾，络膀胱，贯肝、膈，入肺中，络于心，故可治疗肾、膀胱、肝、心、肺的病变。照海穴为阴跷脉的交会穴，阴跷脉为足少阴经的别支，起于足跟，从内踝上行，经大腿内侧进入阴部，向上沿胸里至咽喉，上面部与阳跷脉会于目并入于脑。因阴跷脉与肾、阴部、胸部、咽喉、脑相联系，所以照海的主治从脏腑言为肾、膀胱、肝、心和肺之病症。从部位言为脑、眼、咽喉、胸、阴部和下肢内侧面病症，尤其咽喉为肺之系，又是阴跷脉经过之处，故咽喉干燥独取照海润之。

【临床应用】

咽喉疼痛是口咽和喉咽部病变的一个主要症状，包括现代医学的急、慢性咽喉炎，扁桃体炎。照海因其为肾经和阴跷脉交会穴这一特性，故其善治虚热型之咽喉疼痛，如慢性咽炎，其病因多因素体阴亏或阴液耗伤，阴津不能上润咽喉，且阴虚生内热，虚火上灼于咽喉而致发病。临床常见咽部疼痛，阵阵作痒，痒后干咳不止，少痰，咽部干燥，频频求饮，但饮之不多，咽部痛或伴音哑，多言更甚，头痛耳鸣，腰膝酸软，急躁易怒，便干难解，入夜诸症加剧，舌红少苔，脉细数。取照海、太溪和列缺等以滋阴降火，清咽通络。

贺普仁教授曾治一名26岁胡姓女患者，患咽喉痛2月余。因2个月前患感冒时出现咽喉肿痛，经治疗后感冒已愈，但咽痛仍存在。2个月来咽喉一直隐隐作痛，干涩胀，阵阵作痒，手足心热，口干舌燥，舌质红，苔少，乏津，脉弦。辨证为热病灼阴，肾阴不足，虚热内生，上蒸咽喉，治宜滋阴降火、清利咽喉。先以三棱针点刺少商、商阳出血，后用毫针刺照海、太溪和列缺，留针30分钟。经过两次治疗，患者自述咽痛好转，咽喉不像以前那样干涩，再针两次，咽痛完全消失，其余不适亦随之消失，临床痊愈。

【文献摘要】

《针灸大成》：洁古曰：痫病夜发，灸阴跷、照海穴也。

《玉龙赋》：照海、支沟通大便之秘。

《标幽赋》：阴跷（照海）阳维（外关）而下胎衣。

2. 太冲（见彩插图15-20）

足厥阴肝经穴

正坐或仰卧取穴。在足背侧，当第一跖骨间隙的后方凹陷处。

五输穴之输穴、原穴。

【主治及刺法】

微通法：胁痛，癫证，不寐，脏躁，眩晕，中风，遗尿，乳癖，经早，经乱，崩漏，恶露不下，产后腹痛，泄泻，便秘，急惊风，慢惊风，目赤肿痛，青光眼，耳鸣耳聋，口唇痛，梅核气。毫针斜刺0.5～1.5寸，可透刺向涌泉穴，局部酸胀或麻电感传至足底。

温通法：便秘，胁痛，经早，经迟，带下病，细火针点刺不留针，或温灸5～15分钟。

【穴性原理】

太冲是足厥阴肝经的原穴，是肝脏原气经过和留止的部位，所以是肝经穴中的重要穴位。在治疗方面，《灵枢·九针十二原》说："五脏有疾也，当取之十二原。"针刺原穴能使原气通达，从而发挥其维护正气、抗御病邪的作用，说明原穴有调节脏腑经络虚实的功能，所以太冲的主要功能是调节肝脏和肝经的虚实。在临床上既可用于肝实证，也可用于肝虚证的治疗。

肝为风木之脏，内寄相火，其气主升主动，最易化火生风，上扰神明，故可导致中风、癫证、不寐、脏躁和急慢惊风等症。太冲可镇肝熄风。

肝开窍于目，目者肝之官也，肝气通于目，肝和则目能辨五色，肝受血而能视，肝得养以明目，其经脉连目系，上出额，与督脉会与巅，故头面五官眼病症可取太冲清泻肝火或滋阴平肝。

足厥阴肝经夹胃属肝络胆，布胁肋。肝主疏泄，喜调达而忌抑郁，若功能失调，必致疾病发生，太冲为原穴,又是五行穴之输穴,配五行属土,有疏肝调中的作用,故可治胃肠、胁痛等症。

肝藏血,主疏泄,具有调节血量的作用,与妇人经、带、胎、产相连系,太冲可疏肝解郁、清泻肝火,或调补肝血。

足厥阴肝经,过阴器,抵小腹,和生殖泌尿器官相联系。尿液的正常排泄,主要决定肾的气化和膀胱的制约功能,而膀胱的制约功能与肝的疏泄功能有关,同时又有肝肾同源、肝肾相生之说,所以前阴病变多责之肝肾,故临床上排尿异常可取太冲治疗。

【临床应用】

太冲穴临床应用广泛,贺普仁教授常用之治疗各种妇科疾病。

如郁热型经早:可见月经先期,经量或多或少,经色紫红,经质黏稠并夹有血块,经行不畅,胸胁乳房胀痛,心烦易怒,舌苔薄黄,脉弦数。穴取太冲、膈俞、血海和三阴交,以疏肝解郁、调血调经。

如气滞型的经迟:可见月经错后,量少色黯,小腹胀满而痛,胸胁乳房作胀,舌苔薄白,脉弦。治取太冲、中极、血海和三阴交,以行气化滞,养血通经。

如肝郁型经乱:可见月经先后不定,经量或多或少,色紫红,质黏稠,经行不畅,胸胁乳房胀痛,嗳气不舒,善太息,苔白脉弦。治取太冲、中极和肝俞。以疏肝理气、调和冲任。

如肝郁血热型崩漏:可见出血量多,色紫红或夹有淤块,腹痛拒按,胸胁胀急,脾气急躁,口干作渴,舌质红,脉弦数,多见于年轻人和初病者。穴取太冲、气海、三阴交、隐白、大敦、血海,诸穴合用以解郁泻热、健脾统血。

如肝郁气滞型的恶露不下:多因情志不畅,肝气郁结,气机不利,血行受阻引起,表现为产后恶露不下,或流之甚少,下之不畅,色黯有块,少腹胀痛,舌质紫暗,脉弦。穴取太冲、中极、血海、地机、行间,以行气逐瘀。

如血瘀型产后腹痛:多因情志不畅,气机郁阻,血行受阻,瘀血内停而导致,表现为小腹疼痛拒按,恶露量少,涩滞不畅,夹有血块,舌暗苔薄白,脉涩。穴取太冲、中极、归来、膈俞、血海,以活血化瘀、通络止痛。

【文献摘要】

《针灸甲乙经》:痉,互引善惊,太冲主之。

《针灸大成》:女人漏下不止,太冲、三阴交。

《医学入门》:配大敦,治七疝;配合谷,治鼻塞、鼻痔、鼻渊。

第十一节 行间 太白

1. 行间(见彩插图15-21)

足厥阴肝经穴

正坐或仰卧取穴。在足背侧,当第一、第二趾间,趾蹼缘的后方赤白肉际处。

五输穴之荥穴。

【主治及刺法】

微通法:咳嗽、咯血、腹痛、头痛、蛇丹、白癜风、痛经、带下病、石瘕、产后发热、恶露不下。毫针斜刺,进针0.5~1寸,局部酸胀针感可传向足背。

温通法:咳嗽、头痛、淋证,细火针点刺,或温灸5~15分钟。

【穴性原理】

行间是荥穴,"荥主身热",说明荥穴主要用于热证的治疗。该穴配五行属火,火乃木之子,实则泻其子,故行间的作用概括为清肝热、泻肝火。

足厥阴肝经起于足大趾,过阴器,抵小腹,上达于头部,连目系,出于额,与督脉会与巅,其支脉注于肺,其支者挟胃属肝络胆。从肝脏的生理功能和经脉循行言,该穴与头面五官,妇人经血、肺之宣发肃降、胃之消化和小便功能正常与否密切相关。肝为刚脏,体阴而用阳,内寄相火,所以肝病最易生火动阳,肝阳上亢可致头痛;若肝火炽盛,肝不藏血,火盛动血则见咯血;若肝经湿热下注,气化不利则现淋证,浸润肌肤现皮肤病症。故

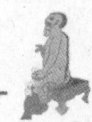

行间可致肝气郁滞或肝郁化火引起的妇科疾病。

【临床应用】

贺普仁教授认为行间多适用于因肝火上炎、肝经湿热所引起的临床诸症。

如肝火灼肺引起的咳嗽，表现为气逆作咳，痰少而黏，咳时胸胁引痛，舌苔薄黄少津，脉弦数，取泻行间和阳陵泉以泻肝肃肺。如湿热内蕴引起的淋证，多因湿热之邪蕴结下焦，膀胱气化失司，则产生尿频、尿急、尿痛等症，湿热灼伤血络则可出现尿血，湿热煎熬尿液，浊质凝结为砂石，可使尿路受阻，刺痛难忍，取行间、合谷、膀胱俞、中极、阴陵泉，以清热利湿、通淋止痛。如气郁痰阻引起的瘿瘤，可见颈部肿大，伴有胸胁串痛，胸闷太息，情绪不稳，随月经、妊娠而肿块增大，苔白腻，脉弦缓，取行间和丰隆，局部火针治疗以疏肝解郁、理气化痰。如湿毒引起的带下病，多因经行产后，胞脉空虚，或手术所伤，湿毒秽浊之气乘虚而入，损伤任带二脉而致，表现为带下量多，色黄绿如脓，或夹有血液，或秽混如米泔，臭秽，阴中瘙痒，口苦咽干，小便短赤，舌红苔黄，脉滑数，取行间、阴陵泉和下髎以清热解毒。

【文献摘要】

《针灸甲乙经》：癫疾短气，呕血，胸背痛，行间主之。

《备急千金要方》：主心痛，色苍苍然，如死灰状，然终日不得太息。

《百症赋》：观其雀目肝气，睛明、行间而细推；行间、涌泉，主消渴之肾竭。

2. 太白（见彩插图15-22）

足太阴脾经穴

仰卧或正坐平放足底取穴。在足内侧缘，当足大趾本节后下方赤白肉际凹陷处。

五输穴之输穴。

足太阴经之原穴。

【主治及刺法】

微通法：毫针直刺0.2寸，补法为主，针感为局部胀痛。治疗胃痛，腹胀，肠鸣，呕吐，泄泻，便秘。足痛，足肿。

温通法：艾条温和灸5～15分钟，温针灸1～3壮。

【穴性原理】

太白是足太阴脾经原穴，原穴的重要性在《难经·六十六难》中云："脐下肾间动气者，人之生命也，十二经之根本也，故名曰原。三焦者，原气之别使也，主通行三气，经历五脏六腑，原者，三焦之尊号也，故所止辄为原，五脏六腑之有病者，皆取其原也"。太白是脾脏真气输注所在，故本穴具有健脾和胃、理气化湿的作用，主要用于脾胃病的治疗。太白又是五输穴之输穴，"输主体重节痛"，故可用于治疗关节痛和脚气病的治疗。

【临床应用】

贺普仁教授临床应用此穴治疗脾虚引起的多种病症，如脾虚水湿不化、湿困脾土所致的腹胀、呕吐；脾虚水谷不化、食滞伤脾的胃痛；脾失健运、气血生化不足致气血亏虚的全身倦怠；脾气亏虚致统摄无权的失血症。故临床本穴多采用补法。补脾则能健运化湿，行湿祛痰，养胃益肠，固摄止血。目前对太白的穴效又有了新的发现，治疗足臭症，毫针刺太白，疗效显著。

【文献摘要】

《针灸甲乙经》：热病，满闷不得卧，太白主之；胸胁胀，肠鸣切痛，太白主之。

《备急千金要方》：太白、公孙主腹胀、食不化，鼓胀，腹中气大满……主肠鸣……肠痈痛：太白、陷谷、大肠俞……太白主霍乱，逆气。

《窦太师针经》：治五脏交寒，泄泻呕吐，补；大便虚结，小便滑，先补后泻。

《针灸大成》：太白主膝、股、胫酸转筋，心痛脉缓。

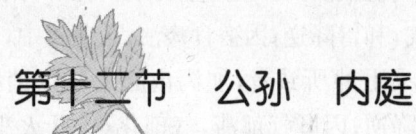

第十二节 公孙 内庭

1. 公孙（见彩插图15-23）

足太阴脾经穴

仰卧或正坐平放足底取穴。在足内侧缘，当

第一跖骨基底的前下方。

足太阴经之络穴，八脉交会穴通冲脉。

【主治及刺法】

微通法：毫针直刺，透向涌泉，进针1.5寸，局部酸胀针感，有时扩散至足底。治疗呃逆，胃痛，呕吐，饮食不化，肠鸣腹痛；烦心失眠，发妄狂言，嗜卧；多饮，水肿。

温通法：火针点刺0.2寸，不留针，治疗腹痛、痰浊头痛。

【穴性原理】

公孙是足太阴脾经之络穴，和胃经相联络，所以本穴的主要作用是调理脾胃，是治疗脾胃病的要穴之一。诸如胃肠运化和传导功能异常引起的病症，脾胃虚弱引起的病症，公孙均能治疗。

足太阴脾经"注心中"，冲脉为十二经之海，又曰血海，其经脉起于胞中，至胸中而散。如脾虚痰湿内阻，冲气挟痰浊上逆，心神不宁，则心烦失眠，痰气郁结心窍则嗜卧。取公孙可健脾化痰，调冲脉降逆气，故可治疗睡眠病症。

【临床应用】

贺普仁教授临床应用此穴治疗寒邪内积型腹痛，临床可见痛势急暴、喜温怕冷、大便溏薄、四肢不温，舌淡苔白润，脉沉紧。取公孙、中脘、足三里、神阙，细火针点刺公孙和足三里，深度2～3分，中脘连续点刺2～3下，深度4～5分，神阙不针仅灸20分钟，诸穴合用可温中散寒以止痛。

公孙也是治疗呃逆的常用穴。张景岳云："呃逆之由，总由气逆，气逆于下，则直冲于上。"在治疗上，以理气和胃、降逆平呃为主。常与通于阴维脉的内关穴配伍，治疗各种呃逆：因情志失和，肝气犯胃，气机阻滞，胃气上逆所致者再加泻太冲以疏肝理气，和胃降逆；因宿食痰浊，久蕴胃中，郁而化火，胃火上冲所致者，加泻内庭中脘以消积导滞、清胃降逆；因肝气郁滞，气郁化火，肝火犯胃，肝胃之火上冲所致者，加泻行间、内庭以平肝清胃、降逆平呃；因暴食生冷，或过食生冷，或寒凉药物所伤，寒气蕴蓄中焦，胃阳被遏，胃失通降所致者，加灸中脘以温中散寒、和胃降逆。

【文献摘要】

《备急千金要方》：腹胀，食不化，鼓胀，腹中气大满；肠鸣。

《针灸大全》：九种心痛；痰膈涎闷；脐腹胀满，气不消化；胁肋下痛，泄泻不止，里急后重；反胃吐食。

《八脉八穴主治症歌》：九种心痛涎闷，结胸反胃难停，酒食积聚肠鸣，水食气疾膈病，脐痛腹痛胁胀，肠风疟疾心痛，胎衣不下血迷心，泄泻公孙立应。

2. 内庭（见彩插图15-24）

足阳明胃经穴

仰卧或坐位平放足底取穴。在足背，当二、三趾间，趾蹼缘后方赤白肉际处。

五输穴之荥穴。

【主治及刺法】

微通法：毫针直刺0.3～0.5寸，局部酸胀针感，治疗牙痛、口喎、烦渴饮引、鼻出血、口渴、腹痛腹胀、泄泻、足背肿痛。

温通法：火针点刺2分，不留针，治疗泄泻、中风、面痛、风疹。

强通法：三棱针点刺出血，治疗面痛、咽喉肿痛。

【穴性原理】

足阳明经脉循鼻外，入于上齿中，夹口还唇，属胃络脾；其经筋结于面部；其络脉络于咽喉，与鼻、面部、咽喉、胃、脾相联系。内庭是五输穴之荥穴，荥主身热，故内庭的特点是清热。所以内庭既可清阳明经热，又治阳明腑热。

【临床应用】

贺普仁教授应用此穴治疗胃肠积热型风疹，多因禀赋不耐膏粱厚味、鱼虾荤腥，胃肠积热，复感风邪，内不得泻，郁于肌肤而发病。临床常见皮肤风疹表现外，伴有脘腹疼痛，大便秘结，舌苔黄腻，脉滑数。取中粗火针用速刺法点刺内庭、曲池及血海，深度1～3分，不留针。

取泻本穴，亦清胃以治上消和中消。上消由于胃火熏灼，肺津损伤所致，治宜润其肺兼清其胃,针泻内庭、鱼际,补复溜;中消是由于胃火炽盛,阴液不足所致,治宜清胃滋肾,针泻内庭、补照海。

面痛因多种原因引起。三棱针点刺本穴,挤出3~5滴血,治疗因胃肠实火引起的面痛,此法可使脉络疏通,清泻胃火,疼痛自止。

【文献摘要】

《针灸甲乙经》:胫痛,腹胀,皮痛,善伸数欠,恶人与木音,振寒…热病汗不出,下齿痛,恶寒,目急,喘满寒栗,龂口噤僻,不嗜食。

《窦太师针经》:治小腹胀满,脚背红肿,气喘,便血,泻;胃口停食,冷积,先补后泻。

第十三节　隐白　至阴　涌泉

1. 隐白(见彩插图15-25)

足太阴脾经穴

仰卧或正坐平放足底取穴。在足趾末节内侧,距趾甲角0.1寸。

五输穴之井穴。

【主治及刺法】

微通法:毫针斜刺,向上0.1~0.2寸,局部痛感。治疗腹胀,暴泻,呕吐,吐血尿血,便血;癫狂,恶梦,烦心善悲,心痛;足趾痛。

强通法:三棱针点刺出血。治疗崩漏,闭证。

【穴性原理】

隐白是足太阴经穴,是五输穴的井穴,配五行属木,有健脾和胃、疏肝理气的作用。脾胃病症因脾虚或肝木乘脾犯胃所致,故可取隐白治之;足太阴脾经循行上膈注心中,故可用于肝木犯脾、脾虚痰湿所致的心痛、恶梦、多梦等症的治疗。癫狂多因肝郁或肝火挟痰浊犯心所致,脾为生痰之源,足太阴脾经上注于心,并隐白又为土木之穴,既可疏肝又可健脾,故可治疗癫狂之症。脾统血,肝藏血,脾虚则失于统血,肝脏疏泄太过则失于藏血,引起诸多出血证,故隐白可用于月经过多、崩漏等出血证的治疗。

【临床应用】

隐白多用于治疗崩漏。气虚肾虚所致者可见骤然下血甚多,或淋漓不断,经色淡红;血热所致者可见经血量多,或淋漓不断,血色深红;血瘀所致者可见月经时崩时止,淋漓不净,经色紫黑有血块。治疗穴取隐白和大敦,血瘀、血热型点刺隐白、大敦两井穴,出血2~3滴。继用消毒棉按压止血;气虚、肾虚型隐白用灸法,大敦用补法;气虚者加三阴交,血热者加血海,肾虚者加然谷,血瘀者加太冲。

贺普仁教授用三棱针点刺隐白、大敦及少商治疗疣病。现代医学认为疣为病毒性皮肤病,分为寻常疣、扁平疣、传染性软疣等,多由风热之邪搏于肌肤,或郁怒伤肝,或因血虚肝失所养而引起气血凝滞,郁于肌肤而生。初起表现为针头大的丘疹,与皮色相似,可逐渐或迅速增多增大,损害呈半球形或略扁平的坚实丘疹,有蜡样光泽、界清,中央形成脐窝,能从中挤出一个半固体的乳酪状白色小栓,有时此物从中央窝突出而明显易见,损害数目不定,可发生任何部位。治疗时用三棱针点刺以上诸井穴,以自然出血为度,5~10分钟后擦去血迹。

【文献摘要】

《针灸甲乙经》:气喘、热病衄不止,烦心善悲,腹胀,逆息热气。足胫中寒,不得卧,气满胸中热,暴泄,仰息,足下寒,中闷,呕吐,不欲食饮,隐白主之;腹中有寒气,隐白主之;饮渴身伏多唾,隐白主之。

《针灸大成》:下血,主肠风,多在胃与大肠,针隐白,灸三里;吐衄血,针隐白、脾俞、肝俞、上脘。

《百症赋》:梦魇不宁,厉兑相谐于隐白。

2. 至阴(见彩插图15-26)

足太阳膀胱经穴

仰卧或正坐平放足底取穴。在足小趾末节外侧,距趾甲根脚0.1寸。

五输穴之井穴。

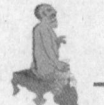

【主治及刺法】

微通法：头痛、目痛、鼻塞、中风、痛经。毫针斜刺向上，进针0.1～0.2寸，针感为局部疼痛。

温通法：胎位不正，艾条温和灸15～30分钟分钟。

强通法：鼻出血、难产、胎盘滞留、产后、术后尿潴留，三棱针点刺出血。

【穴性原理】

足太阳经，循行于头部，太阳主开，易于感受风邪侵袭，沿经脉上行，阻于清窍。《灵枢·终结》云："病在头者，取之于足。"该穴是五输穴之井穴，配五行属金，开窍于鼻，据此至阴可治疗因风引起的诸多疾病。足太阳膀胱经止于至阴，而交与足少阴肾经。《素问·奇病论》言："胞脉者系于肾。"若肾气不足，则胞宫失养，难系胎位。正气不足，气血虚弱，产力不足，可致难产。温灸至阴穴，可通达肾气，增益精血，气血充足，胞宫得养，使错位胎位复正，助胎儿顺利分娩，此为特效经验穴。该穴点刺出血可强通膀胱经，收缩子宫、膀胱，治疗难产、胎盘滞留、产后、术后尿潴留。

【临床应用】

本穴为矫正胎位的经验穴，用于治疗各种胎位不正，并可借其良性促宫缩作用，用于难产及胎盘滞留。妊娠7个月，经诊断为胎位不正者，医者可用艾条悬灸至阴穴，每日1次，每次15～30分钟。此穴经研究证实可增强子宫活动，增快胎儿心率，胎儿活动也随之增强，从而有利于胎位的矫正。除了矫正胎位外，贺普仁教授善于用该穴治疗膀胱经循行经过部位的各种痛症。

【文献摘要】

《针灸甲乙经》：头重，鼻衄及癥瘕，汗不出，烦心，足下热，不欲近衣，项痛，目瞖，鼻及小便皆不利……疝，四肢淫泺……身闷。风寒从足小指起，脉痹上下带胸胁，痛无常处，至阴主之。

《太平圣惠方》：张文仲救妇人横产，手先出，诸般药符不捷，灸妇人右脚小指尖头三壮，炷如小麦大，下火立产。

《席弘赋》：脚膝肿时寻至阴。

《肘后歌》：头面之疾针至阴。

《医宗金鉴》：妇人横产，子手先出。

3. 涌泉（见彩插图15-27）

足少阴肾经穴

正坐或仰卧、跷足取穴。在足底部，卷足时足前部凹陷处，约当足底二、三趾趾缝纹头端与足跟连线的前1/3与后2/3交点上。

五输穴之井穴。

【主治及刺法】

微通法：痫证，中风，耳轮痛。毫针直刺0.5～1寸，有局部痛、酸胀针感，或向上扩散至踝部。

温通法：高血压，温灸5～10分钟。

【穴性原理】

涌泉为肾经穴，足少阴肾经上贯肝膈……其支者，从肺出络心，注胸中，故肾与心肝肺经络相连。肝为刚藏，体阴而用阳，全赖精血之滋养。心主神明。心火与肾水需上下相济，才能保持相对平衡，维持正常的生理功能。若肾水不足，肝失所养，则肝阳上亢，肝风内动；或水火不能上下相济，就会产生心神失宁，神志异常诸症，故可见中风、痫证。

肾开窍于耳，肾精充盛，则气血畅通，耳络平和，反之则可气血运行不畅，不通则痛。

【临床应用】

贺普仁教授选涌泉治疗痫证，其发作时，突然昏倒，不省人事，四肢抽搐，牙关紧闭，双目上视，口吐涎沫，甚则二便失禁，醒后神清如常人。发作时应醒脑熄风，豁痰开窍，取涌泉，加上百会、人中、颊车和地仓。待发作后间歇期，根据具体病症辨证取穴，以治其本。

涌泉还常治疗高血压，以"病在上取之下，病在头取之足"之法，引火下降以潜其阳。属于肝阳偏亢，风阳升动，上扰清空所致者，加泻行间、风池和百会以平肝潜阳熄风；属于下虚上盛，本虚标实者，加泻太冲，补复溜以平肝熄风、育阴潜阳。

【文献摘要】

《针灸甲乙经》：热病挟脐急痛，胸胁满，取之涌泉与阴陵泉。

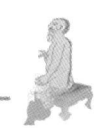

《备急千金要方》:涌泉、然谷,主喉痹,哽咽寒热;五指尽痛不能践地。

《针灸铜人》:治腰痛大便难,心中结热,风疹风痫,心痛不嗜食。

《针灸资生经》:涌泉、太冲主胫酸;涌泉、神堂治胸腹满。

《玉龙歌》:传尸劳病最难医,涌泉出血免灾危,痰多须向丰隆泻,气喘丹田亦可施。

《肘后歌》:顶心头痛眼不开,涌泉下针定安泰;伤寒痞气结胸中,两目昏黄汗不通,涌泉妙穴三分许,速使周身汗自通。

《通玄指要赋》:胸结身黄取涌泉而即可。

《百症赋》:厥寒、厥热涌泉清。

第十六章 效穴图谱

第一节 头颈部效穴图谱

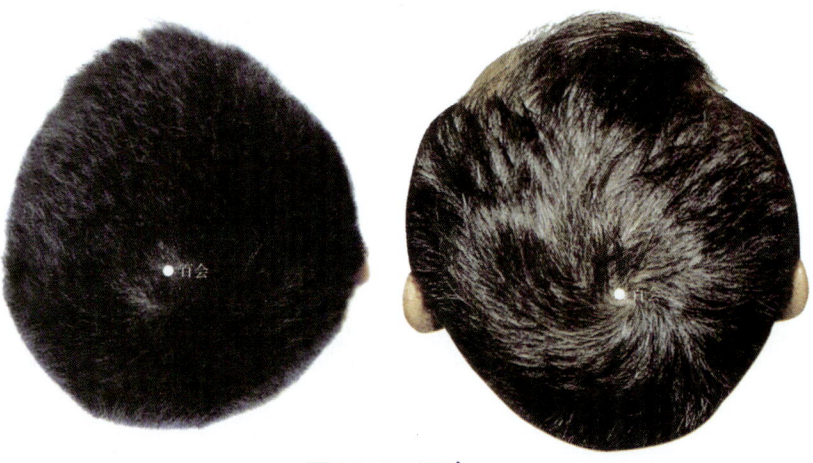

图 11-1　百会

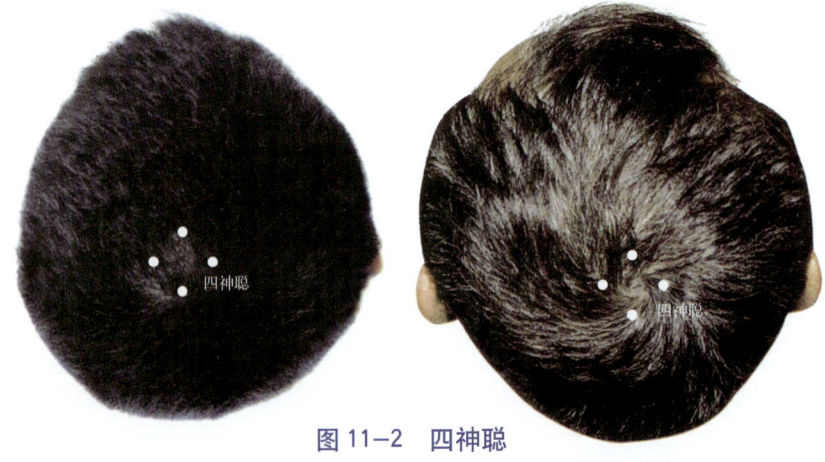

图 11-2　四神聪

第十六章 敾穴图谱

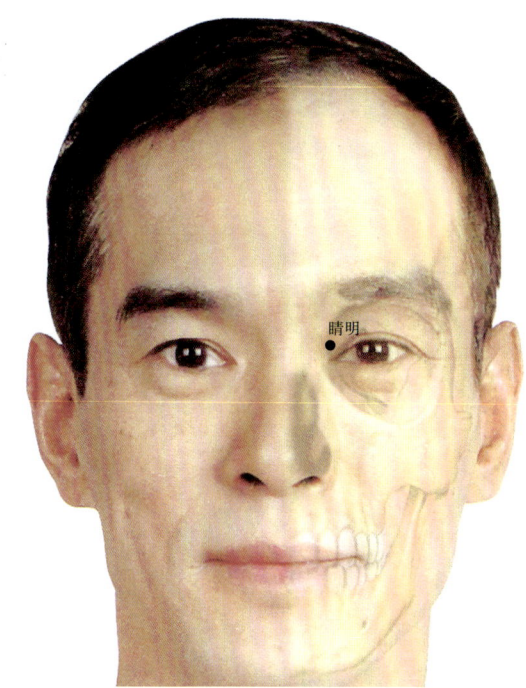

图 11-3　睛明

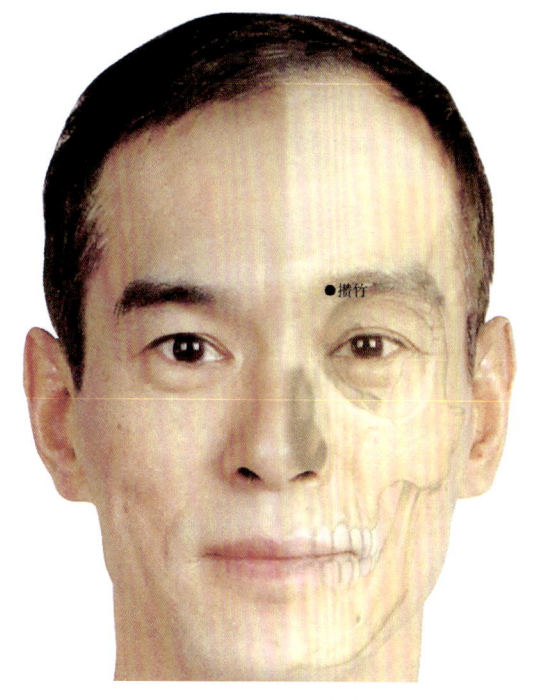

图 11-4　攒竹

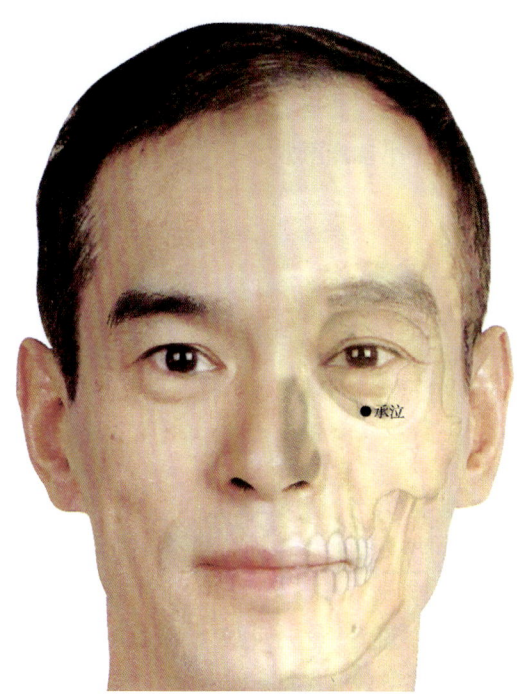

图 11-5　承泣

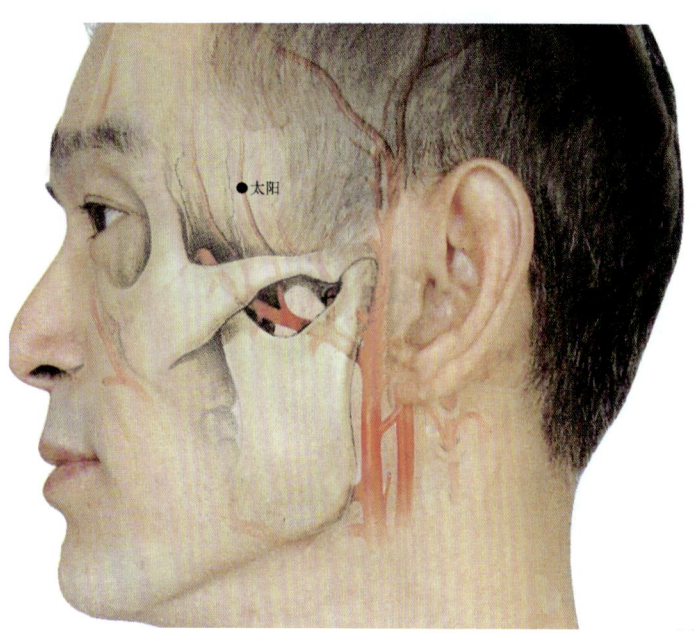

图 11-6　太阳

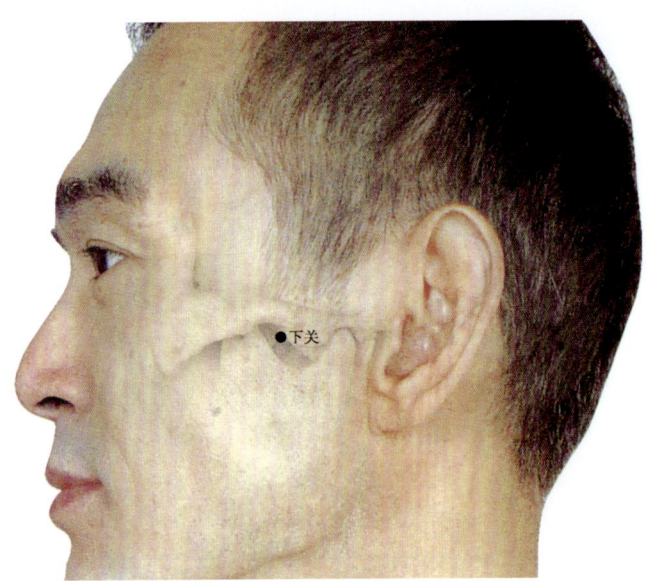

图 11-7 下关

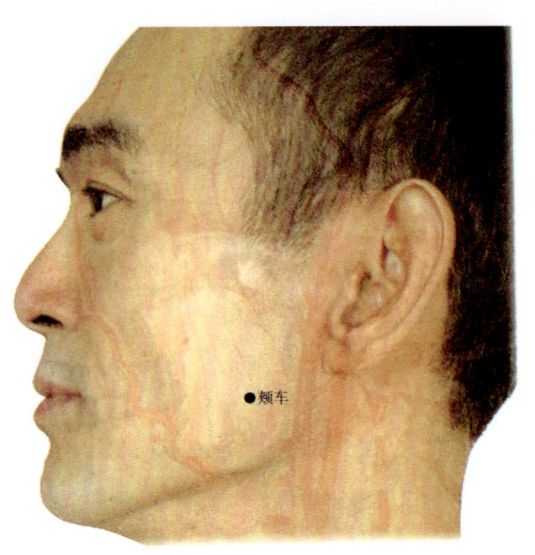

图 11-8 颊车

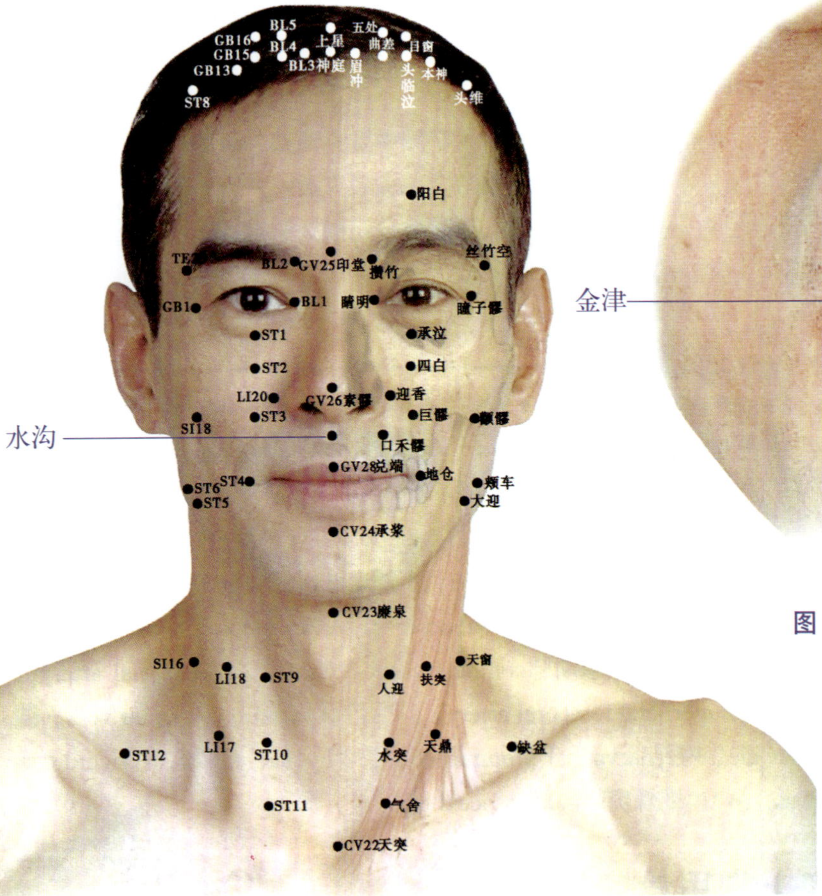

图 11-9 水沟

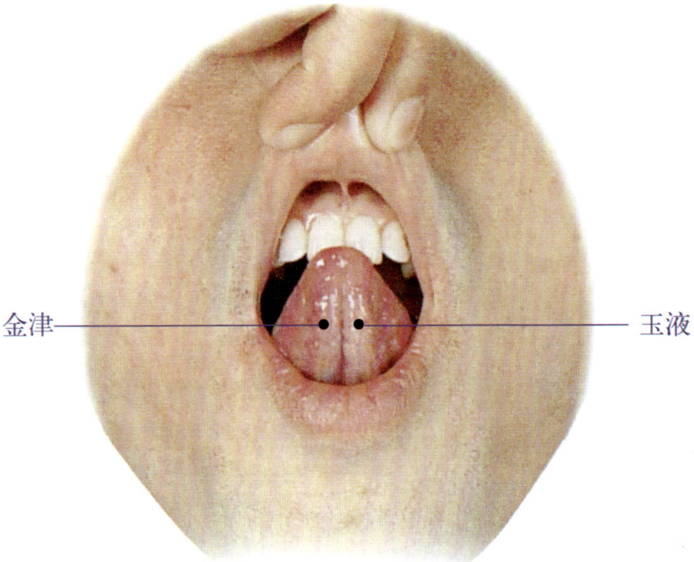

图 11-10 金津、玉液

第十六章 效穴图谱

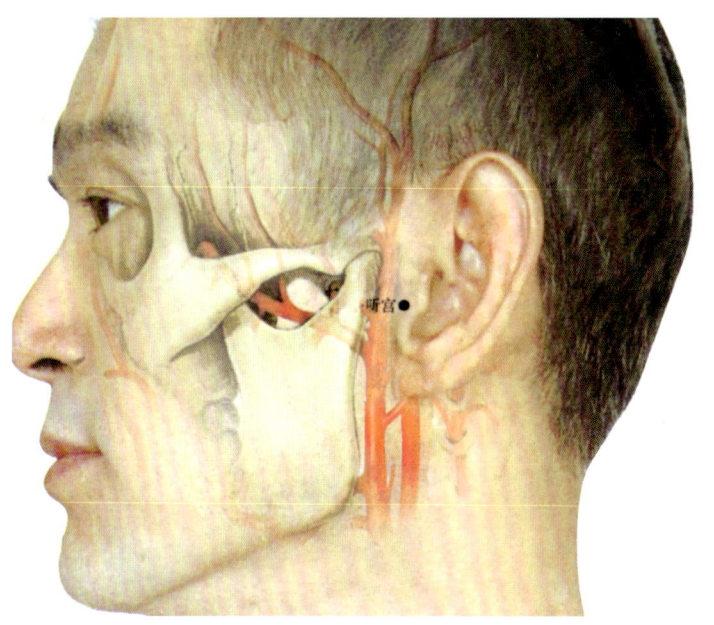

图 11-11 听宫

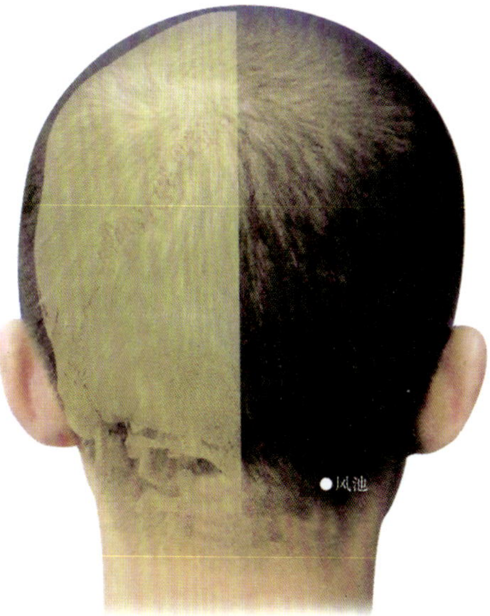

图 11-12 风池

第二节 胸腹部效穴图谱

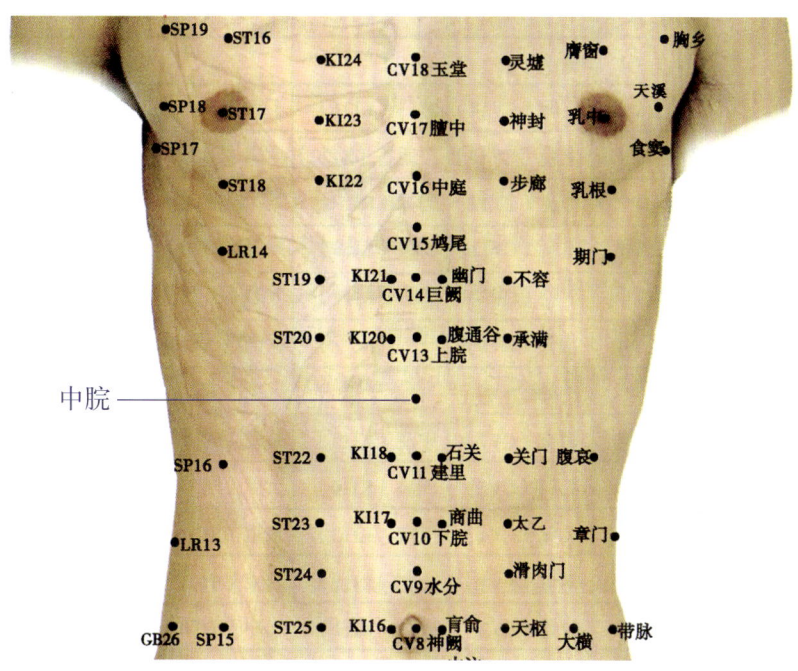

图 12-1 中脘

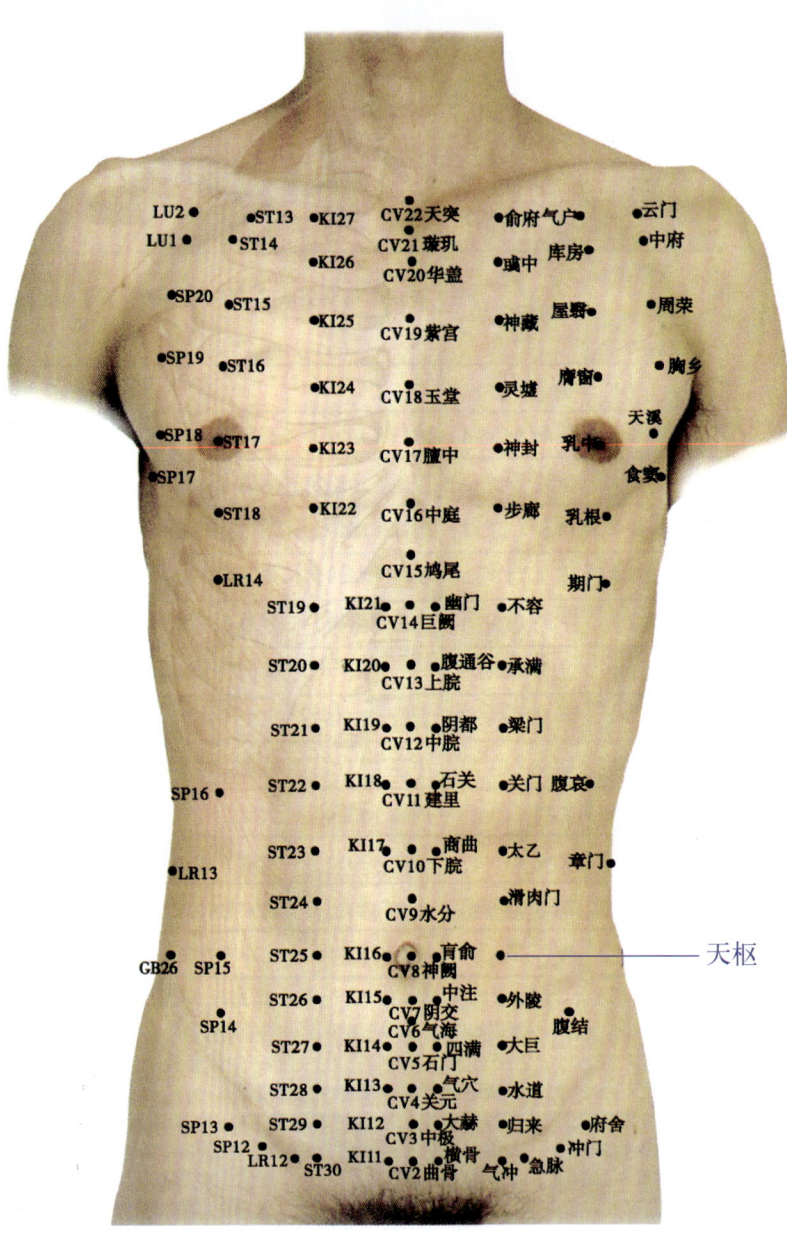

图 12-2 天枢

第十六章 腧穴图谱

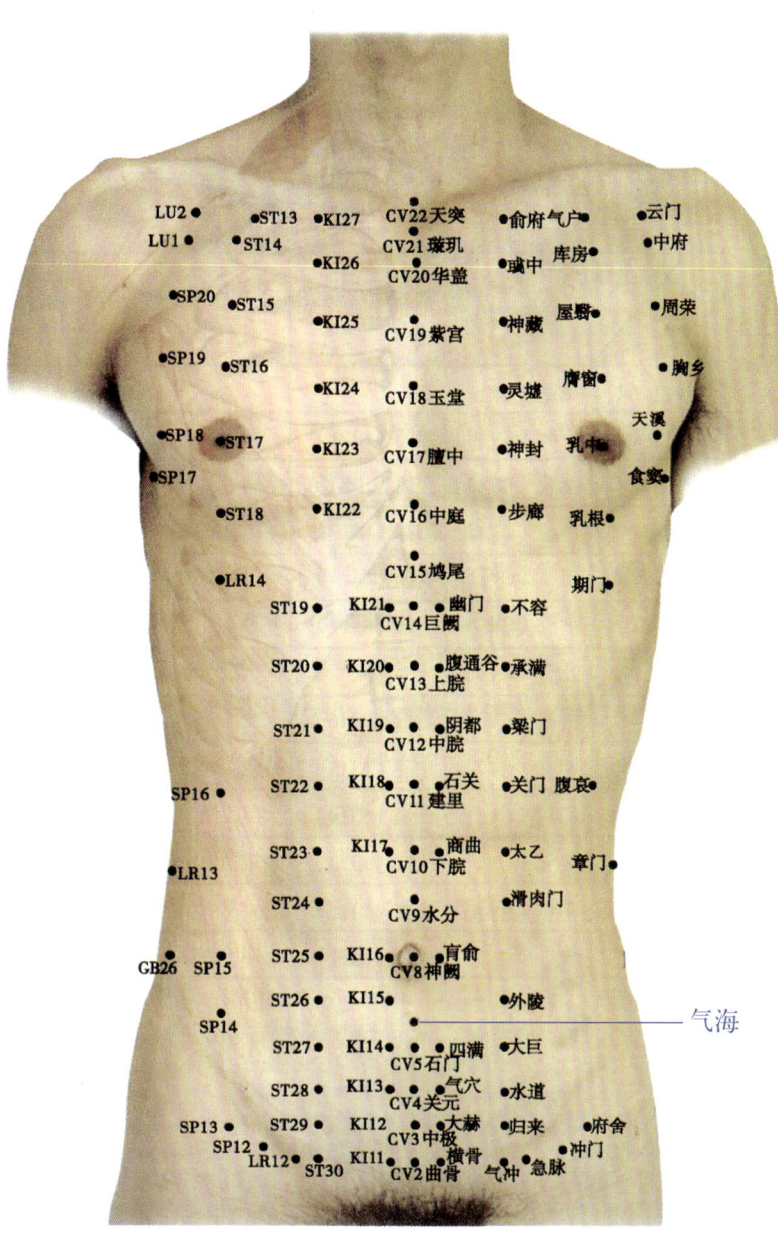

图 12-3 气海

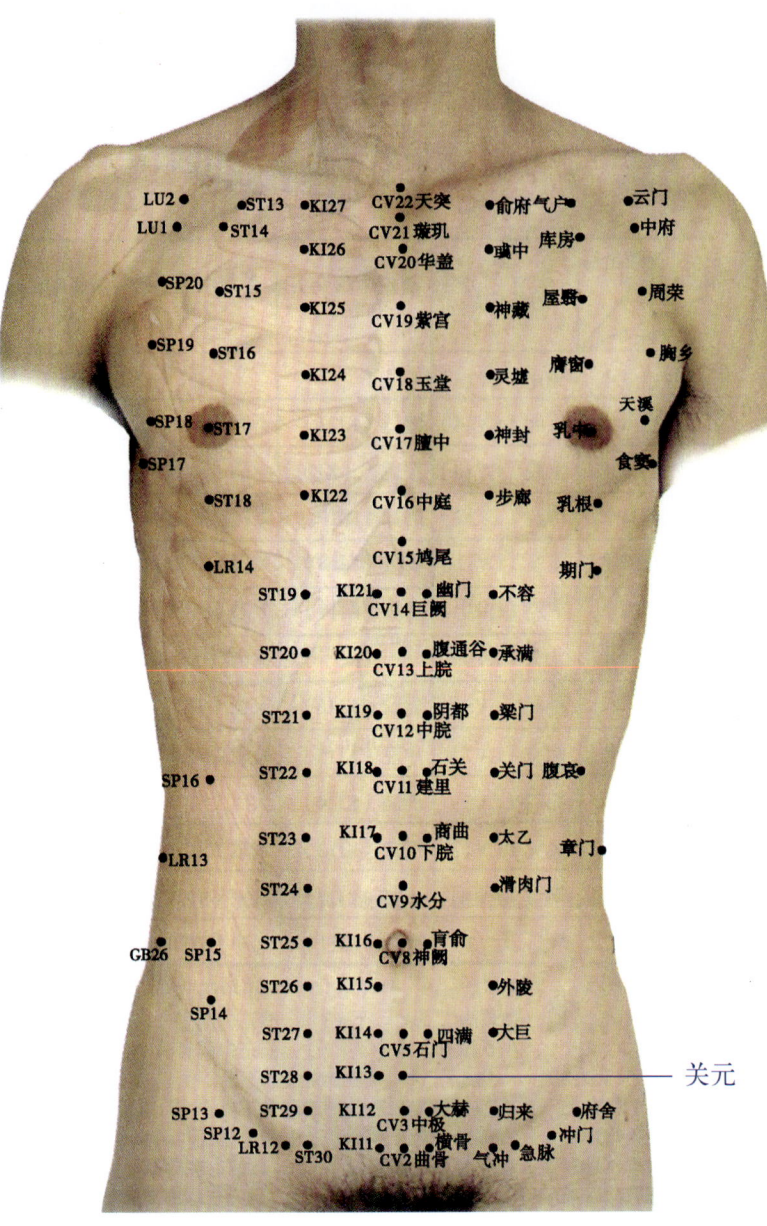

图 12-4 关元

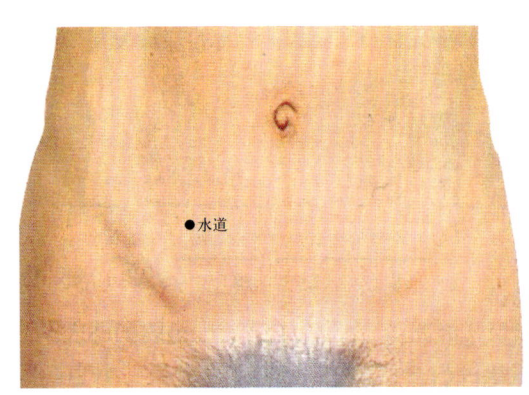

图 12-5 水道

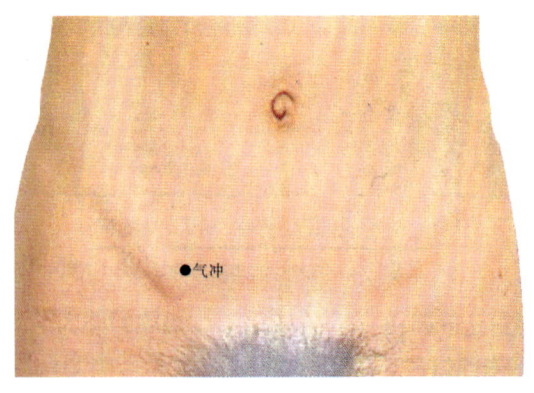

图 12-6 气冲

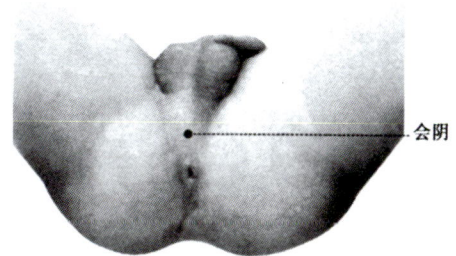

图 12-7 会阴

第三节 背腰部效穴图谱

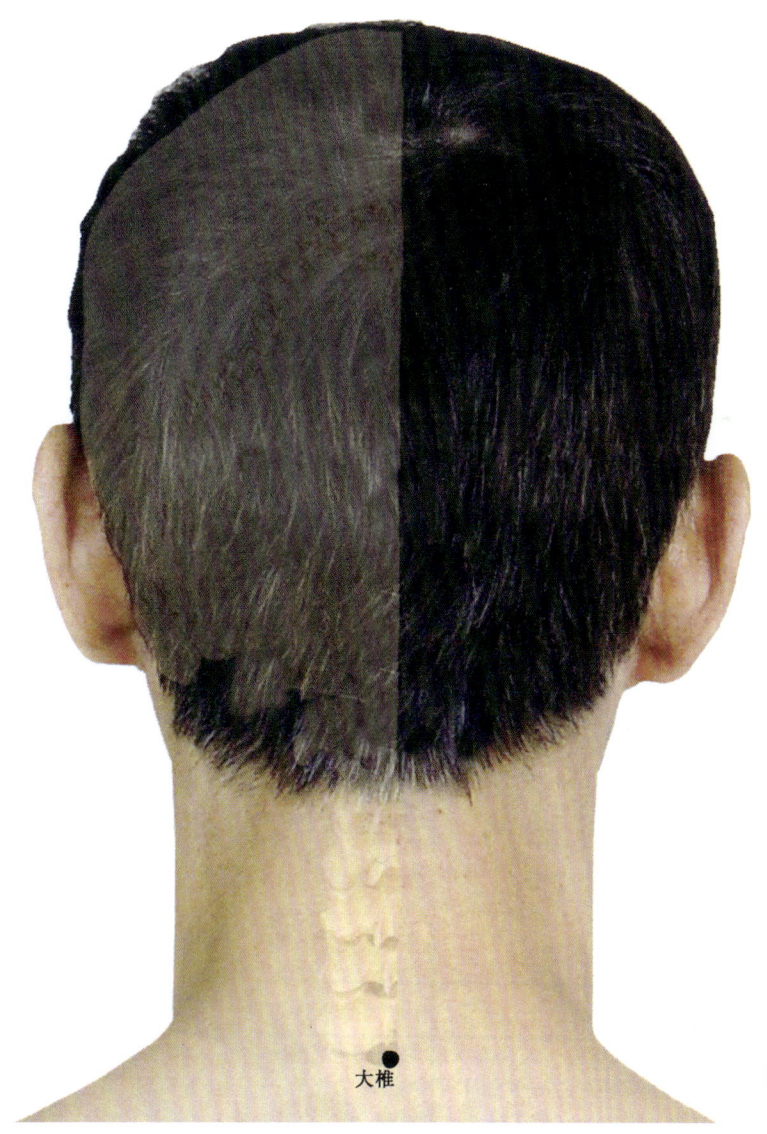

图 13-1 大椎

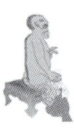

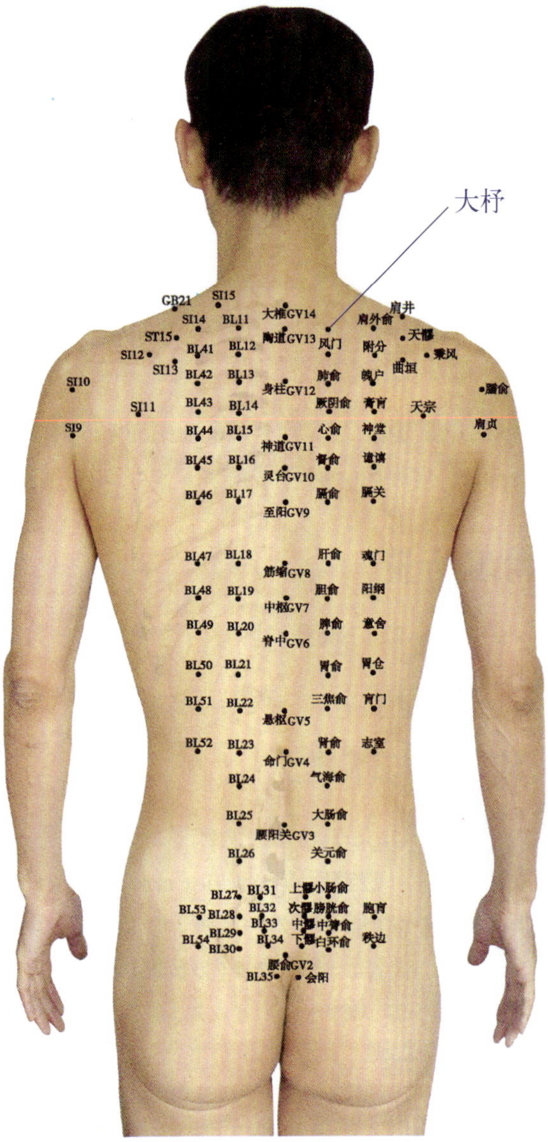

图 13-2 大杼 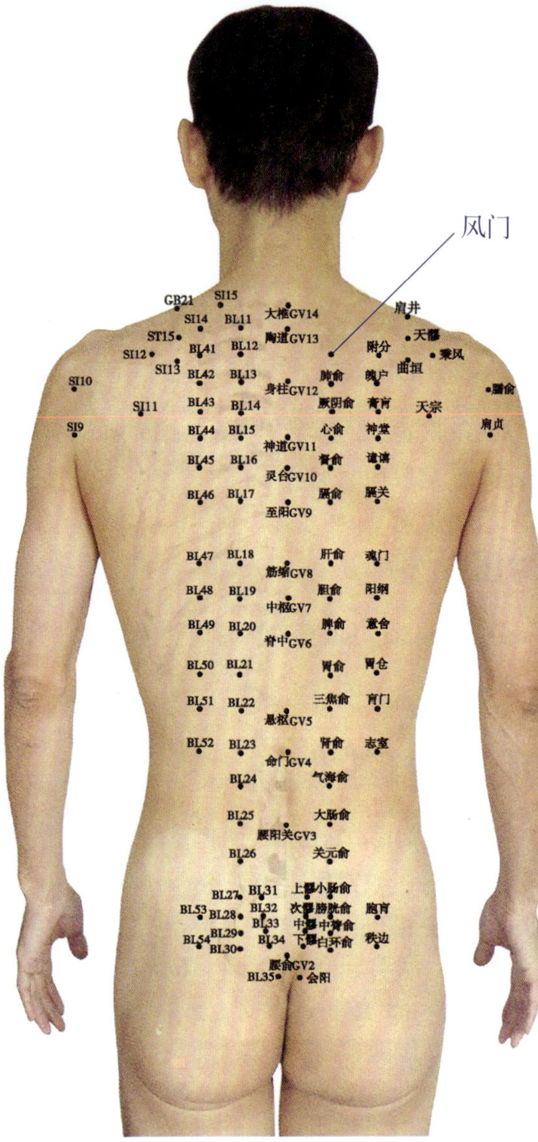　　　　　　　图 13-3 风门

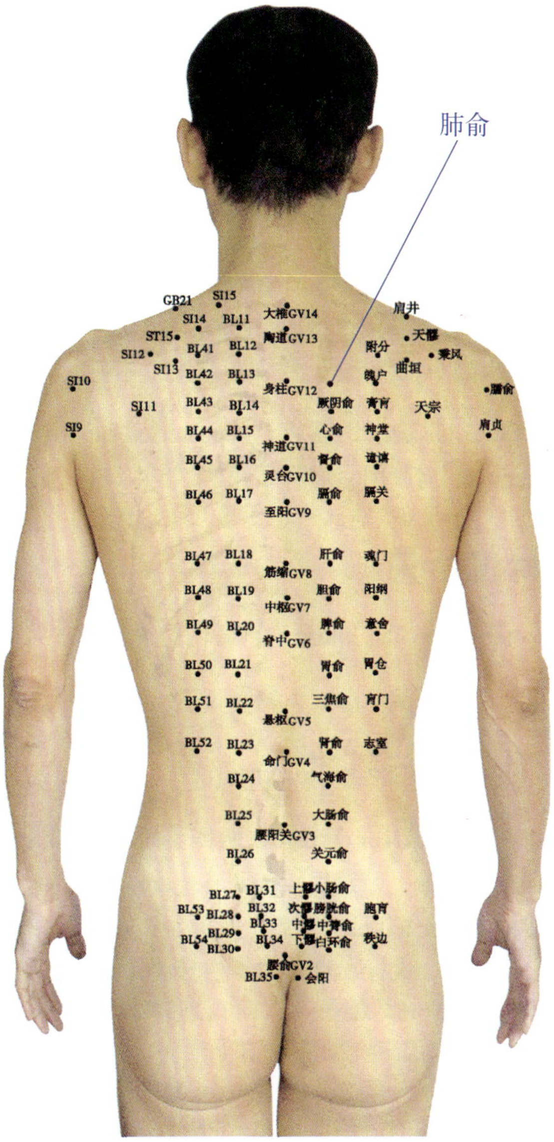

第十六章 敎穴图谱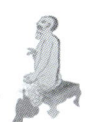

图13-4 肺俞 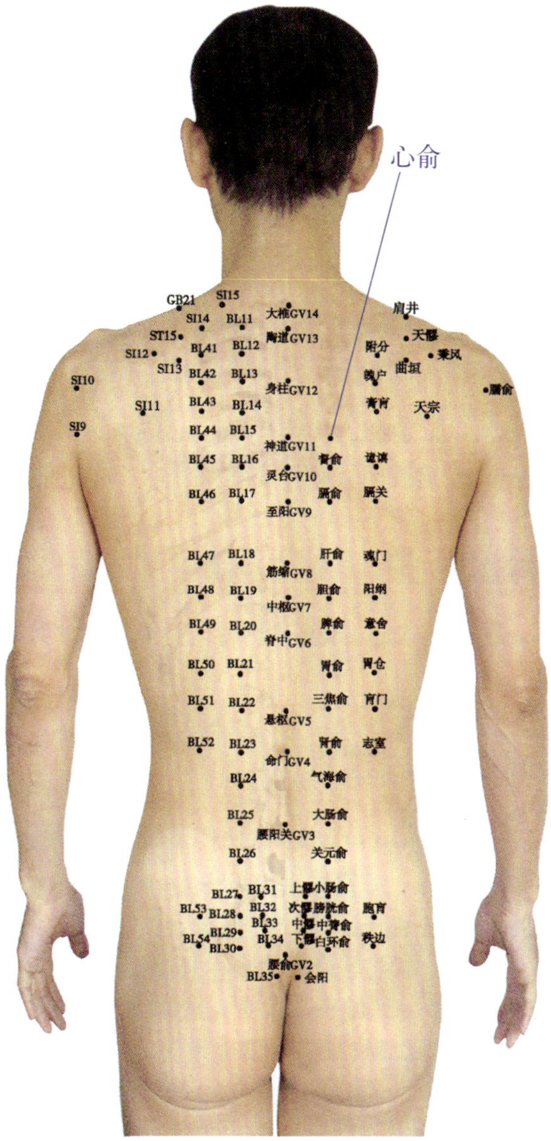　　　　　　　　　图13-5 心俞

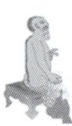

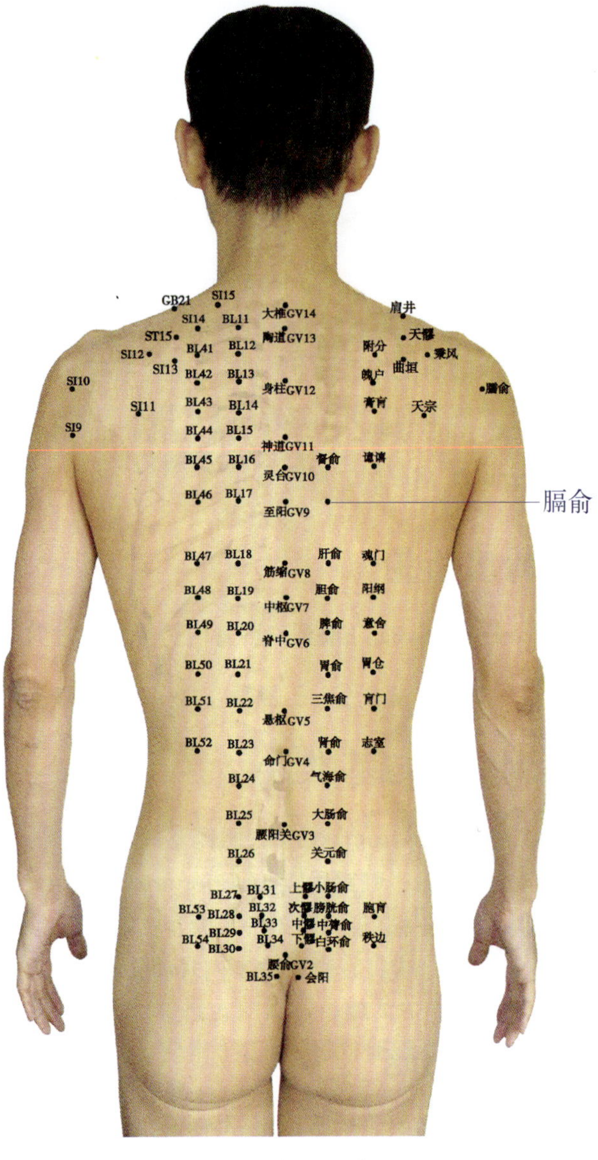

图 13-6 膈俞 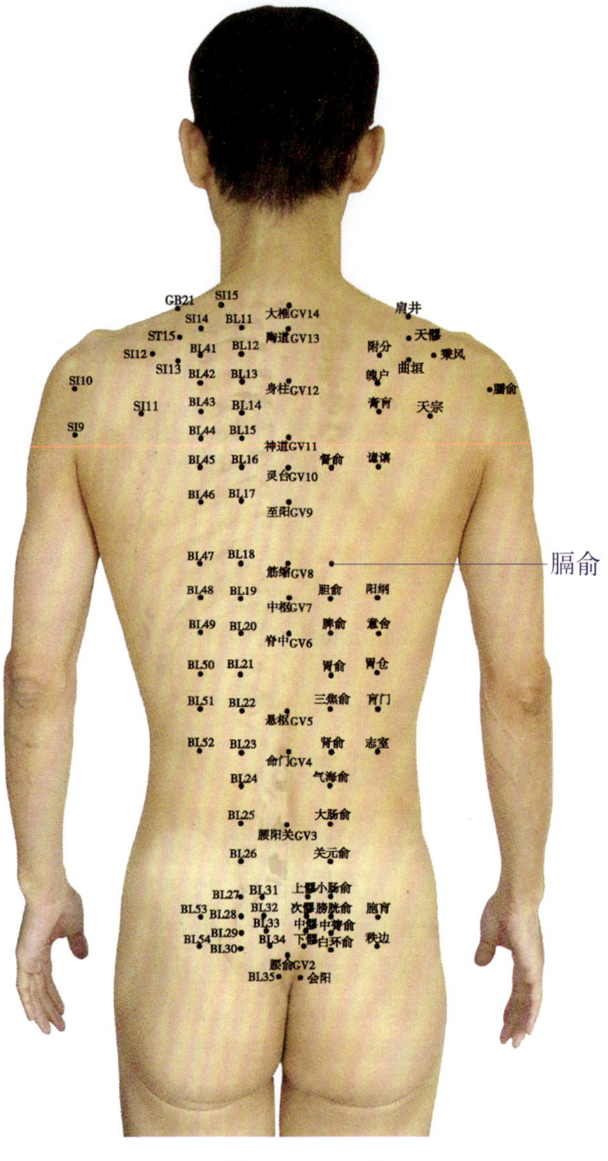　　　　　　图 13-7 肝俞

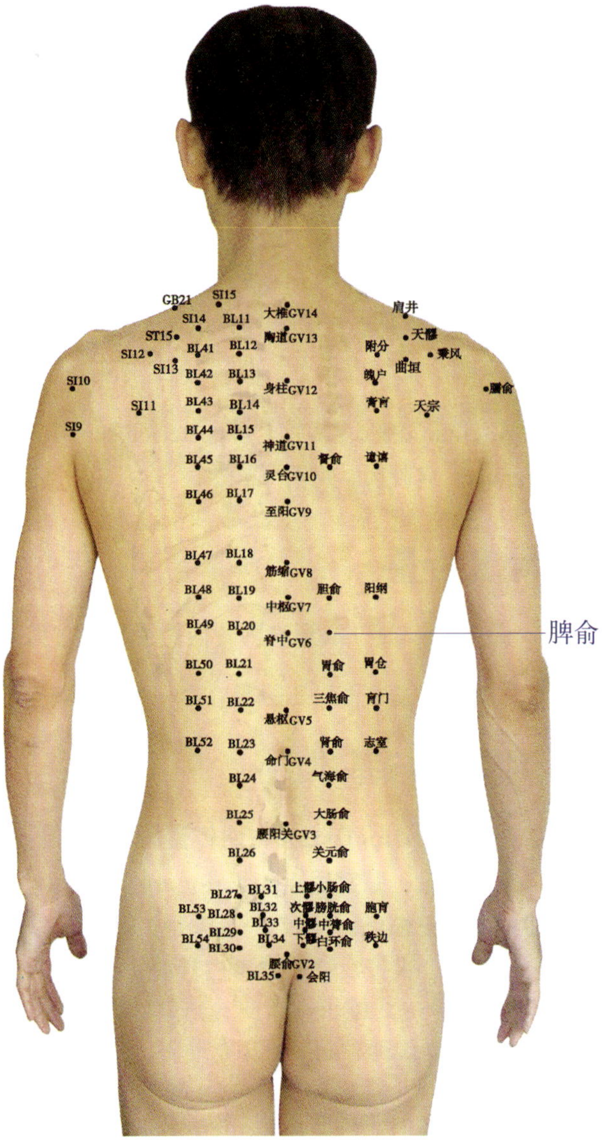

第十六章 致穴图谱

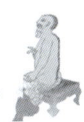

图 13-8 脾俞

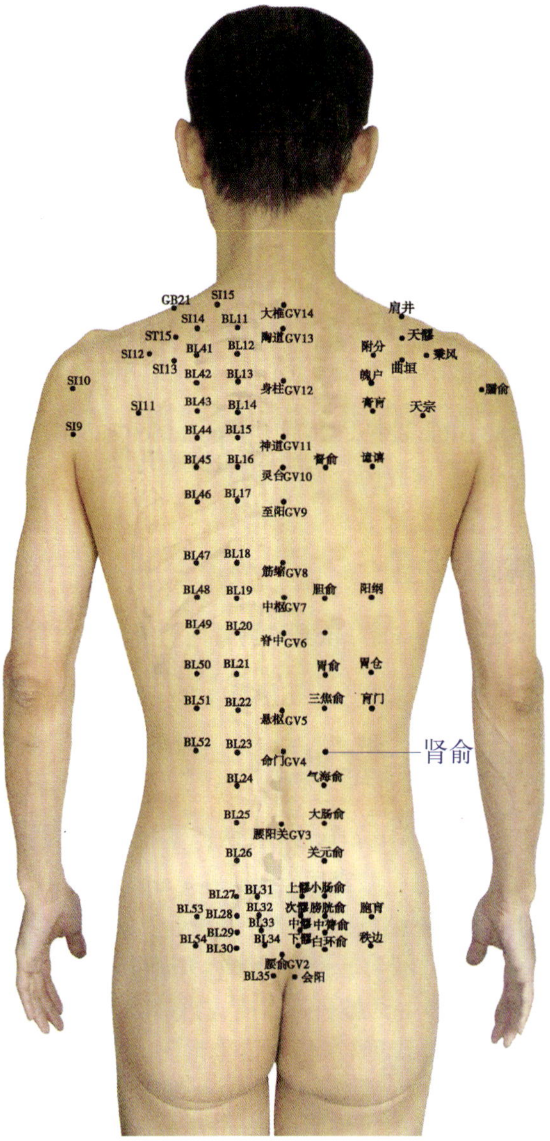

图 13-9 肾俞

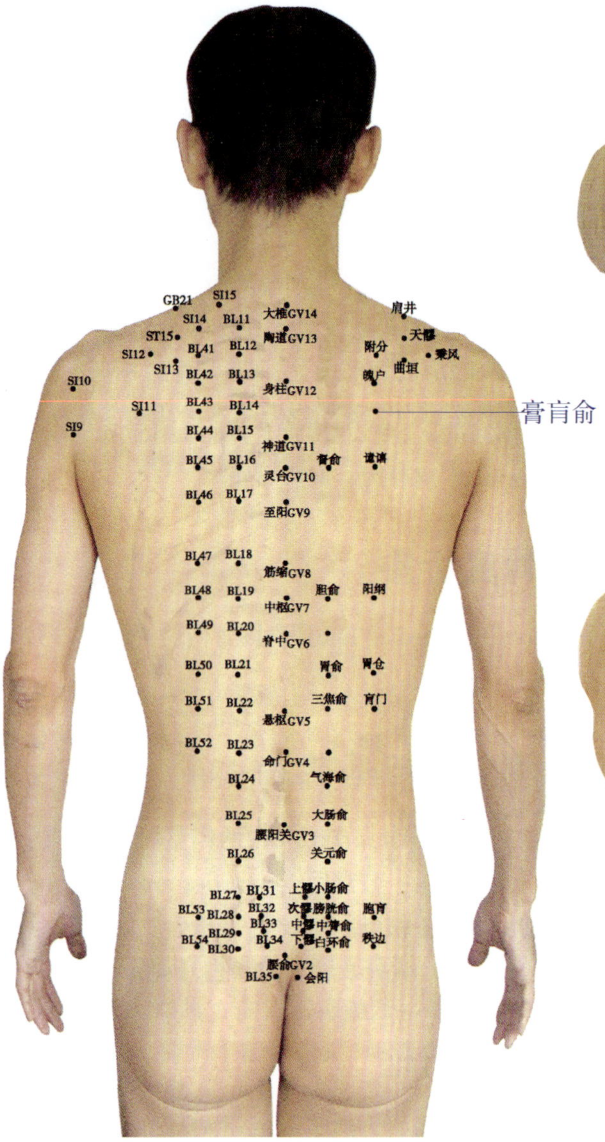

图 13-10 膏肓俞

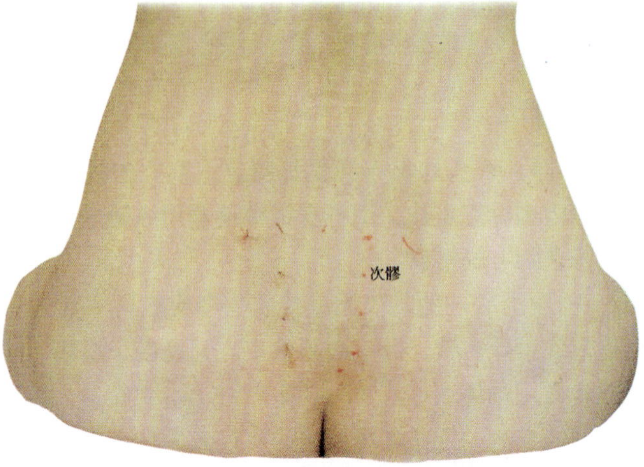

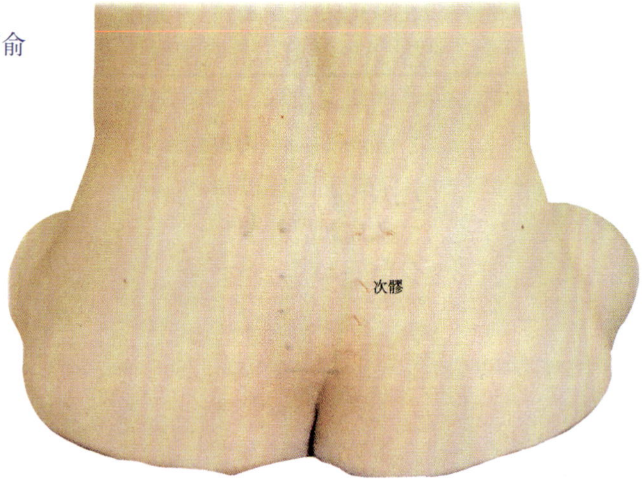

图 13-11 次髎

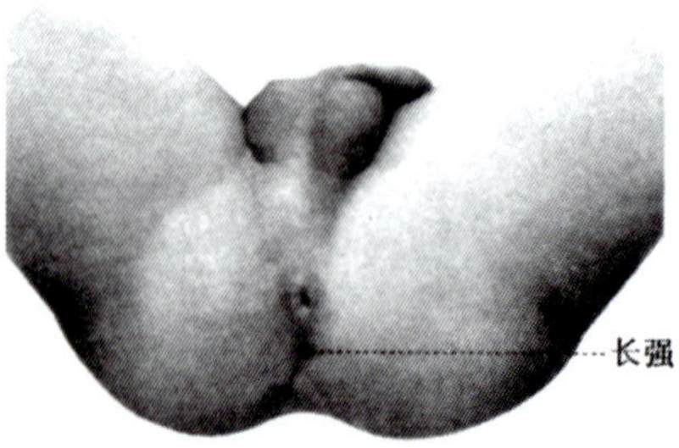

图 13-12 长强

第四节 上肢部效穴图谱

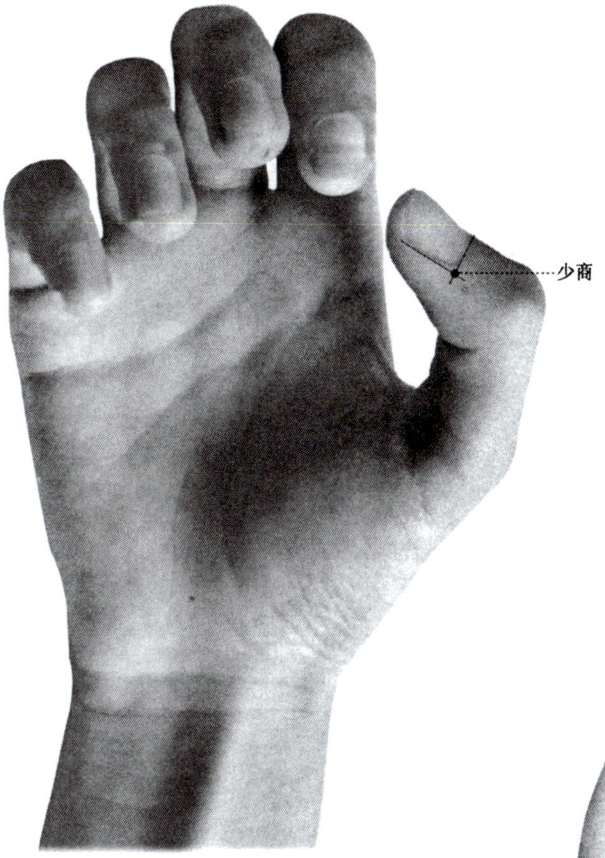

图 14-1 少商

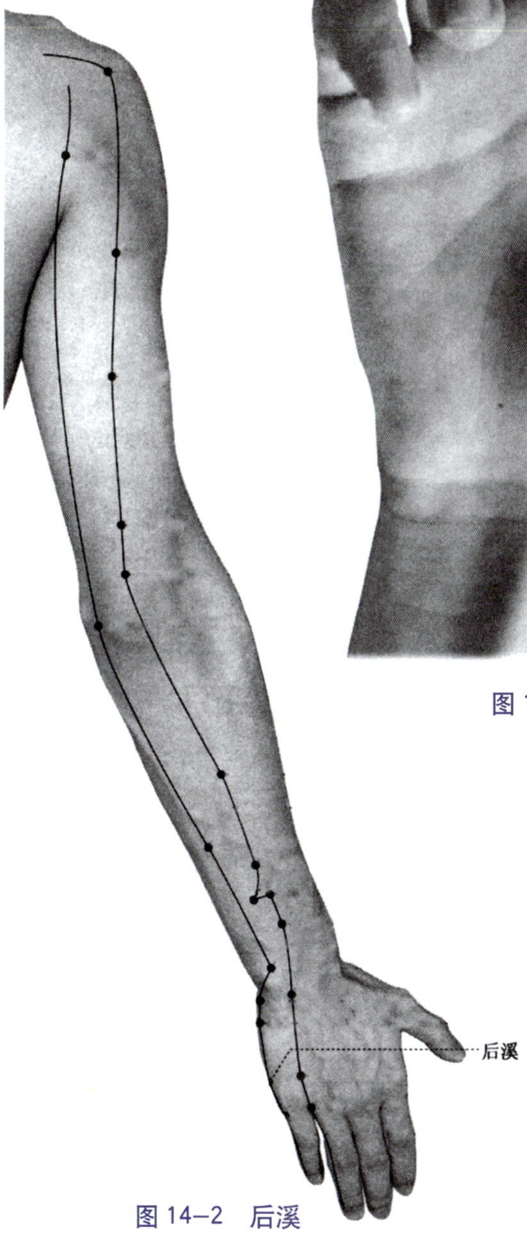

图 14-2 后溪

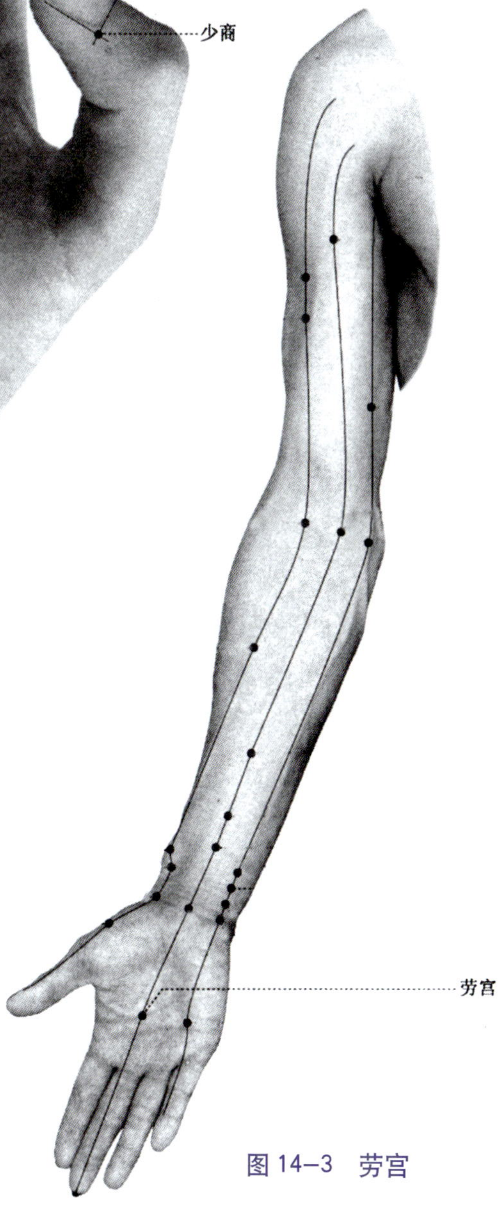

图 14-3 劳宫

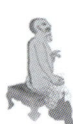

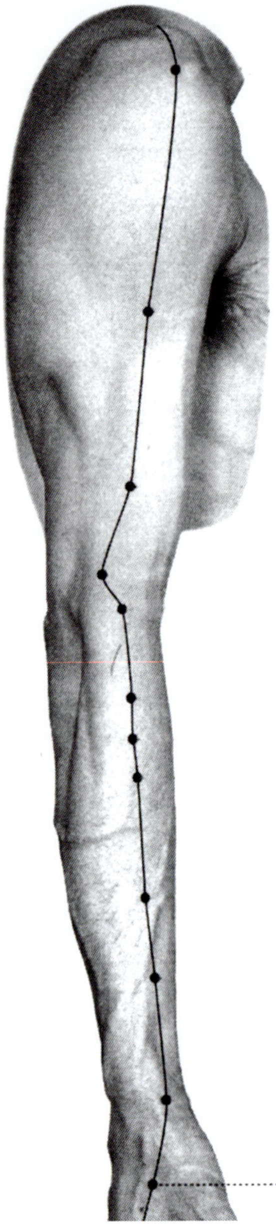

图 14-4 合谷

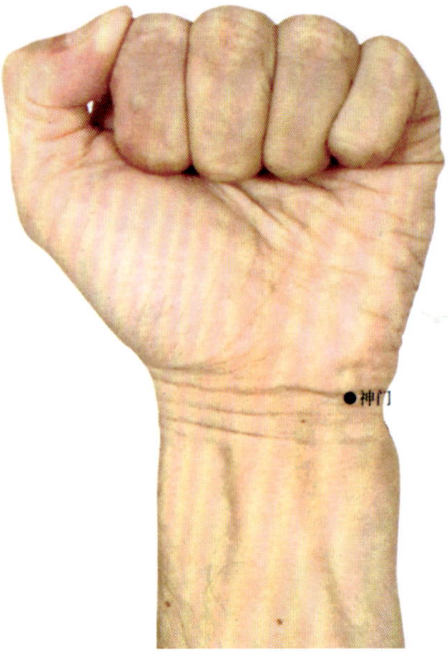

图 14-5 神门

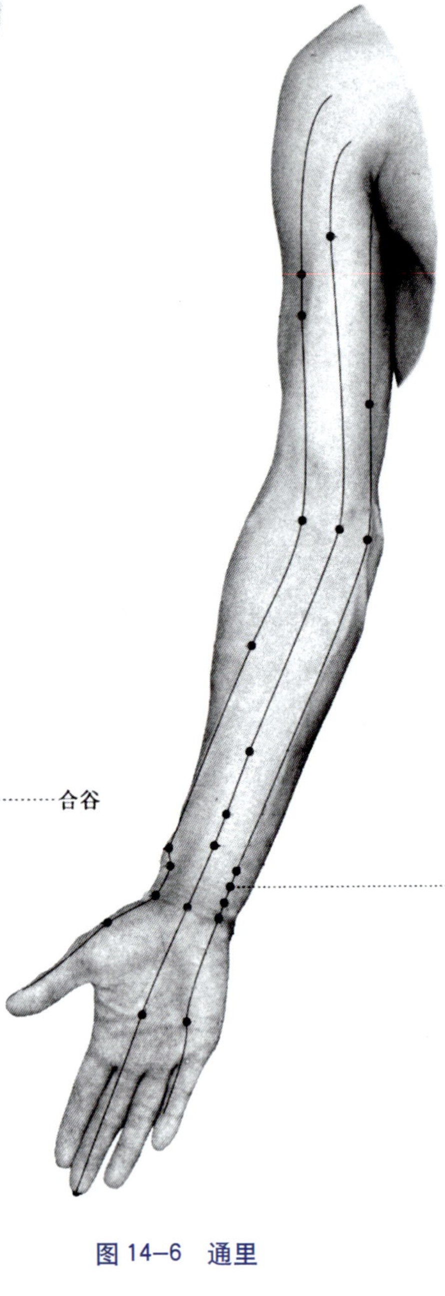

图 14-6 通里

第十六章 效穴图谱

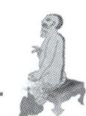

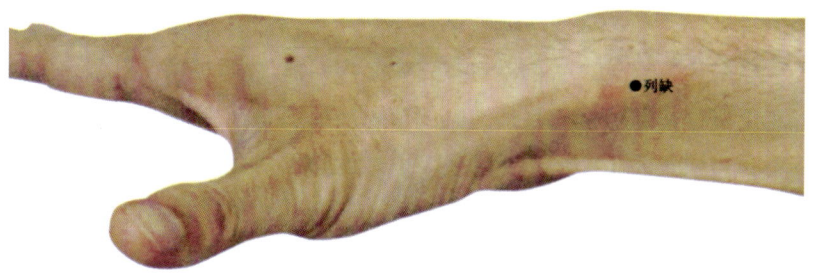

图 14-7 列缺

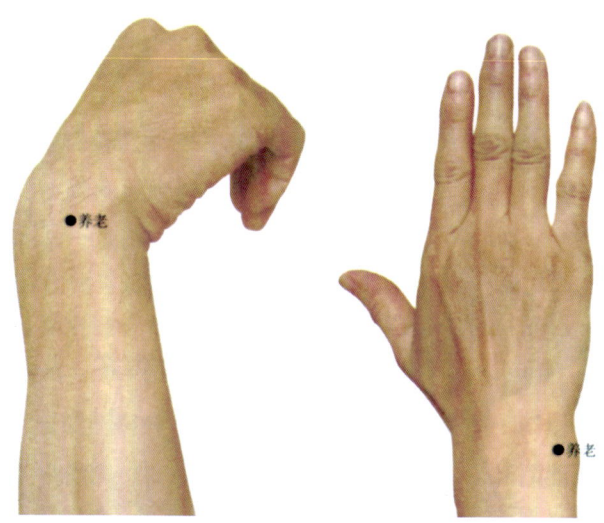

图 14-8 养老

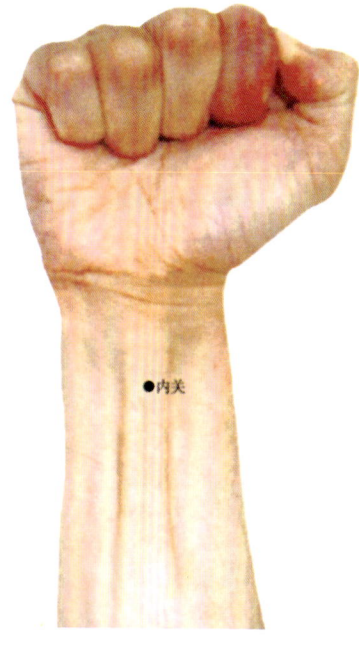

图 14-9 内关

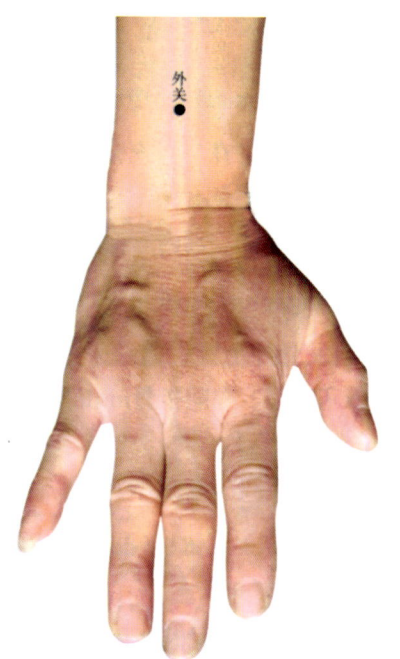

图 14-10 外关

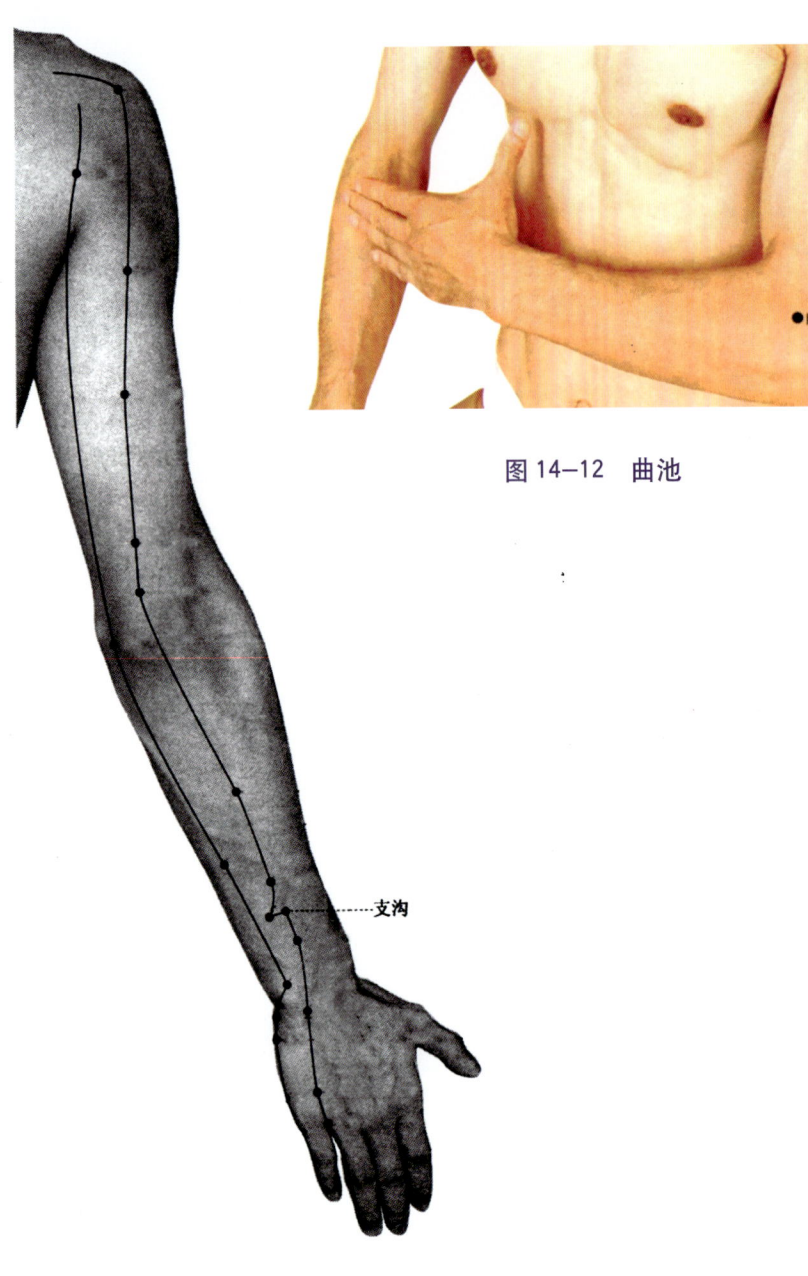

图 14-11 支沟

图 14-12 曲池

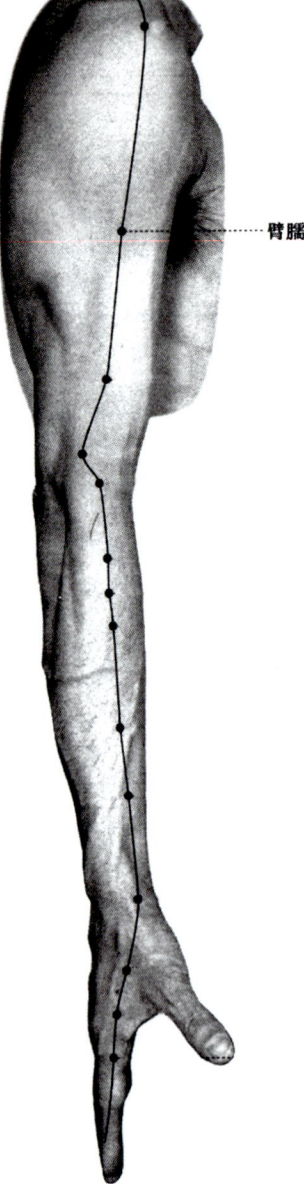

图 14-13 臂臑

第五节 下肢部效穴图谱

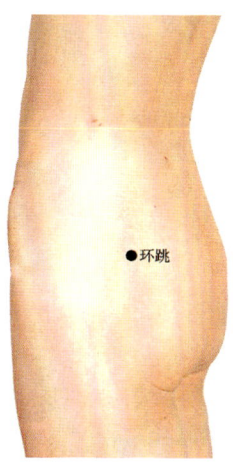

图 15-1 环跳

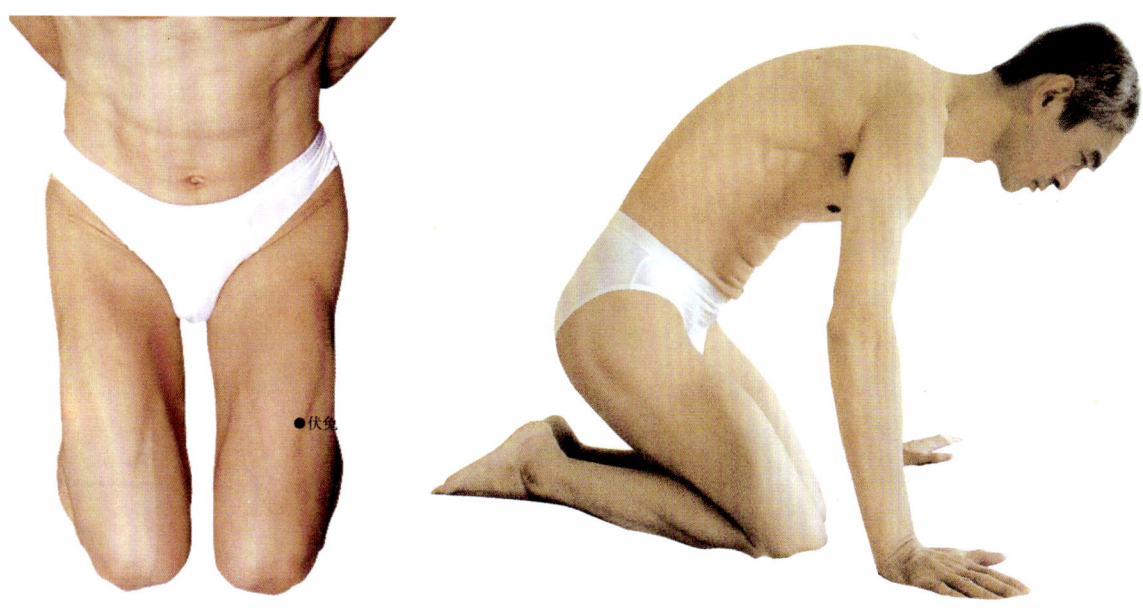

图 15-2 伏兔

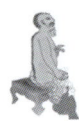

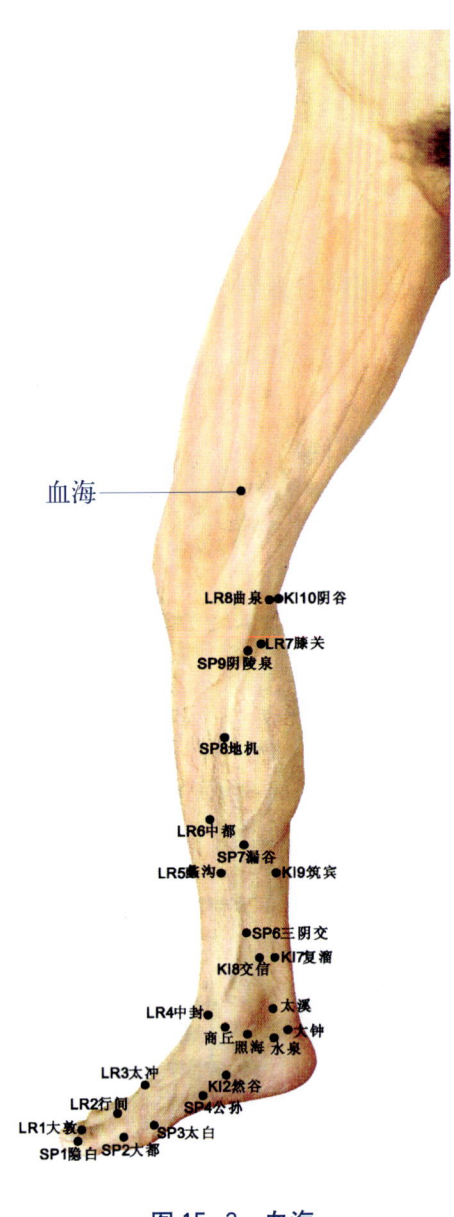

图 15-3 血海

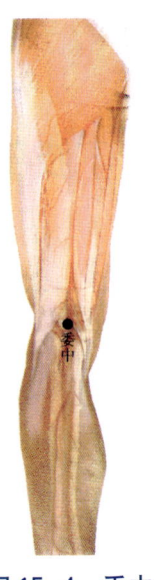

图 15-4 委中

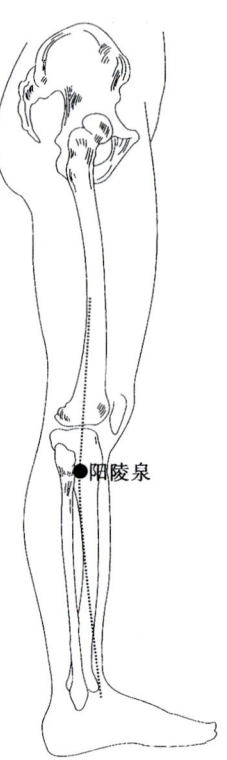

图 15-5 阳陵泉

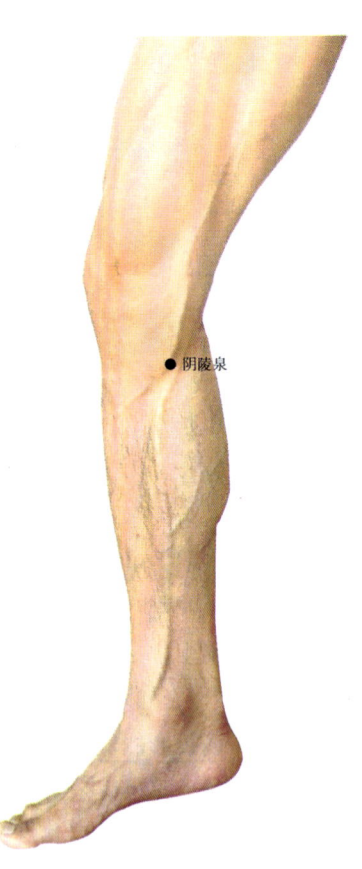

图 15-6 阴陵泉

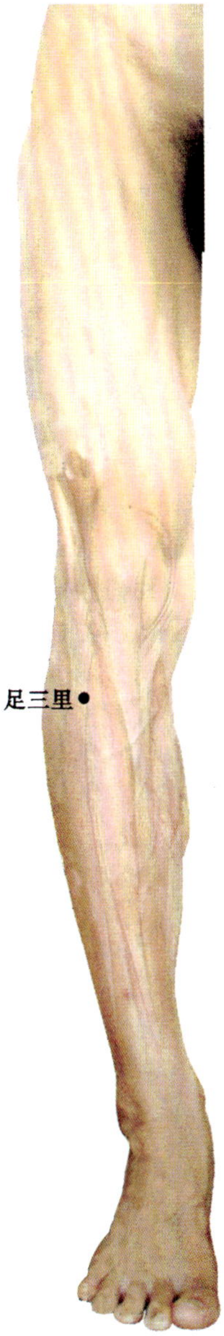

第十六章 腧穴图谱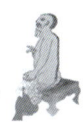

图 15-7　足三里

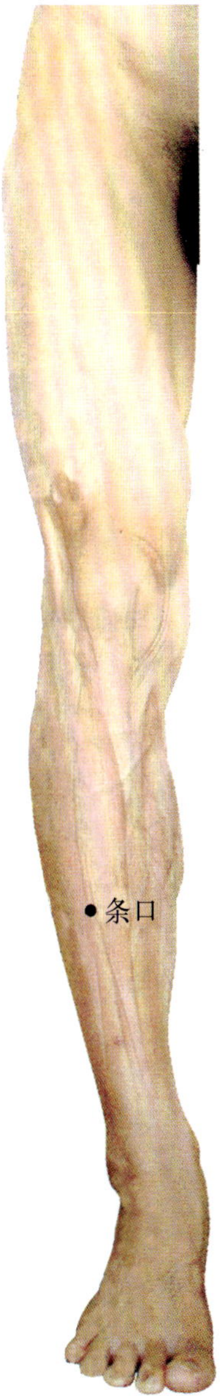

图 15-8　条口

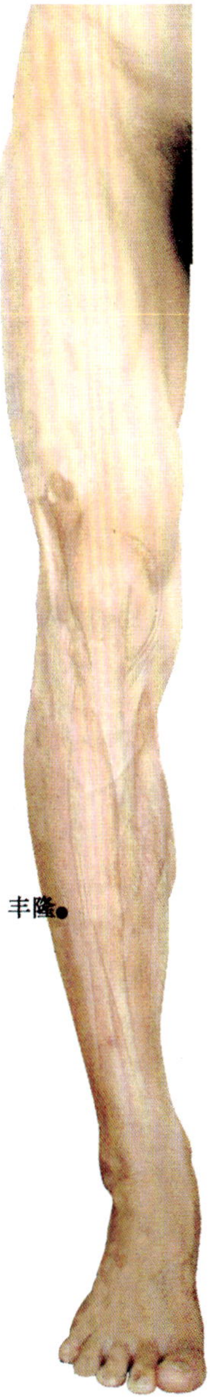

图 15-9　丰隆

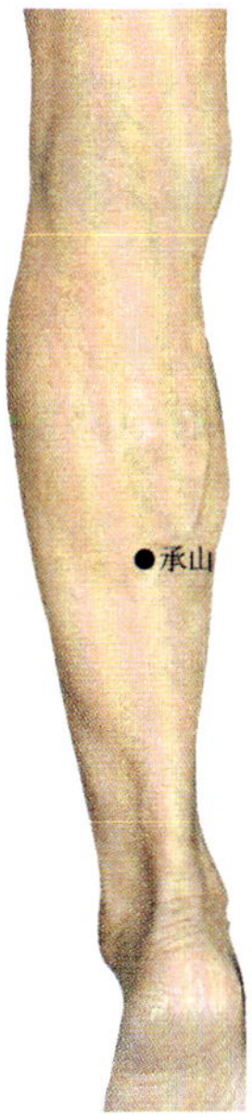

图 15-10　承山

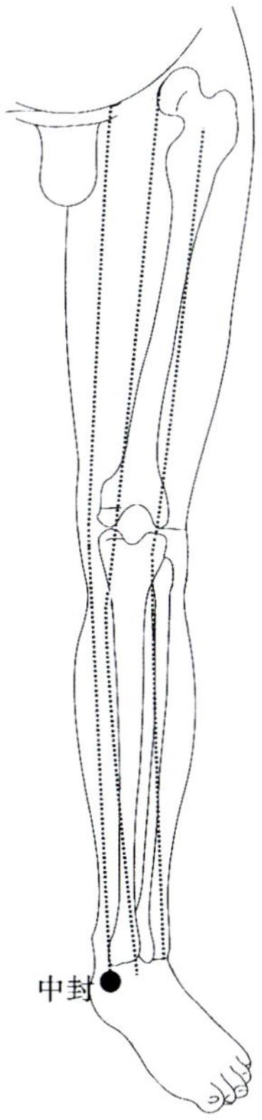

图 15-11　中封

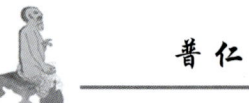

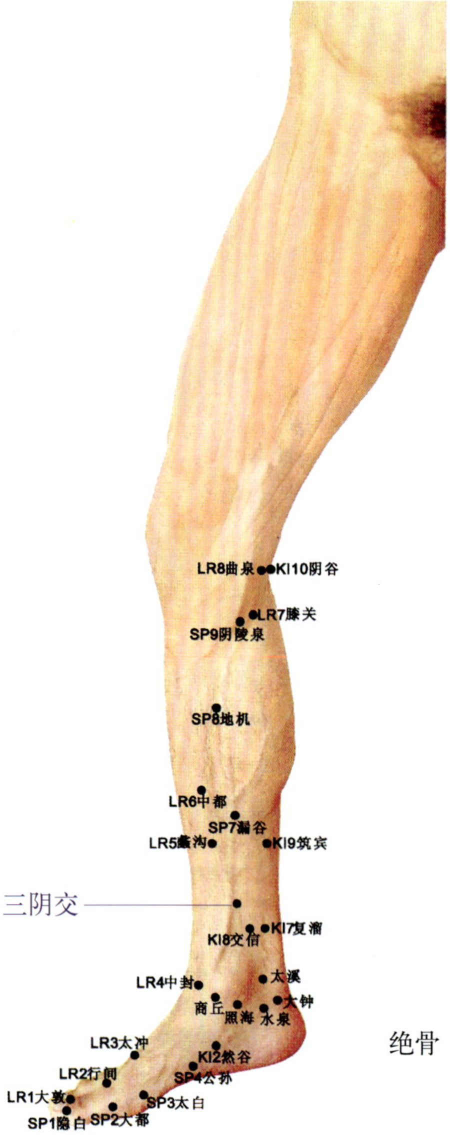

图 15-12 三阴交

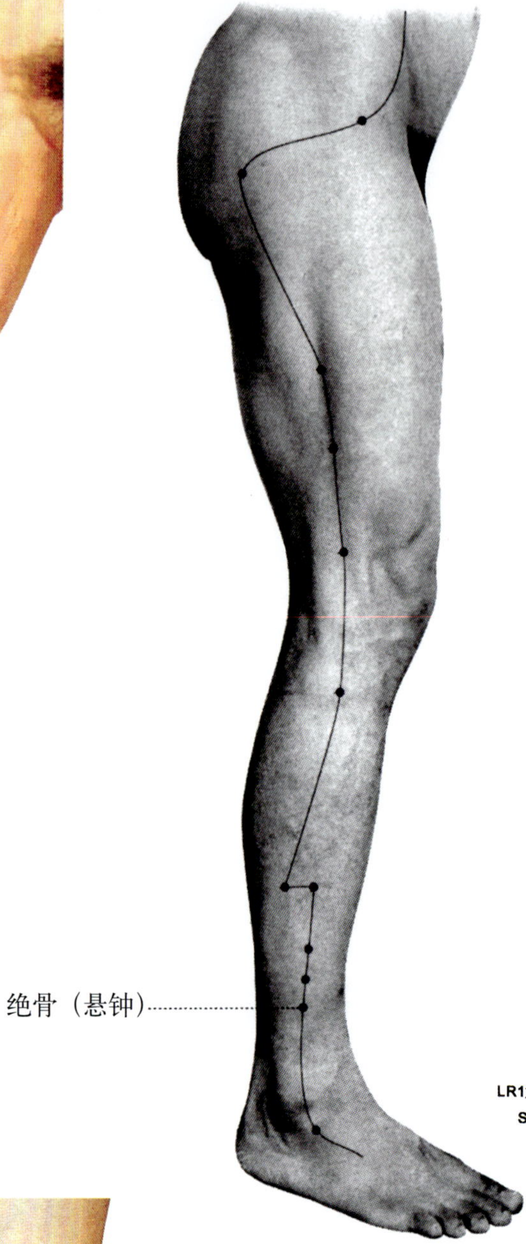

图 15-13 绝骨

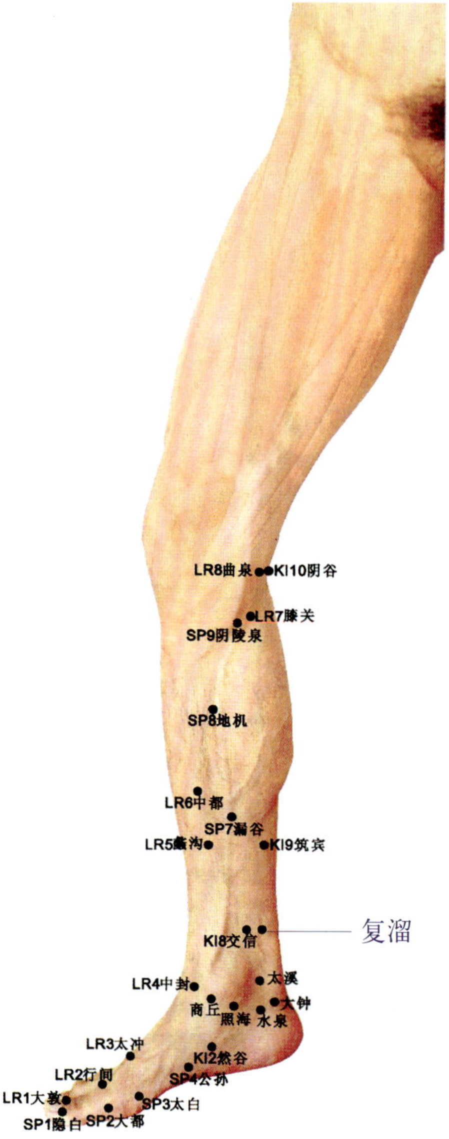

图 15-14 复溜

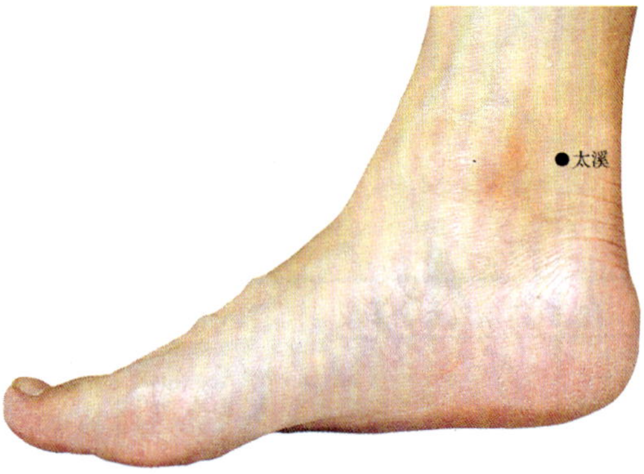

图 15-15 太溪

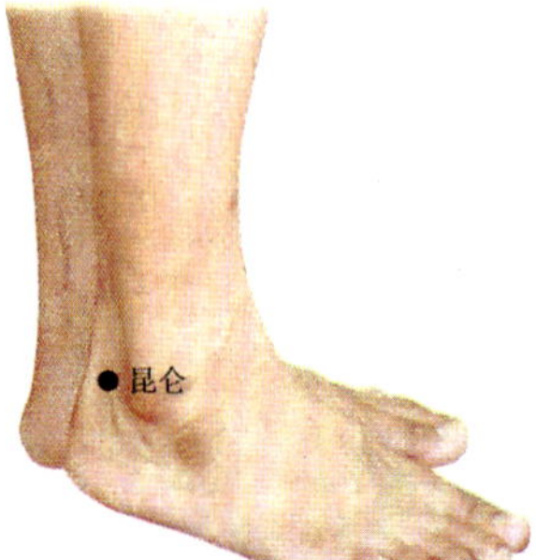

图 15-16 昆仑

第十六章 腧穴图谱

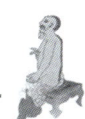

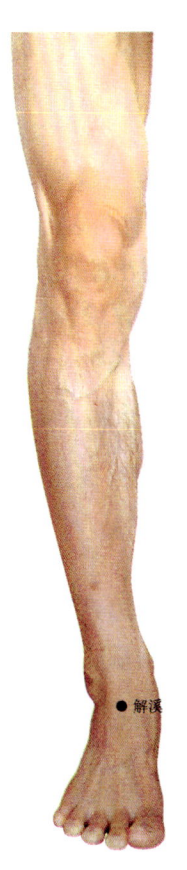

图 15-17 解溪

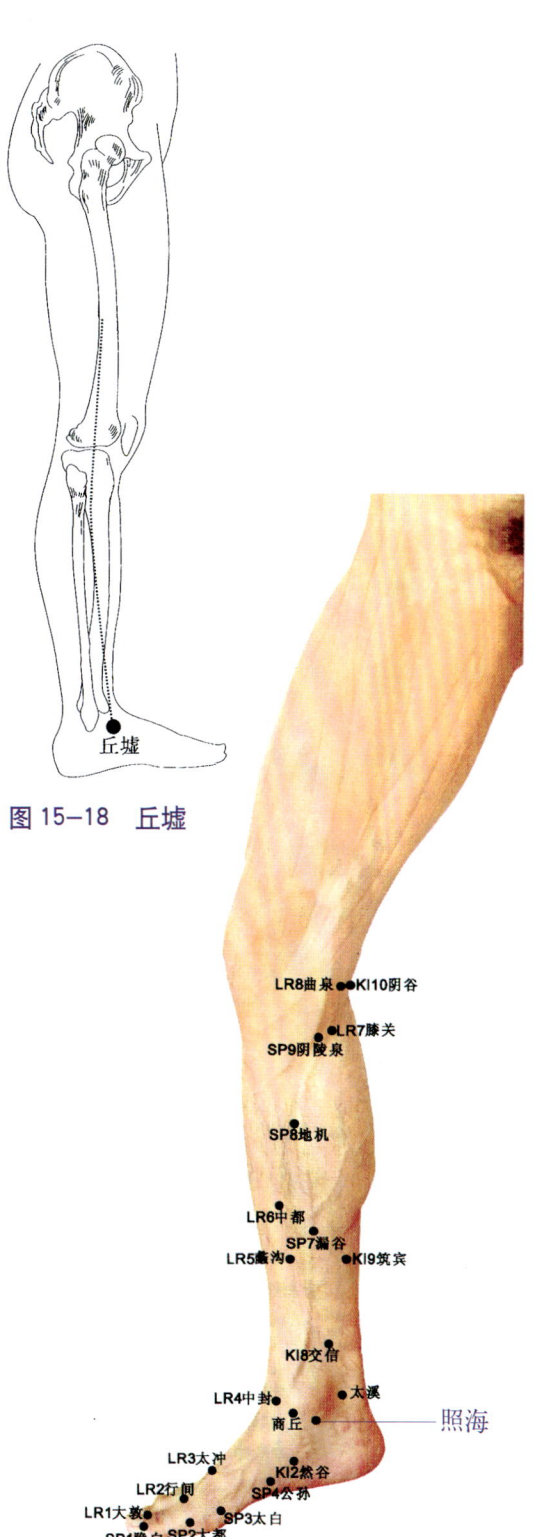

图 15-18 丘墟

图 15-19 照海

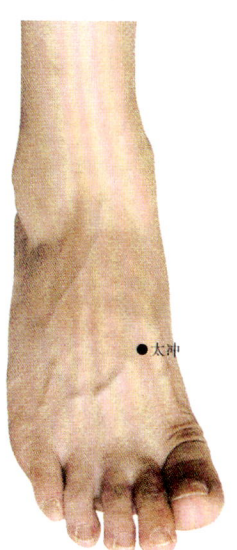

图 15-20 太冲

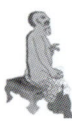 普仁明堂示三通

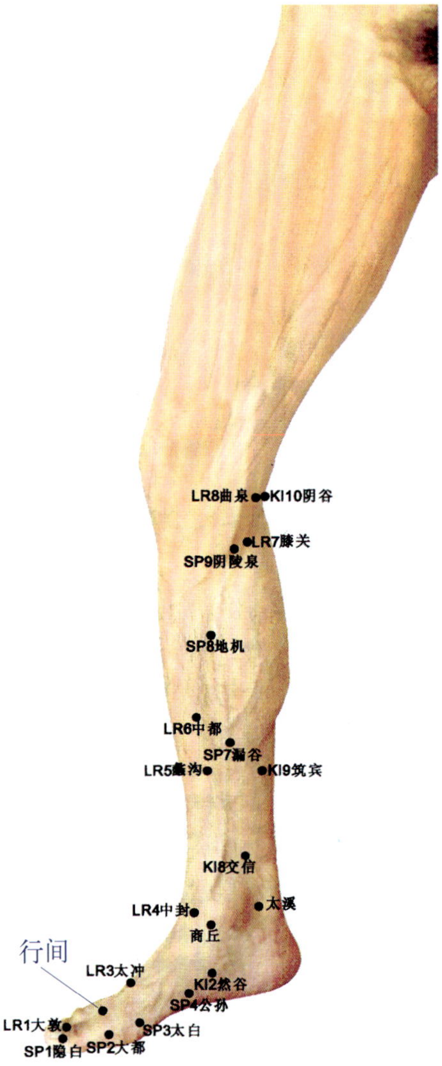

图 15-21 行间 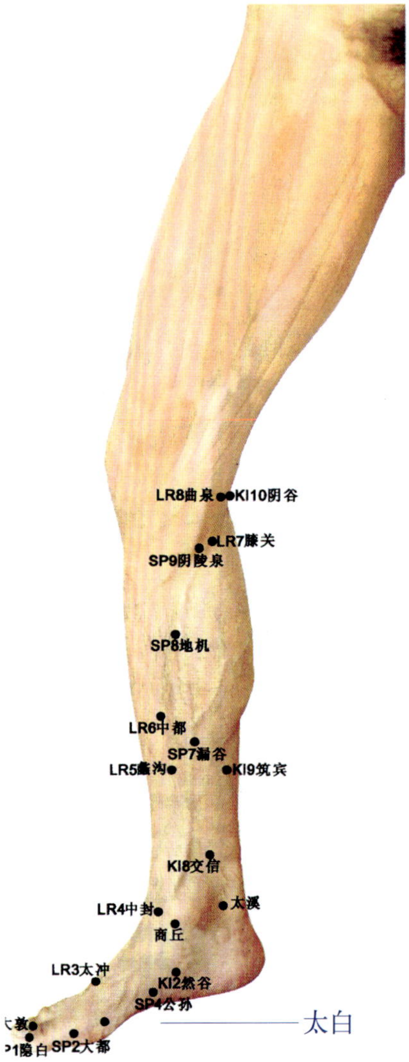　　图 15-22 太白 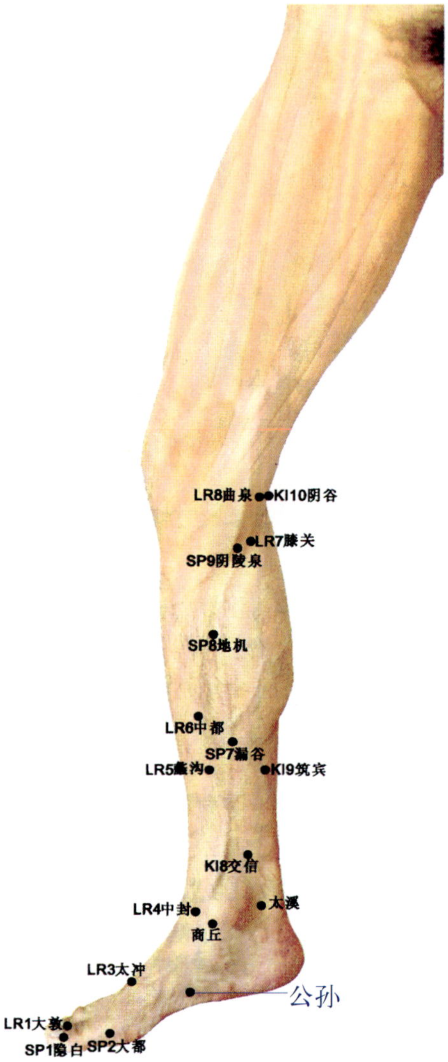　　图 15-23 公孙

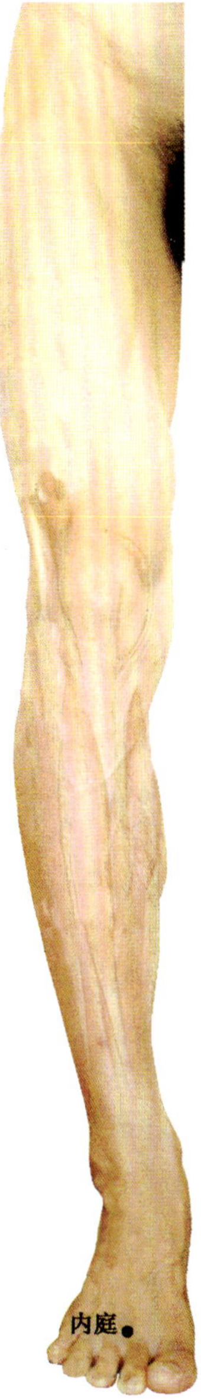

第十六章 效穴图谱

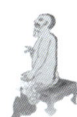

图 15-24 内庭

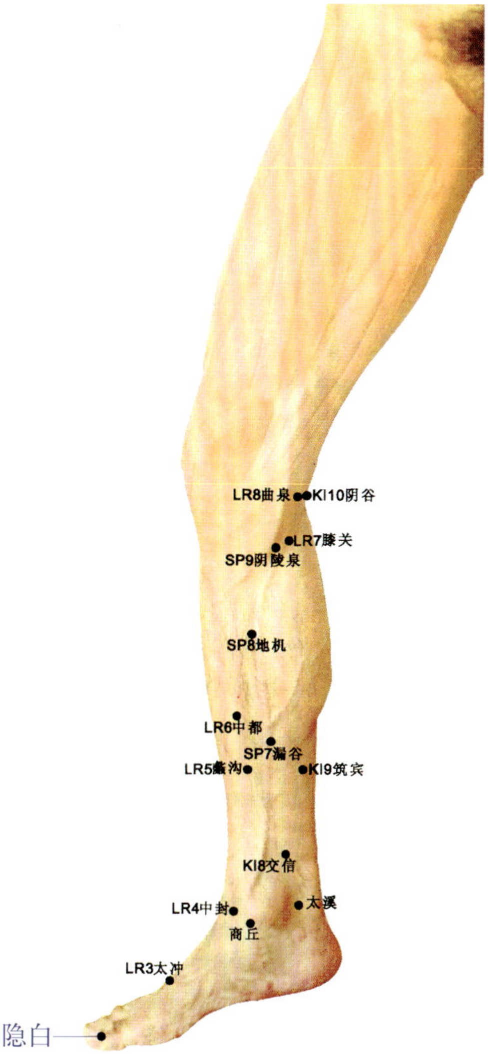

图 15-25 隐白

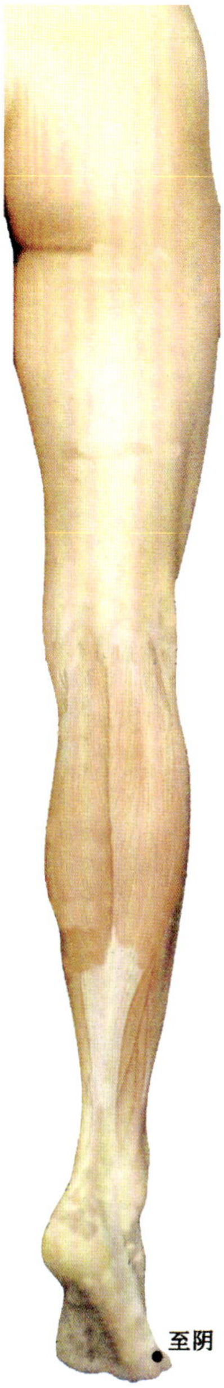

图 15-26 至阴

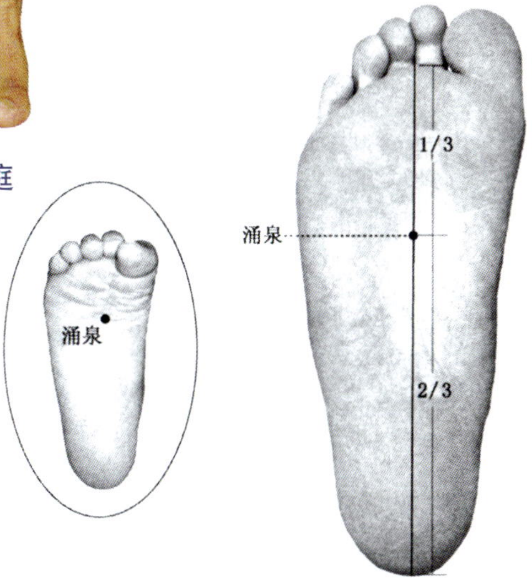

图 15-27 涌泉

本书效穴用图选自《实验针灸解剖图》（黄龙祥、黄幼民主编）与《腧穴定位图》（黄龙祥等起草）

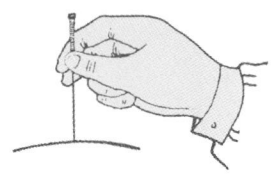

第十七章 针方明理——内科病证

第一节 退热方

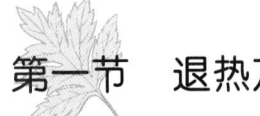

【病症：发热】

体温超过正常水平的状态。本方适应的发热主要属于外感实证的范畴，多因外感六淫，尤其是风热之邪，上先受之，首先犯肺，肺主气属卫，卫气失于宣畅，故见发热。

【针方组成】

大椎、曲池、合谷。

【针方临症】

在发热初常有寒意，或恶寒、寒战；发热时心率一般加速、呼吸增快，并有口唇干燥、舌苔厚腻、食欲不振、尿少色深、疲乏软弱，头痛头昏，热退时常汗出。

【随证加减】

伴头痛，加太阳、外关，毫针泻法以清头部之邪。

伴咽喉肿痛，加少商，三棱针点刺出血以清肺热利咽喉。

伴咳嗽、气喘，加尺泽、肺俞，毫针泻法以清肺化痰。

【临床操作】

大椎，三棱针点刺放血；曲池、合谷，毫针泻法。高热时三穴同用，热度不太高时选用其中二穴。留针30分钟，每日1次。

【针方明理】

贺普仁教授认为大椎、曲池、合谷三穴组成为清热之要方。大椎是督脉要穴，为诸阳之会，针之能振奋人体正气，祛邪外出而解热。风热上受，首先犯肺，太阴与阳明互为表里。曲池、合谷为手阳明大肠经的合穴、原穴，二穴并用，有疏散风热、清利肺气的作用。

【按语】

西医认为外感发热主要是由各种病原体（如病毒、细菌、寄生虫等）的感染引起，内伤发热主要见于各种慢性感染，如结核病、胆囊炎、慢性肝炎、风湿病、肾盂肾炎、慢性局灶性感染等，甲亢以及自主神经功能紊乱等。

第二节 止咳方

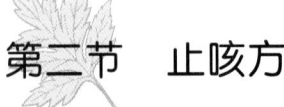

【病症：咳嗽】

咳嗽为肺系疾患的主要证候，根据其发病原

因,分为外感咳嗽和内伤咳嗽两大类。外感咳嗽是由外邪侵袭,肺气不得宣畅而引起;内伤咳嗽则为脏腑功能失调,影响肺脏功能所致。

【针方组成】

大杼、风门、肺俞。

【针方临症】

风寒咳嗽:咳嗽喉痒,痰稀色白。

风热咳嗽:咳嗽,痰稠而黄,咽痛口渴。

痰浊阻肺:咳嗽痰多,痰白而黏。

肝火灼肺:气逆作咳,痰少而黏,咳时胸胁引痛。

肺肾阴虚:干咳少痰,或痰中带血。

【随证加减】

风寒咳嗽伴头痛,鼻塞,流清涕,寒热无汗,加风池,合谷。

风热咳嗽伴身热头痛,恶风汗出,加大椎、曲池。

痰浊阻肺伴胸脘痞闷,胃纳减少,加中脘、丰隆。

肝火灼肺,加阳陵泉、行间。

肺肾阴虚,加太渊、太溪。

【临床操作】

毫针刺入针方穴0.5寸深,先补后泻。病情重者可用中粗火针,速刺法,点刺不留针,针刺深度不超过0.5寸。风寒、风热型毫针浅刺用泻法,风池向鼻尖斜刺0.5寸,合谷直刺0.5寸,大椎向上斜刺0.5寸,曲池直刺1寸。痰浊及肝火型用平补平泻法,中脘、丰隆、阳陵泉直刺1寸,行间斜刺0.5寸。肺肾阴虚型用补法,太渊避开桡动脉,直刺0.3寸,太溪直刺0.5寸。

【针方明理】

针方三穴属足太阳膀胱经,太阳主一身之表,大杼为手足太阳经交会穴;风门为风之门户,足太阳督脉之会;肺俞是肺脏之气输注之要穴,此三穴共济宣肺平喘之功。贺普仁教授认为,病重用火针刺之,其意义在于借火之温热之力,激发经气,鼓舞气血运行,较毫针更具事半功倍之效。虚证得火,火壮补之;实证得火,火郁发之。此三穴合

用为治疗呼吸疾患的主要针方。风池、合谷散风祛寒。大椎为手足三阳经与督脉之会,为清热要穴;行间为足厥阴荥穴,配五行属木,与阳陵泉共为清泻肝火之要穴。太渊、太溪分别为手太阴与足少阴经原穴,"五脏六腑之有疾者,皆取其原也",肺主气,肾主纳气,二穴益肺肾之阴而止咳。

【按语】

咳嗽常见于上呼吸道感染,支气管炎,支气管扩张,肺结核等疾病。

对于慢性长期不愈的咳嗽患者,应注意改善体质,提高人体防御能力。戒烟或少吸烟,平素要慎起居、避风寒,可以运用三伏贴、三九贴来改善呼吸系统的功能。

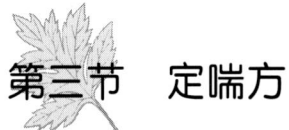

第三节 定喘方

【病症:哮喘】

哮喘是一种常见的呼吸道过敏性疾病。以阵发而带有哮鸣声音的气喘为其主要表现,常伴有咳嗽。严重者可持续发作。

中医认为其主要病理因素为痰,内伏之痰在肺,因外感风寒、饮食、情志或劳累过度而诱发,其中与气候变化最为密切。哮喘发之于肺而关系于五脏。

【针方组成】

肺俞、曲垣、秉风、大杼、风门。

【针方临症】

外感实证:

风寒束肺:喘急、喉中哮鸣声、痰清稀、色白,黏沫状。

痰热犯肺:喘急气粗、息促胸高、喉中哮鸣,喘急坐不得卧、痰浊黄稠。

燥热伤肺:烦扰气粗、痰少而粘带血丝。

内伤实证:

痰浊阻肺:喘息气粗、日轻夜重不能平卧,痰黏腻或黄稠。

肝火灼肺：烦扰气微促、痰白黏或黄稠。

内伤虚证：喘促气短、动则喘剧，痰白清稀或泡沫。

【随证加减】

外感实证，加列缺、尺泽。

内伤实证，加丰隆、合谷、太冲。

虚证，加太渊、太溪、足三里。

喘甚，加天突、定喘。

【临床操作】

实证用泻法，虚证用补法。针方五穴刺入0.5～0.6寸深；列缺向上斜刺0.3寸，尺泽直刺1寸；太渊、太溪直刺0.5寸；足三里直刺1寸；天突先直刺0.2寸，然后将针尖转向下方，紧靠胸骨后方刺入1～1.5寸，要防止刺伤血管；定喘穴直刺0.5寸。如病情较甚，针方穴可用中粗火针点刺。

【针方明理】

贺普仁教授取此针方用毫针或火针治疗哮喘均取得较好效果。大杼、风门、肺俞均为足太阳膀胱经穴，分别位于第一、第二、第三胸椎棘突下，旁开1.5寸；曲垣、秉风为手太阳小肠经穴，均位于肩胛冈上窝中。太阳主一身之表，而肺主皮毛，两经气不利，皮毛自开，外邪侵入则郁滞于肺，使肺气不利而发生哮喘，故取太阳经振奋体表之气，使外邪难入，入侵之邪外出，再加上肺俞健利肺气则哮喘缓解。此外，五穴均位于背部，背部为肺所居，故又有局部治疗作用，可刺激局部气血，加强肺脏气血供养，以利肺气之宣降。另外，膀胱与肾互为表里经，故针足太阳经又能补足少阴经。

【按语】

本病为反复发作，不易根治的慢性顽固病，应坚持治疗，尤其在夏秋季节，缓解期亦应坚持，以巩固疗效。患者应预防感冒，属过敏体质者，须避免接触致敏原和进食过敏食物。

西医认为哮喘是由于支气管分支或其细支的平滑肌痉挛，管壁黏膜肿胀和管壁内黏稠的分泌物增多，是空气不能顺利地呼出所引起。常迁延多年，可引起肺气肿。病因是遗传因素，因平滑肌分泌过多的白三烯等前列腺物质，从而造成该肌的痉挛，黏膜呈急性炎症、水肿和渗出。吸入花粉或皮毛，食用蛋类和牛奶，体内的某些疾病如鼻炎、鼻窦炎、胆囊炎等以及神经精神因素，都是重要的诱发因素。

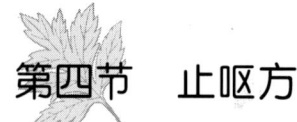

第四节　止呕方

【病症：呕吐】

呕吐可见于多种疾病。有声无物为呕，有物无声为吐，因两者常同时出现，故称呕吐。

呕吐一证的病变部位在胃，是由于胃失和降、反逆于上所致。根据胃主受纳，腐熟水谷，及其经脉联系，胃气上逆主要是由于感受外邪、饮食停滞、痰饮停蓄、肝气犯胃、脾胃虚弱所致。

【针方组成】

内关、足三里、魄户、中府。

【针方临症】

感受外邪：突然呕吐，伴寒热表症、头身疼痛，胸脘满闷。

饮食所伤：呕吐酸腐，嗳气厌食，脘腹胀满，大便臭秽而溏。

肝气犯胃：呕吐吞酸，嗳气频繁，胸胁胀满，烦闷不舒。

痰饮停蓄：呕吐清水痰涎，脘闷不食，头晕目眩，心悸。

脾胃虚弱：饮食稍有不慎即呕吐，时作时止，倦怠无力，不欲饮食，四肢不温，腹满便溏。

胃阴不足：干呕，时作时止，口燥咽干，似饥而不欲食。

【随证加减】

感受外邪：加外关。

饮食所伤：加合谷。

肝气犯胃：加曲泽。

痰饮停蓄：阴陵泉。

脾胃虚弱：加中脘和上脘。

胃阴不足：三阴交。

呕吐甚者：金津、玉液。

【临床操作】

内关直刺0.5寸，足三里直刺1寸，中府向外斜刺或平刺0.5寸，不可向内深刺，以免伤及肺脏；隔姜灸放入灸盒内置于中脘和上脘穴上留20分钟；患者取坐位或卧位，手臂前伸，肘上扎止血带，肘窝部常规消毒，用三棱针或7~9号头皮针在曲泽穴（相当于肘正中静脉）刺络放血，流出黯红或黯紫色血液数滴后，松开止血带，待血色变正常后，拔除针具，以消毒棉球压迫止血。呕吐严重者可加金津、玉液穴三棱针刺络出血；实证用泻法，虚证用补法。

【针方明理】

贺普仁教授认为，魄户和中府是治疗呕吐的经验效穴；内关、足三里健脾和胃，为消化系统疾患常用穴位；曲泽穴为手厥阴心包经合穴，有治疗呕吐的功效。《灵枢·顺气一日分为四时》曰："病在胃及以饮食不节得病者，取之于合。"曲泽穴刺络放血具有开窍祛邪、活血化瘀、疏经通络、降逆止呕作用，针刺曲泽穴止吐方法简便，见效快，痛苦小。金津、玉液为经外奇穴，有强力止吐功效，运用放血疗法治疗严重呕吐可以取得很好的疗效。虚证加灸可以增强温养降逆之功。

【按语】

《圣济总录·呕吐》曰："呕吐者，胃气上而不下也。"呕吐大体可分为虚实两大类，急性呕吐多属实证。病因为外邪犯胃，饮食积滞，痰湿内阻，情志失调等。急性呕吐以外邪犯胃最多见。《素问·举痛论》曰："寒气客于肠胃，厥逆上出，故痛而呕也。"《古今医统大全·呕吐哕》曰："卒然而呕吐，定是邪客胃府，在长夏为暑邪所干，在秋冬为风寒所犯。"《景岳全书·呕吐》曰："或暴伤寒凉，或暴伤饮食，或因胃火上冲，或因肝气内逆，或以痰饮水气聚于胸中……皆有呕证，此皆呕之实邪也。"急性呕吐治疗重在祛邪。《景岳全书·呕吐》曰："实者有邪，去其邪则愈。"

古人对放血疗法非常重视，《黄帝内经》有大量记载。《灵枢·官针》曰："络刺者，刺小络之血脉也。"《素问·血气形志篇》曰："凡治病必先去其血。"《素问·小针解》曰："宛陈则除之者，去血脉也。"《灵枢·血络论》专篇就放血疗法进行了论述。张子和倡"邪去正安"说，认为体内恶血本为致病之邪，出血即泄邪，"出血之于发汗，名虽异而实同"。把放血疗法作为攻邪的一种手段。李东垣，罗天益，薛立斋，郭右陶，夏春农等对放血疗法都有重要发挥。

呕吐可见于西医的多种疾病，如神经性呕吐、急慢性胃炎，幽门痉挛和梗阻，肝胆疾患等。

第五节　胃痛方

【病症：胃痛】

胃主受纳和腐熟水谷，胃又通过经脉和其他脏腑相联系。若病邪犯胃，如外感寒邪、过食生冷、饮食不节，均可寒积中焦，胃阳被遏或食滞不化、阻塞气机；若肝气犯胃，如气滞血瘀、肝郁气滞横逆犯胃，肝郁化火肝火犯胃均可致胃气壅滞不通或胃气逆乱，不通则痛；若脾胃虚弱或胃阴不足，均可致胃络失于温煦或濡养，胃之脉络拘急而致痛。

总之，胃痛的病位虽在胃，但与肝、脾两脏有密切关系。其病因虽多，病机均系不通则痛。辨证要点应首先分清虚实之证，痛势较剧者多为实证，痛势较缓者多为虚证。

【针方组成】

中脘、梁门。

【针方临症】

寒邪犯胃：胃痛暴作，遇寒疼重，得热痛减，口不渴或喜热饮。

饮食停滞：胃脘胀满而痛，拒按，厌食，嗳腐吞酸，恶心呕吐，吐后痛缓。

肝气犯胃：胃脘胀痛，攻窜两胁，得嗳气或矢气舒，遇郁怒复发或加重。

脾胃虚寒：胃痛隐隐，喜温喜按，遇冷痛作或加重；空腹痛重，得食痛减，食后腹胀。

胃阴不足：胃痛隐作而有烧灼感。

【随证加减】

寒邪犯胃，加足三里。

饮食停滞，加天枢、上脘、下脘。

肝气犯胃，加左内关，右足三里。

脾胃虚寒，加足三里，关元。

胃阴不足，加内关、足三里。

【临床操作】

前三型属实证用泻法，后二型为虚证用补法。腹部穴直刺1寸左右，足三里直刺1~1.5寸，内关直刺0.5寸，寒邪犯胃和脾胃虚寒者中脘可加灸。

【针方明理】

贺普仁教授认为梁门穴具有和胃降逆气的功能，梁门为水谷之门，可消积化滞、和胃降逆、制酸止痛。中脘为胃之募穴，可疏理中焦之气。足三里为胃之合穴，合治内腑，配合胃脘部施灸可散寒止痛。上、中、下三脘善于消导，配用大肠之募穴天枢，可化食消滞。内关为手厥阴心包经之络穴，通于少阳经，少阳乃气机之枢纽，可助脾胃之升降，常与足三里相配合，有温中健脾、疏肝理气之功。

【按语】

患者平时应注意饮食规律，忌食刺激性食物。针刺不缓解者，应详查病因，对溃疡病出血、穿孔等症，应及时采取急救措施。

第六节　腹痛方

【病症：腹痛】

腹痛是指胃脘以下，耻骨毛际以上的部位发生的疼痛。腹痛的发生与受寒、饮食不节、情志刺激及平素内脏阳虚有关。腹内为许多脏腑所居，并为手足三阴、足少阳、阳明以及冲脉、任脉、带脉等经脉循行之处。因此有关脏腑、经脉发生病变，均可导致腹痛。

【针方组成】

天枢、足三里。

【针方临症】

寒邪内积：腹痛急暴，得温痛减，遇冷更甚。

饮食停滞：脘腹胀满，痛处拒按，或痛处欲泄，泄后痛减。

肝郁气滞：脘腹胀痛，连及胁肋，痛无定处。

【随证加减】

寒邪内积，加中脘、合谷。

饮食停滞，加下脘、里内庭。

肝郁气滞，加章门、行间。

脾阳不振，加脾俞、胃俞。

【临床操作】

实证用泻法，虚证用补法。腹部穴位直刺1~1.5寸；足三里直刺1.5寸，中脘用隔盐灸或火针点刺，合谷直刺0.5寸；章门直刺0.5寸，行间斜刺0.5寸；脾俞、胃俞向内斜刺0.5~0.8寸。

【针方明理】

贺普仁教授用天枢、足三里为治疗腹痛的基本针方，因天枢为大肠募穴，可分离水谷糟粕、清导浊滞，与足三里配合具有调节肠胃理气止痛之功。下脘位于胃之下口，可降逆导滞，里内庭为治疗伤食的经验效穴；章门为肝经穴位，又为脾之募穴，可健脾疏肝；行间可平横逆之肝气，肝调达而脾土健则腹痛止；脾俞、胃俞为背俞穴诸穴合用可振奋脾阳。

【按语】

尽管针灸治疗腹痛效果较好，但腹痛痛势急暴而针灸不缓解或缓解不理想者，应尽快查明原因，采取相应措施，以免延误病情。

西医认为腹痛主要由腹内脏器的病变引起，如消化性溃疡、肠炎、阑尾炎、胆囊炎、腹膜炎、胰腺炎、尿路结石、手术后肠粘连、肝肿大及妇科病等。但有时胸部疾病，如冠状动脉性心脏病、肺炎、胸膜炎等，也可由于放射性疼痛而出现腹痛，所以腹痛应及时查明原因，明确诊断而进行相应的治疗。

第七节　止泻方

【病症：腹泻】

腹泻的主要表现即排便次数增多、粪便稀薄，有时带有黏液或脓血。急性泄泻多由于感受寒湿、暑湿，或饮食积滞，客于胃肠，传导失司所致；慢性泄泻多由于脏腑失和所致，或由于脾胃虚弱，或由于命门火衰，脾失温煦，或由于肝郁侮脾，致使脾失健运，清浊不分，并走肠间而成泄泻。所以致病原因有外感和内伤的不同。外感致泻其证多实，内伤致泻其证多虚。但临床上二者互为因果，交错发生，形成虚实夹杂的复杂证型。

【针方组成】

中脘、天枢、长强。

【针方临症】

外感寒湿：泄泻不止，泻物清稀带不消化之食物，色淡无剧臭。

外感湿热：起病急暴，腹痛即泻，泻物黄褐糜粪，臭秽。

饮食所伤：泄泻频繁，泻时排气多，泻后舒，泻物含不消化之食物，臭如败卵。

脾胃虚弱：时溏时泻，久泻便频，甚则食入即泻，泻物含不消化之食物。

肝郁乘脾：暴怒伤肝，痛则腹泻，泻物含不消之食。

肾阳不足：黎明之前，腹鸣即泻，泻后则安，日久不愈，泻物色白溏软。

【随证加减】

外感寒湿，加灸神阙。

外感湿热，加曲池、内庭。

饮食所伤，加合谷、里内庭。

脾胃虚弱，加脾俞、胃俞。

肝郁乘脾，加肝俞、脾俞、太冲。

肾阳不足，肾俞、命门、太溪。

【临床操作】

前三型为实证，用泻法；后三型为虚证，用补法。毫针刺长强时，紧靠尾骨前面斜刺0.8～1寸，也可用中粗火针点刺；腹部穴位直刺1～1.5寸；背俞穴向内斜刺0.5～0.8寸；四肢穴位直刺1寸，手足穴位直刺0.5寸。

【针方明理】

取长强穴治疗腹泻是贺普仁教授长期临床经验的总结，长强为督脉络穴，又靠近肛门，可调理肠道气机。天枢为大肠募穴，中脘为胃之募穴，募穴是脏腑之气汇聚之处。故三穴合用可调节胃肠的运化与传导功能，为针方的根本组成。临床上随不同的病因、症候而加相应的腧穴。如合谷是大肠经原穴，大肠经又与手太阴经相表里，故既可通调胃肠气机，又可驱除外邪；胃俞与中脘为俞募相配，可加强健脾益气的作用；肝俞与太冲乃俞原相配，可疏肝解郁；肾俞与太溪亦为俞原相配，更助以命门，可温肾壮阳。诸穴合用以奏温养脾肾，运化水谷之功，属治本之法。

【按语】

针灸治疗急慢性泄泻有较好的疗效，但治疗期间应控制饮食。

西医认为腹泻主要原因有肠道功能紊乱，如精神紧张、饮食失调、受冷或变态反应；肠道感染，如肠炎、食物中毒、细菌性痢疾、阿米巴痢疾、肠结核；肠道肿物，如结肠癌等。

第八节　通便方

【病症：便秘】

便秘是大肠传导功能失常引起的病症，病位在大肠，但受肝、脾、肾等多个脏腑的影响，病性有虚实寒热的不同，常见的原因有胃肠积热、肝郁气滞、气血虚弱、肾阳虚弱等，可分为热秘、寒秘、气秘和虚秘四种类型。

【针方组成】

丰隆、支沟。

【针方临症】

热秘：大便干结难下，数日一行，排出后身觉舒快，腹胀腹满拒按。

气秘：大便多日不通，欲便不得，窘迫难下，胸胁痞满，甚则腹胀痛。

虚秘：大便努争难下，大便并不干硬，或秘结带黑色，便如羊屎，腹痛胀。

寒秘：大便艰涩，排出困难，腹中气攻或痛。

【随证加减】

热秘，加内庭、天枢。

气秘，加中脘、太冲。

虚秘，加足三里。

冷秘，灸关元。

【临床操作】

热秘、气秘用泻法，虚秘用补法，冷秘用灸法。丰隆直刺1.5寸，支沟直刺1寸，腹部及足三里直刺1.5寸，足部穴直刺0.5寸。

【针方明理】

贺普仁教授认为丰隆为足阳明之络穴，《备急千金要方》曰："丰隆主大小便涩难"，此穴可推动腑气下行；支沟为手少阳之经穴，宣通三焦气机，二穴共为主穴以通调腑气。内庭、天枢可清热导滞；中脘、太冲疏肝行气；足三里补益气血而润肠；灸关元以温通下焦，肠道温煦则便自通。

【按语】

西医认为便秘的主要原因有：多种因素所致的习惯性便秘；排便肌衰弱无力；肛门周围有疼痛性疾病，如痔疮、肛裂、肛门周围脓肿，引起肛门括约肌痉挛；肠蠕动迟缓、肠痉挛、肠梗阻等。

第九节　胁痛方

【病症：胁痛】

胁痛指一侧或两侧胁肋疼痛，为临床常见症状。肝居胁下，其经脉布于两胁，肝与胆相表里，故本证多与肝胆及胁肋部疾患有关。其主要病理为肝疏泄调达失常，而致肝气郁结，胁肋疼痛，久则气滞血瘀；或外感湿热，郁于少阳；亦有因肝阴不足，经脉失养而致胁痛者。

【针方组成】

支沟、丘墟透照海。

【针方临症】

肝气郁结：胁肋胀痛、走窜不定，疼痛每因情绪变动而增减。

瘀血停着：胁肋刺痛，痛处不移，入夜更甚。

湿热蕴结：胁肋灼痛如刺，多见于右侧。

肝阴不足：胁肋隐痛，绵绵不休。

【随证加减】

肝血郁结，加合谷、太冲。

瘀血停着，加膈俞、血海。

肝胆湿热，加阳陵泉、阴陵泉。

肝阴不足，足三里、太溪。

【临床操作】

肝阴不足用补法，余用泻法。丘墟向照海方向深刺，以不穿透照海处皮肤而又感觉到针尖为度，采用先补后泻手法。手足穴位直刺0.5寸，腿部穴位直刺1～1.5寸，膈俞向脊柱方向斜刺0.5寸。

【针方明理】

贺普仁教授认为少阳、厥阴二经分布于胁肋处，支沟为手少阳之经穴，是治胁痛之验穴，丘墟乃胆经之原穴，可疏调胆经经气，通达病所，肝胆互为表里，二穴合用有疏肝解郁，调气止痛之功。合谷、太冲善治肝气郁结所致的各种疼痛，膈俞系血会，和血海共用可理血活血，四穴合用可条达胁肋之郁结、疏通脉络之瘀阻，自可消痛止疼。胆经合穴阳陵泉和解少阳，阴陵泉清利湿热，足三里、太溪则扶正育阴，从本治之而止痛。

【按语】

胁痛包括肝脏、胆囊、胸膜和肺部、胸肌及肋间神经痛等疾病引起的两胸侧下部及季肋部疼痛。

第十节　定痫方

【病症：癫痫】

痫证是一种发作性神志失常的疾病，可从先天胎气而得，孕妇突受惊恐，胎儿发育受挫；亦可因脾虚聚湿生痰，或情志刺激，肝郁不舒，以致肝脾肾等脏气失调，骤然阳升风动，痰气上涌，闭阻络窍而突然发病。

【针方组成】

大椎、腰奇。

【针方临症】

痫证分间歇期和缓解期，醒后神清如常人。痫症日久，反复发作，抽搐强度减弱，精神委靡，神疲乏力，腰膝酸软。

【随证加减】

头晕头痛，配百会、太阳穴。

痉挛抽搐，配后溪穴。

牙关紧闭，加颊车、地仓。

【临床操作】

以4寸毫针针刺入大椎穴皮下后，针尖向下将针卧倒向下沿皮刺入3.5寸深，再以4寸毫针刺入腰奇穴皮下后针尖向上将针卧倒沿皮向上刺入3.5寸深。留针30分钟。

【针法明理】

大椎是督脉穴，第7颈椎棘突下凹陷处。腰奇为经外奇穴，在后正中线、尾骨端上2寸处，在督脉循行路线上。二穴组合，位于脊骨一上一下，适用于痫证间歇期。

贺普仁教授认为这二穴治疗痫证是因二穴所在的督脉以及相关经络与脑部的密切联系。大椎是督脉与手足三阳经的交会穴。直接入于脑的经脉有足太阳膀胱经、督脉。《灵枢·经脉》曰："膀胱足太阳之脉……其直者，从巅入络脑，还出别下项"。《素问·骨空论》曰："督脉……上额，交巅上，入络脑。"《难经·二十八难》曰："督脉者，起于下极之俞，并于脊里，上至风府，入属于脑。"《灵枢·寒热病》曰："足太阳有通项入于脑者……入脑乃别阴跷、阳跷，阴阳相交，阳入阴出，阴阳交于目锐眦……"。从目系等处入于脑者有：足阳明胃经，足太阳、足少阳、足阳明、手少阳经别等。如《灵枢·动输》曰："胃气上注于肺，其悍气冲头者，循咽，上走空窍，循眼系，入络脑。"《灵枢·寒热病》曰："足阳明有挟鼻入于面者……属口对入，系目本。"《灵枢·经别》曰："足太阳之正……散之肾，循膂当心入散，直者从膂上出于项，复属于太阳……"；"足少阳之正……合于厥阴，别得属胆，散之肝，上贯心，以上挟咽，出颐颔中，散于面，系目系，合少阳于外眦也"；"足阳明之正……属胃，散之脾，上通于心……还系目系，合于阳明也"；"手少阳之正……别于巅。"

从经文中不难看出经脉与心脑的关系甚为密切，或正经或奇经，或经别或络别，与心脑构成致密的联系网络，提供了针灸治痫的理论基础。《素问·骨空论》曰："督脉之为病，脊强而厥"，分别位于脊柱首尾部的大椎、腰奇穴合用，具有醒脑熄风、开窍安神的作用。

【按语】

痫证发作时，突然昏倒，不省人事，四肢抽搐，牙关紧闭，双目上视，口吐涎沫，甚则二便失禁，醒后神清如常人。穴取百会，水沟，涌泉。

痫证在发作期和间歇期均应接受治疗。大发作而昏迷者，应采取抢救措施，防止意外。继发性痫证，应积极治疗原发病。

第十一节　安眠方

【病症：不寐】

不寐可分三种：难于入睡；易于惊醒；睡眠时间短于正常，或睡眠不深。中医认为人体的精神活动主要归属于心，如《灵枢·邪客》云："心者，五脏六腑之大主也，精神之所舍也"。失眠主要是心的病变，但由于心在生理上、经络上与其他脏器有密切联系，故其他脏器的变化也可导致心的功能异常，引起不寐。本病临床上应首分虚实，虚证多属于阴血不足，重在心脾肝肾；实证多因肝郁化火，食滞痰浊。

【针方组成】

百会、神门、三阴交。

【针方临症】

心血亏虚：不易入寐，虽寐易醒，多梦健忘，伴肢倦乏力，面白少华，心悸头晕。

阴虚火旺：心烦不寐，或少寐即醒，心悸不安，伴头晕耳鸣，腰酸梦遗。

肝阳扰动：失眠，性情急躁易怒，伴头晕胁痛，目赤口苦，便秘溲赤。

胃腑失和：睡眠不实，胸膈满闷，脘腹胀满，伴恶食嗳气，头晕呕吐。

心胆气虚：失眠多梦，易惊醒，胆怯心悸，伴善惊易恐，气短倦怠。

【随证加减】

心血亏虚，加心俞、脾俞。

阴虚火旺，加心俞、肾俞、大陵、太溪。

肝阳扰动，加肝俞、行间或太冲。

胃腑失和，加足三里、内关、中脘。

心胆气虚，加心俞、阳陵泉。

【临床操作】

肝阳扰动型用泻法，心血亏虚型用补法，其他类型用平补平泻手法。百会向后沿皮刺0.5～0.8寸，神门直刺0.3～0.5寸，三阴交直刺1～1.5寸。背俞穴向脊柱方向斜刺0.5～0.8寸，足部穴位直刺0.5寸，内关直刺0.5寸，大陵直刺0.3～0.5寸，中脘直刺0.5～1寸。

【针方明理】

贺普仁教授认为不寐之病位在心，故取心经原穴神门，不寐又与肝脾肾有密切关系，故取足三阴经交会穴三阴交，再配以百会镇静安神，可达宁心安神的作用。取心俞、脾俞以补益心脾；心俞、肾俞交通心神，大陵、太溪分别为心包经、肾经原穴；肝俞、行间疏肝泻火；内关、中脘、足三里消食化痰安中；心俞可补益心气，取胆之合穴阳陵泉，在五行属土，可补胆气。诸穴配合应用，可使脏腑调和，心神得养，睡眠得安。

【按语】

患者应避免精神过度紧张，保持劳逸适度，坚持锻炼身体，以利于提高睡眠质量。西医认为失眠主要原因是精神过度紧张和兴奋，也可由于疼痛、环境不安或服用兴奋性饮料或药物等引起。在防治上，祛除失眠原因最为重要。

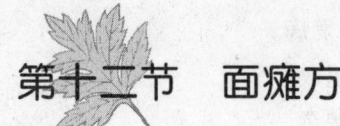

第十二节　面瘫方

【病症：面瘫】

临床上以周围性面瘫较为常见。可发生于任何年龄，多数患者为20～40岁，男性略多。本病多由于脉络空虚，风寒之邪乘虚侵入阳明、少阳之脉，以致经气阻滞，经筋失养，肌肉纵缓不收而发病。

【针方组成】

合谷、足三里、阳白、太阳、下关、颧髎、颊车透地仓、翳风。

【针方临症】

起病突然，每在睡眠醒来时发现症状，患侧眼睑闭合不全，流泪，口角下垂，流涎，不能做皱眉、闭眼、鼓腮、示齿和吹哨等动作。部分患者有耳根后疼痛，或头痛的症状。

【随证加减】

鼻唇沟变浅，加迎香。

人中沟歪，加人中。

颏唇沟歪，加承浆。

闭眼困难，加鱼腰、丝竹空。

内热较重者，穴位放血。

发病10天后用透穴，丝竹空透攒竹，阳白透鱼腰，太阳透颧髎，内地仓透颊车。久病者或风寒较重者，火针点刺面部腧穴。

【临床操作】

酌情补虚泻实,一般多采用先补后泻手法。面部穴位均沿皮刺,合谷直刺0.5寸,足三里直刺1~1.5寸,留针30分钟。发病早期进针宜浅,久病可用2~3寸毫针做透穴治疗。里热重者,每次选2~3个穴位用三棱针点刺放血3~5滴。久病者可选用细火针点刺3~5个穴位,不留针。

【针方明理】

贺普仁教授在临床上灵活运用三通法治疗面瘫皆取佳效。面瘫病在阳明、少阳,故取合谷、足三里和风池,以疏风清热、疏导经络、通调气血。面部穴位可驱散风邪,疏通局部经气。采用透穴法、温通法、强通法,均为加强经气的通调作用,适用于久病重症者。

【按语】

本病年龄小者则疗效较好,恢复快;年龄大者、病程长,有高血压、糖尿病者则疗效差、疗程长。

第十三节　胸痹方

【病症:胸膺疼痛、心悸】

胸膺疼痛轻者仅感胸闷如塞,重者胸痛如绞。胸属上焦,内藏心肺,痹者闭也,是指气血瘀阻而言,故胸痹主要是因多种原因导致的胸阳不振,痰阻胸阳而致胸阳痹阻,气滞血瘀,不通则痛。

【针方组成】

膻中、内关、郄门。

【针方临症】

气滞血瘀:胸部刺痛、固定不移,或伴有心悸不宁。

胸阳不振:胸痛彻背,感寒痛甚,伴有胸闷气短、心悸。重则喘息不得平卧,面色苍白,自汗肢冷。

痰阻胸阳:胸中闷痛,有窒息感,痛彻胸背。伴有气短喘促,咳嗽吐痰沫,不得卧。

【随证加减】

气滞血瘀,加然谷放血。

胸阳不振,灸膻中、关元。

痰阻胸阳,加中脘、丰隆。

【临床操作】

以泻法为主。膻中平刺0.5寸,用4寸毫针沿皮刺,从内关透向郄门,使针感向上传导。中脘直刺1.5~2寸,丰隆直刺1~1.5寸,三棱针点刺然谷放血。

【针方明理】

贺普仁教授认为膻中为八会穴之气会,又为心包募穴,可调畅气机,气行则心脉可通;内关为心包经络穴,别走少阳之经,且与阴维相会;郄门为手厥阴心包经之郄穴,郄穴善治急性病痛,诸穴合用可宽胸理气止痛。灸膻中、关元,温阳散寒;中脘、丰隆长于祛痰化浊;然谷为肾经荥穴,心与肾为同名经,然谷放血可祛胸中瘀血,心脉通畅而痛可止。

【按语】

针刺治疗胸痹疗效可靠,针刺内关穴可使心肌缺血性心电图得到明显的改善,对于急重患者,应采取综合治疗措施。

第十四节　消渴方

【病症:消渴】

消渴病是以口渴引饮,多食消瘦,小便频数而量多为主症的疾病。本病多由热盛化燥,肺胃津伤,或肾虚精亏所致。主要病机为燥热偏盛,阴津亏耗,两者互为因果,燥热越盛则阴愈虚,阴愈虚则燥热越盛。病变的部位主要在于肺、胃、肾。

【针方组成】

太渊、三阴交、然谷、胰俞

【针方临症】

上消:烦渴多引,伴口干舌燥、尿频量多。

中消:多食易饥,伴形体消瘦、大便秘结。

下消:小便频数量多,伴口干舌燥、腰膝酸软。

【随证加减】

上消，加鱼际、廉泉。

中消，加脾俞、胃俞、内庭。

下消，加太溪、照海、肾俞。

【针方明理】

贺普仁教授认为上消因肺热津伤引起，故选手太阴经原穴太渊以清热生津、养阴益肺，胰俞为治疗消渴病的有效奇穴，三阴交健脾益肾以布津液，然谷为足少阴肾经之荥穴，泻之可清热益阴固肾，诸穴合用，滋阴清热，调理三焦以治消渴。鱼际穴善于生津利咽，廉泉穴临近舌下，刺激该穴可以促进舌下腺分泌，生津润燥，二穴相配治疗上消；中消是脾胃受损，故用脾胃的背俞穴，配内庭以清胃热；太溪为足少阴肾经之原穴，照海亦为足少阴肾经穴，与阴跷脉相通，二穴相配，善于滋肾清热，合肾俞治疗下消。

【按语】

消渴病患者正气虚弱，极易并发感染，针刺时应严格消毒，避免感染。慎重应用火针。

第十五节　颞痛方（偏头痛）

【病症：偏头痛】

《金匮要略》云："偏头痛者，由风邪收于阳经（少阳经），其气偏虚也，邪气凑于一边，痛连额角，久而不已，故谓之偏头痛。"偏头痛特指头痛发生在一侧或双侧者，它是临床极为常见的症状之一。引起偏头痛的原因很多，但归纳起来亦不外乎外感与内伤两大类，多因邪客少阳、肝气郁结、痰浊上逆、血瘀阻络引起。

【针方组成】

丝竹空透率谷、合谷、列缺、足临泣。

【针方临症】

突然偏头痛，一侧或双侧，或双侧交替，呈跳痛或胀痛，疼痛剧烈，伴有恶心呕吐，口干口苦等。

肝气郁结型：偏头痛，或痛在眉棱骨处，头痛每随情志的变动而增减，多伴情志抑郁、易怒、胸闷、善太息、胸胁胀痛、苔薄黄、脉弦。

痰浊上逆型：偏头痛，胸脘满闷，泛吐痰涎、体重身倦，苔白腻，脉弦滑。

血瘀阻络型：偏头痛，痛处固定，局部刺痛，经久不愈，伴有面色黧黑、唇紫、舌紫或有瘀点，脉弦涩。

【随证加减】

邪客少阳，加风池。

肝气郁结型，加太冲。

痰浊上逆型，加中脘。

血瘀阻络型，加阿是穴点刺出血。

【临床操作】

选2.5寸毫针针丝竹空向率谷方向沿皮透刺，以不穿透皮肤，率谷有针感为度。列缺向上斜刺0.2寸，合谷直刺0.3寸，足临泣直刺0.5寸，太冲直刺0.3寸，中脘直刺1.5寸。痛点即为阿是穴，可用三棱针点刺1～2处出血数滴。痛剧者，每日治疗1次。病缓者，隔日1次，每次留针30分钟。

【针方明理】

贺普仁教授认为偏头痛多为少阳头痛，因足少阳之经"起于目锐眦，上抵头角，下耳后……"，手少阳三焦经"……上项系耳后，直上出耳上角……"，少阳为气机之枢，司开阖，故气机失于枢转则易生少阳经络之症，临床易出现偏头痛。因此偏头痛多与少阳、厥阴气机不调有关。但也应注意临床上有部分辨经为少阳、太阳合经病变，亦有部分为少阳、阳明合经病变，其病性亦有不同，可伴有内脏气血阴阳不同而形成虚实各症。

在治疗上，贺普仁教授提出用丝竹空透率谷穴，其来源于针灸歌赋《玉龙歌》："偏正头风痛难医，丝竹金针亦可施，沿皮向后透率谷，一针两穴世间稀。"丝竹空位于眉的外端，手少阳三焦经、足少阳胆经两经脉气相交接处，由于其位置所在，故治疗重于偏头部位和眼目病变。率谷为胆经穴，其经行于头之偏侧。故二穴合用，一针两穴，直接疏通手足少阳经气，对偏头痛往往能起到立竿见影的效果。《马丹阳天星十二穴歌》提及"列缺腕侧上,次指手交叉,善疗偏头患……"《四总穴歌》:"头项寻列缺。"列缺是手太阴肺经之络穴,联络大肠经气,合谷为大肠经原穴,手阳明大肠经筋散布于头面,上左额角,络于头部。同时合谷、列缺还具有疏风解表的功能,可疏散风寒、解表清热。足临泣为胆经穴,五输穴中的俞穴,配五行属木,内应于肝,善治因肝胆经失和引起的头痛眼目病症。本方既有远端手足取穴,又有近端头部取穴;既有缓解病症要穴,又有针对病因选穴;既有普通刺法,又有透穴针法,诸穴诸法,缺一不可。

【按语】

偏头痛发病率为5‰～6‰,典型偏头痛发作时有前驱症状,如光幻视,继则开始搏动性偏头痛,常伴有呕吐,后期为肌肉收缩性头痛。多见于20岁青春期女性患者。一般认为偏头痛与遗传因素有密切联系,其病因可能与5-羟色胺代谢紊乱有关,或涉及到自主神经系统及酶系统。

第十六节 面痛方

【病症:面痛】

面痛类似于西医的三叉神经痛,其病因亦分外因和内因。外因与外邪侵袭有关。头部为诸阳之会,足三阳经筋结合于面颊部,手三阳经筋结合于头角部。若卫气不固而受风寒或风热侵袭,阻塞经络,血气痹阻,不通则痛。内因与情志失调,阴阳失衡密切相关。

【针方组成】

天枢,面部穴位火针。

【针方临症】

面颊抽掣疼痛,以面颊、上下颌部为多见。疼痛可由口舌运动或外来刺激引起,如吹风、洗脸、说话、进食等而诱发,疼痛剧烈,性质如刀割、电击或撕裂样,持续数秒至1～2分钟,来去突然。初起每次疼痛时间较短,间隔时间较长,久之发作次数频繁,持续时间长,疼痛程度加重,很少自愈。

【随证加减】

风寒侵袭,加风池、合谷。

风热侵淫,加内庭、二间。

【临床操作】

面部穴位如阳白、丝竹空、迎香、四白、下关、颊车、承浆等,用细火针选择3～4穴位点刺不留针,深度1～2分。余穴均以毫针泻法。风池向鼻尖方向斜刺0.3寸,合谷直刺0.5寸,二间直刺0.3寸,内庭直刺0.5寸,天枢直刺1.5～2寸,留针30分钟。

【针方明理】

贺普仁教授认为新病,因感受外邪者,应以疏风为主;久病及络,因痰火瘀血所致,应以清热祛湿活血为主,疼痛既然是痹阻不通所致,治疗上即以通经活络为主。《医学新传》云:"但通之法,各有不同。调气以和血,通也;上逆者使之下行,中结者使之旁达,方通也;虚者助之使通,寒者温之使通,无非通之之法也。若必以下泄为通,则安矣。"故通法体现在治疗上即用温通法和微通法。微通法选天枢,大肠经募穴,足阳明经穴,泻之可清泻阳明之热,通调阳明经气;风池、合谷祛风散寒解表;二间为手阳明经荥穴,其经属金,二间为其子穴,可泻其相表里的手太阴肺经之实,肺在上,主表,故二间有祛风清热之功,配合足阳明胃经荥穴内庭,共奏祛邪通络止痛的作用。温通法借其温热效应疏通局部气血,祛风散寒,也可借其通透之力以散热。故诸穴诸法合用,可取佳效。

【按语】

三叉神经痛是面痛的一种。中医古典文献中有类似的记载,如《黄帝内经》中有颔痛、颊痛、目外眦痛、齿唇寒痛的记载。治疗上《素问·缪刺论》缪传引上齿、齿唇寒痛……取足阳明。

面痛属顽固难治之症,针灸尚属目前各种治疗方法中较有效的方法之一。对继发性面痛,应查明原因,如听神经瘤、鼻咽癌等压迫均可致面痛,要积极针对原发病治疗。

第十七节　眩晕方

【病症：眩晕】

眩晕以头晕目眩，视物运转为主要表现，可见于内耳性眩晕、颈椎病、椎-基底动脉供血不足、高血压、贫血等。常因郁怒伤肝，肝阳偏亢，风阳内动；或因嗜食甘肥，湿盛生痰，风阳、痰浊上扰清窍而眩晕；或因素体虚弱，思虑过度，心脾两虚，气血失荣；或肝肾之间暗耗，髓海空虚而发病。

【针方组成】

百会、足三里、三阴交。

【针方临症】

风阳上扰：眩晕耳鸣，头胀痛，易怒，失眠多梦，口苦，舌红苔黄，脉弦滑。

痰浊上蒙：头重如裹，视物旋转，胸闷作恶，呕吐痰涎，苔白腻，脉弦滑。

气血亏虚：头晕目眩，神倦乏力，心悸少寐，面色淡白，舌淡苔薄白，脉弱。

肝肾阴虚：眩晕久发不已，视力下降，少寐健忘，腰酸膝软，耳鸣，舌红苔薄，脉细。

【随证加减】

风阳上扰，加阳陵泉、太冲。

痰浊上蒙，加内关、丰隆。

气血两虚，加气海。

肝肾阴虚，加气海、太溪。

【临床操作】

前两型实证用泻法，后两型虚证用补法。百会平刺0.5~0.8寸，足三里直刺1~1.5寸，用重按轻提手法，三阴交和腿部穴位直刺1~1.5寸，气海直刺1~2寸，穴位在手或足直刺0.5寸。

【针方明理】

贺普仁教授认为对于眩晕应有特定的认识。在临床上既不能单独用脏腑气血理论去认识，也不能单纯地用经络腧穴理论去理解，而是要用完整的中医理论进行全面的认识。将脏腑理论、气血理论、经络腧穴理论整体的有机的联系起来，进行细致地辨病诊断和辨证论治，才能提高疗效。

针方中百会穴充养髓海，清利头目，是治眩晕常用穴位；足三里健脾理气，调理中焦，既可补气养血，又可祛痰化浊；三阴交为三阴经之会穴，联系肝经可平肝熄风，联系脾经可健脾化痰、补气养血，联系肾经可滋补肝肾，故三穴配合组成针方，体现了脏腑经络气血理论的综合运用，既治疗眩晕病症，又消除致病原因。

在手法上足三里强调用重按轻提法，针足三里用1.5寸毫针，"得气"后用重按轻提手法，连续操作9次，患者自觉有胀紧感，沿足阳明胃经上行，到腹部后自觉胃部发紧，继而从胸部到面部，最后到达头顶。继续施术，紧张感变成一股热流向上走行，自觉头面发热，面色红润，留针30分钟后，患者自觉舒适，头清神爽。

【按语】

眩晕一症，古代又称为头眩、眩冒、风眩等，既为中医病名，也是临床症状。既可单独存在，也可与他症共同出现。

病因病机上有不同的见解，如：诸风掉眩，皆属于肝；无痰不作眩；无虚不作眩等。

第十八节　醒神方

【病症：神闭症】

本方适用于中风神闭症，多因平素肝肾阴虚阳亢，加之忧思恼怒、饮酒饱食、房事劳倦或外邪侵袭等诱因，致使肝阳暴涨、阳化风动，气血逆乱、蒙蔽清窍而发中风神闭。

【针方组成】

水沟、劳宫、十二井。

【针方临症】

中风不醒人事，兼见牙关紧闭，口噤不开，两手握固，肢体强痉。

【随证加减】

第十七章 针方明理——内科病证

如效果不显,加哑门、大敦。

【临床操作】

毫针向上斜刺0.5寸,捻转泻法;劳宫直刺0.5寸;三棱针点刺十二井穴。

【针方明理】

水沟为督脉穴,《难经·二十八难》"督脉者,起于下极之俞,并于脊里,上致风府,入属于脑。"《难经·二十九难》:"督之为病,脊强而厥。"《素问·骨空论》:"上额交巅上,入络于脑。"督脉并脊入脑与足厥阴经交汇于癫顶,脑为元神之府,取水沟穴可开窍醒神。劳宫为手厥阴心包经之荥穴,可清心泻热、开窍醒神。十二井穴位于手足之指趾末端,阴经井穴属木,阳经井穴属金,"病在脏者,取之井(《灵枢》)。""井主心下满。"故井穴放血多用于治疗中风昏迷之闭症。诸穴合用结合放血方法,可收开窍醒神、调治气血之功。

贺普仁教授认为在此方中水沟的针感尤为重要。在不断捻转运针的同时,其针感沿督脉走至鼻、脑、上腭、巅顶、鼻部发酸、发痒,如欲取嚏,脑部发胀、发懵或发凉;也有针刺后,上述针感急速出现后突然消失而神志很快清醒;少数患者,针感走至后项、胸椎或至腰椎。该穴针感最为灵敏,能表现出特别强的反应,适用于一切郁闭的阳实证。猝然昏仆,神志突变,如有抽鼻皱眉、哭啼、喷嚏,或用手欲擦鼻、拔针的动作,是即将苏醒的征兆,否则,则是病情重笃。

【按语】

《针灸大成》曰:"中风,不省人事,人中、中冲、合谷。问曰:此病如何而来? 已上穴法,针之不效,奈何? 答曰:针力不到,补泻不明,气血错乱,或去针速,故不效也。前穴未效,复刺后穴:哑门、大敦。"

针刺本方的人中穴可急救苏醒,如无针刺之,可用爪甲切之。如葛洪在《肘后备急方》载有"救卒死方,令爪其患者人中取醒……救死尸厥方,爪刺人中良久。"

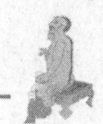

第十九节 消肿方

【病症】

本方适用于石水。因下焦阳虚,不能司其开阖,聚水不化而致水肿。《症因脉治》卷三曰:"肝肾虚肿之症,腹冷足冷,小水不利,或小腹肿,腰间痛,渐至肿及遍身,面色黑黄,此肝肾经真阳虚,即《黄帝内经》石水症也。"盖水之所制在脾,水之所主在肾。少阴属寒,一则不能化气行水,一则寒水反而侮脾,导致脾肾阳衰、寒水内停。

【针方组成】

肾俞、阴陵泉。

【针方临症】

面浮身肿,腰以下尤甚,按之凹陷不起,心悸气促,腰部冷痛酸重,尿量减少,大便溏薄,四肢沉重,畏寒神疲,面色灰滞或㿠白,舌质淡胖,苔白,脉沉细或沉迟。

【随证加减】

尿量减少,加水分。

大便溏薄,加天枢。

【临床操作】

毫针针刺肾俞穴,进针1~1.5寸,加灸盒,针加灸留针30分钟;阴陵泉直刺1.5寸用补法。

【针方明理】

石水,以脾肾阳虚为主,脾虚则不能制水,肾虚则水失所主,以致水湿蕴聚、泛滥横溢而成的脾肾阳虚型水肿,故欲利水当先温肾,治标当先治本。贺普仁教授认为肾俞是肾脏之气输注的部位,能主治肾之病症。肾藏真阴而寓元阳,为水火之脏。针肾俞加温通法之灸法以温肾助阳、化气行水。阴陵泉为脾之合穴,五行属水,内应于肾,具有健脾益气、利湿消肿的作用。二穴合用,使一身阳照而气化、阴霾散则寒水自消。

【按语】

水肿患者出现尿闭、神昏、抽搐等危急症候

者，需紧急抢救，不得延误。水肿治疗期间，应劳逸适度，低盐饮食。

石水的其他含义：

单腹胀。《医门法律·胀病论》："凡有癥瘕、积块、痞块，即是胀病之根，日积月累，腹大如箕，腹大如瓮，是名单腹胀，不似水气散于皮肤面目四肢也。仲景所谓石水者，正指此也。"

疝瘕类病症。《医门法律·水肿论》："石水，其脉自沉，外证腹满不喘，""以其水积胞中，坚满如石，不上大腹，适在厥阴所部，即少腹疝瘕之类也。"

第二十节　解郁方

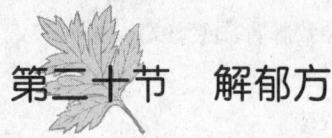

【病症】

抑郁症。

多因胸怀不畅，肝失条达，肝郁克脾，脾失健运，气血生化无源，心神失养，或由大惊卒恐所致。

【针方组成】

内关、神门、合谷、太冲。

【针方临症】

情绪低落，兴趣减低，悲观，思维迟缓，缺乏主动性，自责自罪，饮食、睡眠差，担心自己患有各种疾病，感到全身多处不适，严重者可出现自杀念头和行为。

【随证加减】

胸闷急躁者，加膻中。

虚烦不眠者，加大陵。

【临床操作】

内关平补平泻直刺1寸，神门直刺0.5寸，合谷、太冲直刺0.5寸。

【针方明理】

神门为心经之原穴，又是手少阴之脉所注为俞的俞土穴，心主火，火生土，因而又为心经子穴。《灵枢·寿夭刚柔》中说："病在阴之隐者，刺阴之荥腧。"《素问·咳论》："治脏者治其俞。"故神门可

行气活血、宁心安神。内关为心包经络穴，心包居于胸中，护于心外，代心行事，心主神明，故可治疗因肝气郁结、心神失养所致的神志病。

在此方中，贺普仁教授选用了对穴合谷、太冲，合谷为手阳明大肠经原穴。按阳明胃多气多血之经，五脏有疾取之十二原的理论，本穴具有调和气血、通经活络、行气开窍、镇静安神之功；太冲为足厥阴肝经输穴、原穴，为多血少气之经，肝藏血主疏泄，本穴具有调和气血、通经活络、疏肝理气、平肝熄风之效。合谷主升，清轻升散；太冲主血，重浊下行。二穴相合，一气一血，一升一降，一阴一阳，相互制约，相互为用，行气活血，调整全身。

本方四穴合用，共起到疏肝解郁、行气活血、宁心安神的作用。

【按语】

一些心理暗示的方法也有助于抑郁症的治疗：①及时肯定自己，每天晚上睡觉以前，要充分肯定自己即将过去的一天的成绩和进步，不讲消极的东西。能写日记最好，把好的体验、进步、成绩记到日记上，天天都这样写日记，觉得生活会越来越有意思。②不向亲友谈消极的东西，亲友也不听患者的消极的言谈。这并不是不同情患者，主要是亲友听患者谈消极的东西，会强化他们好谈消极的东西。③定计划留有余地：每天晚上睡觉以前，考虑明天干什么。计划不能定的太高，也不要太低，充分留有余地。这样每天都可以顺利完成计划。这就是人们通常所说的"跳一跳就可以摘下果实来"。④坚持正常活动：有的患者本来可以正常上班、可以正常做家务，却不去上班，甚至连家务都不做。这是很有害的。越这样越感到自己没用。实际上患者有能力完成工作任务，有能力搞好家务。只要该干的坚持干，自己的情绪就不会日益低落。

第二十一节 摇头方

【病症：颤症 摇头风】

本病多由年老体衰，或先天禀赋不足，加之七情不遂，饮食不节，房劳过度，致肝、脾、肾三脏功能受损，气血乏源、髓海空虚、筋脉失司所致。病位在脑髓、筋脉，病理性质当属本虚标实，本于肝肾、气血亏虚，标属风（内风）、火（肝火）、痰（湿痰、热痰）为患。临床多见虚实夹杂之证。

【针方组成】

长强。

【针方临症】

1. 风痰阻络、气血不通型：素体肝肾阴虚，郁怒伤肝，肝风内动，风痰瘀血阻滞经络，气血不通，筋脉失养，头部动摇，肢体拘急僵硬或颤摇不已；风痰瘀血阻滞脑络，则见头晕、视物模糊之证。

2. 气血亏虚，筋脉失荣型：饮食不节，内伤脾胃，或肝郁脾虚，气血生化乏源；或房劳、思虑过度，精血亏耗，筋脉失养，则肢体颤抖、倦怠、乏力，头晕眼花。正如《医宗己任编·颤证》所云："大抵气血俱虚，不能荣养筋骨，故为之振摇。"

3. 肾精亏耗，髓海不足型：年老体衰，或先天禀赋不足或房室不节，肝肾之精血亏耗，髓海空虚，神明失养，筋脉失约则肢体麻木、拘挛，甚则颤抖不已，久则痴呆健忘。

【临床操作】

患者跪于床，臀部向上，医者用4寸毫针，沿尾骨后缘向上刺入3～4寸，行补法，留针15～20分钟。

【针方明理】

《素问·至真要大论》谓："诸风掉眩，皆属于肝"，说明本病与肝风关系尤为密切。从临床来看，内风（肝风）为患，常常贯穿于本病之始终。而导致"内风"之病机各异。如肝肾阴虚，水不涵木；气血亏损，血虚生风；肝火内盛，阳化风动；痰热动风等。

贺普仁教授常选用长强穴治疗摇头风。长强为督脉所起之源，督脉上至风府，入脑上巅，长强又为督脉与足少阳胆经、足少阴肾经之交会穴，肝胆相表里，肝肾同源，故本方取长强一穴可起到益阴养血、平肝熄风、补虚泻实的作用。

【按语】

颤证多属虚实夹杂，本虚则以气血亏虚与肝肾阴虚最为常见。气血亏虚者，由气虚导致血虚，或阴血暗耗，气失所附，气血同病；肝肾阴虚者多由年老体衰，房劳过度，或先天禀赋不足所致。如先天禀赋不足，年轻时发病，其症状较重，预后较差。本证病久则肝、脾、肾三脏亏损，正虚与邪实并见，此时病势转重，缠绵难愈，且易变生他证。因此，以预防为主，并积极防止中毒、中风、颅脑外伤等的发生，对颤证防治有重要意义。

本病相当于现代医学某些锥体外系疾病所致不随意运动，如震颤麻痹、舞蹈病等，凡出现以头部抖动为主要特征的病症，均可按本病论治。

第二十二节 痿证方

【病症：痿证】

痿证是指肢体筋脉弛缓，软弱无力，日久因不能随意运动而致肌肉萎缩的一种病症，多见于周围神经病变、脊髓病变、肌萎缩侧束硬化、周期性麻痹等。

常见病因病机为：①肺热熏灼：感受温热毒邪，肺受热灼，津液耗伤，筋脉失养，导致手足痿弱不用而成痿证；②肝肾亏虚：久病体虚、房劳过度，肝血肾精亏损，筋脉失养；③湿热侵淫：感受湿热，郁久化热，或过食肥甘，湿热内蕴积热。湿热侵淫筋脉，筋脉肌肉弛纵不收，因而成痿。

【针方组成】

中脘、气海、天枢，火针足阳明经点刺。

【针方临症】

肺热熏灼：肢体痿软不用，发热，咳嗽，心烦口渴，小便短赤，舌红苔黄，脉滑数或细数。

肝肾阴虚：下肢痿软不用，腰肌酸软，遗精早泄，头晕目眩，舌红少苔，脉细弱，病势逐渐加重。此型多见于痿证后期。

湿热侵淫：两足痿软或微肿，扪之微热，胸脘痞闷，头身困倦，小便赤，舌苔黄腻脉濡数。

【随证加减】

肺热熏灼，加肺俞、尺泽。

肝肾阴虚，加肝俞、肾俞、三阴交。

湿热侵淫，加阴陵泉。

【临床操作】

新病宜浅刺，久病宜深刺，新病毫针刺，久病加火针。中脘用补法，直刺1.5寸，天枢进针1.5～2寸，气海补法进针1.5～2寸，选患病肢体足阳明经3～5穴用火针点刺，不留针。

【针方明理】

《素问·痿论》：治痿独取阳明，后世治疗痿证多遵循此原则，因阳明经多气多血，主润宗筋，故取阳明为主。中脘为胃之募穴，腑之会穴，位于上腹部正中，故首选调理脾胃，可健脾和胃，行气血以通达四肢，化痰湿以通利筋脉；天枢为大肠募穴，穴当脐旁为上下腹之分界，是调整上下腹部气机的枢纽，是水谷精微消化吸收出入之门户；气海为生气之海，有补肾理气壮阳强身，疏理下焦气机之功能。诸穴合用，从后天脾胃入手，健运气血生化之源，调理全身气机。

在痿证针方中，贺普仁教授特别提出火针的应用结合取足阳明经穴。火针温阳化气，可温通经脉、促进气血运行，融合足阳明经多气多血的特性，加上尺泽、肺俞滋阴清肺，阴陵泉清热祛湿，肝俞、肾俞、三阴交滋补肝肾，针法经穴有机结合组成痿证方，具有养肺生津、健脾化湿、补益肝肾的功能。

【按语】

有关痿证的记载，首见于《素问·痿证》，论述了痿症的病因、病机、症候分类，及提出"治痿独取阳明"的重要治则。后世医家在临床实践中不断阐发痿证的病因病机，如巢元方从外感内伤两方面分析病因，叶天士在《临症指南医案》中明确提出本病为"肝肾肺胃四经之病"。众医家提出滋阴清火、清肺润燥、补胃益脾、润补肝肾之法，使治疗痿证的辨证施治的内容日臻丰富完备，并有效地指导临床实践。

针灸治疗痿证尤对早期患者效果较好，对于晚期已经出现肌肉萎缩的患者，则见效较慢，需坚持治疗，以火针毫针并用为佳。

第二十三节　虚劳方

【病症：本方适用于虚劳病症】

多因邪气久留，大病之后，饮食失度，情志不遂，房劳过度，妇女产后及大汗、大吐、大下后，失血过多等，皆可导致气血虚损，日久致阴精大亏和脏腑虚损。

【针方组成】

关元、中脘、足三里、膏肓。

【针方临症】

骨蒸潮热、咳嗽痰喘，五心烦热，四肢困倦，纳呆健忘，头晕神疲，汗出羸弱等。

【随证加减】

自汗者，加百劳。

纳呆较重者，加太白。

【临床操作】

关元直刺1.5寸，加灸盒灸30分钟；中脘直刺1寸用补法，足三里直刺1.5寸用补法，膏肓向内斜刺0.5寸。

【针方明理】

年老体虚，劳作太过，久病、大病失于调养等，都可造成人体阴精元气虚损；"火与元气不两立，一胜则一负"（《脾胃论》），阴虚导致虚热的发生。因此治之大法当以大补元气、填补阴精为主，以求治病之本。贺普仁教授拟此方中之关元穴加灸，可大补元气、填补阴精，为治疗诸虚劳损之要穴。

贺普仁教授亦非常赞同李东垣的观点，李东垣提出真气者，元气也，非胃气不能滋之，故取足阳明胃经之合穴足三里、胃之募穴中脘，以补后天而滋先天，使元气生化有源；膏肓退虚热，《备急千金要方》云："膏肓俞无不治，主羸瘦虚损，梦中失精，上气咳逆，狂惑忘误。"故诸穴合用，先天后天兼顾，补气退热兼施，以达最佳疗效。

【按语】

《扁鹊心书》："虚劳，灸关元，累积至五百壮。"

《脾胃论》："若饮食失节，寒温不适，则脾胃乃伤，喜怒忧恐，损耗元气。既脾胃气衰，元气不足，而心火独盛。心火者，阴火也，起于下焦，其系系于心，心不主令，相火代之；相火，下焦包络之火，元气之赋也。火与元气不两立，一胜则一负。脾胃气虚，则下流于肾，阴火得以乘其土位。""真气又名元气，乃先身生之精气也，非胃气不能滋之。"

第二十四节　麻木方

【病症：麻木】

麻木是指肌肤知觉消失的症状，若见于四肢者，称为四肢麻木。多因腠理疏松，风寒外袭，经脉失荣，气血不和，风寒入络导致；或诸多因素致气血双亏，脉络空虚，四肢无所秉，遂可导致；或因情志失调，气机不利或外伤及病久入络，气血瘀滞，填塞经脉，营阴失养，卫气失温，故见四肢麻木。

【针方组成】

血海、足三里，指尖放血。

【针方临症】

风寒入络：四肢麻木伴有疼痛，遇天阴寒冷加重；兼有恶风寒，手足发凉。腰膝酸沉，舌质淡暗，苔白润，脉浮或眩。

气血失荣：四肢麻木，抬举无力，面色萎黄无华；伴有气短心慌，头晕失眠，健忘等，舌质淡红，苔薄白，脉细弱。

气滞血瘀：四肢麻木伴有郁胀疼痛，按之则舒，面色晦黯，口唇发紫，舌质可见紫色瘀斑，舌苔薄，脉涩。

【随证加减】

风寒入络，加局部火针。

气血失荣，加梅花针叩打患处。

气滞血瘀，加局部三棱针刺络放血。

【临床操作】

血海毫针直刺，进针2寸；足三里毫针直刺，进针1.5寸；三棱针点刺指趾尖，挤出血若干滴；或用中粗火针散在地点刺麻木区，不留针；或梅花针叩打麻木区15分钟，以皮肤潮红为度；或三棱针点刺麻木区2～3处，刺络放血拔罐，留罐15分钟，1周2～3次。

【针方明理】

麻木病症的病机主要有气虚和气滞，气虚则不能帅血达于肢端，则出现麻木；气血瘀滞堵塞经络，营阴失养，卫气失温故见四肢麻木，所以贺普仁教授认为治疗麻木必首先通调气血，气血畅行则风寒消散，调补气血疗养气血失荣，活血化瘀治疗气滞血瘀。因此，穴位上取血海、足三里，针法上用三通法。

血海是足太阴脾经穴，具有调血气、理血室，使血气归流、导血归海的功效，脾主统血，脾能益气，血液在脉管中的正常运行，有懒于脾气的统摄，故有"气为血帅，气行则血行"之说；足三里主消化水谷，化精微为气血，具有通经络、和气血的功效。二穴合用，虽然补虚泻实，但重要的是要结合运用三通法，尤其是强通法，含梅花针和三棱针的临床应用，是以血行气通的理论为指导，通过放血以鼓动气机使血液达于肢端，所以治疗四肢麻木，特别是单纯性麻木效果较好。

【按语】

麻木在《黄帝内经》及《金匮要略》中称"不仁"，隶属于"痹"、中风等病范畴。《诸病源候论》言：不仁之状为"其状搔之皮肤，如隔衣是也。"《素问·病机气宜保命集》始有麻木症名。朱丹溪云："曰麻曰木，以不仁中而分为二也。"

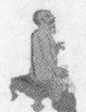

临床四肢俱见麻木者不多,而以双上肢或双下肢或单侧肢体麻木者多见。临证要分清虚实之证,虚证麻木患肢软弱无力,实证麻木患肢疼痛郁胀,这是两者的主要区别。

麻木一症,历代医家把它列为中风先兆之一。张三锡说:"中年人但觉大拇指时作麻木,或不仁;或手足少力,或肌肉微掣,三年内必有暴病"。王清任在《医林改错》中记载的中风先兆症状,亦有肢体麻木。因此积极治疗四肢麻木,对预防中风有着十分重要的意义。

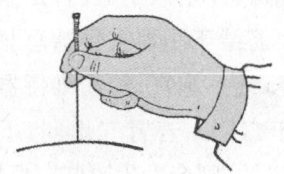

第十八章 针方明理——外科病证

第一节 瘿气方

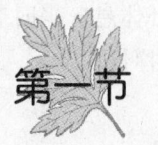

【病症：适用于瘿气病】

相当于西医的甲状腺肿、甲状腺功能亢进。瘿气形成的病机系由气、痰、瘀三者互凝于颈部而成。多因情志不遂，气结不化，津液凝聚为痰，气滞日久则血瘀。或外感山岚、沙水病气，气血瘀滞，经络阻塞，痰浊凝聚而成本病。

【针方组成】

阿是穴、照海、神门、内关、三阴交。

【针方临症】

前颈部呈轻度或中度弥漫性、对称性肿大，少数可见单叶或结节性肿大，局部可触及震颤和听到杂音，情绪易激动，失眠，心悸，心动过速，性情急躁，怕热，多汗，食欲亢进，形体消瘦，月经过多等。舌红苔薄，脉弦。

【随证加减】

多汗，加阴郄、复溜。

性情急躁，加太冲。

【临床操作】

取甲状腺局部阿是穴左右各刺三针，各达肿物中部，行捻转泻法，不留针。神门、照海直刺0.3～0.5寸，三阴交直刺1～1.5寸，内关直刺0.5～1寸。

【针方明理】

贺普仁教授认为瘿气病的发生发展常有病因病机转化的过程。发病多因情志久郁，脾失健运，痰气互结，流注颈部，日久则颈部肿大。肝郁化火，则心烦易怒，五心烦热，多汗；阳盛风动可见手指颤动；火盛阴伤，则见易饥多食，形体消瘦，潮热盗汗等症；气阴两虚则见气短乏力、心悸失眠等。

在本方中首选阿是穴，因其能疏通局部气血，直接刺激病灶，调整受病经络、器官，使其恢复阴阳气血之平衡。内关为心包经穴，心包经下膈历络三焦，与阴维脉相通，具有宣通气机、健脾化痰之功效。照海与阴跷脉相通，阴跷脉向上沿胸里至颈部咽喉，照海又为足少阴肾经穴，足少阴肾经又络于心，故照海有滋肾养心、交通心肾之功。神门为心经原穴，配五行属土，手少阴之脉夹咽部，故神门具有养心神、化痰浊、利咽喉之功。三阴交为肝脾肾三阴经交会之穴，具有活血祛瘀、滋阴降火、益气理气之功效，诸穴合用，共同起到理气化痰、补气益阴、消瘀散结的作用。

【按语】

针灸治疗瘿气效果较好。不少病例治疗

10次后，不仅可缩小肿块，缓解临床常见的烦躁不安、心悸手抖等症状，还可改善患者的基础代谢率。瘿气病治疗时应注意：①如患者出现高热、恶心、呕吐、烦躁不安，或谵妄甚至昏迷，为甲状腺危象，应及时抢救治疗。②本病的发生与发展，与患者的精神状态有重要的关系，结合心理干预，对治疗效果有帮助。③注意适当的休息与合理营养。

第二节　提肛方

【病症：脱肛】

脱肛是指直肠和直肠黏膜脱出于肛门外的一种疾病，多发于小儿、老人和久病体虚之人。本病多由久泻久痢，大病后体力亏损等因素，致元气亏虚、中气下陷、收摄无力而引起。

【针方组成】

百会、长强（火针）。

【针方临症】

发病缓慢，始则仅在大便时感觉肛门胀坠，有物脱出，便后能自行回纳。延久失治，稍有劳累即发，脱垂后收摄无力，须以手助其回纳。舌淡苔白，脉细弱。

【随证加减】

久泻久痢所致者，加灸百会。妇女生育过多者，加灸气海。

【临床操作】

百会毫针平刺0.5～0.8寸。患者屈膝翘臀位，针尖方向与骶骨平行，火针点刺长强，进针深度0.2～0.3寸不留针。

【针方明理】

本方亦是贺普仁教授临床特色方之一，强调的是针法上毫针与火针并用，取穴一上一下，一远一近互相配合。近取长强，穴位于肛门处，为大肠之门户，火针点刺更加强其升阳功能。上取百会属督脉，督脉号称阳脉之海，穴居巅顶正中，为三阳五会之所，即为督脉、足太阳经、手足少阳、足厥阴经聚会于此。督脉起于胞中，经肛门部，贯脊上行；足太阳经络于肾，其经别入于肛门；足少阳经系于带脉；足厥阴经筋结于阴器。督脉总督诸阳经脉，带脉约束诸经，维系胞宫，经筋维持器官的正常运动，肾开窍于二阴。若肾气虚弱，下元不固，经筋弛缓，带脉失约，则会发生脱肛。根据"经脉所通，主治所及"之理，及"病在下者，高取之"的治疗原则，故取百会治之。

【按语】

脱肛亦称直肠脱垂，西医认为主要是直肠黏膜下层组织和肛门括约肌松弛，或直肠的发育缺陷和支持组织松弛无力，加上用力大便等促使腹腔内压增高等诱因而致病。

直肠脱出而不能回纳者，必须及时处理，即将脱垂之黏膜推入肛门内，否则会引起感染、糜烂，甚至坏死。脱垂时宜平卧休息。平时要重视体育锻炼，排便时勿过分用力挣便。

第三节　痔疮方

【病症：痔疮】

凡有小肉突出者皆称之为痔。痔疮即肛门周围有赘肉突起的病症。本病多因久坐或负重远行，或饮食失调，嗜食辛辣，或胎产以致体质亏耗、中气下陷，或情志郁结、气机失宜，以及长期便秘者，均可导致肛门气血不畅，络脉瘀滞，蕴生湿热而成痔疮。

【针方组成】

承山、长强。

【针方临症】

肛门部有小肉突出称为痔核，生在肛门内的叫内痔。初期痔核较小，质软，色鲜红或青紫，仅在肛门检查时发现，主要症状为大便出血，血色鲜红，不与大便混合，无疼痛，为第1度。中期痔核增大，可随大便脱出肛门外，便后能自行复位，为第2度。后期除大便时，还可在咳嗽、站立用力时脱出,常不能自行复位,为第3度。生在肛门外的叫外痔,多呈紫褐色,小者如豆,大者如樱桃,常数枚丛生,质较坚硬,一般无疼痛。但若痔外静脉有血栓形成,也会发生疼痛和肿胀,若因感染引起痔核发炎,则肛门水肿疼痛,并流黄水而瘙痒;肛门内外皆有者称为混合痔,兼有内外痔的合并症状。

【随证加减】

内痔出血,加二白。肛门肿疼,加秩边。肛门热痛,加劳宫。

【临床操作】

毫针刺长强,沿尾骨前面刺入0.8~1寸,使针感达到肛门区,注意勿伤及直肠;承山直刺1~2寸,用泻法使针感循经向上走至膝腘部、股部,少数病例针感可达肛门部。

【针方明理】

贺普仁教授提出承山治疗痔疮是依据经别循行的理论,"足太阳之正,别入于腘中,其一道下尻五寸,别入于肛"(《灵枢·经别》),故针泻承山可通络散瘀清热。长强是督脉的起始穴,与足少阴肾经交会,位于肛门部,有局部治疗作用,具有益气固脱、消散肛门瘀滞、约束肛门的作用,为主治肛门疾患的常用穴。二穴合用成方,具有调理气血、消瘀祛滞的功效。

【按语】

平时少食辛辣等刺激性食物,保持大便通畅,可减轻痔疮的发生。

第四节　胶瘤方

【病症:胶瘤】

胶瘤即西医称腱鞘囊肿,多发于关节和腱鞘附近的圆球状囊性肿物。胶瘤多因筋脉损伤,局部气血运行不畅,湿聚成痰而发。一般与外伤、机械性刺激及慢性劳损等有关。

【针方组成】

局部火针。

【针方临症】

腱鞘处圆形突起,表面光滑,边缘清楚,质软有波动感。囊液充满时较坚硬,有压痛,好发于腕背、足背、腘窝等处。

【随证加减】

如果胶瘤很大,或位于腘窝处,火针治疗后的第2天可用毫针围刺以巩固疗效,防止复发。

【临床操作】

用粗火针,速刺法,点刺不留针,一般在囊肿的头、体、尾三处各点刺一针。从针孔挤出胶状黏液,然后用棉球或纱布压住患处3分钟。

【针方明理】

贺普仁教授提出火针疗法治疗胶瘤,因为火针可以穿透囊壁,使黏液流出,且不会引起感染。因为火针具有温通的特性,胶瘤为湿聚成痰,火针令其经络通、气血行,可攻散凝滞之痰湿;火针还可以温阳化气,疏利气机,运行津液,驱邪外出。此法效果显著,少则治疗1次,多则2~4次即可治愈。

【按语】

火针点刺时,一定要穿破囊壁,应当尽量将肿物内之液体排出干净,以减少局部吸收,有利于尽快恢复。治疗期间患者应减少病灶处关节运动,保持局部洁净,勿接触水以防感染。火针治疗此病,若治疗4次仍未愈,可改他法治疗。

第五节　利胆方

【病症:本方适用于胆囊炎和胆石症】

胆囊炎、胆石症二者关系密切,互为因果。胆囊结石可诱发胆囊炎,胆囊的炎症又是促进结石形成的原因之一,二者多同时存在。本病多发于青壮年,女性较多。本病属于胁痛、黄疸等病范围,常因情志不舒,饮食不节或外邪侵袭,湿热蕴结,虫积瘀阻,引起肝胆气郁,疏泄失常而成。

【针方组成】

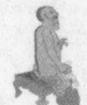

阳陵泉、丘墟透照海。

【针方临症】

发病较急,有右上腹及右季肋部疼痛,并可向右肩胛放散。如有结石,可为阵发性绞痛,每由进食过量脂肪性食物而诱发;如胆囊胀大可为持续性胀痛;疼痛剧烈时,每致床上打滚,冷汗淋漓,常伴有恶心、呕吐、寒战、发热,或见皮肤及巩膜黄染,尿少色黄,舌质红、苔薄白或微黄。

【随证加减】

如发热加曲池。

【临床操作】

毫针斜刺阳陵泉,施用捻转泻法。丘墟照海行透刺法,以3寸毫针从丘墟刺入,沿踝骨缝隙间向照海推进,以透至照海皮下为度,一般进针深度为2寸,留针30分钟。

【针方明理】

贺普仁教授认为虽然胆囊炎和胆石症的中医临床辨证较多,如邪在少阳,见胁痛、往来寒热、胸胁苦满等;肝气郁结,见胁痛、痛无定处、善太息等;瘀血阻络,见胁痛、痛有定处,如夜则重等;肝胆湿热,见胁痛满胀、口苦心烦、胸闷纳呆等。但应抓住经络主体,认清疾病实质。就经络而言,胁肋为足少阳、足厥阴经所过,以足少阳为主。足少阳循行络肝、属胆,循胁里……循胸,过季肋……所以处方选足少阳胆经的合穴以及胆腑的下合穴阳陵泉,《灵枢·邪气藏府病形》指出"合治内府",说明合穴主要用于腑病的治疗。丘墟为胆经原穴,可疏利肝胆,在操作上采用一针两穴的透针针刺方法,疏通少阳经气,以利转枢以及阴经血气充濡的效果,丘墟透照海为治疗胆腑胆经疾病的重要腧穴。本方具有通经活络,行气活血,解郁止痛的功能。

【按语】

西医认为急性胆囊炎的发病原因主要是由胆囊出口梗阻和细菌感染所致。引起感染的细菌可来自肠道,经胆管蔓延到胆囊,所以常伴发胆石症或胆道蛔虫症。也可从血液或淋巴管中播散到胆囊而致病。胆石症的形成,一般认为多与胆囊感染、胆液滞留、胆固醇代谢失常和蛔虫碎片等形成胆石核心有关。

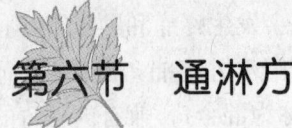

第六节　通淋方

【病症:淋证、癃闭】

包含急慢性泌尿系感染、结石,急慢性前列腺炎,以及乳糜尿等。前人根据临床症候,分为气淋、石淋、血淋、膏淋、热淋等,合称为五淋。淋证与癃闭不同,正如《医学心悟》说:"淋则便频数而茎痛,癃闭则小便点滴而难通"。

病因为外感邪气,蕴湿化热,或多食肥甘酒热,致使湿热蕴结下焦;情志不遂,气郁化火;房事劳伤,脾肾两虚,下元不固。以上均可致膀胱气化失司而引起本病。

【针方组成】

关元、水道、中极、三阴交。

【针方临症】

小便频数,短涩淋漓,尿道刺痛、胀痛,甚则小便胀满而点滴难出。尿中见血为血淋;小便混浊,色如米泔为膏淋;小便淋漓不已,赤涩不甚,遇劳即发为劳淋;小腹及茎中胀急刺痛,尿中有时夹有沙石者为石淋。

【随证加减】

尿道剧痛,加中封;血淋,加血海、膈俞;膏淋,加脾俞、肾俞、足三里;劳淋,加脾俞、肾俞、大赫、气冲;石淋,加中封、蠡沟、水泉。

【临床操作】

实证用泻法,虚证用补法。腹部及腿部穴位直刺1.5寸左右,其中气冲不超过1寸,中封直刺0.8寸,膈俞、脾俞斜刺0.5～0.8寸,肾俞直刺1寸,蠡沟向上刺0.5～0.8寸;水泉直刺0.3～0.5寸。中封止痛时用先补后泻手法。

【针方明理】

本方选用强壮扶正穴关元,刺之助阳以加强膀胱气化之功;水道,顾名思义,可通利水道;中极为膀胱经之募穴,通调膀胱气机;三阴交健脾利湿,诸穴共奏清利下焦之效。肝经过阴器,抵小腹,如遇疼痛病症,贺普仁教授常取特效穴中封,先补后泻,不仅止痛效果好,还具有一定的排石作用。血海、膈俞清血分热以止血。脾俞、肾俞、足三里健脾益肾以固下元,分清泌浊以治膏淋。大赫为肾经穴位,可助肾之气化;气冲属足阳明胃经,可健脾胃、促运化,二穴分别与冲脉相交,冲脉起于胞中,下出于会阴,故可疏通局部气血,与脾俞、肾俞共用以补益脾肾,以求治本,使下焦固、气机调,则劳淋无发。肝经络穴蠡沟别走少阳,与三焦相通,与中封配用可疏肝理气、通结止痛;水泉为肾经郄穴,肾主水,故水泉可通窍利水。

【按语】

治疗期间要注意多饮水。高热持续不退时,应考虑综合治疗。女性患者应重视经期、产期及妊娠时生殖道卫生,婴儿应勤换尿布,以防泌尿道感染。

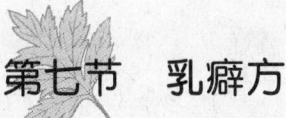

第七节　乳癖方

【病症:乳癖】

乳癖是妇女乳房部常见的慢性肿块,多见于30～40岁的妇女。多因忧思恼怒,肝失调达,气机阻滞,肝壅克脾,痰浊内生,凝结于乳房而成肝气郁结型之乳癖;或因房事不节,多产堕胎,损伤肝肾,精血亏虚,冲任失调,经络失养,局部气血凝滞成核而发病。

【针方组成】

局部火针。

【针方临症】

乳房内有一个或数个大小不等的肿块,表面光滑,可以移动,一般不觉疼痛,少数病例亦有轻微胀痛,肿块与皮肤不相粘连,皮色不变,亦不发热,不溃破。

肝郁气滞:兼见情志郁闷不舒,心烦易怒,乳房胀痛,乳房肿块可随情志波动而增大,经前期症状加重,脉涩。

肝肾阴虚:形体消瘦,虚烦不眠,头晕,月经周期紊乱,乳房内肿块隐痛或胀痛,舌质红,脉沉细数。多见于更年期妇女。

【随证加减】

肝气郁结:加合谷、太冲、足临泣。

肝肾阴虚:加照海。

【临床操作】

用中粗火针,烧红针体,散在地刺入肿块局部3～5针,速刺不留针。火针后用棉球按压1分钟,当天不能接触水。照海用补法,直刺0.3～0.5寸,合谷、太冲平补平泻,合谷直刺0.5～1寸,太冲直刺0.5～0.8寸,足临泣直刺0.3～0.5寸。

【针方明理】

贺普仁教授认为本病征象为乳房内肿块,火针散刺肿块,具有温热散结除滞之功,故刺之疗效显著。临床上,肝气郁结型多见于发育期青壮年,此时女子情绪波动较大,易于激动,此证属实证,可取胆经输穴足临泣刺之,足临泣为八脉交会穴,与带脉相通,善通乳房经络,消除瘀滞,又肝胆相表里,可调节肝经气机。合谷、太冲分别为手阳明经、足厥阴经之原穴,合用调气调血,疏肝解郁。足少阴肾经之照海穴,又为八脉交会穴之一,为阴跷脉所生,长于滋养肾阴以散结。火针与毫针相配,局部穴位与远端穴位组合共起到疏肝解郁、滋补肝肾、消坚散结的作用。

【按语】

本病相当于西医的乳腺小叶增生和慢性囊性增生,与雌激素分泌激增、内分泌失调有关。本病治疗期间应注意调理患者的月经,嘱其保持情绪舒畅。

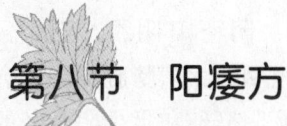

第八节　阳痿方

【病症:阳痿】

阳痿是指阴茎不能勃起或举而不坚,以致影

响正常性生活的一种病症。本病主要因少年之时,手淫过度,精气大伤;或成年房劳过度,肾元亏损,命门火衰;或七情内伤,思虑劳神,损伤心脾,心伤则血虚,脾伤则生化乏源,以致气血亏损。阴部为宗筋之会,阳明为宗筋之长,气虚则宗筋无力,血虚则宗筋失养弛缓而发病。

【针方组成】

环跳。

【针方临症】

命门火衰：阳痿、腰膝酸软、畏寒肢冷、面色㿠白、头晕目眩、精神不振,舌淡苔白,脉沉细。

气血亏虚：阳痿不举、神疲倦怠、四肢乏力、不思饮食、心悸失眠,舌淡苔白,脉细。

【随证加减】

命门火衰加关元、大赫。气血亏虚加足三里、三阴交。

【临床操作】

补法为主。环跳以4寸毫针刺入3.5寸左右,使针感向小腹或阴茎部放射。关元针1～1.5寸,加灸盒灸20分钟。大赫直刺1～1.5寸,足三里、三阴交直刺1.5寸。

【针方明理】

贺普仁教授认为本病的发生多与心脾肾三脏有关,尤以命门火衰者居多,其次是劳伤心脾、气血不足者。临床上虚证居多,实证偏少,正如《景岳全书》说:"凡男子阳痿不起,多由命门火衰……火衰者十居七八,而火盛者仅有三成。"无论发病原因如何,或虚或实,发病之病机总为气血瘀滞于内,肾阳不足,宗筋不荣。因此,不论虚实,通调少阴、任脉等经脉则为常规大法。

环跳穴属足少阳胆经,足少阳经脉出气街,绕毛际,横入髀厌中;足少阳经别,绕髀,入毛际,合于足厥阴;足厥阴经,环阴器。又因环跳是两阳经即足少阳胆经和足太阳膀胱经之交会穴,通过其相表里的足厥阴肝经和足少阴肾经的联系,所以本穴可治疗男子阳痿病症。关元为强壮要穴,大赫补益肾气,补法以使真元得充,恢复肾气作强功能。足三里、三阴交培补气血,中焦得健,下元可固而阳痿可治。

【按语】

西医认为本病可由多种原因引起,如性神经官能症、糖尿病性神经炎、抑郁性精神病、某些内分泌病变、某些脊髓病变等。临床多见于性神经官能症及动脉硬化症患者。

第九节 遗精方

【病症：本方适用于遗精病症】

遗精有梦遗和滑精之分。凡有梦而遗精的名为梦遗;无梦而精自出的名为滑精。发病原因包括：思虑过度,心阴亏耗,心火独亢,不能下济肾水,阴虚火旺,扰动精室而梦遗;恣情纵欲,肾虚不藏而自遗,阴虚则虚火妄动干扰精室;阳虚则精关不固,封藏不密而发滑精;或因过食醇酒厚味,脾胃受损,运化无权,停湿蕴热,扰动精室而发遗精。

【针方组成】

环跳。

【针方临症】

梦遗：梦境纷纷,阳事易举,遗精频繁或兼早泄,头晕耳鸣,心烦少寐,腰酸溲黄,舌质偏红,脉细数。

滑精：无梦而遗,滑泄频频,或兼阳痿,面色㿠白,自汗气短,腰部酸冷,舌淡苔白,脉细。

【随证加减】

梦遗加心俞、肾俞。滑精加志室、太溪。

【临床操作】

以补法为主,心俞用泻法。毫针刺入环跳穴3.5寸左右,使针感向小腹或阴茎部放射。斜刺心俞、志室0.5～0.8寸,肾俞直刺1～1.5寸,太溪直刺0.5～1寸。

【针方明理】

贺普仁教授常取环跳穴治疗遗精,具有振奋阳气、固摄精关之功。环跳穴属足少阳胆经,足少阳经脉出气街,绕毛际,横入髀厌中;足少阳经别,绕髀,入毛际,合于足厥阴;足厥阴经,环阴器;因环跳是两阳经即足少阳胆经和足太阳膀胱经交会穴,通过其相表里的足厥阴肝经和足少阴肾经的联系,所以本穴可治疗男子遗精病症。心为君火,肾为相火。心有所感则君火动于上,夜有所梦则相火应于下,遂致精室动摇、精液外泄。心俞以清心宁志,肾俞补肾固精,泻心俞、补肾俞,取其补北泻南交通心肾之义;志室益肾固精、太溪为肾经原穴,二穴可滋补肾中元阳元阴。诸穴成方,具有交通心肾、益肾固精之功。

【按语】

一般成年未婚男子,1星期左右遗精1次,属生理现象,不能作为病态。

本病症可见于西医的神经官能症、前列腺炎以及某些慢性疾病。中年时如遗精次数过频,有时为腰脊髓刺激性损害的早期症状,应加考虑。遗精多属于功能性病症,因此在治疗期间应认真进行解释工作,消除患者顾虑,克服诱发遗精的因素,建立良好的生活习惯,坚持适当的体育锻炼,以利于提高疗效。

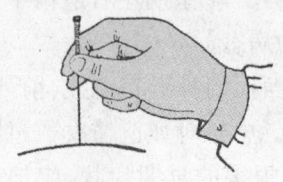

第十九章 针方明理——骨科病证

第一节 颈痛方

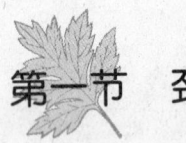

【病症：颈椎病 落枕】

本方适用于颈部经络气血不畅，气血瘀滞而导致的疼痛。主要原因有两类：因年老体弱，气血渐衰，正气不足，腠理空虚，卫外不固，则外邪乘虚而入，稽留颈项，经络受阻，气血不畅而致疼痛；或因风寒侵袭、或睡眠姿势不当，阻滞经脉，局部气血失于调和，运行失利而致疼痛。

【针方组成】

颈肩阿是穴。

【针方临症】

颈椎病：自觉颈部不适，颈部、肩部肌肉酸痛或麻木，颈部有沉重压迫感，常伴有头痛、眩晕、耳鸣，严重时半身肢体麻木或行履不稳等症。

落枕：突然发病，多在早晨起床后，颈项部一侧肌肉紧张、强硬，头部转动不利，动则头痛加剧，尤以向患侧扭转疼痛更为明显，甚则牵引肩背部疼痛，头向患侧偏斜，呈强迫体位。

【随证加减】

外感风寒加听宫、风池。

姿势不当加绝骨、风池。

年老体弱加太溪、绝骨。

寒盛或阳虚患者，火针治疗。

瘀血甚者、疼痛甚者，三棱针刺络拔罐治疗。

【临床操作】

以中粗火针，速刺法，点刺颈项、颈肩肌肉僵硬疼痛处，深度2~3分，局部不同位置点刺3~6针。或用三棱针点刺肩部阿是穴2~3穴，挤其出血2~3滴，加火罐于出血点上，留罐15分钟。听宫张口取穴，毫针进针0.5~0.8寸。绝骨进针0.5~1寸，可先补后泻。太溪用补法，进针0.5寸。

【针方明理】

贺普仁教授认为三通法的灵活综合应用是取最佳疗效的重要法宝。听宫为手太阳小肠经穴，又为手足少阳与手太阳经交会穴，太阳主开，凡外邪侵袭，经络阻滞均可先从太阳经治疗。风池为祛风特效穴，又是治疗颈椎病的局部要穴。绝骨为髓会，可强筋利骨，通调经络气血，远端取穴，疗效极佳。太溪为肾经原穴，可益肾壮骨。温通法之火针，可温通经络，祛寒通络，温阳止痛。强通法可活血化瘀而止痛。

【按语】

火针针刺颈部、肩部时，注意针刺深度，宜浅勿深。

第十九章　针方明理——骨科病证

第二节　肩痛方

【病症：漏肩风】

漏肩风又称五十肩，以单侧或双侧肩关节酸重疼痛、运动受限为主症。本病多因营卫虚弱，筋骨衰颓，复因局部感受风寒湿邪，或劳累闪挫，或习惯偏侧而卧，筋脉受到长期压迫，遂致气血阻滞而成肩痛。肩痛日久，由于局部气血运行不畅，郁而生湿热，以致患处发生轻度肿胀，甚则关节僵直，肘臂不能举动。治宜疏风散寒祛湿，活血化瘀止痛。

【针方组成】

肩贞、肩髃、肩前、条口透承山、听宫。

【针方临症】

本病初起轻度肩痛，逐渐加重，夜间痛甚，进而肩部活动受限，以上臂外展、上举、内旋运动受限明显，重者不能系裤带、穿衣、摸背、梳头，影响日常生活。早期以疼痛为主，晚期多兼功能障碍，病情顽固。

风胜者：肩痛可牵涉项背手指。

寒胜者：肩痛较据，深按乃得，得热则舒。

湿胜者：肩痛固定不移，局部肿胀拒按。

【随证加减】

病程日久加膏肓。

风寒甚、痛剧者加火针疗法。

病久、瘀血阻滞、活动受限放血疗法。

【临床操作】

早期用泻法，晚期用补法。针患侧条口，进针2寸，以承山穴有胀感为度，边提插捻转，边嘱患者活动患肩，不留针。膏肓穴沿肩胛骨后缘下方，向肩部斜刺，深度不超过1寸。听宫张口取穴，进针1寸，留针30分钟。用中粗火针点刺肩部穴位和阿是穴，不留针。用三棱针点刺肩部穴位及周围有瘀血现象的小血管，出血后即拔罐，留罐15分钟，每周2～3次。

【针方明理】

贺普仁教授认为足阳明经多气多血，条口为足阳明胃经穴，深刺条口可鼓舞脾胃中焦之气，通达四肢，濡润关节，驱除外邪，疏通经络而止肩痛。膏肓可治诸虚百损，扶助正气，又可疏通局部气血，驱除外邪，有攻补兼施之效，对顽固型患者有较好的效果。听宫为手太阳小肠经穴，有祛风散寒、通经活络之功。肩局部火针点刺，借火针热力，鼓舞阳气、温煦肌肤、驱散寒邪、调和经脉而疼痛自止。肩部穴位刺络放血后起到活血化瘀，行血散风，促进经络气血运行的目的。

【按语】

三通法治疗漏肩风效果良好。轻型患者针治1次，症状即可减轻；重型患者治疗时间较长。本病应加强功能锻炼，介绍几种方法如下：

（1）患者背靠墙而立，曲肘90°握拳，拳心向上，上臂逐渐外展，尽可能使手接近或碰到墙壁。

（2）患者手指通过头后摸耳朵。

（3）面墙而立，用两手手指做爬墙运动，在每次爬行的最高点做记号，可以知道各次操练的成绩就能加强操练信心。

（4）患侧反手从背后摸取对侧的肩胛骨。

（5）患侧肢体顺时针方向画圈数次，再做逆时针方向画圈。每次练操5～10分钟，每天练操2～3次。练操是有些疼痛，但必须坚持。

第三节　肘劳方

【病症：本方适用于肘劳病症】

肘劳是以肘部疼痛、肘关节活动障碍为主症的疾病，属于中医学伤筋、痹症的范畴，类似于肘关节扭挫伤、肱骨内上髁炎、肱骨外上髁炎（网球肘）。多因劳累汗出、营卫不固、寒湿侵袭肘部经络，使气血阻滞不畅；长期从事旋前、伸腕等剧烈活动，使筋脉损伤、瘀血内停等导致肘部经气不通，不通则痛。

【针方组成】

冲阳，局部火针。

【针方临症】

初起时偶感劳累后肘外侧疼痛。日久则加重，影响正常生活，不能做提水瓶、拧毛巾等简单动作，疼痛可向上臂和前臂放射。局部压痛明显。

【随证加减】

肘部痛甚加天井。

臂肘麻木不仁加外关。

【临床操作】

本穴因近足动脉，故《针灸大成》将其列为禁针穴，《医宗金鉴》亦有出血不止则死的说法，因此，针刺本穴是宜避开动脉，针0.5寸；毫针泻法刺天井，进针1寸；毫针泻法刺外关，进针1寸。火针点刺肘部痛点2～3次，速刺不留针。

【针方明理】

冲阳为足阳明胃经原穴，阳明经多气多血，故具有健脾和胃，调理气血之功。贺普仁教授积多年临床经验认识到本穴的独特之处，是能够治疗肘劳病症，并且获得满意的疗效。天井为手少阳三焦经之合穴，能疏通手少阳三焦经经气，又能通调局部气血，治疗肘臂疼痛、麻木不仁等病症。外关为手少阳三焦经络穴，八脉交会穴之一，通阳维脉，能通调手少阳、手厥阴经经气，治疗肘臂屈伸不利；尤其是与火针刺局部阿是穴结合运用，更能加强针刺效应，既能通经散寒，又能疏通局部气血，起到治疗肘部疼痛的最佳效果。

【按语】

肘劳类似于肘关节扭挫伤、肱骨内上髁炎、肱骨外上髁炎（网球肘）。

肘关节扭挫伤：直接或间接地暴力作用于肘关节发生的软组织损伤，可引起关节滑膜、韧带等软组织的撕裂伤或扭挫伤，局部肿胀、充血，严重的可引起关节内损伤。表现为肘关节疼痛，损伤部位压痛、肿胀和功能障碍。

肱骨内上髁炎：多见于运动员如羽毛球运动员和钳工等。凡在工作中屈腕、屈指、前臂内旋的工种或运动项目，持续的牵拉肱骨内上髁，久之形成慢性软组织损伤；或直接暴力使肘关节外翻，导致内侧副韧带牵拉肱骨内上髁而引起损伤，都容易产生肱骨内上髁炎。

肱骨外上髁炎又名网球肘，它与网球运动员前臂外旋状态下伸腕、伸肘动作有关。因为伸腕肌、肱桡肌、外侧副韧带等长期反复高强度的牵拉外上髁及邻近组织，形成慢性刺激，导致无菌性炎症，累及韧带、肌腱、骨膜、神经、血管、滑囊等，产生广泛的炎症。

第四节 腰痛方

【病症：本方适应于各种腰痛】

因坐卧冷湿之地等因素致寒湿滞留经脉，气血运行受阻而致腰痛；或素体阳虚，或久病体虚等因素伤及肾阳，使肾阳不足，腰部失煦而致腰痛；或外伤致经脉气血受阻，引起气滞血瘀，络脉不和而致腰痛。

【针方组成】

肾俞、命门、委中。

【针方临症】

寒湿腰痛：腰部冷痛，牵引腿足，转侧不利，阴雨发作加重，得温则痛减，舌苔白腻，脉沉。

肾虚腰痛：腰部隐隐作痛，疲软无力，反复发作，遇劳则甚。肾阳虚兼身倦腰冷，脉沉；肾阴虚兼虚烦溲黄，舌红，脉细数。

瘀滞腰痛：腰痛如刺，痛有定处而拒按，俯仰转侧不利，舌质暗紫或有瘀斑，脉弦涩。

【随证加减】

寒湿腰痛：肾俞、命门加火针点刺。

肾虚腰痛：肾俞、命门加灸盒灸法。

瘀滞腰痛：腰部阿是穴刺络放血拔罐。

【临床操作】

肾俞毫针直刺1寸、命门毫针直刺0.5～0.8寸，针后用中粗火针点刺肾俞、命门和阿是穴，或两穴加灸盒灸20分钟，或三棱针阿是穴刺络放血拔罐；委中直刺1～1.5寸。

第十九章 针方明理——骨科病证

【针方明理】

贺普仁教授认为腰痛可由风、寒、湿邪侵入经络，留注于腰；或外伤损伤腰脊，使之气滞、痰结、血瘀或内伤虚损，日久不愈，累及于腰，但"腰者肾之腑，转摇不能，肾将惫矣。"（《素问·脉要精微论》），所以贺教授提出治腰先治肾的治疗原则，由命门、肾俞、委中三穴结合三通针法组成了适用于治疗各种病因引起的腰痛针方。

命门意指生命之门，为督脉腧穴，能通调督脉经气，总督一身之阳，其两旁为肾俞，而肾气又为一身之本，故名之。在《脉经》中称之为"此五脏六腑之本，十二经之根，呼吸之门，三焦之原，一名守邪之神也。"正如陈士铎在《石室秘录》中说："心得命门而神明有主，始可应物，肝得命门而谋虑，胆得命门而决断，胃得命门而能受纳，脾得命门而能转输，肺得命门而治节，大肠得命门而传导，小肠得命门而布化，肾得命门而作强，三焦得命门而能决渎，膀胱得命门而收藏，无不借命门之火以温养之。"从而看出命门的重要作用。肾俞为治腰痛的要穴之一，为足太阳膀胱经穴，膀胱经引于背腰部，下夹脊，抵腰中，足太阳膀胱与足少阴肾相表里，二穴位于腰部，又能通调局部经气，故此二穴可温补肾阳、通经散寒。委中是足太阳膀胱经之合穴，为四总穴之一，腰背委中求，故三穴结合三通法共奏温阳散寒祛湿，活血祛瘀止痛的功效。

【按语】

西医认为引起腰痛的疾患很多，如骨科疾患、妇科疾患、泌尿科疾患、循环系统疾患等都可以引起腰痛。引起腰痛最常见的骨科疾患是椎间盘脱出、椎管狭窄、腰肌劳损、髂腰肌综合征、增生性脊柱炎等。

第五节 腿痛方

【病症：本方适用于坐骨神经痛病症】

本病是由于感受风寒湿邪，经络痹阻，气血运行不畅；或因跌仆闪挫，以致经络受损，气血阻滞不通而痛。

【针方组成】

伏兔。

【针方临症】

主要表现为放射性腰腿痛，疼痛常由一侧腰部、臀部向大腿后侧或外侧、腘窝、小腿外侧及足背外侧放散。疼痛性质多样，程度有轻有重，常因咳嗽、弯腰用力加重。晚期可有腿部肌肉轻度萎缩及感觉异常。

【随证加减】

小腿外侧疼痛，足背外侧疼痛：加昆仑。

【临床操作】

治疗时，患者体位很重要，一定是屈膝跪取，毫针直刺2.5寸，提插泻法，酸胀针感强烈，可放射至膝部，根据患者耐受情况，留针15～20分钟。

【针方明理】

跪取伏兔是贺普仁教授临床常用独穴方之一，特别是治疗坐骨神经疼病症，可获立竿见影之效。伏兔为足阳明经穴，足阳明经筋起于足部的次趾和无名趾，结于足跗上面，斜向外侧上行，分布于外辅骨，上结于膝外侧，直上结于髀枢，上循胁肋连属于脊柱；其直行部分循胫结于膝，分支络于外辅骨，合于足少阳；从膝部直上部分循伏兔向上结于髀部，会聚于阴器。又足少阳经筋，起于足无名趾上，上结于外踝，上循胫外侧结于膝外侧；其分支起于外辅骨，上走髀，前面的结于伏兔上部，后面的结于尻骶。可见足阳明经筋经伏兔与足少阳经筋相连，《针灸大成》云伏兔为脉络所会也。坐骨神经痛多数为足少阳胆经病变，痛疼多沿胆经循行放散，足阳明经多气多血，取之可行气活血，一穴伏兔，兼通二经筋，泻之可行气活血、通筋止痛。

【按语】

坐骨神经痛有原发性，继发性，反射性三种类型。原发性坐骨神经痛是坐骨神经本身发生的病变，多与感染有关，受冷常为诱发因素。继发性坐骨神经痛是因神经通路的邻近组织病变所引起，如腰椎间盘突出症、脊椎关节炎、椎管内肿瘤等。反射性坐骨神经痛是由于背部的某些组织遭受外伤或炎症的刺激冲动，传入中枢，反射性的引起疼痛。不同类型的坐骨神经痛疗程和预后有所不同，明确诊断，有助于针对性地治疗。

第六节　膝痛方

【病症】

适用于膝关节疼痛。此证多由素体肾阳不足，感受寒邪所致。

【针方组成】

鹤顶、犊鼻、内膝眼、足三里、阳陵泉。

【针方临症】

膝部冷痛、肿胀、麻木、活动不利，甚则痿躄不行，或伴腰腿冷痛，舌淡胖，苔薄白，脉沉缓。

【随证加减】

寒邪重者，内膝眼、犊鼻可加火针。

膝部肿痛者，加风市、膝关。

寒邪入里化热者，加曲池。

【临床操作】

毫针直刺鹤顶，进针1寸用泻法；犊鼻、内膝眼用毫针在膝关节内外凹处斜刺1寸，平补平泻；毫针泻法斜刺阳陵泉1.5寸，毫针平补平泻直刺足三里，进针1.5寸。

【针方明理】

贺普仁教授在本方中选取鹤顶、犊鼻、内膝眼之意义在于三穴围绕着膝关节，鹤顶、内膝眼均是经外奇穴，犊鼻为足阳明胃经穴，鹤顶位于髌骨上缘正中凹处，内膝眼在胫骨上端之内侧，即髌韧带的内缘，犊鼻在胫骨上端之外侧，即髌韧带的外缘，三穴合用主治膝关节局部病症，具有祛风散寒、祛湿止痛的作用。阳陵泉位于膝关节下方，足少阳胆经穴，筋之会穴，为筋气聚会之处。《难经·四十五难》云："筋会阳陵泉。"故阳陵泉是治疗筋病的要穴，特别是膝关节病症，临床较为常用，具有舒筋和壮筋的作用。足三里位于膝下三寸，足阳明胃经穴，阳明经为多气多血之经，阳明有主宗筋，故取足阳明胃经合穴足三里以温阳益气、通经活络。本方五穴合用，以局部取穴和循经取穴相结合，以经穴和经外奇穴相互运用之法，共奏扶正气、祛外邪、止疼痛之功效。

【按语】

常见的可以引起膝关节疼痛的损伤有几种情况：

(1)脂肪垫劳损：患者会觉得膝关节疼痛，完全伸直时疼痛加重，但关节活动并不受到限制。劳累后症状明显。

(2)半月板损伤：半月板损伤会有明显的膝部撕裂感，随即关节疼痛，活动受限，走路跛行。关节表现出肿胀和滑落感，并且在关节活动时有弹响。

(3)膝关节创伤性滑膜炎：疼痛最明显的特点是当膝关节主动极度伸直时，特别是有一定阻力地做伸膝运动时，髌骨下部疼痛会加剧，被动极度屈曲时疼痛也明显加重。

(4)膝关节骨性关节炎：这种病症多见于中老年，女性居多，超重负荷是致病的主要原因。膝关节会肿胀而疼痛，有时活动关节会有摩擦音。膝部可能出现内翻畸形并伴有内侧疼痛。

(5)膝关节韧带损伤：临床上内侧副韧带损伤占绝大多数。患者会有明确的外伤史，膝关节内侧疼痛、压痛，膝内侧有肿胀，几天后会出现瘀斑。膝关节活动会受到限制。

第七节　跟痛方

【病症：本方适用于足跟底疼痛的病症】

足跟痛多因长期站立，行走过多，奔跑、跳跃、挫伤筋骨；或因风寒湿热之邪外侵，留于经络，与血气相搏，经气痹阻而痛作；或体质素虚或摄生失调而致肾气亏虚,肾主骨,肾虚则阴精无以充养筋骨而发足跟痛。

【针方组成】

太溪、昆仑、阿是。

【针方临症】

实证:足跟疼痛剧烈,行走触地则加重,部分患者局部有肿胀感,舌苔白,脉弦紧。

虚证:足跟隐隐作痛,缠绵不愈,遇劳则重,局部皮肤色泽无明显改变,常伴有腰膝酸软、耳鸣等症状,舌淡少苔,脉弦细。

【随证加减】

实证加承山;虚证加水泉。

【临床操作】

实证以中粗火针或三棱针点刺放血,虚证以细火针点刺。毫针直刺足部穴位,进针0.5寸,太溪、水泉用补法,余穴用泻法。

【针方明理】

贺普仁教授用足少阴肾经原穴太溪穴,能强肾壮骨,实证用之可温肾阳散风寒通经络,虚证用之可补肾阴柔筋脉止疼痛;昆仑为足太阳膀胱经穴,疏通太阳经经气,实证泻法可舒筋活络、通络散滞,虚证补法可壮筋补虚,两该穴正位于内外踝与跟腱之间的凹中,充分发挥其近治作用。本方必不可少的针法即温通法,实证粗针以散邪,虚证细针以扶正。临床实践证明针灸治疗足跟痛有很好的效果,因针刺可以松懈足跟部软组织粘连,消除炎症与水肿,减轻局部组织的压力,解除跖筋膜的挛缩,促进局部血液循环,从而达到治病止痛的目的。

【按语】

西医认为足跟痛好发于运动员和老年人,主要是由于足跟的骨质、关节、跟腱、滑囊、筋膜等处病变引起的疾病。常见的为足跟骨刺、跟腱炎、筋膜炎、跟垫痛等,往往发生在久立或久行者,可由长期或慢性轻伤引起。个别患者侧位X线片显示跟骨有骨刺,大部分足跟骨刺会有足跟痛症状,但不是有足跟痛就会有足跟骨刺。

常见的为跖筋膜炎,久行,表现为跖筋膜纤维断裂及修复过程,在跟骨下方偏内侧的筋膜附着处骨质增生及压痛,跖筋膜炎不一定有骨刺。

第八节 扭伤方

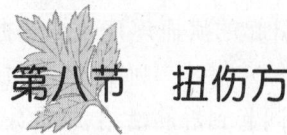

【病症:急性扭伤】

急性扭伤多由剧烈的运动,或负重不当、跌仆、牵拉等原因,引起气血壅滞、经脉闭阻而造成关节及筋脉损伤。

【针方组成】

曲池、足三里、对侧相应阿是穴。

【针方临症】

局部关节肿胀疼痛,关节活动受限。轻者局部微肿,按之疼痛,重者红肿明显,疼痛剧烈,关节屈伸不利。

【随证加减】

疼痛剧烈:加血海。

【临床操作】

找对侧相应的部位,毫针进针后用泻法,边捻转边嘱患者活动患关节,进针深度因关节不同而有别。毫针直刺曲池、足三里,进针1.5寸用泻法。

【针方明理】

贺普仁教授提出的扭伤方体现了两层深刻含义:左右交叉取穴和针刺运动法。首先左右交叉取穴方法源自《黄帝内经》,《素问·阴阳应象大论》明确指出:"故善用针者,从阴引阳,从阳引阴,以右治左,以左治右。"具体提出了缪刺和巨刺论。缪刺即病在络脉,病在右而表现于左,必须左痛刺右;病在左而表现于右,必须右痛刺左。巨刺即病在经脉,左侧邪盛致右侧发病,必须右症针左;右侧邪盛致左侧发病,必须左症针右。正如《针灸大成》云:"缪刺与巨刺各异,巨刺者,刺经脉也,痛在左而右脉病者,则巨刺之,此左痛刺右,右痛刺左,中其经也。缪刺者,刺络脉也,身形有痛,九候无病,则缪刺之,此右痛刺左,左痛刺右,中其络也。

此刺法相同,但一中经,一中络之异耳。"其次针刺运动法即毫针进针后用泻法,边捻转边嘱患者活动患关节。此种方法可以改善患处的气血运行,减轻因外伤引起的瘀血疼痛。方选曲池和足三里,均为阳明经穴,多气多血之经,一上一下,调节全身气血,共同起到舒筋活络、消肿定痛、扶助正气、活血散瘀的功效。

【按语】

西医认为扭伤是突然的剧烈的转动使肩、肘、腕、髋、膝、踝关节超出其正常的生理活动范围而产生的外伤。筋膜、韧带、肌肉遭受过度扭转或牵拉,产生软组织损伤或撕裂,继发性出血、肿胀、疼痛和关节功能障碍。

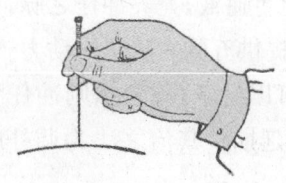

第二十章 针方明理——妇儿科病证

第一节 痛经方

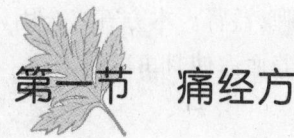

【病症：痛经】

痛经是指妇女在行经前后，或行经期，小腹及腰部疼痛，甚至剧痛难忍。多因经期感寒伤湿，寒湿客于下焦胞宫，经血为寒湿所凝，令气血运行不畅而致病；或肝郁气滞，气机不利，血行受阻，经血滞于胞中而痛；或素体虚弱，禀赋不足，或多产房劳，以致精亏血少，胞脉失养而痛作。

【针方组成】

气海、中极、次髎、三阴交。

【针方临症】

痛经主要分为虚实两大类。实证多在经前或经期小腹疼痛，气滞者胀痛，血块排出后腹痛减轻，寒凝着小腹冷痛。虚证多在经行末期或经净之后小腹疼痛，痛势绵绵，喜暖喜按。

寒湿凝滞：经前或经期小腹疼痛，重则连及腰背，得热痛减，舌苔白腻，脉沉。

肝郁气滞：经前或经期小腹胀痛，胀甚于痛，经血中有瘀块，块下后疼痛减轻。

肝肾阴虚：经后小腹隐痛，按之痛减，月经量少色淡，质稀，腰膝酸痛，头晕耳鸣，舌质淡，苔薄白，脉沉细。

【随证加减】

寒凝气滞加关元、血海；肝郁气滞加地机、行间；肝肾阴虚加肝俞、肾俞。

【临床操作】

气海、关元直刺1寸，关元加灸，中极直刺1寸，肝俞、肾俞斜刺0.5寸，次髎直刺1寸，三阴交、地机直刺1~1.5寸。实证泻法，虚证补法。

【针方明理】

贺普仁教授认为痛经的主要病机是气血运行不畅。因经血为气血所化，血随气行，气充则血沛，气顺则血和，经行通畅，自无疼痛之患。若因受寒、气滞血瘀、精亏血少而致经行不畅，均可引起痛经。痛经的病变部位在肝肾及冲任二脉。故取穴上选取气海、关元、中极等任脉穴位。中极通于胞宫，联系冲脉，可通调冲任；气海壮元益肾；关元加灸更温助下焦阳气。三阴交健脾利湿，补益肝肾，脾经之地机、血海活血化瘀止痛。行间为肝经荥穴，可疏肝解郁。次髎可通调冲任，引经血下流，为治疗痛经的经验效穴。肝俞，肾俞滋补肝肾。本方腧穴借微通法和温通法发挥功效，共达到驱寒利湿、温经止痛、疏肝解郁、行气活血、补肝益肾、调和冲任以治痛经之目的。

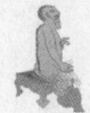

【按语】

痛经的治疗宜于每次月经来潮前3~5天开始，至行经后为止，针灸治疗痛经的效果较好，尤其对于原发性痛经，一般经3个月经周期的治疗，痛经均可缓解或消失。

第二节 经迟方

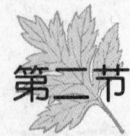

【病症：本方适用于月经错后的病症】

经迟是经期推迟7天以上，并伴有经量、经色、经质的异常病症。本病多因久病体虚或长期慢性失血；或脾胃不健，化源不足，营血衰少，以致冲任血虚，血海不足，经水不能按时而下；或素体阳虚内寒，或行经期贪凉多寒，寒邪搏于冲任，血为寒凝，经行受阻，以致经血来迟；或素体忧郁，气机不利，气郁血行不畅，冲任受阻，血海不能按时满盈而经行后延。

【针方组成】

关元、中极、水道、归来、三阴交。

【针方临症】

血虚型：经行后期，量少色淡，小腹空痛，身体瘦弱，面色萎黄，头目眩晕，心悸少寐，舌淡苔薄白，脉细弱。

血寒型：经行后期，量少色黯，小腹冷痛，喜热喜按，腰酸无力，畏寒肢冷，舌淡苔薄白，脉沉。

气滞型：经血来迟，色黯有块，乳房或少腹胀痛，胸闷泛恶，舌黯苔薄白，脉弦。

【随证加减】

血虚型加脾俞、足三里，血寒型加灸关元，气滞型加太冲。

【临床操作】

血虚血寒型用补法，气滞型用泻法。关元直刺1~1.5寸，关元加艾盒灸，归来及下肢穴位直刺1~1.5寸，太冲直刺0.5~0.8寸。

【针方明理】

贺普仁教授认为虽然导致经迟的病因有多种，然病机则是冲任失调，脉道不通。脾为后天，主生化水谷精微，化生血液，充养冲任之脉。肾为先天，藏元阴元阳，提供五脏六腑之原动力。故脾肾足则冲任盈，月事以时下；脾肾虚则冲任亏，月事无以下而致月经延期。其治之法为调补脾肾，畅通冲任。

本方取任脉之关元穴，该穴是足太阴脾经、足少阴肾经、足厥阴肝经与任脉的交会穴，可治四经病变，可温经祛寒、和血活血，通调冲任之脉。中极为任脉穴近胞宫，也是足三阴经交会穴，可通调冲任之脉。水道、归来为足阳明胃经穴，胃者受纳水谷，与脾同为后天之本，共生水谷精微，化生气血，两穴位居少腹，邻近胞宫，故其穴特性善治妇科疾病，尤归来穴刺之可使血液充盈冲任之脉使月事以时下。三阴交为脾经穴，通于足三阴经，刺之可疏肝、健脾、益肾。本方五穴合用，补脾益肾，疏肝理气，充养血海使月事以时下。

【按语】

患者应注意经期卫生，忌食生冷或刺激性食物，避免精神刺激。需要说明的是由于气候、环境、生活和情绪波动等因素引起月经周期的暂时改变，不可作病态论。

第三节 崩漏方

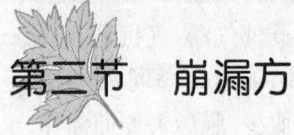

【病症：崩漏证】

崩指不在经期突然阴道大量出血，来势急骤，出血如注；漏指发病势缓，经血量少，淋漓不净，二者不易截然分开，故常并称。本病多因情志不舒，肝失条达，气血壅滞，郁而化火，邪热迫血妄行而发病；或饮食失节，损伤脾胃，或思虑伤脾，脾虚不能统血而致崩漏；或房劳过度而伤肾，损及冲任，不能固摄血液以致经血非时而下。

【针方组成】

气海、隐白、三阴交。

【针方临症】

肝郁血热型：出血量多，色紫红或夹有瘀块，腹痛拒按，胸胁胀急，性情急躁，口干作渴，舌质红，脉弦数。多见于年轻人和初病者。

脾不统血：病久漏下，色淡或晦暗，头晕目眩，神疲气短，失眠心悸，胃纳减少，舌质淡红，脉虚细。

肾虚不固：出血淋漓不尽或量多。偏肾阳虚者，经色淡质清，畏寒肢冷，舌淡苔白，脉沉细。偏肾阴虚者，经质稠，腰膝酸软，舌红少苔，脉细数。

【随证加减】

肝郁血热加太冲、血海、大敦，脾不统血加脾俞、足三里；肾虚不固加肾俞、命门、太溪。

【临床操作】

血热者用泻法，余用补法。三阴交、血海、足三里直刺1～1.5寸；隐白、大敦浅刺0.1寸，虚者隐白加灸，实者隐白、大敦三棱针点刺放血，太溪直刺0.5寸，脾俞、肾俞斜刺0.5寸。

【针方明理】

贺普仁教授认为冲任损伤，肝脾肾功能失调是导致崩漏发生的主要病因病机，故调理冲任、健脾疏肝益肾为其组方原则。穴取任脉经穴气海，任脉与冲脉同起于胞宫，与足三阴经相连，为生气之海，诸阴之海，具有调气机、益元气、补肾虚、固精血的作用。三阴交为足三阴经交会穴，可疏肝理气，健脾摄血，补肾固本。隐白为足太阴脉气所发，可健脾统血，是治疗崩漏的经验效穴。大敦为肝经井穴，清肝经之热而凉血，太冲、血海疏肝解郁，清泻血中郁热。脾俞、足三里健脾养血，培补中气，摄血止漏。取肾脏精气所聚之肾俞，壮元益肾之命门，及肾经原穴太溪，共以滋补肾气，调理冲任而止崩漏。

【按语】

西医的功能性子宫出血、生殖系统炎症、肿瘤等出现的阴道出血，均属崩漏范畴。本病治疗时间可选经前3～4天开始，每日或隔日一次，经期不停。本病患者多体质虚弱，宜多食营养食物，忌食辛辣，严禁烟酒。不要从事剧烈活动，注意休息，消除紧张、忧虑等情绪，保持心情舒畅。

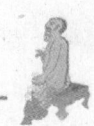

第四节　止带方

【病症：带下病】

带下量多，或有色、质、气味的异常，或伴有全身症状者，即称为带下病。多因饮食不节，劳倦过度，伤及脾气，脾失健运，谷不化精，反聚为湿，流注下焦而发病；或素体下元亏损，或纵欲无节，或孕育过度，伤及肾气，带脉失约，任脉不固，遂成带下；或脾虚湿盛，郁久化热，湿热下注，或经行产后，湿毒秽浊之邪，乘虚侵入胞脉，损伤冲任而成带下。

【针方组成】

带脉、三阴交、气海。

【针方临症】

脾虚：带下量多，色白或淡黄，质黏稠，无臭味，绵绵不绝，舌淡苔白腻，脉缓而弱。

肾虚：带下清冷，量多，色白，质稀薄，终日淋漓不断，舌淡苔白，脉沉迟，尺脉尤甚。

湿毒：带下量多，色黄绿如脓，或夹有血液，或混浊如米泔，臭秽，舌红苔黄，脉滑数。

【随证加减】

脾虚者加阴陵泉、足三里；肾虚者加肾俞、关元；湿毒者加中极、阴陵泉。

【临床操作】

虚证补法，实证泻法。毫针直刺腹部穴位，进针1～1.5寸，毫针直刺或斜刺下肢部穴位，进针1.5寸。

【针方明理】

贺普仁教授认为本病因脾肾阳虚或湿热下注，致带脉失约，冲任失调而病，故治疗上应调节冲、任、带三脉，辨证加减取穴。方取足少阳与带脉的交会穴带脉穴，可固摄本经经气和带脉，利湿清热而止带；气海为任脉穴，气海调理冲任，补气以摄液；足三阴之会三阴交，可健脾疏肝固肾；阴陵泉、足三里可健脾益气、除湿止带，中极配阴陵泉可清热解毒、祛湿止带；肾俞、关元可补肾助阳、固摄带脉。

【按语】

西医的阴道炎、宫颈炎、盆腔炎所引起的带下，可参考本节辨证。平时注意卫生，保持外阴清洁。若发现黄、赤带，需及时做妇科检查。

第五节　促孕方

【病症：不孕症】

夫妇同居3年以上，未避孕而不受孕者，为不孕症。多因先天禀赋不足，或后天失养，房劳多产，以致肾气亏虚，胞宫不能得以温煦而致不孕；或情志不畅，气机郁结，血行受阻，或饮食劳倦，忧思伤脾，痰湿内蕴，瘀血痰湿互阻，冲任气血失调故难受孕成胎。

【针方组成】

关元、子宫、归来、阴廉、三阴交。

【针方临症】

肾虚不孕：经量少色淡，经期后延，性欲减退，腰膝酸软。

气血亏虚：经量不定，色淡，经期先后不定期，面黄疲倦，体瘦心悸。

肝郁气滞：经期先后不定，量多少不定，色紫夹瘀块，乳房胀痛，胸胁胀满，心烦急躁，善太息。

宫寒血瘀：月经不调，经色紫黯，夹瘀块，经期小腹冷痛。

湿热内阻：少腹疼痛，临经尤甚，低热，月经淋漓，黄带较多。

【随证加减】

肾虚不孕加肾俞、命门；气血亏虚加百会、足三里；肝郁气滞加内关、太冲；宫寒血瘀加膈俞；湿热内阻加阴陵泉。

【临床操作】

用平补平泻手法，针刺关元时，针尖应向斜下，进针1.5寸左右，使针感向会阴部扩散。子宫穴直刺1.5寸，使患者感到局部酸胀，并向下腹部扩散为宜。余穴直刺1～1.5寸，局部酸胀针感。

【针方明理】

女子以血为本，血液盈则荣于冲任，冲任盛则任脉通，月事以时下。任脉司人身之阴，足三阴之脉皆会于任，故称阴脉之海，为人体孕育之根本，故有任主胞胎之说，故不孕症的产生与冲任气血关系最为密切。临床表现为月经的异常，从病理角度看是血的异常，血虚、血少、血瘀是造成不孕症的直接原因，也是多见的原因。贺普仁教授提出在治疗上当以调经为先，法用补肾固元、调理气血、荣养冲任。尤其足厥阴肝经的阴廉穴，居股内侧近边缘处，可调经血，为治疗月经不调、不孕症的经验效穴，《针灸甲乙经》曾云此穴"治妇人绝产。"《针灸大成》亦云"治妇人绝产，若未经生产者。"

【按语】

不孕症的原因很多。针灸疗法对功能性不孕症效果较好，对器质性者效果不佳。因本病病因病机较复杂，故疗程较长。应鼓励患者树立信心，坚持治疗，做到医患配合。

第六节　更年方

【病症：本方适用于绝经前后诸症】

有些妇女在绝经期前后，出现一些如经行紊乱、头晕、心悸、烘热出汗、烦躁易怒、情志异常等症状，这些症状往往轻重不一地混杂出现，名为绝经前后诸症。西医的更年期综合征与本病类似。本病多因妇女近绝经前后，肾气渐衰，天癸将竭，精血不足，冲任亏虚而出现肾之阴阳偏盛偏衰的现象。肾阴不足，阳失潜藏，肝阳上亢；或肾阴不足，营血暗伤，心血亏损；肾阳虚衰，失于温养，脾失健运，痰湿阻滞，痰与气结而致本病。

【针方组成】

三阴交、太溪、合谷、太冲。

第二十章 针方明理——妇儿科病证

【针方临症】

肾阴不足：月经推迟，稀发或闭经，阴道干涩。伴头晕耳鸣，失眠多梦，皮肤瘙痒，烘热汗出，五心烦热，苦笑无常，易怒健忘，舌红少苔脉细数。

肾阳亏损：月经量多，崩漏或闭经，面黯神疲，腰膝酸软，形寒肢冷，肢体浮肿，便溏，尿频失禁，舌淡苔白，脉沉细无力。

【随证加减】

肾阴虚加肾俞；肾阳虚加气海。

【临床操作】

用毫针中等刺激，手法平补平泻。合谷直刺1寸，三阴交直刺1.5寸，太溪、太冲直刺1寸。每日1次，每次留针30分钟，10次为1个疗程。

【针方明理】

贺普仁教授认为本病的主要病因是肾虚不能濡养和温煦其他脏腑，其病变脏腑在肾，其临床表现多种多样，所以培补肾阴肾阳为治疗本病的法则。

三阴交是足太阴经穴位，乃足三阴之会，太溪是肾经原穴，肾俞为肾之背俞穴，可调补肾水、补养精血。太冲为足厥阴经原穴，与太溪合用可益水涵木，疏肝理气。合谷可助运化，调补后天，祛湿化痰，与太冲合用可调理气血。气海为生命之海，温补肾阳，阴阳协调。诸穴合用，可取得良好效果。

【按语】

本病是指更年期妇女因卵巢功能衰退直至消失，引起内分泌失调和自主神经功能紊乱的症状，属中医绝经前后诸症的范畴。

患者所处周围环境及精神状态与疗效密切相关，治疗时应做好患者思想工作，创造良好的周围环境，使其心情舒畅，配合治疗，这样可提高疗效。

第七节 通乳方

【病症：本方适用于产后乳汁缺少病症】

本症指产后乳汁分泌量少，不能满足婴儿需要而言。此症因产妇脾胃素虚，气血化源不足，或分娩失血过多，气随血耗，影响乳汁的化生而致乳少、乳迟；或情志郁结不舒，气机不畅导致乳脉不行。

【针方组成】

膻中、合谷、少泽。

【针方临症】

产后48小时后乳房仍无膨胀感，乳汁很少流出。若体质虚弱，乳房无胀痛，属气血不足；若体健，乳房胀痛者，多属肝气郁结。

【随证加减】

气血虚弱加脾俞、足三里；肝气郁结加肝俞。

【临床操作】

膻中宜向下沿皮刺，针1～1.5寸，以局部胀感为主，轻轻捻转针柄使两乳房发胀；少泽毫针刺0.2寸，针感多为疼痛；合谷针1寸，针感以胀、麻居多，向手指或肘、肩部放射。留针30分钟，每日1次，10次为一疗程。

【针方明理】

贺普仁教授认为补益气血，疏肝理气是生乳、催乳、通乳的重要法则。膻中为气之会，性善调气，取之调和气血，生化乳汁；少泽为小肠井穴，小肠主液，脉气所发，为通乳生乳之经验要穴；乳房属阳明，故取手阳明经原穴合谷以疏导阳明经气而催乳。

【随证加减】

气血不足者刺脾俞、足三里以健脾胃生化气血，肝气郁结刺肝俞以疏肝调血。

【按语】

《针灸大成》："妇人无乳：少泽、合谷、膻中。"

在针灸治疗同时，可多食猪蹄、鲫鱼汤以增加营养。若哺乳方法不当，应先予纠正，否则会影响治疗效果。回乳治疗：足临泣、光明。

第八节 正胎方

【病症：胎位不正】

胎位不正指妊娠30周后，胎儿在子宫内的位置不正,多见于经产妇或腹壁松弛的孕妇。产妇本身多无自觉症状,经产妇检查后才明确诊断。中医认为胞脉系于肾,若素体肾虚,或房劳过度,或多产伤肾,精血亏损,不能通过胞脉濡养胞宫,因此胎位难以维持常态。

【针方组成】

至阴穴。

【针方临症】

产妇一般无自觉症状,经产妇检查后才明确诊断。

【临床操作】

治疗时患者须松解腰带,坐在靠背椅上或仰卧在床上,以艾条灸两侧至阴穴20分钟,每日1~2次,至胎位转正为止。

【针方明理】

《素问·奇病论》云:"胞脉者系于肾。"若肾气不足,则胞宫失养,功能不足,难以维持正常胎位。足太阳膀胱经终于至阴穴,而交与足少阴肾经,本着阳动阴静、阳生阴长的原则,温灸至阴穴,可达益肾气、增精血的作用。气血充足,胞宫得养,未产胎儿可恢复常位。

【按语】

此方法多用在妊娠7个月以后胎位不正的产妇。胎位不正的原因很多,须详细检查,若因骨盆狭窄、子宫畸形等引起,应做其他治疗。

第九节　化积方

【病症:本方适用于疳证和食积】

疳积指以面黄肌瘦、饮食反常等为特征的一种慢性疾病。多因饮食无度或恣食肥甘生冷,损伤脾胃,运化失常,形成积滞,日久则纳运无权,脏腑肢体失于濡养,渐成疳积;或饮食不洁,感染虫积,耗伤气血,不能濡养脏腑筋肉,日久成疳。

【针方组成】

四缝、脾俞。

【针方临症】

胃纳减退,厌食,恶心呕吐,吐出不化奶块或食物,腹胀而硬,大便不调,烦躁哭闹,手足心热。

【随证加减】

腹胀者加足三里;吐奶多者加内关。

【临床操作】

以小三棱针速刺四缝穴位,挤出少量黄白黏液。毫针点刺脾俞,不留针。每周1~2次,5次为1个疗程。

【针方明理】

疳积证包括范围广泛,指积滞和疳证两部分,且彼此关联,由于其致病原因相同,只是疾病程度轻重不同,症状表现轻重有异。《证治准绳》说:"积为疳之母,所以有积不治乃成疳。"可见积证为病之始,较轻;疳证为病之后,较重。

治疗上贺普仁教授提出疳积方,由四缝穴、脾俞穴组成。四缝穴最早出自《奇效良方》一书,穴位位于第二、三、四、五指掌面,近端指关节横纹中点,主治小儿疳积、肠虫,为经验效穴,与脾俞合用可健运脾胃、消食化虫。

【按语】

本病西医认为是由于摄食不足或食物不能充分吸收利用,以致不能维持正常代谢,迫使肌体消耗自身组织,出现体重不增或减轻,生长发育停滞,脂肪消失,肌肉萎缩的一种慢性营养缺乏症。可见于小儿喂养不当,以及慢性腹泻、肠寄生虫病等。治疗上首先必须给以合理的营养指导,针对病因及时治疗。

第十节　固溲方

【病症:遗尿症】

年满6岁具有正常排尿功能的儿童,在睡觉时不能自行控制而排尿者,称为遗尿。本病发生多因肾气不固、固摄无权,膀胱失于约束,气化作用异常;或由脾虚气陷,肺气不调,水液下输失其常度而引起。

【针方组成】

关元、中极、三阴交。

【针方临症】

睡中遗尿,轻者隔数夜遗尿一次,重者可一夜发生数次。遗尿时间,多在半夜,也有在清晨,遗尿后患者常能继续熟睡。病情重者,可延长至十余年,并可见于少数成人。遗尿日久,可见面色苍白,精神委顿,智力减退,食欲不振,脉弱无力。

【随证加减】

脾虚加脾俞、足三里;肾虚加肾俞、气海;肺气不调加列缺、阴陵泉。

【临床操作】

毫针刺关元、中极,针尖向下,针感达阴部或加艾盒灸。毫针斜刺三阴交,针尖向上,针感向上传导。每天1次,10天为1个疗程,疗程间隔3~5天。

【针方明理】

本病的发生与肺、脾、肾、膀胱关系较为密切,但肾虚是根本。小儿本为稚阴稚阳之体,如因先天不足,肾气虚弱、肾失封藏,膀胱失约则可致遗尿。法当温补肾阳,固摄止遗。贺普仁教授依据此法制定了固溲方。关元为足三阴、任脉之会,为人身元气之根本,灸补之可温补肾阳、益气固本。中极为膀胱之募穴,可助膀胱之气化。三阴交健脾升举,通调水道。诸穴成方,共奏固摄止遗之功。

【按语】

西医认为凡年满6岁以上,膀胱排尿功能已完全由大脑皮层控制,若再发生遗尿者,即为病态。其发病原因有体质性与习惯性两类。体质性原因包括泌尿生殖器畸形、阴性脊柱裂、大脑发育不全等先天性疾病,泌尿系感染、寄生虫病、脊柱或颅脑受伤、发育营养不良等。这些原因均可能导致大脑的功能紊乱,或脊髓的反射弧失常,或因局部刺激而致本病。

第十一节 夜啼方

【病症:夜啼症】

本病指婴儿每至夜间,间歇性的高声啼哭甚至通宵不已,而白天如正常小儿,多见于3岁以内的乳婴儿。多因患儿先天禀赋不足,或冷乳喂养,寒邪入侵,气机不畅以致夜间腹痛而啼哭不休;或邪火积热乘心而啼哭;或小儿心气怯弱,异物异声及生人刺激均可致心神不宁而啼哭。

【针方组成】

印堂。

【针方临症】

脾脏虚寒:哭声低弱,睡喜俯卧,曲腰肢冷,腹喜按摩,食少便溏,苔薄白,脉沉细,指纹青红。

心经有热:哭声较响,见灯光则啼哭加重,烦躁不安,唇红面赤,舌尖红苔白,脉细有力,指纹青紫。

暴受惊恐:哭声突发,似见异物状,哭声不已,精神不安,睡中易惊,唇面时青时白,紧偎母怀,舌苔正常,脉弦数。

【随证加减】

脾脏虚寒加中脘、关元;心经有热加通里、劳宫;暴受惊吓加百会、神门。

【临床操作】

毫针向下平刺印堂,平补平泻,捻转20秒即出针。治疗时最好在下午或夜间,则其效更佳。脾脏虚寒用补法,用艾条温和灸中脘、关元各10分钟。余用泻法,浅刺不留针,各穴捻转泻法20~30秒即出针。

【针方明理】

贺普仁教授认为诸多因素干扰心神,心神失守则致夜啼,治以养心宁神,方取印堂穴。针刺经外奇穴印堂既可通阳止痛,又能安神镇惊,故对各种小儿夜啼皆可取效。根据辨证不同,可加胃经募穴中脘,健运中焦,关元为任脉与足三阴经交会穴,可壮元益气,二穴合用可温阳散寒、健胃和中;通里为心经络穴,劳宫为心包经荥穴,合用可清心泻热;百会镇惊宁志,心经原穴神门养心宁神,心神得安则啼哭可止。

【按语】

一些婴儿夜间啼哭,多方检查均无异常,可能属生理性夜啼,不需要治疗。病理性夜啼则需细查病因,辨证治疗。

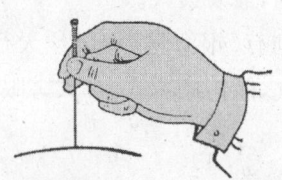

第二十一章 针方明理——五官科病证

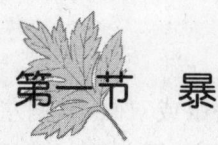

第一节 暴盲方

【病症：暴盲症】

外观无明显异常，一眼或双眼视力骤然或猝然失明的内障眼病，称为暴盲。多因肝肾不足，精血亏损，或深思劳倦，脾气不升可致目失濡养；情志不遂，肝气郁结，郁而化火，气血瘀滞，阻塞脉络；阴虚生内热，虚火上扰目窍，均可致失明。

【针方组成】

睛明、太阳、风池、光明。

【针方临症】

一眼或双眼视力骤然下降，或视力随病情反复而逐渐下降，可出现视直为曲，视大变小，多伴有眼胀、头痛等症。

【随证加减】

肝肾不足加肝俞、太溪；脾失健运加足三里、内关；肝气郁结加太冲；阴虚内热加照海。

【临床操作】

针刺睛明穴时，选用细针，固定眼球，沿眼眶缓慢刺入1寸，严格掌握进针的角度与深度，留针20分钟，出针后用干棉球压迫针孔1~2分钟以防局部皮下出血。太阳、风池斜刺0.5~0.8寸，风池使针感达眼区，光明直刺1~1.5寸。

【针方明理】

本方中近取睛明、太阳通络明目；风池、光明属足少阳胆经，不仅泻肝利胆，还可疏导眼部经气。穴位之间的合用可起到相辅相成的作用，如睛明、太阳、风池可清热泻火，凉血解毒；光明、风池、太冲可疏肝解郁，行气活血；风池、光明、足三里、内关、太冲可平肝熄风，化痰通络；照海、太溪滋阴潜阳，养肝明目。全方共奏清热凉血，疏肝解郁，平肝熄风，活血化瘀，化痰除湿，益气养血，明目开窍之功。

【按语】

西医眼科认为暴盲是多种眼底疾病的一个症状，如急性视神经炎、视网膜中央动脉阻塞、急性期后极部多发性鳞状色素上皮病变、视网膜脱离及眼底出血等，临床要注意鉴别诊断。

第二节 目赤方

【病症：天行赤眼】

天行赤眼指以目赤、眼睑肿痛为主症的急性眼科疾患，常见于急性结膜炎、流行性角结膜炎等。多因风热时邪，上攻于目窍而发病；或肝胆之热循经上扰，经脉闭阻，气滞血壅而致发病。

【针方组成】

耳尖、攒竹、风池、合谷。

【针方临症】

一眼或双眼突然痒涩，灼热疼痛，畏光流泪，或眵多黄稠，或仅有少许眼眵，胞睑红肿疼痛，白睛红赤肿胀，或有点状、片状出血。外感风热兼有头痛发热恶风，舌淡苔薄黄，脉浮数。

肝胆火盛伴有口苦烦热，便秘溲赤，舌红苔黄，脉弦滑。

【随证加减】

外感风热加曲池、少商；肝胆火盛加太冲、侠溪。

【临床操作】

攒竹、耳尖、少商三棱针点刺放血，余穴毫针泻法。风池向鼻尖斜刺 0.5～0.8 寸，使针感向眼睛扩散为主。合谷、太冲直刺 0.5～1 寸，侠溪浅刺 0.5 寸，曲池直刺 1.5 寸。

【针方明理】

目赤方中耳尖穴三棱针放血专治天行赤眼，单眼患病以针患侧耳尖为主，双侧发病，则取双侧耳尖放血，具有清热解毒、疏风散邪、凉血化瘀、消肿止痛之功。风池、合谷泻少阳、阳明之热邪，具有疏风散邪、通络凉血散瘀之功；攒竹以泻太阳、少阳邪热，具有凉血散瘀、泻火解毒、消肿止痛之功。全方共奏疏风散邪、清热凉血、泻火解毒、消肿止痛之效，有主治天行赤眼之功。

【按语】

论传染性，则有《证治准绳》曰："一家之内，一里之中，往往老幼相传者是也……为天时流行热邪相感染。"

论发病时间，则有《眼科统秘》曰："时维夏令，红障满轮，暑气熏灼，最易染人。"

论病因病机，则有《银海精微》曰："天行赤眼者，谓天地流行毒气，能传染于人，一人害眼，传于一家。"

第三节 斜视方

【病症：本方适用于目偏视病症】

目珠偏斜，向前正视，黑睛或左或右，或上或下，失其常态的眼病，称为目偏视。多由于先天不足，小儿发育不良；或长时间一个方向斜视造成；也有因头面部外伤所致。

【针方组成】

听宫、臂臑。

【针方临症】

目珠偏斜，或一眼或双眼，或偏左或偏右，或偏上或偏下，位置不定，程度不一，或视一为二，倾头视瞻，头昏不适，步履不稳，或视物不清。

【随证加减】

肝肾亏虚加肝俞、肾俞；中风后遗症、气虚血瘀者加太阳、血海、膈俞。

【临床操作】

张口取听宫穴，进针 1 寸，平补平泻；毫针刺臂臑，进针 1.5 寸，留针 30 分钟。

【针方明理】

治疗本病以通调经气，荣养目窍，调节眼肌为法则，应用远端取穴，方由手阳明大肠经臂臑穴和手太阳小肠经听宫为主。眼为人体之清窍，五脏六腑之精气皆上荣之，十二经脉中，有七条经脉行于眼之周围，其他经脉亦通过交接和经别等关系与目相通，故目之能视乃得十二经经气荣养而成。在诸多经脉穴位中，贺普仁教授通过大量临床实践认为："太阳为目上网，阳明为目下网"，手太阳

第二十一章 针方明理——五官科病证

小肠经之听宫穴位居耳前,与手足少阳经交会,不仅通调太阳经气,又可枢转少阳,通经行气。臂臑为手阳明大肠经穴,手阳明经与足阳明交接,经气相通,阳明经多气多血,循行达于目下,故阳明经为荣养目窍的重要经脉,臂臑穴位居上臂,为临床治疗目疾的经验要穴。

【按语】

西医眼科斜视分共同性斜视和麻痹性斜视。共同性斜视是眼位偏斜但无眼球运动障碍,因眼外肌功能存在,但其拮抗肌之间力量不平衡所致。麻痹性斜视为支配肌肉的神经或肌肉发生功能障碍,一条或数条眼外肌麻痹,不能转向该肌作用方向。

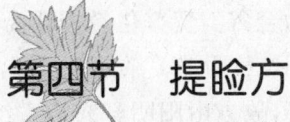

第四节 提睑方

【病症:上睑下垂病症】

上睑垂下,不能升举,胞睑遮盖部分或全部瞳神,影响视瞻的眼病,称为上睑下垂。可单眼患病,亦可双眼罹患。多因先天禀赋之精气不足;或风邪侵入,筋脉失和,弛缓不用,升举无力;或脾气下陷,眼肌不得其养而痿废无力;或外伤损及经络血脉所致。

【针方组成】

阳白、鱼腰、头临泣、合谷、足三里。

【针方临症】

上睑下垂,睑裂变窄,遮盖部分或全部瞳神,影响视瞻,严重者仰头而视或有视力下降,或兼见全身病症。

【随证加减】

肝肾不足,先天遗传者加太溪、命门;正气不足,风邪入侵者加风池、外关;脾气亏虚,清阳下陷者加百会、中脘;外伤经脉,气血不畅者加膻中、膈俞。

【临床操作】

头面部穴位进针后,卧针向下沿皮刺,合谷直刺0.5寸,足三里直刺1~1.5寸。

【针方明理】

本病终因睑肌功能障碍所致,所以贺普仁教授在取穴上强调远近相合,法则上强调后天脾胃作用,用后天补先天,补气血、升清阳、扶正气、通经络。近取阳白、鱼腰、头临泣以通调局部气血,且头临泣为足太阳、足少阳之交会穴,二者分别起于目内眦,至目锐眦,可治疗眼肌疾病。阳明经多气多血,取手阳明原穴之合谷,足阳明之合穴足三里调补后天。与辨证加穴配合,共奏滋补肝肾,益气固表,祛风通络,补中益气,升阳举陷,活血通络之功,主治上睑下垂。

【按语】

本病是由于上睑提肌功能不全或丧失所致,病因有:①先天性,有遗传性,双侧同患;②因动眼神经麻痹所致,多为单眼;③交感神经性上睑下垂;④重症肌无力症;⑤外伤损害动眼神经等。

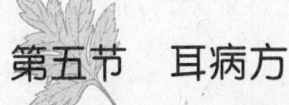

第五节 耳病方

【病症:耳鸣 耳聋病症】

在针灸临床上以神经性耳鸣、耳聋为多见。耳鸣是听觉功能紊乱产生的一种症状;耳聋是指听觉功能丧失,轻者为重听,重者为耳聋,有时可同时发生。多因暴怒、惊恐而致肝胆之火上逆,少阳经气闭阻,或外感风邪,壅遏清窍均可致实证之耳鸣、耳聋;因肾虚气弱,精气不能上达于耳则可致虚证之耳鸣、耳聋。

【针方组成】

听宫、中渚、翳风。

【针方临症】

实证:耳鸣为耳中暴鸣,鸣声不止,耳聋多为突然发生,伴有口苦胁痛,烦躁易怒,舌红苔腻,脉弦数。

虚证:耳鸣时作时止,劳累则加剧,耳聋发病缓慢,渐次加重,伴有头晕腰酸,遗精带下,舌淡,脉细弱。

【随证加减】

实证加合谷、太冲；虚证加太溪、筑宾。

【临床操作】

实证泻之，虚证补之。听宫张口取穴，进针1～1.5寸深，翳风进针1寸，中渚直刺0.5～1寸，留针30分钟。

【针方明理】

贺普仁教授常用本方治疗耳病。方中听宫为手太阳之经穴，手太阳经入耳中，翳风、中渚为手少阳经穴，手少阳经从耳后入耳中，三穴疏通耳部气血，止鸣复聪，共为主穴。取四关穴以清火泄热，开窍启闭；太溪为肾经原穴，筑宾属肾经穴，与阴维脉交会，善于滋阴补肾，肾精充足，则其窍得养。

【按语】

患者应注意休息，保证足够睡眠，情绪紧张焦虑者要使思想放松。积极治疗耳部原发疾病，有全身疾病者要同时进行治疗，如高血压患者要降低血压。还要注意饮食营养。

第六节　颔痛方

【病症：本方适用于颔痛、颊痛】

颔痛指颞颌关节功能障碍的病症。本病多因身体虚弱，外感风邪，以致局部经络阻滞，气血不通，颞下颌关节失于濡养而发病，或局部受暴力打击，或张口太大，如打哈欠等造成关节扭伤所致。

【针方组成】

下关、颊车、合谷。

【针方临症】

颞下颌关节区疼痛，咀嚼肌酸痛，关节强直、弹响，下颌运动异常，张口受限，咀嚼无力，进食困难。

【随证加减】

外感风邪，经筋挛急者加列缺；厥气上逆，经筋紊乱者加支沟、阳陵泉；肾气不足，筋骨失濡者加肾俞、太溪；痛甚者加局部火针。

【临床操作】

毫针直刺下关，进针1.5寸，针感酸麻胀感；颊车毫针直刺1.5寸；毫针直刺合谷，进针1寸，平补平泻手法。

【针方明理】

颞下颌关节位于耳前，是多条经脉循行所过之处。足阳明胃经"却循颐后下廉出大迎，循颊车，上耳前，过客主人。"足少阳胆经"其支者，从耳后入耳中，出走耳前"。手少阳三焦经"其支者，从耳后入耳中，出走耳前……"手太阳小肠经"其支者，从缺盆，循颈上颊，至目锐眦，却入耳中……"从上述看，有4条经脉循行均经颞下颌关节所居之耳前部位，故方中用下关、颊车为局部及邻近穴位，远端穴为合谷。贺普仁教授认为本病的发生与阳明、少阳经气阻滞关系最为密切，阳明多气多血，主润宗筋，故方由阳明经穴为主组成，以疏散风邪，通经活络，调和气血而止痛。

【按语】

西医认为本病的病因尚不完全清楚，一般与神经衰弱、精神紧张、咀嚼功能紊乱、下颌关节解剖异常、创伤及颈椎病变有关。

第七节　鼻渊方

【病症：鼻渊病证】

鼻渊指鼻窦黏膜部发生的炎症。常分实证或虚证两类，实证有外感风热、少阳郁热、脾经湿热，虚证有肺气不足或脾气虚弱所致。

【针方组成】

迎香、上星、合谷、印堂、列缺。

【针方临症】

外感风热：涕黄量多，鼻塞，嗅觉减退，伴发热恶寒、头痛胸闷，舌红苔黄，脉浮数。

少阳郁热：涕黄浊黏稠，鼻内肿胀，头痛及患部疼痛剧烈，伴发热、口苦咽干、烦躁，舌红苔黄，脉弦数。

脾经湿热：涕黄浊量多，鼻塞重而持久，嗅觉丧失，伴有头痛头晕，脘胁胀满，舌红苔黄腻，脉濡。

肺气不足：涕白黏，鼻塞，嗅觉减退，鼻内淡红肿胀，头晕头胀，形寒肢冷，气短乏力，舌淡苔白，脉缓。

脾气虚弱：涕白黏或黄稠，量多鼻塞，肢困乏倦，食少便溏，舌淡苔白，脉缓弱。

【随证加减】

外感风热加大椎；少阳郁热加外关、阳陵泉；脾经湿热加曲池、中脘；虚症加气海。

【临床操作】

虚证用补法，实证迎香、印堂均用捻转之泻法，针尖向上刺入迎香，针尖向下刺入印堂，进针0.5~1寸。上星斜刺1寸，合谷直刺1寸，足三里直刺1.5寸，留针30分钟。

【针方明理】

鼻为肺窍，体内蕴热，肺失宣降，经气不畅，以致鼻窍不利而出项鼻塞流涕症状。鼻窍位居面部中央，手阳明大肠经"上夹鼻孔"，足阳明胃经"下循鼻外……"督脉沿前额下行鼻柱。由此可见，鼻窍除与肺关系密切外，在经脉循行方面，与手足阳明经、督脉关系密切。本方中取局部穴位大肠经的迎香和督脉循行线上的经外奇穴印堂穴，可调局部经气，通利鼻窍。远端穴位以手阳明经之合谷清阳明热，肺经列缺宣降肺气。同时根据辨证加用穴位，共起到清热宣肺、调和营卫、通利鼻窍的作用。

【按语】

如鼻塞不通，兼有大便秘结，当在宣降肺气的同时，针刺天枢以通腑气，腑气畅通，大便如常，可有助于肺气的宣发与升降，有助于通利鼻窍。

第八节　口疮方

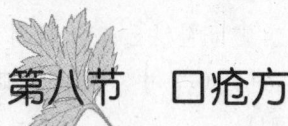

【病症：口疮、口疳】

口疮，即口腔溃疡，其特征是口腔黏膜上出现黄白色如豆大的溃疡点，具有周期性复发的规律。多因外感风热之邪，或过食肥甘厚味，心脾积热，或思虑过度，心脾两虚，或肾精亏损，虚热内生，虚火上炎，均可致本病发生。

【针方组成】

劳宫、照海。

【针方临症】

溃疡生于唇、舌，或颊内等黏膜处，为黄豆或豌豆大小的黄白色溃疡斑点，数目不等，有剧烈烧灼痛，尤以进食时明显，有复发倾向。

实证：发热口渴，便结溲赤，舌红苔黄，脉细数。

虚证：五心烦热，失眠盗汗，舌红苔少，脉细数。

【随证加减】

实证加内庭；虚证加太溪。

【临床操作】

毫针直刺穴位，进针半寸~1寸，实证行九六泻法，虚证行九六补法。留针30分钟。

【针方明理】

引起本病的关键一是虚实之火耗伤阴液，二是虚实之火上炎于口，使得口内经络壅滞，经气不畅，造成局部失养而发生糜烂溃疡。在治疗方面，贺普仁教授创立本方，其特点是取穴少，由劳宫、照海组成。贺普仁教授总结治愈的十几例口腔溃疡，发现绝大部分是针刺劳宫、照海穴而获效的，且大多疗效迅速。劳宫为手厥阴心包络之荥穴，在五行属火，从脏腑生理看，心包络为心之外围，可代心受邪，故劳宫为清心热、泻心火之要穴。照海为足少阴肾经穴，又为八脉交会穴，通于阴跷，可滋补肾水，以达壮水之主以制阳光的效果。另从经脉循行看，肾经夹舌本而行，照海又可通经活络、荣养舌窍。

同时根据辨证虚实的不同，适当加用他穴，如内庭穴常用于胃火熏蒸之实证。在手法上，强调施用九六捻转补泻方法，大指向前捻转九次为补，向后捻转六次为泻，反之大指向后捻转九次为泻，向前捻转六次为补。在具体操作时，还要依据患者身体状况及穴位等不同,分别采用强刺激、中刺激或弱刺激。

【按语】

患者应注意口腔卫生,少食辛辣等刺激性食品,戒烟戒酒,保证充足的睡眠。

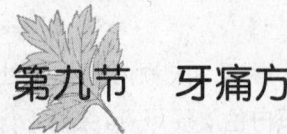

第九节 牙痛方

【病症:牙痛】

牙痛为口腔疾患中的常见症状,遇冷、热、酸、甜等刺激均可致牙痛发作或加剧。本病多因饮食不节,嗜食辛辣肥甘,以致肠胃蕴热;或风邪外袭经络,郁于阳明而化火,火热之邪循经上扰而发为牙痛;或肾阴不足,阴虚生内热,虚火上炎而致。

【针方组成】

合谷、下关、颊车。

【针方临症】

风火牙痛:牙痛阵发,遇风发作,得冷痛减,牙龈红肿。或伴有恶寒发热,口渴,舌红苔薄白,脉浮数。

胃火牙痛:牙痛剧烈,牙龈红肿较甚,或有溢脓。伴有口臭口渴,便秘溲赤,舌红苔黄,脉滑数。

虚火牙痛:牙痛隐隐,时作时止,牙龈无明显红肿,牙齿松动,牙痛日轻夜重,舌红苔少,脉细数。

【随证加减】

风火型加外关;胃火型加内庭;虚火型加太溪;牙龈红肿较剧者施以三棱针点刺放血。

【临床操作】

太溪用补法,余穴施以泻法。颊车向前斜刺0.5~1寸,内庭直刺0.5~0.8寸,余穴直刺0.5~1寸。阿是穴以三棱针点刺放血。

【针方明理】

牙痛方由此三穴组成是根据经络的循行,手足阳明经分别入于上下齿中,故取手阳明经原穴合谷,其脉入上齿中,下关、颊车为局部取穴,其所属足阳明胃经入下齿中。本方具有疏通经气、利齿止痛之功。外关可疏风散热;内庭清胃泻火;太溪滋阴清热;红肿剧烈者,放血使血随热散,肿痛得消。

【按语】

针刺治疗牙痛效果显著,止痛快,效力强。对因龋齿感染、坏死性牙髓炎、智齿等所致的牙痛,应同时进行病因治疗。

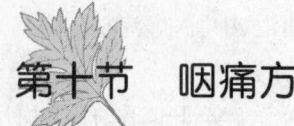

第十节 咽痛方

【病症:咽喉肿痛】

咽喉肿痛是口咽和喉咽部病变的一个主要症状,常分为虚实病证,如外感风热之邪,熏灼肺系,或嗜食辛辣肥甘,胃火内蕴,循经上壅,而致实证;或素体阴亏,或阴液耗伤,阴津不能上润咽喉,且阴虚生内热,虚火上灼于咽喉而致虚证。

【针方组成】

大椎、列缺、少商。

【针方临症】

实热型:初起咽喉轻度红肿疼痛,逐渐红肿显著,疼痛剧烈。伴有发热、口渴,咳黄痰,便结溲赤,舌红苔黄,脉洪数。

虚火型:咽喉稍肿,色暗红,疼痛较轻,或吞咽时疼作,入夜疼痛加重,口干舌燥,舌红少苔,脉细数。

【随证加减】

实热型加三棱针点刺商阳,乳蛾局部;虚热型加太溪、照海。

【临床操作】

实证泻之,虚证补法。毫针斜刺大椎,进针1寸,斜刺列缺,进针0.3寸,三棱针点刺少商出血。

【针方明理】

治疗时注意对本病的辨证,需要局部与整体的结合。局部症状与全身症状常成正比,局部红肿轻微,全身症状就轻,表明邪热轻浅;反之乳蛾红肿明显,甚至化脓起腐,全身症状就重,可以出现高热不退,甚至惊厥等症。

治疗上以清泻肺胃,利咽通络为法则。取穴以远端及局部相结合。咽为肺之关,肺与大肠相表里,故咽痛以毫针刺大椎、合谷清火邪热,以三棱针点刺少商、商阳放血泻热,以大锋针点刺红肿之乳蛾出血,使其恶血出尽,壅滞之经络通畅,以利咽喉而止痛退热,针到肿消。虚热型咽痛,贺普仁教授认为,肾经入肺中,循咽喉,故肾阴不足,虚热之邪上蒸咽喉,常可引起本病反复发作,取照海、太溪益肾阴,取列缺调肺气,肺属金,肾水充足,可滋阴降火,利咽通络。

【按语】

本病包括西医的扁桃体炎。急性发作者,常见高热、咽喉肿痛。慢性扁桃体炎临床症状不太明显,患者中有的扁桃体增生、肥大,有的扁桃体不大。扁桃体炎如反复发生,可引起肾炎、风湿病、长期低热等不良后果,值得重视。

第十一节 失音方

【病症:失音病症】

声音不扬,甚至嘶哑不能出声,称为失音。中医称之为"喉喑"。本病多因外感寒邪,阻遏肺窍,或外受风热,灼津为痰,痰热交阻,肺失升降,或郁怒伤肝,气机郁结,肺气不宣,均可致肺之关口咽喉开阖不利,音不能出;或肺有燥热,日久伤阴,或肾阴不足,咽喉、声道失于滋润,而致失音。

【针方组成】

液门、听宫、水突。

【针方临症】

声音嘶哑,其声不扬,重者不能出声。急者猝然发病,缓者逐渐形成,如外感表证兼有发热、恶寒、喉痛等;病久者多兼有咽喉干痒不适,胸闷等症。

随证加减:实证加列缺,虚证加照海。

【临床操作】

实证用泻法,虚证用补法。水突刺入0.5寸深,使针感向上传导至咽喉,液门向上斜刺2寸,听宫直刺1.5寸。

【针方明理】

《景岳全书》云:声由气而发,肺病气夺。此气为声音之户也。肾藏精,精化气,阴虚则无气,此肾为声音之根也。故失音一病与肺肾关系密切。贺普仁教授据此制定本方治疗法则为宣降肺气,滋阴降火,通经调气,生津润喉。方中液门为手少阳三焦经荥穴,此处为三焦经脉气所发之处,状如小水,以毫针向上斜刺液门2寸,可调三焦之气滞,肾为下焦,此穴也可调肾,而起到育阴生津润喉之效。听宫是手太阳小肠经穴,与手足少阳经交会,深刺此穴2寸深,可调喉部经气。水突是足阳明胃经穴,位居颈部,邻近于喉,是治疗咽喉病的局部穴位,刺此穴宜5分许,有调喉部经气的作用。失音病分虚实,实证多责之于肺,取肺经络穴列缺,泻肺热调经气,生津润喉以治音哑。虚证多责之于肾,照海可补肾育阴,生津润喉。此方用之临床,效果良好。

【按语】

对于失音患者,应及早查明病因,对时间较长,针刺效果不明显者,必须进行喉部检查,以排除喉癌。本病患者应减少发声,避免大声呼叫,忌食烟酒辛辣刺激食品。

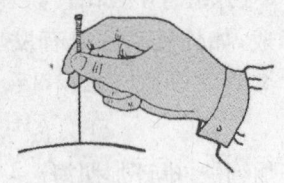

第二十二章 针方明理——皮肤科病证

第一节 白癜方

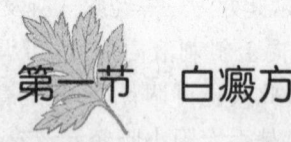

【病症：白癜风】

白癜风是皮肤色素脱失而发生的局限性白色斑片。又称白驳风。多因七情内伤，肝气郁结，气机不畅，复感风邪，客于肌肤，致令气血失和，血不荣肤而成。西医认为本病是一种局限性色素代谢障碍的疾病。发病原因有遗传因素、自体免疫和神经因素。

【针方组成】

局部阿是穴，侠白。

【针方临症】

皮肤突然出现色素脱失斑，渐渐扩大，形状不规则，可多发或对称性，皮损处呈纯白色，边缘色素往往较深，患者一般无自觉症状，有的患者可伴有精神忧郁或心烦急躁。舌质淡或有瘀斑，舌苔白，脉缓。

【随证加减】

肝郁气滞者可加合谷、太冲。气血失和者可加足三里，三阴交。

【临床操作】

以短毫针围刺白斑患处，约1厘米1针，留针30分钟。针后，用火针散刺白斑病灶及边缘处。用艾卷灸侠白穴，每侧半小时，可交会患者，自行在家中灸治。

【针方明理】

贺普仁教授认为白癜风之皮肤白斑是疾病发于外的表象，实在内因于气血失和以致肌肤失养所致，故气血失和是引起白斑的基本病理过程，这一过程的产生多由外感风邪或情志不畅引起。在治疗方面，调和气血是基本原则。穴取肺经的侠白穴，部位在上膊，臑部内侧，白肉凸起之前方，垂手夹腋之处，肺脏之两侧，肺主白，故名侠白。因肺主皮毛，肺主华盖，白斑病在皮肤，肺能输布气血至全身。灸治侠白，可调理肺气、调气和血、荣养肌肤。围刺白斑，火针局部点刺等方法均是促进局部血液循环。本方具有活血化瘀、祛风通络、补益肝肾，养血消斑的作用，能够促进黑色素细胞再生以及恢复皮肤表面黑色素细胞的正常功能，调节内分泌的平衡，调理脏腑及机体免疫机制的功能。

【按语】

患者饮食上应注意平时尽可能少食维生

素C,多进食豆类以及豆制品。注意室外锻炼身体,也不可强光暴晒,应注意劳逸结合、心情舒畅,以积极配合治疗。坚持治疗,多数患者在半个月以后开始见效,个别患者见效后恢复很缓慢,若半途而废则治疗会前功尽弃。因此对于白癜风的治疗贵在坚持,并且痊愈后巩固治疗一段时间有助于防止复发。

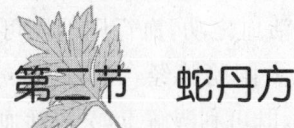

第二节　蛇丹方

【病症:蛇丹】

蛇丹是在皮肤上出现簇集成群,累累如串珠的水泡,疼痛异常剧烈的一种皮肤病。因它多缠腰而发,故又名缠腰火丹,但也常发生于身体其他部位。以腰肋部、胸部多见,头面部次之,多发于身体之一侧。本病多因脾湿久困,肝胆经脉外受风热毒邪,或肝气郁结,久而化火,以致肝胆火盛,湿热蕴蒸,溢于肌肤脉络发为疱疹。

【针方组成】

龙眼,阿是(龙头、龙尾),丘墟透照海。

【针方临症】

初期皮肤发红,继则出现密集成簇的、大小不等的丘疱疹,迅即变成小水疱,三五成群,排列成带状,疱群之间肤色正常,患者呈索状刺痛、灼痛。舌黄或干,脉弦数。

热盛型:局部皮肤鲜红,疱壁紧张,灼热刺痛,自觉口苦、咽干口渴,烦躁易怒,食欲不佳,小便赤,大便干或不爽,舌质红,舌苔薄黄,脉弦滑微数。

湿盛型:皮损颜色较淡,疱壁松弛,疼痛略轻,口不渴或渴不欲饮,不思饮食,食后腹胀,大便时溏,舌质淡体胖,舌苔白腻,脉沉缓或滑。

气滞血瘀型:皮疹消退后局部疼痛不止。舌质暗苔白,脉弦细。

【随证加减】

热盛型加合谷、曲池,湿盛型加足三里,气滞血瘀型加血海。

【临床操作】

龙眼穴为经外奇穴,位于手小指尺侧第2,第3骨节之间,握拳于横纹近处取之。龙眼刺入0.2~0.3寸,或点刺放血,毫针透刺从丘墟向照海。疱疹病灶带前(头)、中、后(尾)部三棱针点刺出血加拔罐。

【针方明理】

贺普仁教授在本方中选用龙头、龙尾、龙眼。用三棱针先刺其延展所向龙头、龙尾之处,出黄水恶血以泻毒热,后再刺其他患处,再用三棱针刺龙眼。其用意在于清热解毒,祛瘀除恶,以治其因;化瘀通络、凉血和营,以治其果。运用放血加拔罐方法以充分祛其恶血,使湿热火毒之邪能随瘀滞之血而出,给邪以出路。这不仅能控制病情,而且能去除病原,所以它是治疗带状疱疹的有效方法之一。取丘墟透照海,疏肝涵木,调理气机;曲池、合谷为手阳明大肠经合穴和原穴,足三里为足阳明胃经合穴,阳明经多气多血,施泻法可疏泄和通调阳明经气,健脾胃祛湿浊,清泻气血的壅滞;足太阴脾经的血海,善于活血祛瘀。以上诸方诸法合用,微通法结合强通法,起到疏肝解郁、清热利湿、祛瘀止痛的作用。

【按语】

本病相当于西医的带状疱疹,由水痘-带状疱疹病毒引起。病毒通过呼吸道黏膜进入人体,经过血行传播,可在皮肤上出现水痘,但大多数人感染后不出现水痘,是为隐性感染,成为病毒携带者。此种病毒为嗜神经性,在侵入皮肤感觉神经末梢后可沿着神经移动到脊髓后根的神经节中,并潜伏在该处,当宿主的细胞免疫功能低下时,如患感冒、发热、系统性红斑狼疮以及恶性肿瘤时,病毒被激发,致使神经节发炎、坏死,同时再次激活的病毒可以沿着周围神经纤维移动到皮肤发生疱疹。

第三节 湿疹方

【病症：湿疹】

湿疹是以糜烂和瘙痒为主症的常见皮肤病。本病常因饮食失节或过食腥发动风之品，伤及脾胃，脾失健运，致使湿热内蕴，造成脾为湿困，复感风、湿、热邪，内外两邪相搏，充于肌肤发为本病。湿性重浊黏腻，易耗血伤阴，化燥生风故缠绵不已，反复发作。

【针方组成】

委中、背部痣点、劳宫。

【针方临症】

热重于湿（相当于急性湿疹）：发病急，病程短，局部皮损初起皮肤潮红焮热，轻度肿胀，继而粟疹成片或水疱密集，渗液流津，瘙痒无休，身热口渴，心烦，大便秘结，小溲短赤。舌质红，苔薄白或黄，脉弦滑。

湿重于热（相当于急性湿疹或亚急性湿疹）：发病较缓慢，皮疹为丘疹及小水疱，皮肤轻度潮红，有瘙痒，抓后糜烂渗出较多。伴有纳食不安，身倦无力，大便不干，小便清长，舌质淡，苔白腻，脉弦滑。

脾虚血燥型（相当于慢性湿疹）：病程日久，皮肤粗糙肥厚，有明显瘙痒，表面可有抓痕、血痂、颜色暗或呈色素沉着。舌质淡、舌体胖，苔白、脉沉缓。

【随证加减】

热重于湿加曲池，湿重于热加阴陵泉，脾虚血燥加膈俞。

【临床操作】

委中以三棱针放血，实证放血量多，虚证可酌减放血量。背部有反应点即痣点，用三棱针挑刺1～3针，后加火罐，每次2～3个痣点。劳宫直刺0.3～0.5寸，阴陵泉直刺1～1.5寸，膈俞向脊柱方向斜刺0.5寸。

【针方明理】

本病的发生主要是内因于湿，外因于风、湿、热邪，内外两邪相搏，湿邪泛滥于表则生疱疹，破溃则流水；风热之邪袭于肌表，扰乱营卫之气则生痒。治疗当以利湿解毒，活血止痒为主。所以贺普仁教授认为，放血有利于利湿解毒，调和气血。本病虽发于外，形于肌表，实则内联于气血，气血不调，风邪侵袭，则易患此病。背部痣点刺络拔罐放血，有行气活血之功，血行则外风可疏，内风可灭；委中为足太阳膀胱经合穴，膀胱经主一身之表，此穴放血，既可利湿解毒，又可活血疏风；劳宫为手厥阴心包经穴，与三焦经相表里，三焦主水湿代谢，取之可利湿解毒。若因该病日久不愈，病人血分，血会膈俞放血，可理血祛风祛湿。微通、强通合用，针刺效力倍增。

【按语】

湿疹是一种常见的过敏性炎性皮肤病。急性湿疹初起局部发生红斑水肿，自觉灼热瘙痒，继之在红斑上出现散在或密集的丘疹或小水疱，经搔抓后，水疱破裂，形成糜烂面，有浆液渗出，干燥后结成黄色痂皮。若渗液混有血性，结痂常呈暗红色或黑色；若继发感染，渗液为脓性，结痂则为污秽黄褐色或黄绿色。皮疹经过治疗或自然缓解后，颜色逐渐变成暗红色或淡红色，渗出减少，水肿消失，结痂脱落，表面附着细碎鳞屑，新生之上皮纹理较明显。

第四节 瘾疹方

【病症：瘾疹（荨麻疹）】

瘾疹是一种常见的过敏性皮肤病，以皮肤上出现鲜红色或苍白片状疹块，并伴有瘙痒为特征。本病多因禀赋不受，又食鱼虾等腥荤动风之物；或因饮食失节胃肠实热；或因平素体虚卫表不固，复感风热、风寒之邪，郁于皮毛肌腠之间而发病；再有情志不遂，肝郁不舒，气机不畅，郁而化火，灼伤阴血,感受风邪而诱发。

【针方组成】

曲池、合谷、血海、三阴交。

【针方临症】

风热型:发病急骤,风团色红灼热剧痒,伴有发热恶寒、咽喉肿痛或呕吐、腹痛,遇热皮疹加重。舌苔薄白或薄黄,脉浮数。

风寒型:皮疹色呈粉白,遇风冷皮疹加重,口不渴,或有腹泻。舌体淡胖,苔白,脉浮紧。

阴血不足型:皮疹反复发作,迁延日久,午后或夜间加剧,心烦易怒口干,手足心热。舌红少津或舌质淡,脉沉细。

【随证加减】

风热型加风池,风寒型加风市,阴血不足型加足三里。

【临床操作】

曲池、血海、三阴交毫针直刺泻法1~1.5寸,合谷直刺0.5~1寸,风市直刺1~2寸,内庭泻法直刺0.5寸,风池斜刺0.5寸,足三里直刺1.5寸用补法。

【针方明理】

曲池、合谷分别为手阳明大肠经之合穴、原穴,善于开泄散风清热;脾经之穴血海可清血中郁热,三阴交养血凉血;风市散风驱寒,风池祛风清热;足三里健运脾胃调气养血。贺普仁教授在临床上运用此方治疗荨麻疹效果良好,同时强调辨明病因,辨证施治。对急性期患者,要祛风止痒;对慢性患者,要扶正健脾养血为治疗法则。

【按语】

西医认为本证特点是初起皮肤局部发生瘙痒,抓后皮肤潮红,迅即发生形状不一、大小不等的鲜红色或瓷白色风团,剧烈瘙痒,此起彼伏,越抓越多,数小时后逐渐消退,一日之内可发作数次。一般皮疹泛发全身,黏膜亦可受累。发生于胃肠部可伴有腹痛腹泻;发生在喉头黏膜,则可引起喉头水肿产生呼吸困难、胸闷憋气,严重者可窒息。反复发作者可迁延至数月或数年,应尽可能避免诱发因素,包括动植物性因子、化学、物理等因子。饮食宜清淡,多饮水。

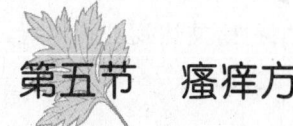

第五节 瘙痒方

【病症:皮肤瘙痒症】

皮肤瘙痒症是一种自觉瘙痒而无原发损害的皮肤病,由于不断搔抓,常有抓痕、血痂、色素沉着及苔藓样变化等继发损害。本病多因血虚风燥,肌肤失养或因风湿蕴于肌肤,不得疏泄而致发病。

【针方组成】

天枢、血海、三阴交。

【针方临症】

瘙痒时发时止,但周身无皮损,瘙痒剧烈,夜间尤甚,有时全身痒,有时局部发作。

血虚风燥型:皮肤干燥、脱屑,有明显抓痕及血痂,多见于老年人,冬春发病。舌质淡,苔薄白,脉弦缓。

风湿蕴阻型:因经久搔抓皮肤继发感染或湿疹样变,多见于青壮年,夏秋季发病。苔白或腻,脉滑。

【随证加减】

血虚风燥型:加阴陵泉;风湿蕴阻型:加曲池、合谷。

【临床操作】

实则泻之,虚则补之。火针点刺天枢,速刺不留针。血海、阴陵泉、三阴交、曲池,毫针直刺1~1.5寸;合谷直刺0.5~1寸,风市直刺1~2寸。

【针方明理】

本病主要病机为血虚风燥和风湿蕴阻,风湿为主要致病因素,其内因为脾失健运,气血失调致内在血虚,脾失运化致湿邪积聚,所以贺普仁教授认为调理脾胃中焦是治疗本病的关键要点。本方取穴天枢,天枢为足阳明胃经穴,其经脉属胃络脾,又为大肠募穴,是大肠经气汇聚之处,是调理胃肠中焦之枢纽,借用火针的发散之性,可健脾化湿。血海、三阴交为脾经穴,血海擅长活血以祛风,血行风自灭,风散痒自消；三阴交健脾疏肝益肾,滋阴养血润肤。微通法结合温通法,借火针发散温阳鼓动之特性,共达到健脾养胃、养血润燥、祛风化湿止痒之目的。

【按语】

瘙痒症的病因复杂,全身性者如糖尿病,肝、胆疾患,贫血、淋巴瘤等均可引起瘙痒。皮肤瘙痒症有些是属于敏感所造成的瘙痒症。老年人皮肤有其自身的特殊性,即：萎缩、敏感和增生。瘙痒症的临床表现为皮肤变软、变薄、干燥起皱,在情绪变化、气温变化时特别容易发痒,受体内或体外环境因素的多种影响。在治疗中应注意以下几点：寻求病因积极治疗原发性疾病；告诫患者尽量避免引发本病的诱因,如情绪激动,化纤毛织品内衣,过热和肥皂水刺激,辛辣之品等；外阴部瘙痒禁用酊剂。

第六节 痤疮方

【病症：痤疮】

痤疮是一种毛囊、皮脂腺的慢性炎症。好发于颜面,严重者可累及上胸及肩背部。可形成黑头粉刺、丘疹脓疱、囊肿和结节等损害。本病多发于青春期男女,青春期过后大多自然痊愈或减轻。本病多因肺经风热,胃肠湿热,脾失健运,冲任不调等原因所致。

【针方组成】

耳尖、背部痣点刺络放血。

【针方临症】

肺经风热：颜面潮红,皮疹红热、疼痛或有脓疱。舌尖红,苔薄黄,脉浮数。

胃肠湿热：皮肤油腻不适,皮疹有丘疱疹或有脓疱、结节等,溲黄,大便秘结。舌苔黄腻,脉濡数。

脾失健运：皮疹以结节囊肿为主,伴纳呆。便溏、神疲乏力,舌苔白,脉沉细。

冲任不调：病程长,呈周期性变化,与经期关系密切。并伴有月经不调或痛经,舌质暗红,苔薄黄,脉弦细数。

【随证加减】

肺经风热加肺俞,胃肠湿热加胃俞、大肠俞,脾失健运加脾俞,冲任不调加膈俞。

【临床操作】

耳尖穴用速刺法：针刺前先将耳尖周围用手指向针刺处挤按,使血液积聚于针刺部位,消毒后以左手拇、食、中指夹紧被刺部位,快速刺入1分左右,迅速出针,挤出鲜血数滴,再用干棉球按压。

背部痣点挑刺法：术者手指消毒,然后以左手将背部痣点的皮肤捏起,并将其固定。用握笔式持三棱针,挑刺时,使针尖快速刺入痣点皮肤,约2~3分许,迅速拔出,随即在挑刺处拔火罐,可见罐内吸出部分血液,留罐约10分钟。

【针方明理】

贺普仁教授治疗痤疮的特点在于寻找背部痣点或反应点。痣点古代医家早有重视,《灵枢》曰："无虚之邪不能独伤人,必因虚邪之风与其身形二虚相得乃客其形。"《黄帝内经》曰："五脏之道皆出于经隧,以行气血,血气不和,百病乃变化而生。"说明疾病的发生与卫气营血有关,并可借助经络的通内达外的生理特点,在体表的各部位上出现各种反应点,而挑痣点法正是利用了经络的这一生理功能,从治疗体表入手。通过挑刺肺俞、脾俞、胃俞、大肠俞、膈俞,进而调整相关脏器的生理功能,使五脏六腑之阴阳气血相互协调。加拔火罐可促使局部出血,达到经气通畅、营卫调和、祛瘀生新之目的。耳尖穴放血增强了消散邪热的功效。

【按语】

本病患者应该经常用温水洗涤患处,禁止用手挤压痤疮,尤其是位于面部三角区域的,少食油腻辛辣食物及巧克力、烟酒等,多吃新鲜蔬菜水果。

第七节　斑秃方

【病症：斑秃、脱发】

斑秃是指骤然发生的头发呈斑块状脱落的疾患，俗称"鬼剃头"。多因素体虚弱，脾胃不健，气血化源不足，风邪乘虚侵袭，以致血虚风燥，毛发失养而脱落。情志不畅，肝气郁结，气滞血瘀或肝肾阴亏亦可至毛发脱落。其中，以血虚风燥者最为多见。

【针方组成】

中脘、下廉、足三里。

【针方临症】

头发突然成片脱落，脱发部位形状不一，大小不等，多呈圆形或不规则形，边界清楚。继续发展，病灶数目、范围均可增多扩大，甚至累及全身毛发。患者可无自觉症状，发病前常有精神紧张或过度疲劳史。

【随证加减】

病重者可加梅花针叩打局部。

【临床操作】

上廉直刺0.5～1寸，平补平泻，中脘、足三里直刺1～1.5寸用补法。

【针方明理】

贺普仁教授擅长选取下廉穴治疗斑秃脱发，这一独特经验穴是因该穴为多气多血之手阳明大肠经穴，可调和气血。中脘为胃之募穴、腑之会穴、又与手太阳、少阳、足阳明经交会，结合足三里的穴性功能，共起到补气养血，调理气机，养血润发之功效。

【按语】

针灸治疗斑秃应贵在坚持。治疗期间，患者忌食油腻，保持心情舒畅，保证充足睡眠。

第二十三章 针方明理——弟子传人临证针方（1）

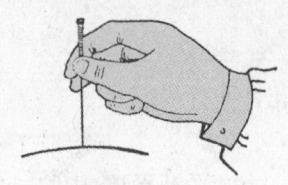

第一节 焦虑症临证针方

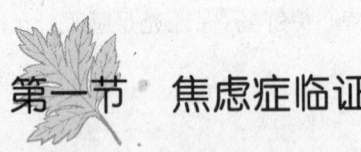

一、概　述

焦虑症是以广泛和持续性焦虑和反复发作的惊恐不安为主要特征的神经症性障碍。其临床表现类似中医的惊悸、怔忡的范畴。《黄帝内经》虽然没有惊悸、怔忡的名称，但有类似的描述，《素问·举痛论》云："惊则心无所倚，神无所归，虑无所定，故气乱矣。"《金匮要略》定名为惊悸，并立专篇阐述。《济生方》立怔忡专篇，对其病因有深刻的认识。其后，《丹溪心法》、《医林改错》又发展了病因病机。

本病多因平素心虚胆怯，突受惊恐，恐伤肾之阴精，惊伤心阳之气，致心肾不交，神不守舍，心神不宁。

临床表现：患者自觉心悸不宁，善惊易恐，发作时自觉胸闷，心跳加速，口干，手脚冰冷，手心出汗，紧张害怕，不知所措，舌红脉细数。

辨证分型：

1. 心神不宁

平素心虚胆怯之人，突受惊恐，以致心悸神摇，不能自主。表现为善惊易恐，坐卧不安。

2. 心血不足

久病血虚，劳伤心脾，致心血不足。表现为心悸头晕，食欲不振，失眠怔忡。

3. 阴虚火旺

肾阴不足，虚火上炎，上扰心神。表现为心悸不宁，心烦少寐，心中懊恼怔忡，面色潮红。

4. 心阳不振

久病体虚，心气虚弱，心无所主。表现为心中空虚，惕惕而动，胸闷气短，形寒肢冷。

针灸处方：百会，内关，合谷，足三里，太冲，太溪

随症加减：心神不宁加心俞，心血不足加脾俞；阴虚火旺加通里，心阳不振加阳交。

二、病　例

病例：外籍患者，女，38岁。

焦虑7年，加重1周。近日因失恋病情加重，在母亲的陪伴下，患者来就诊，患者明显烦躁不安，恐惧感，须有亲人陪伴，目视直瞪，哭泣手抖。睡眠欠安易醒，易疲倦，情绪低落，月经规律，一直

口服西药 7 年。

舌红苔薄白,脉细数。

辨证:惊恐扰心,心神不宁。

治疗原则:镇惊定志,养心安神,益气补血。

取穴:百会,内关,合谷,足三里,太冲,太溪。

刺法:用平补平泻手法,膻中平刺 0.5 寸,内关透刺郄门,余穴常规取穴针刺。留针时间 30 分钟。

疗程:每日 1 次,每周 3 次。

治疗过程:

二诊 距初诊时间 4 天,病情明显好转,症状减轻,取穴刺法同前。

三诊 距初诊时间 7 天,患者各种症状减轻,患者开始感觉内心平静,取穴同上。

根据情况,患者每周 1 次,连续治疗 5 次,症状基本消失,又继续巩固治疗 2 次,共治疗 10 次,患者痊愈。

三、临证明理

本病患者由于素有心胆气虚,易于紧张忧虑。近日失恋,遭受情感突然变化,难以接受,惊恐发作,惊则气乱,心悸神摇,不能自主而为病。心不藏神,心中惕惕,则善惊易恐,坐卧不宁,少寐多梦。恐伤肾精,气血亏虚,累及肝脾,故可见疲倦手抖之症。主要病位在心,与肾肝脾密切相关。

治疗上受贺普仁教授学术思想的指导,选用督脉百会镇静止惊安神;手厥阴心包经之络穴内关透刺郄穴郄门,一针两穴,因心主血脉,心藏神,"心者,君主之官也,神明出焉","心者,五脏六腑之大主也,精神之所舍也",内关具有养心血安心神的作用,又为络穴和其相表里的手少阳三焦经相联系,通于三焦经,有调理气机的作用。郄门穴为手厥阴心包经经气深聚之穴,具有镇静安神之功。合谷、太冲为常用四关穴,可调理气血、疏肝理气、调和中焦。足三里健运脾胃,益气养血。太溪补肾生精,交通心肾。诸穴合用,共奏养心安神、益气补血、镇惊定志的功效。

本文作者简介

盛丽,女,针灸硕士,为程莘农教授的针灸研究生,1989 年拜贺普仁教授为师,为首批北京中医管理局指定的贺普仁教授学术继承人,跟随贺普仁教授临床实践 20 年,深入研究整理"针灸三通法"的理论和临床应用。其间作为第二作者出版了《针灸歌赋的临床应用》、《针灸三通法》、《毫针疗法图解——针灸三通法之一》、《火针疗法图解——针灸三通法之二》、《三棱针疗法图解——针灸三通法之三》。曾任北京中医医院医生、主治医生、副主任医师。1999 年至今在英国行医创业,建立 HERBWISE 有限公司,为英国针灸学会会员。

第二节 花粉症临证针方

一、概 述

花粉症是一种季节性发作或季节性加重发作的变态反应性病症,主要表现为患者鼻眼卡他性症状。部分患者合并支气管哮喘。鼻部症状似属中医鼻鼽的范畴。早在西周《礼记·月令》中已有"鼻鼽"的记载。

《诸病源候论》中指出其病因病机:"肺气通于鼻,其脏有冷,冷气乘于鼻,故使津液不能自收。"认为肺虚寒为发病的内因。李东垣《脾胃论·脾胃盛衰论》曰:"肺金受邪,由脾胃虚弱不能生肺,乃所生病也。"《医学发明·卷第一》:"肺者,肾之母,皮毛之阳,元本虚弱,更以冬月助其冷,故病者善嚏,鼻流清涕,寒甚出浊涕,嚏不出……"则是宗风寒之说并认识到本病的发作有季节性。本病多由于肺气亏虚,卫气不固,以致风寒内侵,肺气不宣所致。

辨证分型:

1. 肺气虚弱,卫表不固

鼻腔痒闷,喷嚏频作,清涕涟涟,患者平素畏风怕冷,全身可见倦怠懒言,气短音低,舌质淡,苔薄白,脉虚弱。

2. 肺脾气虚,水湿泛鼻

鼻涕清稀,淋漓而下,嗅觉迟钝,头重头昏,神疲气短,四肢困倦,胃纳欠佳,大便稀溏,舌质淡或淡胖,边有齿印,苔白,脉濡缓。

3. 肾气亏虚,肺失温煦

鼻鼽多为常年性,鼻痒嚏多,清涕难敛,早晚较甚,面色淡白或见腰酸膝软,遗精早泄,小便清长,夜尿多,舌质淡,脉沉细弱。

针灸处方:合谷、风池、迎香、足三里、耳尖放血。

随症加减:脾肺气虚加肺俞、脾俞;肾气亏虚加肾俞;鼻塞重者加印堂。

二、病 例

病例: 外籍患者,女,59岁。

间歇性流涕鼻塞眼痒流泪8年。8年前诊断为花粉症,发作时喷嚏、流涕、鼻塞、眼痒眼肿流泪。每年春季发作可持续秋季。今年从三月开始复作,口服西药效果不显,睡眠正常。月经欠规律,末次月经2005年8月,偶有潮热。

舌红苔白,脉弦。

取穴:合谷、风池、太阳、迎香、足三里、耳尖放血。

刺法:毫针,取上述穴位平补平泻,留针30分钟,耳尖放血。

治疗过程:

二诊:距初诊时间 7天后,病症完全消失。取穴耳尖放血,加肺俞、脾俞、肾俞。

三诊:距初诊时间 14天后。取穴同前,巩固治疗。

共治疗3次,症状完全消失,建议患者每年春季初始即来针灸3~4次,后患者连续来2年,花粉症未发作。

三、临证明理

根据贺普仁教授"针灸三通法"原理,治疗本病强调以通为主。治疗方法中耳尖放血,即是强通法的临床应用,可疏风散邪、卫外固表。对眼痒流泪,喷嚏流涕效果明显。迎香穴位于双侧鼻翼的鼻唇沟下端,乃手阳明大肠经止于鼻部的穴位,肺与大肠相表里,取迎香、太阳属于循经近部取穴,主要起到开通鼻眼、调畅阻滞经气、清热疏通气血的作用。风池散风利窍,通经活络。合谷、足三里为手足阳明经穴,手足阳明经上行鼻眼,阳明经多气多血,既能祛邪又能扶正。

正气不足为内在原因,致本病宜反复季节性发作。当急性发作性症状缓解后,取背俞穴补肺健脾固肾。背俞穴位于足太阳膀胱经第一侧线,由于足太阳为三阳之首,输布人体卫表之气,卫外为固,故六淫外邪首先犯卫,客于背俞穴,背俞穴其作用与脏腑相通,乃脏腑之气输于背,亦乃邪伏之所。清代《时方妙用》即云"寒邪客于肺俞,痰窠结于肺膜,内外相应,一遇风寒暑湿灶火六气之伤即发,伤酒伤食亦发,动怒动气亦发,伤役劳亦发",因此本病患者大多迁延不愈,遇气候和季节的改变而反复发作,肺为娇脏,易受风寒暑湿燥火六淫邪气侵袭,寒邪伏于肺俞,内外相引而动。由于寒邪久伏,则内传脏腑,且"鼻准属脾土"、"肾为欠、为嚏",由此可知病鼻鼽久则伤及脾肾。《素问·咳论篇》曾言"治脏者治其俞,治腑者治其合",今久病及脾肾,故针刺脾俞、肾俞,调节脏腑机体之阴阳,振奋阳气,固护皮毛,可扶正气,去伏邪,治未病。

本文作者简介同上

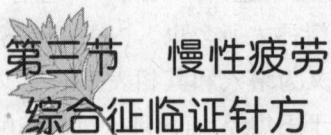

第三节 慢性疲劳综合征临证针方

一、概 述

慢性疲劳综合征在英国是常见病之一,典型症状是身体长期极度疲倦、情绪低落、失眠或嗜睡,休息后疲倦不能减轻。西医认为可能与病毒感染后，损害免疫淋巴系统有关。根据相关症状属中医虚劳、郁症、失眠等病症范畴。

中医认为本病内因多因患者长期工作紧张、饮食不节、情绪低落致正气虚弱，外在突然精神刺激或病邪入侵，内外因素结合而致气血亏虚、脾胃虚弱、心神失养、肝气不疏、肾精亏损等脾肾心肝脏腑功能失调的病症。

临床表现：主要为全身疲惫、四肢乏力、微热咽痛、食欲不振、头晕耳鸣、失眠或嗜睡、健忘、精神抑郁，舌淡苔白或腻，脉细弱。

辨证分型：

1. 肺气虚损

面色㿠白，神倦懒言，动则短气，声音低弱，时时自汗。

2. 脾气虚损

面色萎黄，形体消瘦，食欲不振，大便溏薄。

肾阳虚损：面色㿠白，畏寒肢冷，倦惰乏力，精神不振，腰脊冷痛，五更泄泻。

治疗原则：健脾益气，养血宁心，疏肝理气，固本补肾。

针灸处方：中脘，气海，足三里，神门，合谷，太冲，三阴交，太溪。

随证加减：肺气虚损加膏肓、魄户；脾气虚损灸中脘；肾阳虚损灸气海。

二、病 例

病例 外籍患者，男，52岁。

疲倦失眠2年半。2年半前患病毒感染，出现全身疲劳症状，经医生诊断为抑郁症，口服抗抑郁药4个月，效果不佳后停药，再经医学专家诊断为慢性疲劳综合征，期间也看过心理医生。患者大多数时间感觉疲倦，全身无力，情绪低落，睡眠欠安，食欲欠佳，伴有焦虑情绪，容易感冒，现无咽痛，二便规律。

舌淡红苔薄黄，边有齿痕。

患者体瘦，显柔弱，说话声低。

辨证：气血亏虚，心神失养。

取穴：中脘，气海，足三里，神门，合谷，太冲，三阴交，太溪。

留针时间30分钟，每周1次。

治疗过程：

二诊：距初诊时间7天。睡眠改善，情绪仍有低落，疲倦未见明显改善。取穴用上穴加阴陵泉。

三诊：距初诊时间14天。病情时好时坏，时有脾气急躁。治疗同前。

四诊：病情好转，无明显疲倦，无明显低落情绪，睡眠改善。

五诊：病情好转，无明显疲倦，无明显低落情绪，睡眠好转。

共治疗10次，基本痊愈。

三、临证明理

中医认为虚劳是以脏腑元气亏损，精血不足为主要病理过程的一类慢性虚衰性病症的总称。本病患者以全身疲倦四肢乏力为主症，反应出脾胃虚弱、气血亏虚是其主要病机。古人李东垣治虚劳从脾胃立论，朱丹溪从肝肾论治，滋阴降火，张景岳重于温补肾阳，而贺普仁教授指导我们临床上应辨证施治，不拘泥于古人。

本病例选用足阳明胃经合穴的足三里，胃经属土，阳明合穴亦属土，故足三里属土经土穴，任脉胃之募穴中脘，二穴健脾养胃、益气生血、扶助正气、拒邪于外；气海为任脉之穴，肾经原穴太溪，具有大补元气、填补阴精、固先天之本之功；手阳明大肠经之合谷、足厥阴肝经之太冲，调理周身气血，疏肝理气化郁。

心经原穴神门，可养血安神；足三阴交会穴三阴交，可健脾疏肝益肾、益气养血生精。诸穴合用，滋补后天、先天，使元气生化有源；健运脾胃生化气血，能濡养全身四肢肌肉；疏肝理气，交通心肾，使心神得以安宁。现代研究认为针灸具有疏通经络、调节气血和神经体液、提高机体免疫机能，激发调动和增强机体抗病能力等作用，不但对慢性疲劳综合征各系统的症状非常适应，而且能预防，帮助人体正常功能的恢复。

本文作者简介同上

第四节 耳鸣症临证针方

一、病例

病例 方某某,女,52岁。

耳鸣3个月。因烦劳过度突发左耳鸣,听力下降,时有头晕,心烦易怒,口渴,少眠,腰酸腿软,心烦及疲劳时耳鸣加重,服各种中西药无效。舌质稍暗,苔薄黄少津,脉弦细。

其他病症:颈部不适,左前臂到五指发麻。有颈椎病史、腰痛病史。

查体:颈部肌肉稍僵硬,血液80/140mmHg。

辨证:辨脏腑 肝肾亏虚,虚火上扰。

辨经络 少阳经阻滞。

治疗原则:补肾降火,通络开窍。

针法针方:百会、神庭、耳尖、翳风、听宫、中渚、足三里、太溪、地五会、太冲、大椎、风池。

刺法:百会、神庭、翳风、听宫毫针轻刺激,稍有针感即可;耳尖三棱针点刺放血3次即停用;中渚平补平泻;地五会、太冲毫针刺泻法;足三里温针灸,太溪毫针刺补法;大椎、风池毫针刺泻法,并用TDP灯照射颈部。

治疗过程:此患者肝肾本虚,因不良情绪刺激而虚火上炎,阻滞清窍,治疗上宜先泄其火,然后引火归元,通经络、补肝肾,补泻并用。因耳鸣时间不太长,有治愈的希望,嘱患者坚持治疗。

治疗结果:患者前2周每日针刺,耳鸣症状减轻一半,头晕、心烦易怒、口渴症状消失,少眠、腰酸腿软、颈部不适减轻,臂指麻木稍减。此后每周针灸3次,至16次时耳鸣突然消失。以后几次专治颈部不适、臂指麻木,也有明显减轻。

二、临证明理

耳鸣的原因复杂多样,但脑神失调是其主因之一,百会、神庭有安神益脑的功效,是"治神"的主穴,"治神"关键在于调,调气用轻刺激手法即可。翳风、听宫为耳窍的局部穴,有通络开窍的作用,另听宫穴亦有调神解郁的作用,有助于耳鸣的治疗,此二穴敏感,故用轻刺激手法即可,针感过强则患者难以忍受。中渚为手少阳三焦经的输穴;中,指人身元气的根本,亦指心神情志;渚为水中之小沙洲,代表三焦水道中的要穴;中渚义含此穴有益气安神,通调三焦水道的功效;三焦经入耳中,该经有数穴可治耳疾,以中渚疗效为最佳。足三里温针灸可降逆下气、引火归元。地五会为足少阳胆经穴,位置与中渚相当,亦是治耳效穴,如《天星秘诀》云:"耳内蝉鸣先五会,次针耳门、三里内。"又《席弘赋》曰:"耳内蝉鸣腰欲折,膝下明存三里穴,若能补泻五会间,且莫向人容易说。"可见足三里与地五会相配,是古代名家经验,太冲为肝经原穴,有平肝潜阳的作用,无肝阳上亢症状时可不用。肾开窍于耳,太溪为肾经原穴,补太溪有助于止鸣,肾不虚者可不用。大椎、风池并用TDP灯照射是专治颈椎病的,颈椎病也可能是导致耳鸣的原因,应予积极治疗。笔者以此治疗各种耳鸣屡试有效。

本文作者简介

杨光,男,医学硕士,硕士生导师,主任医师。北京市中医管理局重点培养的"125"人才,定为贺普仁教授学术传承人,现任北京市宣武区中医院针灸科主任 北京中医药大学兼职教授 世界中医药学会联合会特聘专家。

擅长综合运用火针、艾灸、刺血、腹针、水针、中药等方法治疗疑难杂症,曾去瑞典、法国讲学、交流。发表论文、医著各十余种。参加科研6项,获奖2项。曾被评为北京市优秀中青年中医师、北京市优秀青年知识分子、北京宣武区劳动模范、北京中医药大学优秀教师,首都优秀医务工作者等。

第五节 舌痛症临证针方

一、病 例

病例：宁某某，女，60岁。

舌、腭疼痛8年。患者8年前无明显诱因出现右舌中后部及右上腭刀割样疼痛，且逐渐加重。在多家医院诊治，没有查出疼痛原因，靠服镇痛药止痛，后又经中医、针灸治疗也无明显效果。经人介绍来针灸治疗，当时患者舌、腭部呈阵发性剧痛，舌麻，每日服必理通6片止痛，饮食、二便基本正常，因疼痛影响睡眠，腰酸，下肢畏凉。舌质淡暗，苔薄黄腻，脉弦滑。

查体：除舌苔黄腻外，舌、腭部无异常现象，血压70/120mmHg。

辨证：湿热上蒸，痰瘀阻络。

治疗原则：引热下行，化痰散瘀。

针方：阿是穴、翳风、廉泉、合谷、阴陵泉、丰隆、三阴交、商丘、照海、太冲。

刺法：舌、腭痛点火针点刺出血。翳风、廉泉深刺，阴陵泉、丰隆、三阴交、商丘、照海、太冲毫针刺用泻法。三阴交加温针灸，每日针刺1次。

治疗过程：此患者经针灸常规毫针治疗无明显效果，因此不能再单用微通法，患者痛甚，必有某处不通甚，宜用温通法、强通法加强通络之力。同时患者似有湿热上蒸，此为虚热，宜灸法引热下行，同时进行整体调理。

治疗结果：治疗2周后疼痛大减，必理通减少到每日2片。因住地遥远，故针灸改为每周2次，疼痛始终不能彻底消除，维持必理通每日2片的水平。停针3个月后，疼痛逐渐加重，每日需服必理通3～4片。期间到外院疼痛门诊及神经内科就诊，做颅脑核磁示：脑内多发小缺血灶，左侧上颌窦炎症。多家医院诊断不一：曾有舌咽神经痛、舌下神经痛、三叉神经痛等多个诊断。2009年某医院医生曾建议考虑手术检查、行显微血管减压术的治疗方案。因惧怕全麻或发生手术意外未做。2010年春节后疼痛又回到针灸前那样剧烈。2010年6月在某医院神经外科行手术检查，发现胆脂瘤，1cm×1cm×3cm，上压三叉神经、下压舌下神经。手术切除后现感觉良好，原来两疼痛部位无任何不适，舌麻也好多了，只是刀口偶感短暂跳痛。没有服药。

二、临证明理

此例顽固性疼痛病例，手术证实为良性肿瘤压迫三叉神经、舌下神经，故常规中药针灸治疗不能取效，西药能强压疼痛，终不能祛病。采用强通法、温通法后，虽然也不能祛病，但能明显减轻疼痛，说明强通法、温通法通的力量明显强于微通法。对此病例，笔者也曾怀疑是肿瘤或器质性压迫所致，说明对这种特殊病例，细致的西医检查是必要的，它能明确病灶所在。

本文作者简介同上

第六节 腘窝囊肿临证针方

一、病 例

病例 刘某某，女，57岁。

患者左腘窝疼痛、屈伸不利月余。2009年7月在一次追赶公共汽车时左侧关节扭伤，此后整个膝关节特别是腘窝处疼痛、屈伸不利。即到盲人诊所按摩，症状反而加重，腘窝处出现肿块，小腿沉重不适。后去北京某医院骨科就诊，诊断为左侧腘窝囊肿。2009年8月27日超声检查所见：左侧膝关节后方可见大小约5.0cm×2.5cm×1.0cm的囊性肿物，形状呈不规则形，边缘清楚光滑，内部为回声暗区，肿物与关节腔相通，周边可见极少点状血流信号。骨科医生建议手术治疗。患者舌质淡黯，苔薄白腻，脉沉细涩。

建议火针治疗。

其他病症：右肩轻度肩周炎，左膝关节骨性关节炎。高血压病，日服非洛地平1片。

查体：左侧腘窝肿痛，左小腿轻度静脉曲张。血压70/130mmHg。

辨证：局部筋脉损伤，气血运行不畅，湿聚成痰，痰凝成块。

治疗原则：行气活血，化痰散结。

针方：阿是穴、委中、委阳、合阳、犊鼻、阳陵泉、阴陵泉、血海、丰隆、足三里。

刺法：囊肿处火针点刺2～4针，委中、委阳火针点刺放血，合阳、犊鼻、血海毫针刺平补平泻，阳陵泉透阴陵泉，丰隆毫针泻法，足三里温针灸。膝关节正面用TDP灯照射。每周治疗2次，连续治疗2个月后囊肿缩小一半，以后每周治疗1次。

治疗过程：此患者气血阳气均不足，概因劳损伤筋等原因致腘窝局部气血运行受阻，痰湿瘀血凝聚而成囊肿，对这种器质性病变，毫针治疗的力量显著不足，而应采取联合温通、强通的方法祛瘀化痰，消肿散结。但患者体质较弱，治疗反应可能较慢，因此治疗间隔可适当延长，嘱患者坚持治疗。

治疗结果：至2010年2月囊肿已大部消失，左膝关节活动自如，仅感左侧腘窝稍有不适。2010年2月20日超声检查所见：左侧膝关节旁可见少许积液，范围约1.1厘米×0.5厘米。

二、临证明理

囊肿之为物，是病理产物的堆积，瘀滞深矣，毫针微通杯水车薪、事倍功半，故一般认为针灸对此治疗无效。对此顽物，非火针开凿，邪气难以外泄，非火针强力温通，气血难以流转。故用火针直捣病所，瘀血随针外泄。委中为血郄，放血可强通膀胱经；委阳为三焦下合穴，放血可强通三焦经，三焦主管水液代谢，刺委中、委阳有助于祛湿消肿。血海活血、丰隆化痰，足三里温针灸可辅助阳气、生化气血，皆缓慢收工。该患者非液性囊肿，肿物大、体质弱，吸收起来自然缓慢，只有坚持治疗才能收效。

本文作者简介同上

第七节　胃瘫综合征临证针方

一、概　述

胃瘫综合征又称为手术后功能性排空障碍，是指胃大部切除，胰、十二指肠切除，胆囊切除等手术后所继发的非机械性梗阻引起的以胃排空不良为主要表现的胃动力紊乱综合征。此病西医目前尚无理想的治疗方法，而中医针灸有较好的疗效。

二、病　例

病例　祈某，女，71岁。

患者恶心，呕吐近3个月。病史：患者于2005年12月2日因胃间质瘤在某院行胃大部切除术，10天后出现恶心，呕吐（为胃内容物）、反酸、呃逆、腹胀2个月，继去该院做钡餐造影术，显示滞留物多，有反流。提示：胃瘫。曾运用促胃动力药物吗丁啉，红霉素，胃肠减压，抗感染，肠道内外营养等治疗均无效。患者异常痛苦，经人介绍遂求针灸治疗。当时症见：近半月来不能进食，靠静脉点滴维持，恶心、食入即吐，腹胀、反酸、打嗝，无食欲，精神萎靡，形体消瘦，面色萎黄，语声低微，行走需家人扶持，舌淡暗，苔白腻，脉沉细无力。查大鱼际和四缝处有紫暗色浮络。

西医诊断：胃瘫。

中医诊断：反胃。

辨证：气滞血瘀，脾胃失和。

治则：行气活血，健脾和胃。

取穴：食窦，中脘，内关，三里，肾关，公孙，四缝，鱼际。

刺法：点刺四缝穴出血。针刺鱼际，内关，足三里，食窦，肾关，公孙，中脘。针刺前在穴位上常规消毒,针刺"得气",留针30分钟,隔日1次。灸中脘、食窦穴,悬灸每穴10分钟。

治疗过程:复诊:第一次治疗后患者诉不恶心呕吐,有食欲,可饮菜汁、粥糜,腹胀较前减轻,时反酸、打呃。第二次针治后,有饥饿感,可自行行走,精神较前好转。嘱其蒸山药细嚼慢咽。经治疗12次后痊愈,随访2年身体健康。但患者于2008年8月19日因再次出现类似症状来求治,经上述方法7次治疗后告愈。

三、临证明理

因胃呆滞,瘀滞于里而饮食则吐,而四缝穴有调理气机、消积化痰、祛瘀滞的功效,所以四缝放血则胃气调。鱼际为肺经荥穴属火,肺手太阴之脉起于中焦,下络大肠,还循胃口,鱼际部出现浮络属手太阴肺经病变,肺主气,气行则血行,气机调顺,所以不吐。内关为手厥阴之络,又为阴维交会穴,手厥阴之脉下膈络三焦,阴维调节六阴经经气,故有理气和中之效。现代研究发现针刺内关穴对胃肠的功能有调整作用,对胃肠分泌有抑制作用。食窦:"窦"是通道,此穴的作用有利于食物的运化和输布,故名食窦,是传导饮食之通道,在古代有为"后天之本"之说。在本例用它有行气降逆之功。用1.5寸毫针斜刺。公孙穴是太阴脾经之络穴,联络足阳明胃经,通于冲脉,具有理气健脾、和胃降逆、调畅气机的作用,针刺公孙穴对胃和肠的运动有明显的调整作用,公孙与内关配,主治胃及心胸疾患,起到协同增强作用。足三里为胃经合穴,"合治内腑",其具有调理脾胃、理气活血、扶正培元之效。《灵枢·邪气脏腑病形篇》曰:"胃病者,腹䐜胀,胃脘当心而痛,上肢两胁膈咽不通,食欲不下,取之三里。"研究表明健康受试者在针刺足三里后胃窦上下径、前后径都明显增大,蠕动波的频率和幅度均有增加,使幽门括约肌收缩频率明显升高,增加胃肠蠕动的强度,重刺激可使胃酸度下降,胃液分泌减少,胃内压多下降,提示针刺此穴能调节气机,增加胃动力,促进胃蠕动,从而使排空时间缩短,加强胃内滞留液的排空。

肾关即肾之幽关,肾为先天之本,元气之根,元气充沛,才能使患者有有生之机。胃为后天之本,脾胃为气血生化之源,脾胃运化水谷转为精微物质需要肾阳的温煦气化作用,中脘为腑会穴、胃募穴,针刺加灸中脘能补益脾胃。《针灸甲乙经·卷九》曰:"腹胀不通,寒中伤饱,食饮不化,中脘主之。"《扁鹊心书》载:"呕吐不食灸中脘五十壮。"据实验研究,针刺中脘能使人胃蠕动增强,空肠黏膜皱襞增深、增密,蠕动增强。灸法是借灸火的热力给人体以温热性刺激,通过经络腧穴的作用以达到温阳健脾,升清降浊,《医学入门》载:"药之不及,针之不到,必须灸之。"故灸中脘、食窦,以温运中焦,培补后天之本,使气血津液得以生化,并布散于全身,恢复脾胃正常的升清降浊功能。

放血、针刺、温灸,即"针灸三通法"之强通、微通、温通,三法合用是取得良好治效的关键。

本文作者简介

曲延华,女,毕业于北京中医学院,曾任北京中医医院针灸科副主任,兼任中国针灸学会教材委员会委员、中国针灸学会理事、北京针灸三通法研究学会副会长等职。为贺普仁教授学术继承人。临床擅长用毫针、头针、三棱针治疗各种痛证、中风、眩晕、面瘫、面肌痉挛、失眠、耳鸣、耳聋、癫痫、带状疱疹、颈椎病、胸痹、胃肠疾病、痿证、鼻炎、哮喘、痤疮、黄褐斑、妇科病(月经不调、闭经、不孕症等),及其他疑难杂症。

邢来丽,女,毕业于北京中医药大学本科,北京市顺义区医院中医针灸科工作主治医师,跟随贺普仁教授和曲延华老师学习。主要研究方向:治疗痛症、失眠、妇科疾病、疑难杂病等。

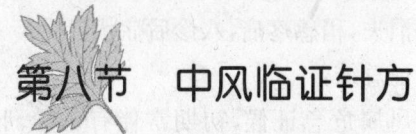

第八节　中风临证针方

一、病　例

病例1　陈某某,67岁,男。

该患者晨起突觉左半身麻木,随即不能活动,即往本院针灸科就诊。

舌淡苔白,脉细数。

查体:查左上肢肌力0级,肌张力0,神志清楚,语言流利。

辨证:肝阳上亢,经络阻滞。

治疗原则:平肝潜阳,疏通经络。

取穴:四神聪、合谷、太冲。

刺法:

四神聪:三棱针点刺配合放血疗法。三棱针刺前,先揉捏推按点刺部位,使局部充血后,三棱针迅速点刺入皮下0.5～1.5厘米,出针后按压针孔周围使血液流出。合谷、太冲毫针刺入先补后泻,留针30分钟。

治疗过程:采取针刺四神聪、合谷、太冲的方法,针刺10次为1个疗程。经七诊后症状好转,2个疗程后患肢完全恢复正常。

病例2 张某某,男,60岁。

头晕,左侧上、下肢麻木十余天。曾服西药治疗无效。

四诊:舌淡苔薄黄,脉细数。

查体:血压190/140mmHg,神志清楚,语言流利,可行走。

辨证:素体阴虚,肝阳上亢。

治疗原则:滋补肝肾,平肝潜阳。

取穴:四神聪、合谷、太冲。

刺法:四神聪,三棱针点刺配合放血疗法。合谷、太冲,先补后泻。留针30分钟。

治疗过程:采取针刺四神聪、合谷、太冲的方法,针刺6次为1个疗程。初定治疗2个疗程。

二诊后,血压降至140/95mmHg,六诊后患者麻木消失,稍感疼痛,八诊后症状皆无。

临证总结:

中风属危急证候,初期常伴有头晕、肢体麻木、疲乏、急躁等先兆。中风病一经发生病情较重,尤其是卒中昏迷而程度较深者,预后不佳。虽经救治,后遗症亦往往不能短期恢复,且有复发中风的可能。其发病原因,主要在于脏腑功能失调,阴阳偏盛,尤以肝肾阴虚为其根本。古有"肝肾同源"之说,在病理上,肝阴虚可下及肾阴,使肾阴不足,肾阴虚则不能上滋肝木,导致肝阴亏虚,从而肝阳上亢,同时肝为风木之脏,内寄相火,其气主升主动,最易化火生风,上扰神明,导致中风病的发生。

二、临证明理

四神聪:本穴位于巅顶之处,上通天气,入络于脑,针刺放血后可熄风开窍、平肝潜阳、滋养肝肾、疏通经络,同时可使局部症状缓解。

合谷:为手阳明经原穴。为阳经主气,阳明经多气多血,针刺本穴后,可调气通经、活血通络,改善体内的机能活动。

太冲:为足厥阴肝经原穴。为阴经主血,是肝脏原气经过和留止的部位。肝体阴而用阳,若肝阴不足,肾水亏损,则肝阳上亢,随经上扰神明。针刺太冲后,可益阴平肝,熄风潜阳,舒肝调中。合谷、太冲二穴皆为气血通行之关,诸穴合用,可通调全身气血,舒通十二经络,可在较短的时间内,改善中风状态。

本文作者简介

时景水,男,北京针灸三通法研究会副会长,1982年正式拜贺普教授仁为师,在老师的言传身教指导下,认真钻研《黄帝内经》、《难经》、《针灸甲乙经》、《资生经》、《针灸大成》、《针灸治痛》、《针具与针法》等针灸专著,在临床上广泛应用"针灸三通法",在临床实践中取得了可喜的成绩,广受患者好评。

第九节 带状疱疹临证针方

一、病 例

病例 李某某,女,70岁。

右侧腰部起疱疹,剧烈疼痛已3天。一周前

右侧腰部疼痛,3天前出现灼痛,相继出现红斑及水疱,日渐增多,疼痛加重,夜不能寐,心烦口苦,尿黄便秘。

查体:右侧腰部簇集成群水疱,呈带状单侧分布,各簇水疱群间皮肤正常,疱内含有白色液体,伴有明显神经痛。

舌苔白腻。脉弦滑。

诊断:带状疱疹。

辨证:肝胆湿热,经络瘀滞。

治疗原则:清热解毒,祛湿止痛。

取穴:太冲、足临泣、足三里、血海、合谷、外关、曲池。

针法:泻法,留针20分钟,中等刺激量。选取病损部位首末两端红斑及疱疹边缘处皮肤,常规消毒,视病损大小以三棱针点刺数下出血,在挑刺部位拔火罐,局部吸出2~3ml血,以求恶血尽去,用消毒棉球拭净血水,24小时内勿洗澡,以防感染。一次红肿未消退者,隔日重复治疗一次。温通法:浆液混浊于疱疹周围以细火针焠刺。

疗程:治疗每日1次,5次为一疗程,治疗期间忌食辛辣、鱼虾。

治疗经过:治疗一次后疼痛明显减轻,病减大半,疱疹蔓延趋势得到控制,治疗2~3次后病损大部分结痂,治疗5次后,疼痛完全消失,皮痂脱落,全身症状得到改善,无后遗神经痛。

二、临证明理

微通法遵《黄帝内经》以微针通经脉、调血气,贯穿于治疗始终,以足厥阴、少阳经之太冲、足临泣、外关等穴疏泻肝胆火热,血海、曲池清热凉血,足三里健脾祛湿、扶正祛邪,诸穴合用使正气实,经脉通,气血调,疼痛止。

疾病初起施以强通法,刺络拔罐,该法可使湿热毒邪外泄,气血经络得以畅通。这种治疗方法符合"菀陈则除之"的治疗原则。温通法以火针焠刺,善开门祛邪,以热引热,可使火热毒邪外泄,清热解毒止痛,对湿热蕴结所致之浆液混浊者,可以直接快速地祛除瘀滞在肌肤内的湿热火毒,使病症得以迅速缓解。使用火针前需将针烧红是关键,针红效力强。这种治疗方法符合《黄帝内经》"以热引热,火郁发之"的治疗原则。

临床观察表明,治疗带状疱疹,在发病早期采取三法合用,优势突出,可快速止痛,显著缩短病程,提高治愈率,有效防止并发症和后遗症的出现。

本文作者简介

孙怡,女,副主任医师。1989年3月9日,正式拜贺普仁教授为师,为贺普仁教授入门弟子。在临床上广泛应用"针灸三通法",掌握了上百种疾病的针灸治疗方法,治愈大量疑难杂症,擅长于带状疱疹、脑梗塞、妇女外阴白斑、静脉曲张、三叉神经痛、陈旧性面瘫、强直性脊柱炎、反流性食管炎、颈腰椎间盘突出、偏头痛、坐骨神经痛、痛风、子宫肌瘤、脑瘫等多种病症的治疗。

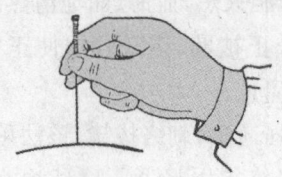

第二十四章 针方明理——弟子传人临证针方(2)

第一节 外周神经损伤性痿证临证针方

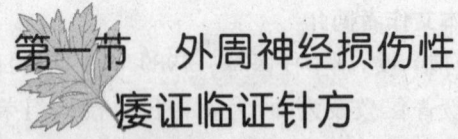

一、病例

病例 陈某,男,41岁。

2周前,醒后起床时右踝无力,右足扬趾无力。下肢轻度麻木,行路困难。

查体:跨阈步态,足下垂。右踝肌力3级,右足趾肌力2级。小腿外后侧针刺觉减弱。肌电图示:神经源损害,右腓神经损害。脉弦,舌苔薄白。

西医诊断:右腓总神经麻痹。

辨证:经络阻滞,筋脉失荣。

治则:祛寒益气,养血荣筋,通经活络。

主穴:中脘,以3寸针向下25°进针,同时加用灸法;伏兔,以3寸针向下90°进针;太溪、太白、足三里、阳陵泉、上巨虚、解溪、太溪、昆仑,以上均用两侧腧穴,行捻转平补平泻法。

每日治疗1次。同时,循足阳明经进行火针点刺隔日1次。经过2个月针灸治疗,患者肌力及功能恢复正常。正常生活工作。随访1年,正常工作。

二、临证明理

针灸治疗神经损伤性痿证具有良好疗效,部分病例单独运用针灸可以取得较好效果,多数病例应加用火针、灸法等方法。

国医大师贺普仁教授"针灸三通法"理论及临床操作针法是较好的方法。治疗选穴中,在痿证发病的某些阶段,除毫针外,结合火针疗法可大幅提高疗效。同时,运用适当的操作手法更是相得益彰。

贺普仁教授治疗痿证重视临床辨证辨经,认清疾病虚实寒热之本质,结合痿证之部位,采用毫针、灸法,重用火针疗法。气虚者多用中脘、气海、条口,中脘用2~3寸毫针向下斜刺,采用捻转之补法,其中阳气不足者重用灸法;下肢痿痹者多采用阳明经循经刺法,并循经火针点刺;上肢痿痹者多取条口、肩髃、曲池,同时强调火针治疗痿证的重要性。

"治痿独取阳明"是历代常用的理论和方法。临床实践表明,单纯用阳明经或其表里经来治疗痿证效果确有争议。选用经络腧穴必须要与痿证的病因病机相结合,部分病例可配合选用手足阳明经。但终究要辨证论治、辨证选穴,施用不同的手法。

除上述外,守时坚持治疗也是很重要的,此类患者病程较长,恢复慢,需要守时坚持方能取得预期效果。

痿证发病及病机转变过程比较复杂,需因病因症因时选用不同的方法,其中抓住主症是首要关键,这是治疗外周神经损伤痿证的要素所在,其次,重视针刺手法操作也起到重要作用。

本文作者简介

王京喜,男,主任医师,现在北京中医医院针灸科从事临床,为首批国家中医管理局指定的贺普仁教授学术继承人,继承工作论文《学习贺普仁教授针灸三通法学术思想体会》一文获"全国继承工作优秀论文一等奖"。主要工作:研究继承发掘传统祖国医学,深化研究继承贺普仁教授学术思想。

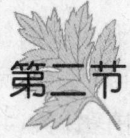

第二节　三叉神经痛临证针方

三叉神经痛是指在三叉神经分布区域内短暂的发作性剧烈疼痛,是神经痛中常见的一种。在多年的临床工作中,观察到针刺肢体远端对穴治疗三叉神经痛有较好的临床效果,现总结如下:

一、外关、足临泣

功能:枢转少阳,散风止痛。

主治:风邪侵袭,经络阻滞型三叉神经痛。

病例:患者,杨某某,女,32岁。主诉右侧鼻翼旁阵发性剧痛4天。4天前乘车时风吹面部,当即面部有不适感,鼻流清涕,后觉鼻旁疼痛,逐渐加重,手触之易引发刀割样剧痛。舌苔白,脉浮。诊断三叉神经痛。证属风邪侵袭,经络阻滞。法以枢转少阳、散风止痛。取穴外关、足临泣,以毫针刺之,留针30分钟,每日1次,针5次后疼痛消失。

按语:外关是手少阳三焦经络穴,又是八脉交会穴,通阳维脉,功能疏散风邪。足临泣是足少阳胆经输穴,八脉交会穴,通于带脉,其功能疏肝利胆、柔筋缓急。两穴配伍,枢转少阳,祛风出表,柔筋缓急而止痛。此患者初诊时面部惧怕碰触,为缓解紧张情绪,避免激惹发痛,故而未刺局部,仅取上下肢体远端对穴,亦取得了满意的疗效。

二、少府、照海

功能:清心泻火,育阴除烦。

主治:肾阴不足,心火上炎,经络壅滞型三叉神经痛。

病例:患者,宫某某,男,71岁。主诉左侧鼻翼旁疼痛2月余,每漱口洗脸易诱发针刺样灼痛,心烦急躁,眠少梦多,舌红苔净,脉弦细。诊断三叉神经痛。证属肾阴不足,心火上炎。法以清心泻火,育阴除烦。取穴下关、四白、少府、照海,以毫针刺之,留针30分钟,痛重时每日1次,痛缓则间日1次,针21次后疼痛消除。

按语:少府是手少阴心经荥穴,具有清心除烦的功能;照海是足少阴肾经穴,又是八脉交会穴,通于阴维脉,功能滋肾降火。二穴配伍,阴水得以滋补,阳火得以清泻,水火既济,阴阳相交而治其本。下关、四白为阳明经穴,可疏通局部气血而治其标。标本兼顾,其病得解。

三、合谷、足三里

功能:清泻阳明,调气止痛。

主治:胃腑郁热,阳明经气壅滞型三叉神经痛。

病例:李某某,女,68岁。主诉右侧下颌处阵发性疼痛月余。1个月前患者右下牙龈处疼痛,前往牙科就诊后无效,遂经神经科诊断为三叉神经痛,服卡马西平后痛缓,但1周后感觉服药后时有心慌而停药,现发作时痛如刀割,似电钻难忍,大便数日1行,舌苔黄燥,脉沉滑。证属阳明壅热,经气不畅。法以清泻阳明,调气止痛。取穴下关、大迎、天枢、合谷、足三里，以毫针刺之，留针30分钟，每日1次，痛缓后隔日1次，针16次后痛除。

按语：合谷是手阳明大肠经原穴，其经脉通过面颊，进入下齿龈；足三里是足阳明胃经合穴，其经脉循颐后下廉出大迎。从经脉循行可知，下颌是手足阳明经气分布之所，患者属阳明经气壅滞，脉络不通作痛。今刺下关、大迎调理病灶局部经气，天枢泻腑气降火，与远端合谷、足三里穴共同通调阳明经脉之气，使之气调痛除而病愈。

四、支沟、阳陵泉

功能：疏肝利胆，通泄少阳，柔筋止痛。

主治：肝胆郁滞，少阳经气阻滞型三叉神经痛。

病例：张某某，女，58岁。主诉左侧面部疼痛10余日。10余日前劳累生气后感觉左侧面部疼痛阵作，耳前方及上唇烧灼感，每进食物及洗脸时易诱发疼痛，痛似闪电难忍，患者不敢进食及洗脸，口臭纳呆，胸胁胀满，舌红苔黄腻，脉弦。诊断为三叉神经痛。证属肝胆郁滞，少阳经气阻滞。法以疏肝利胆，通泄少阳，柔筋止痛。取穴下关、四白、支沟、阳陵泉，以毫针刺之，留针30分钟，每日1次，痛减后隔日1次；患处痛甚，不敢碰触或局部肿胀感时，针健侧痛点对应处，针治13次后痛除。

按语：支沟是手少阳三焦经经穴，具有疏利上、中、下三焦气机，畅达经气的作用；阳陵泉是足少阳胆经合穴，又是八会穴之筋会，有疏利肝胆、通泄少阳、柔筋缓急的功能。二穴配伍疏肝利胆、通泄少阳、柔筋缓急而止痛。针健侧痛点对应处，属缪刺之法，可用于局部疼痛过度敏感时，是针刺止痛的重要方法之一。

讨论：

1. 对穴是指两个腧穴的配伍，是针灸临床常用的一种配穴方法。在中医理论指导下，经过临床实践总结形成的对穴，其特点是功能上密切联系、主治上相互配合、疗效上令人满意。

2. 临床观察发现，对穴因其选穴少、用穴精，尤其适用于治疗急性疼痛病症。三叉神经痛是一种阵发性的剧烈疼痛，宜采用上下配穴，选取上下肢远端腧穴，或配合病灶局部腧穴通调经气，可取得较好的临床疗效。

3. 对穴是由两个腧穴组成的，可单独使用，构成处方，亦可配合应用，组成新的处方，如合谷、足三里，支沟、阳陵泉配合应用，可以更好的调理经气，通达面部经脉，治疗少阳、阳明经气壅滞型三叉神经痛，不仅止痛效果更佳，且适应证更广泛。

本文作者简介

徐春阳，男，主任医师，针灸三通法研究会理事。为首批国家中医管理局指定的贺普仁教授学术继承人，从事中医针灸工作30余年来，广泛吸收现代及传统医学的精华，在贺普仁教授学术思想的影响下，形成"病多气滞，调气为先"的学术思想；重视针刺适度得气，气至有效，气调病愈的观点。临证中注重识病与辨证相结合，突出强调临床疗效第一的观点。临证中尤其在三叉神经痛、枕神经痛、复视、颈椎病的治疗方面，有一定的经验积累和较好的临床疗效。临床工作之余，自觉阅读医学书籍，潜心研究，继承发扬中医针灸，共计总结纂写文章40余篇，与同事合作编写出版《针灸三通法临床应用》一书。参加贺普仁教授主持的"贺氏针灸三通法"研究，获得2000年度北京市科学技术进步奖。

第三节 不安腿综合征临证针方

一、概述

不安腿综合征，又称艾克包姆综合征，是一组突出表现为腿的针刺样或虫爬、蚁走样感觉和不安宁、活动后症状减轻的神经系统病症。本病无性别差异，男女均可罹病，白天常无症状，多在黄昏至睡前发作,常因此而失眠、焦虑、紧张。迄今病因不明,现代西方医学除对症治疗外尚无特效疗法。祖国医学一般将其归入痹症范畴,或因外感风寒,邪气不尽,伤及阳气,久累营血;或因阴血不足,不能行气,而致气滞血瘀,脉络不通,而致本证。

二、发病病因

1. 外邪入中

因卫气不固,感受风寒等外邪,邪气不尽,痹阻下肢经脉而发病。

2. 湿邪痹阻

若饮食不节、劳倦过度、情绪失调、饮食所伤等导致脾失健运,湿浊内生,阻滞下焦,或日久蕴湿化热,湿热下注,浸淫肌肉筋脉,以致经络气机不畅而发病。

3. 血脉瘀阻

素体经气不足,阴血涩滞,营卫不和,下肢脉络瘀阻,或久病邪恋,经气不利,气滞血瘀而发病。

4. 肝血不足

肝阴不足,血不荣经,筋脉失养而发病。

5. 肾脏

肾气虚弱,水气内动,气机逆乱而发病。

三、临证治疗

临床治疗中采用贺普仁教授的"针灸三通法",贺普仁教授认为本病为本虚标实,既补虚又需泻实。因此采用的是:背俞放血拔罐加火针,前面阳明经用毫针,三法结合取得了较好的效果。"针灸三通法"的临证特点是,迅速止痛,立马见效。治病求本、不易复发。患者经过一段时间的治疗,使经络气血运行通畅、增强了抗击"风、寒、湿"外邪侵袭的能力,真正达到治病求本。治疗上一般采用温阳散寒或滋阴益气之法。目前国内多采取针灸辅以中药等综合疗法。

四、典型病例

病例 患者,女。

不安腿很多年,按摩加重,夜里常因腿部不适而惊醒。经神经科、骨科医生检查腰椎没有异常,每天平均5~6小时睡眠,经常感到很累。平素紧张,情绪低落,腹胀,便秘,周身酸重,月经正常。苔白,脉沉细。

方药:生地黄,麦冬,阿胶,龟板,鳖甲,牡蛎,白芍,五味子,火麻仁,桑枝,麦芽,神曲等。

针灸:背俞脾、肝、肾加拔罐放血及火针;加大腿前面阳明经穴用毫针。三法合用,达到补虚泻实,即祛湿散寒、补益肝肾、调理气血、疏通经络。从而症状缓解。

本文作者简介

崔芮,女,副主任医师,毕业于北京中医药学院中医系,后分配到北京市中医医院工作,至到出国前。1989年拜贺普仁教授为师,为北京中医管理局指定的贺普仁教授学术经验继承人,期间在贺普仁教授指导下发表多篇论文和著作。目前在瑞士从事针灸临床工作。

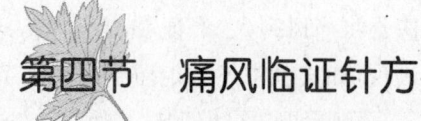

第四节 痛风临证针方

一、病 例

病例 患者,张某,男,38岁。

右足第一跖趾关节红肿疼痛2年余,加重3天。2年前患者出现右足第一跖趾关节红肿疼痛,被某医院确诊为"痛风"。曾服用秋水仙碱、别嘌呤等药物治疗后,症状好转,但主诉胃肠道副作用很大。后每隔3~4个月急性发作一次,患者痛苦不堪。2001年12月8日突起右足第一跖趾关节疼痛剧烈,行走不利,自行采用麝香关节膏贴敷,2天后关节疼痛加剧,红肿蔓延至足背,以致右足不能触地,步履艰难,遂来就诊。

查体:面部轻微浮肿,右足第一跖趾关节红肿疼痛,拒按,伴发热口渴,心烦不安,溲黄,舌红苔黄腻,脉滑数。

辨证:湿热蕴结。

诊断：痛风性关节炎。

治疗原则：泄浊祛邪，泻热化瘀。

取穴：肝俞、行间、太冲、内庭、陷谷、太白、阿是穴。

操作：选择所刺穴位，体位固定，充分暴露其处，用75%的酒精棉球充分消毒，将中粗火针在酒精灯上烧红后，点刺以上穴位，其中阿是穴即痛风石处点刺后，挤出白色牙膏状物质。针刺后，嘱患者不要搔抓患处；一天内不要洗澡；不要污染局部；如局部微红发痒，高起于皮肤为针后正常反应，两日后可自行消退；火针治疗期间忌食生冷；针后半小时之内勿饮水。

治疗经过：针刺后患者即刻感觉疼痛明显减轻。以后隔日针刺1次，治疗3次后，疼痛全消。嘱其继续巩固治疗，5次（1疗程）后痊愈。3个月后查血尿酸为350μmol/L，随访1年未复发。

二、临证明理

中医常将痛风列入"痹证"范畴，但其又具有独特的表现，如文献中述："走痛于四肢关节如虎咬之状"，"夜则痛甚，疼痛如掣"，"痛有常处，多为赤肿灼热……足跗肿甚……稍有触动其痛非常"，这些描述均相似于现代痛风的临床表现。病因病机方面，朱丹溪指出"痛风者浊毒滞留血中不得泄利，渐积日久愈滞愈甚，或偶逢外邪相合终必瘀结为害，或闭阻经络，突发骨节剧痛，或兼加凝痰，变生痛风结节，久之痰浊瘀腐则溃流脂浊，痰瘀胶固，以至骨节僵肿畸形。"《万病回春》中云："一切痛风肢节痛者，病属火，肿属湿。"古代各医家论述都明确指出痛风之为病主要是"瘀浊郁热凝滞"不得泄利，闭阻关节所致。因此在治疗时应以"泄浊祛邪、泻热化瘀"为主，并且要审证权变、标本同治。火针具有行气止痛、泄浊祛邪、泻火逐瘀等作用，治疗痛风症，疗效确切。

本文作者简介

李岩，男，40岁，针灸推拿学博士，硕士研究生导师，天津中医药大学外聘教师，天津市公安医院针灸科副主任医师，贺普仁教授入室弟子。中国针灸学会会员，中国针灸学会刺络与拔罐学会常务理事，天津针灸学会理事、副秘书长，天津市科学技术奖评审、科技计划验收和科技成果评价专家。天津市"131"人才工程人选，2000年荣获第二届天津优秀青年人才奖，获公安局三等功2次，获公安局嘉奖3次。发表期刊论文40余篇，主持市、局级科研课题3项，科研成果获天津市公安局科技成果二等奖一项、三等奖二项，参编著作4部。

艾明媚，女，天津中医药大学2008级硕士研究生，师从天津市公安医院李岩副主任医师，为贺普仁教授再传弟子。

第五节　双侧带状疱疹临证针方

一、病　例

病例　患者林某，女，56岁。

左侧胸背、右侧腹部及胁肋疼痛伴疱疹10余天。患者10天前无明显诱因出现左肩背部烧灼痛，2天后背部沿第四肋间出现多数成群簇集的粟粒至绿豆大的红色丘疱疹，迅速变为饱满透明的水疱，并逐渐延伸至左乳上方，呈带状分布，疼痛加重ohn彻夜难眠。左侧出疱5天后，右侧腹部及胁肋部第六肋间也出现相同疱疹，分布不成形。于外院进行针刺、拔罐配合内服中药治疗后效果不佳，遂来公安医院针灸科就诊。

查体：急性痛苦面容，左侧胸背第四肋间见带状融合水疱，右侧腹部及胁肋部于第六肋间见不规则分布水疱。舌红，苔黄厚腻，脉滑数。

辨证：肝胆湿热。

诊断：缠腰火丹。

治疗原则：清热除湿，疏肝利胆。

取穴：阿是穴。

中药：柴胡30克，车前子30克，赤芍15克，丹参30克,焦栀子10克,连翘30克,金银花15克,丹皮10克,三七粉5克(冲服),茵陈30克,元胡30克,夜交藤30克,远志10克,熟军10克,焦槟榔10克,佩兰10克。

操作:带状疱疹及其周围进行常规消毒,将烧红的三头火针对准疱疹中心进行点刺,刺入2~3分,不留针。刺后在针口处拔火罐,留罐10分钟,待疱内液体充分流水后起罐,起罐后用消毒棉球清除拔出的液体,局部再行严格常规消毒,以防感染。之后选用经消毒过的火罐拔于患处,除去败血。

治疗经过:每周治疗2次,采用该法一般经3次即可治愈。嘱患者施术当日避免洗浴,如出现针孔灼热、微肿或瘙痒等现象为火针正常反应,切勿搔抓。

患者于8月26日复诊时,自述疼痛明显减轻,夜间可连续睡眠4小时。查体已无新的疱疹出现,原有疱疹开始干涸结痂。8月29日三诊时患者面露喜色,疼痛消失,原有疱疹已全部结痂。

二、临证明理

本病因肝胆湿热,热毒内蕴,浸淫肌肤而发病,用火针是取"以热引热","热病得火而解者,犹如暑极反凉,乃火郁发之"之义也。拔罐有助于湿热血毒之邪从火针孔的排泄,配合中药清利肝胆湿热、活血通络、安神定志,针药并用,故收效迅捷。

本文作者简介同上

第六节　穿凿性毛囊周围炎临证针方

一、病　例

病例　患者,张某某,男,46岁。

头部多处无痛漫肿且局部脱发,伴失眠。由于作息不规律经常熬夜,于2008年3月头顶两侧各长一指甲大小,粉红色肿物,无痛感;2周后增大至硬币大小,仍无痛感,但出现红肿和局部毛发脱落,并且漫肿无头;而后右侧自愈,左侧愈甚,于2008年4月时最严重,在外院诊断为"头皮穿凿性毛囊周围炎",进行手术切除,术后抗生素治疗,效果不佳;术后2周伤口才愈合,且患处无新生毛发,并且在枕部和额头发髻处有新发病患,时流清水。既往有高血压病史,但未坚持药物治疗,曾患浅表性胃炎已治愈,无不良嗜好,亲属体健无类似疾病史。初诊见:头顶偏左有一手术瘢痕约2厘米,无新生毛发,头顶正中有两个脓包,均直径约2厘米,红肿,毛发脱落,周边发髻枕部有稍小脓包,较近者有融合趋势,患处不痛,但严重影响形象和生活质量,患者苦不堪言。

四诊:患者神清,精神可,自主体位,查体合作。未闻及异常声音及气味。语言流利,应答自如。舌淡苔白,脉迟细。

辨证:头部阴疽。

治疗原则:温阳补血,散寒通滞。

取穴:阿是穴,背俞穴,督脉。

刺法:应用贺氏强通法。患者取坐位和俯卧位,对需针刺的部位以75%的酒精进行常规消毒(因为头部皮脂腺分泌物较多,所以消毒面积适当加大)后,左手持酒精灯靠近针刺部位,右手以握笔姿势持针,将针体在酒精灯上烧红。将烧红的中号火针对准肿的部位进行点刺,待组织液及血液流出后,用棉棒微微挤压针口处,以利于内部瘀血排出,局部再进行严格消毒以防感染。背俞穴和督脉采取排刺。治疗时术者手法要熟练、轻巧,做到速刺疾出,严格掌握针刺深度,阿是穴无需过深,以组织液充分流出为度;督脉深度为0.5厘米,背俞穴针刺深度为1.5厘米。嘱患者施术当日避免洗浴,如出现针孔灼热、微肿或瘙痒等现象是火针的正常反应,切勿搔抓。

治疗过程:每隔1周治疗2次。同时服用加减阳和汤。一般使用火针1~2次之后便可长出毳毛。多在3周内有明显疗效。忌烟酒及辛辣、鱼腥食品。

二、临证明理

该病患者多素体阳虚，营血不足又因精神紧张，情志不畅，脏腑虚损，导致寒凝痰滞，血瘀毛窍致漫肿无头，毛根空虚，毛发失养脱落。针刺阿是穴局部后流出的不是脓物，而是血冻样物质，说明此证是阳虚阴疽，而非阳热实证，所以也说明了不适合现代医学的抗生素治疗，因为其多为寒凉性质，用久更伤正气。祖国医学很早就有记载，《外科正宗》称"油风乃血虚不能随气荣养肌肤，故毛发根枯脱落成片。"发为血之余，心主血脉，脾主统血，心脾两虚则血虚、睡眠差、多梦、易惊醒，平时注意力难以集中。正虚则邪风易入，《针灸聚英》云："风致难疾，尤宜火针而获功效，盖火针大开其孔穴，不塞其门，风邪从此而出。"火针治疗借烧红针身的热力刺激穴位和部位来增强人体阳气，鼓舞正气，调节脏腑，激发经气，温通经脉，活血行气，祛瘀生新。

因患者患病诱因是经常熬夜，结合舌脉分析其正气虚弱，故用黄芪补气扶正，托毒生肌，此药可用于疮疡中期正虚毒盛不能托毒外达者；后又重用白术健脾益气、燥湿，此药为健脾益气第一要药，在补益同时利于脓包自然吸收；重用白芷用其燥湿消肿排脓之效，在前方固本的基础上透邪外达；重用天花粉消肿排脓之效，加强透邪之力；二至丸补肝肾而不滋腻，在邪去七八之时加入可防祛邪伤正，肝肾为气血之本，可以从根本上增强御邪能力；远志、夜交藤、首乌等安神乌发及活血之品，做到标本同治，提高生活质量。

坚持复诊，脓肿逐渐变小，第四次复诊时，脓肿明显变小，颜色变淡，并且表面有些许新生毛发，在枕部几处毛囊出现白色脓头，为邪气欲出，有向愈之势，患者继续坚持治疗。治疗6周后毛发生长良好，整体疗效显著。

注意事项：①针刺前必须将火针烧至红透，针刺需快进快出，以减轻痛苦，提高疗效；②治疗要重点突出，针对病发处施针为主，周边为辅；③针药并用，标本同治，体现中医特色；④医患要积极配合，患者要注意休息，注意饮食，加强锻炼，加强信心，及时复诊。

运用此法简便便宜，疗效显著，值得推广。

本文作者简介

李岩，简介同上。

蔡志敏，女，天津中医药大学2009级硕士研究生，师从天津市公安医院李岩副主任医师，为贺普仁教授再传弟子。

第七节 斑秃临证针方

一、病 例

病例 患者，李某某，男，28岁。

斑秃月余，近期加重，睡眠不佳。患者4个月前左后脑头发脱落，面积约1厘米×1厘米，1个月前，脱发面积突然增大，伴寐差、多梦、入睡易惊醒，平时注意力难以集中。来诊后采取火针配合中药汤剂治疗。第一次复诊，患处出现黑色毛点，第二次复诊，患处长出灰白色细软毳毛，第六次复诊，患处面积缩小至1厘米×1厘米，新发长出0.5～1厘米，色黑同周围头发，较细软。第八次复诊患区全部长出毳毛，新发牢固，色黑，密度、粗细同健发。

四诊：患者自主体位，神清，查体合作。未闻及异常声音及气味。语言流利，应答自如。舌淡苔薄，舌边有齿痕，脉弦细。

查体：查头部左后侧见一脱发区，面积3厘米×3厘米。

辨证：心脾两虚。

治疗原则：温通经脉，祛瘀生新。

取穴：阿是穴（斑秃区），肺俞，心俞，膈俞，肝俞，脾俞，肾俞。

配合中药：当归，首乌，女贞子，墨旱莲，白芍，黄精，莲子心，夜交藤，桔梗，枳壳。

刺法：①阿是穴：患者坐位。用碘伏、酒精消毒皮肤,随之用一多头火针烧针以消毒针具,采用速刺疾退法从脱发区边缘向脱发区中心密刺,每次选取2~3处。②背俞穴:患者俯卧位,消毒后用单头火针点刺,针后不做处理,若出血,待血自止。

治疗过程:每周治疗2次,一般使用火针1~2次之后便可长出毳毛。针后2天内勿洗患处,同时忌烟酒及辛辣、鱼腥食品。

二、临证明理

该病多因精神紧张,情志不畅,脏腑虚损,气血亏虚,血瘀毛窍,致毛根空虚、毛发失养所致。《外科正宗》称"油风乃血虚不能随气荣养肌肤,故毛发根枯脱落成片。"发为血之余,心主血脉,脾主统血,心脾两虚则血虚,睡眠差,多梦,易惊醒,平时注意力难以集中。正虚则邪风易入,《针灸聚英》云:"风致难疾,尤宜火针而获功效,盖火针大开其孔穴,不塞其门,风邪从此而出。"火针治疗借烧红针身的热力刺激穴位和病变部位来增强人体阳气,鼓舞正气,调节脏腑,激发经气,温通经脉,活血行气,祛瘀生新。火针散刺患处以温通局部气血,点刺背俞穴以增强机体正气,使生发有源,固发有根,新发有养。

中药以当归、首乌活血养血,以二至丸合白芍、黄精等补益肝肾、滋阴养血。佐以安神清心之品如莲子心、夜交藤等改善睡眠;以桔梗、枳壳宣肺理气,促进毛发生长。

本文作者简介

李岩,简介同上。

张品,女,天津中医药大学2008级硕士研究生,师从天津市公安医院李岩副主任医师,为贺普仁教授再传弟子。

第八节　亚健康态临证针方

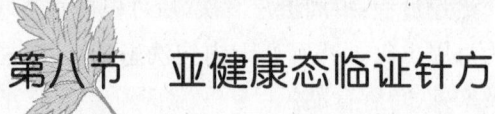

一、病　例

病例　患者,张某某,男,41岁。

失眠2周伴头痛1周余。患者诉由于工作劳累,压力过大,于2周前出现失眠,夜不能寐,继而头痛。白日周身疲乏困倦,急躁易怒,血压140/80mmHg,其他理化检查均正常。来诊后采用强通法治疗。治疗一次后,患者自觉一身轻松,睡眠症状有所缓解。治疗3次后,睡眠症状完全改善,情绪亦已平稳,后以中药调制而愈。

四诊:患者神清,精神可,自主体位,查体合作。未闻及异常声音及气味。语言流利,应答自如。舌边尖红,苔黄腻略干,脉弦滑。

辨证:肝阳上亢。

治疗原则:平肝潜阳。

取穴:膏肓俞、四花穴(膈俞、胆俞)。

刺法:应用强通法。患者取坐位或俯卧位,暴露背部,在膏肓俞、膈俞、胆俞以75%的酒精充分消毒后,采用贺氏强通法之速刺法,即先用左手拇指中指捏住应刺部位,右手持三棱针迅速刺入皮内1~2分深后立即将针退出,同时用手挤压局部,使血液尽快流出,后在三穴施以拔罐使血液能够充分流出。保留时间视出血量而定,多在5~10分钟,出血量以10~15ml为佳。

治疗过程:每隔1周治疗1次。治疗3次后睡眠症状完全改善,情绪亦已平稳。后以中药调治而愈。

二、临证明理

古代针灸典籍中曾记载多种方法治疗类似于亚健康状态的慢性虚损性疾患,其中就包括膏肓俞和四花穴的运用,膏肓俞和四花穴均属于足太阳膀胱经,且均位于背部。《备急千金要方》云:"膏肓俞无不治,主羸瘦虚损,梦中失精,上气咳逆,狂惑忘误。"《循经考穴编》亦云:"膏肓俞主五劳七伤,诸虚百损……骨蒸盗汗……举重失力,四肢倦怠,目眩头晕,脾胃虚弱……"四花穴之名见于《针灸聚英》,为膈俞与胆俞两穴的合称。崔知悌云:"灸骨蒸劳热,灸四花穴"(《针灸聚英》)。《难经》云:"血会膈俞。"《循经考穴编》云:"膈俞主诸血症妄行及产后败血冲心,骨蒸咳逆,自汗盗汗

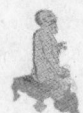

……胆俞主胸胁痛，干呕吐，口苦咽干，胆家一切症，亦治骨蒸劳热……"《针灸四书》云："膏肓、肺俞、四花主治传尸骨蒸，肺瘦。"《行针指要歌》中亦指出膏肓，百劳可治虚劳。现代大量临床报道和实验研究也验证针刺或艾灸此三穴对于虚损性疾患有良好的治疗作用，如肺纤维化、慢性支气管炎、百日咳等。《现代针灸全书》(刘公望著)记载："膏肓俞为一切血症常用穴。"有人报道，针刺此穴可改善恶性贫血。强通法为贺普仁教授所创"针灸三通法"之一。《灵枢·小针解》曰："宛陈则除之者，去血脉也"，通过祛瘀以通经，因瘀血是病理产物，又可成为致病因素，若瘀血阻滞经络，最好的方法莫过于刺破血络，以泻血祛瘀。若无瘀血，由于气血相互依存，《素问·阴阳应象大论》曰："血实宜决之"，即通过决血以调气，以起到通经活络的作用。通过经络之全身调节作用以及脏腑间的生克制化、表里关系的作用，使相应的脏腑功能改善。强通法通过直接刺血以调血，又以血调气，从而达到调整和恢复脏腑气血功能的目的。正如《素问·调经论》中所说："病在脉，调之血，病在血，调之络。"这也正体现了贺普仁教授所提出"病多气滞"的思想，其以"气滞则病，气通则调，调则病愈"的思想指导临床治疗，故在膏肓俞、膈俞、胆俞三穴采用强通法以达到去瘀生新、补虚泻实的作用，在临床实践中也确有疗效。

本文作者简介同上

第九节 下肢复发性丹毒临证针方

一、病 例

病例 患者，张某，男，74岁。

左下肢出现红肿胀痛，伴膝盖周围青筋暴露如蚯蚓状，半年余。患者2年前左下肢出现红肿胀痛，经诊断为下肢丹毒，经相关治疗后缓解。于2009年10月复发至今半年余，故来诊。

其他病症：有脚气病史和静脉曲张史。

四诊：患者自主体位，痛苦步态，神清，查体合作。触及患处有疼痛感，未闻及异常声音及气味。语言流利，应答自如。舌边有齿痕，脉沉细。

查体：患者左侧下肢见皮肤黏膜破损，局部皮肤颜色呈现深红色，部分区域呈黑色，病损局部皮肤温度明显高于正常皮肤。左下肢膝盖处青筋暴露，尤其是足太阴脾经循行处明显，如蚯蚓状。

辨证：湿热阻滞，热毒郁于肌肤。

治疗原则：温散郁结，通经活络，止痛消肿，清泄热毒。

针法针方："针灸三通法"理论指导下，结合其发病部位与解剖特点，采用强通法与温通法结合。

取穴：病灶部皮肤阿是穴。在膝盖周围寻找阳性血络，即紫暗色充盈的小静脉。

刺法：碘伏常规消毒局部皮肤，复取粗火针于酒精灯外焰上烧针，针身烧红长度与刺入的深度相等。待针身烧至通红后，对准病灶部位快刺入，大多采用密刺法，即根据病灶皮肤面积，每隔2厘米×2厘米刺一针，深度0.5~1cm。针后常见黄色组织液和深色血液流出，出血时勿压迫止血，待血自止。

再于病灶部皮肤周围寻找阳性血络，即紫暗色充盈的小静脉。用碘伏、酒精消毒局部皮肤，随之三棱针烧灼消毒，采用缓刺法刺阳性血络。每次选取二三处，当刺中瘀滞日久且充盈的静脉(阳性血络)时，以手指探求"落空感"刺之，出血常呈抛物线形向外喷射，刺后喷射黑血3分钟，出血颜色变浅后血自止，每周治疗2次，一般治疗3次左右，阳性血络就可恢复正常。

治疗过程：每周治疗2次，后可根据病情好转改为每周1次。针后2天内勿洗患处，同时忌烟酒及辛辣、鱼腥食品。

二、临证明理

丹毒是较为常见的外科感染性疾患，祖国医学认为本病多因火邪侵犯血分，热邪郁于肌肤而发，或因体表失于卫固，邪毒乘隙而入，或因破伤感染以致经络阻滞，热毒蕴于肌肤而发。发于下肢者多偏于湿热。治宜清热凉血、解毒化湿，故针刺用泻法。针刺这些疾病的血络有以下3个共性特点：其一，病程较长，一般超过3年；其二，血络颜色深，呈紫黑色或紫红色；其三，血管充盈，高于皮肤。

人体在正常状态下，中、小浅静脉在皮肤下若隐若现，充盈度适中，血管壁颜色不会呈紫黑色，而是呈淡青色。生理状态下静脉压是很低的，此时刺破静脉血管只会出几滴血，当刺到某些瘀滞日久且充盈的静脉时，出血是呈抛物线形向外喷射的，且随时间的改变而逐渐减弱，直到出血颜色变浅后自止。正如《素问·刺腰痛》曰："血变而止"，"见赤血而已"。

凡这种静脉血管出血都是"血出而射者"，时间可以从几秒到几分钟，出血量从几毫升到几十毫升，甚至到一二百毫升。"血出而射者"句出自《灵枢·血络论》，在《黄帝内经》卷二十三量络刺及《针灸甲乙经》之"奇邪血络第十四篇"均有完全相同的记载。对于本句的解释有些医家认为是动脉血，笔者根据原文出处篇章上下文和《黄帝内经》其他篇章的有关内容，以及现代临床应用刺血中出血现象，认为"血出而射者"多是静脉血。

刺血的位置选取，《灵枢·经脉》云："故诸刺络脉者，必刺其结上，甚血者虽无结，急取之以泻其邪而出其血。"《灵枢·血络论》云："黄帝曰：相之奈何？岐伯曰：血脉盛者，坚横以赤，上下无常处，小者如针，大者如筋，即而泻之万全也。"选取体表的这些随疾病的差异而有规律地分布于经络附近的"畸络"是很重要的，这种"畸络"一般颜色较正常静脉深，有的甚至是紫黑色。小的像针，大的像筷子，且充盈而高于皮肤。

《灵枢·小针解》指出："菀陈则除之者，去血脉也"，即凡瘀滞过久的疾病，均可用刺络方法治疗。《素问·调经论》云："血有余则泻其盛经，出其血。"火针又具有温散郁结，通经活络，止痛消肿，清泄热毒等功效。火针刺络放血治疗下肢复发性丹毒是强通法与温通法的有效结合。

本文作者简介

李岩，简介同上。

郭健，女，天津中医药大学2009级硕士研究生，师从天津市公安医院李岩副主任医师，为贺普仁教授再传弟子。

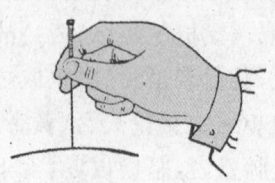

第二十五章 针方明理——弟子传人临证针方(3)

第一节 带状疱疹临证针方

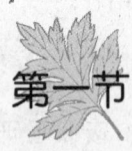

患者,李某,女,61岁,汉族,2010年5月20日初诊。患者于2010年5月17日感觉左侧胁肋部不适,疲倦乏力,次日左侧胁肋部胸$_8$～胸$_{12}$节段出现淡红色皮疹,沿身体左侧呈带状分布,患者自觉疼痛难忍,疼痛如针刺,持续性疼痛,彻夜难眠,遂来针灸科治疗。刻下症见:左侧胸$_8$～胸$_{12}$节段可见淡红色皮疹,呈带状分布,皮损可见绿豆大小水疱,簇集成群,约有3簇,皮损面积约:$[(0.2×0.4)+(0.2×0.6)+(0.1×0.4)]$平方厘米,患者自述疼痛剧烈,疼痛性质为针刺痛,持续性疼痛,胸剑结合部憋闷,纳少,大便量少,小便色黄,舌质淡,舌体胖大,舌苔白腻,脉濡细。中医诊断为火丹,证属脾虚湿蕴。西医诊断:带状疱疹。治以健脾利湿,通络止痛。治疗使用毫火针配合艾灸法,取穴:局部阿是穴。方法:在疱疹起止两端及中间选定好针刺部位,用75%的酒精行皮肤常规消毒,以"毫火针"(规格为0.35毫米×25毫米的不锈钢毫针),三支为一单位,烧红后迅速点刺皮损处的水疱、丘疹及红斑,然后使用艾条熏灸皮损部位约20分钟,治疗结束后,以消毒棉球擦净局部皮肤表面。为预防感染,治疗后2小时内不可洗浴针刺局部。如是治疗,每日一次,患者于治疗当天疼痛开始缓解,皮损处水疱逐渐干涸结痂,此后症状逐渐减轻,治疗6天后疼痛完全消除,皮损愈合,临床治愈。

临证总结:带状疱疹是临床常见疾病,多发于中老年人,发病期间常伴有剧烈神经痛。本病案患者体质素虚,于发病前经历丧母之痛,以致脾之运化功能失司,水湿内生,从而出现食欲不振、少气乏力,加之适逢春夏两季交替,雨水较多,气候潮湿,外感湿邪,侵犯胁部,发为皮疹。毫火针配合艾灸法治疗带状疱疹旨在利用火针以热祛湿、温经驱邪止痛、生肌敛疮,同时利用艾灸以温阳化气、通络止痛、引邪外出,当天治疗后疼痛明显减轻。治疗6天后疼痛完全消除,皮损愈合,临床痊愈。

本文作者简介

黄石玺,男,毕业于广州中医药大学,现任中国中医研究院广安门医院针灸科主任医师,1983年从事临床、科研、教学工作,致力于针灸镇痛、带状疱疹、周围性面神经麻痹、脑血管病、偏头痛的临床治疗及研究。1985年贺普仁教授到广安门医院传授火针知识,其后黄石玺临床应用火针治疗患者,并积极推广。2002年主持负责中国中医管理局研究课题"火针赞刺法治疗带状疱疹的临床疗效再评价及技术操作规范的研究"荣获中国中医科学院科学进步二等奖,2006年主持负责广安门医院所级课题"'改良火针'治疗带状疱疹后神经痛的临床研究",2008年中国中医科学院第三批中医优势病种临床研究项目"毫火针赞刺法与毫火针加灸法治疗中老年带状疱疹平行对照研究"(在研);主要参与首发基金自主创新项目"不同极电针刺激促进周围神经病变修复的疗效评价"及参与多项国家、局级课题的研究。

耿美晶,女,毕业于北京中医药大学,现于中国中医科学院广安门医院针灸科进行研究生阶段学习,师从于针灸科黄石玺主任医师,参与中国首都医学发展科研基金项目1项:毫火针配合温和灸缓解带状疱疹后神经痛及改善生活质量的研究。同时参与中国中医科学院中医治疗特色和优势病种项目1项:毫火针赞刺法与毫火针加灸法治疗中老年带状疱疹平行对照研究。对于毫火针及灸法的临床应用有较为深刻的了解。

第二节 子宫肌瘤与卵巢囊肿临证针方

典型病例1:安某某,女,39岁。

2005年7月妇科检查时,发现左侧卵巢囊肿3.8厘米×4.0厘米。

病史:其他疾病:腰有时疼痛

面色红润,舌淡,脉缓左弦,月经正常。

查体:左侧少腹有压痛,白带少量。

辨证:肝郁脾虚。

治则:疏肝解郁。

针法:用微通法、温通法。

取穴:关元、中极、水道、归来、三阴交、阳陵泉。

刺法:用温通法之用火针点刺关元、中极、水道、归来;用微通法之毫针刺入关元、中极、水道、归来,针深1~1.5寸;三阴交刺入0.8寸。

结果:用以上方法15次为一疗程,用2个疗程后经B超检查,囊肿消失,临床痊愈。

典型病例2:王某某,女,50岁。

2008年8月体检查出子宫肌瘤,2个瘤体大小分别为3.9厘米×3.6厘米和2.6厘米×1.8厘米。

其他疾病:体胖,胃脘胀满。

四诊:面色黄,舌胖,苔厚,腰酸脉左弦滑。月经大致正常。

查体:体胖,小腹压痛,血压正常。

辨证:痰湿阻滞,脾虚湿胜。

治则:健脾燥湿,化痰通络。

针法:用微通法,温通法。

取穴:关元、中极、水道、归来、三阴交、太冲、照海、痞根、足三里。

刺法:用温通法之火针点刺关元、中极、水道、归来、痞根、八髎,再用微通法之毫针先补后泻刺入以上穴位,针深1~1.5寸。

结果:经过30次的治疗,经B超检查2.6厘米×1.8厘米的瘤体已消失,3.9厘米×3.6厘米的瘤体已缩小为1.9厘米×1.6厘米,又经过3个疗程治疗后B超检查1.9厘米×1.6厘米的瘤体也已消失,临床痊愈。

临证总结:笔者有幸随贺普仁教授学习,受贺普仁教授亲传。在临床实践中,应用"针灸三通法"治疗子宫肌瘤、卵巢囊肿效果显著。随着现在生活习惯、社会环境的改变,一些慢性疾病成为影响人类生活的主要因素。现代医学认为子宫肌瘤的发生可能与雌激素的刺激有关,传统医学认为该病由情志失调、忧思过度引起肝脾不调,致使冲任失调、气血瘀滞或痰湿凝滞郁久而成。卵巢囊肿是卵巢肿瘤的一种,是女性生殖系统中最常见的一种,可分为良性和恶性,二者发病之比为9:1。良性卵巢囊肿以假黏液性囊腺瘤、浆液性囊腺瘤最为多见,多因情志不遂、月经不调、脾不健运、痰湿内停,加之气血凝滞,日久结聚不化而成。

治疗子宫肌瘤、卵巢囊肿以"针灸三通法"之微通法、温通法为主,疗效确切,可使患者免受手术之痛。应在基层大力推广"针灸三通法",使这一优秀疗法造福于广大民众,为更多患者解除痛苦。

本文作者简介

许桂臣,男,高中毕业后随父亲许明达(贺普仁教授的师弟)学习中医,1985年在保定卫生干部培训学校学习进修,1985年至今一直从事中医临床工作。1997年被贺普仁教授收为入门弟子,跟随贺普仁教授学习针灸3年,受到老师的亲传。现在河北保定明达中医诊所行医。

第三节　失眠临证针方

在临床中遇到许多失眠患者,大多数人都服过安眠药物,经多方治疗效果不理想,非常痛苦,经人介绍来我处针灸治疗,应用"针灸三通法"收到了意想不到的疗效,尤其是一些多年顽固性失眠患者非常满意。

典型病例1:贾某某,女,49岁。

失眠10年,于2010年2月25就诊。

平时晚上爱思考问题,后来就逐渐睡中易醒,醒后不能入睡(一般在半夜1点钟左右醒);后来就开始服用安眠药,至就诊前,效果不明显,且出现服安眠药物的副反应,四肢时常抽搐,心情抑郁,意乱心烦,疲乏无力。

其他病症:经常口腔溃疡,腰酸,纳可,二便正常。

面色灰暗,神情呆滞,舌胖尖红,有齿痕,舌苔白。脉沉细数。

辨证:心火亢盛,热扰心神,思虑过度,心肾不交。

治则:滋阴降火,交通心肾,养心安神,行气解郁,豁痰开窍。

针方:

第一组穴:四神聪、心俞、肾俞、大椎、腰奇。

第二组穴:内关、神门、中脘、足三里、丰隆(双)、三阴交、太冲、太溪、照海、劳宫。

刺法:毫针刺法。大椎向下平刺2寸,腰奇向上平刺2寸,左内关平刺3寸,其余各穴平补平泻,留针30分钟。

治疗计划:每日1次,连续针15天后休息。先针第一组穴留针30分钟,再针第二组穴,留针30分钟。

临证总结:第一组穴:交通心肾,清热通络,开窍安神。第二组穴:祛痰清浊,滋阴降火,行气解郁,通达气血。患者针3次后来诉夜晚能睡到凌晨四点,非常高兴。针10次后精神好转,双眼睛有神,能久坐。针20次后,能睡到早晨5:30,情绪稳定,针方基本不变,继续巩固治疗。

典型病例2　王某某,男,33岁。

晚上睡中易醒,醒后不能入睡3年;于2009年5月7日就诊。

患者从事商业活动,平时业务比较繁忙,思虑过多逐渐睡眠不佳,按摩、口服保健药均效果不显,经朋友介绍来我处针灸。

其他病症:广泛性脱发,小腹冷,大便稀溏,纳可。面色白,头发稀疏,舌淡苔白脉细。

查体:一般情况尚可。

辨证:思虑过度,心脾两虚,心神失养。

治则:补益气血,养心安神,温中补虚。

针法:微通法,温通法。

取穴:百会,上星(双),内关,神门,右足三里,三阴交,中脘,气海,天枢。

刺法:左内关刺入1.5寸,其他常规刺法,天枢、气海用补法。其余各穴平补平泻,留针30分钟。灸天枢穴10分钟。

结果:开始连续针10天,后隔日1次,共针20次。失眠已明显好转,临床痊愈,患者非常满意。

临证总结：按上述针方治疗 3 次后，夜晚醒后就能入睡，针法不变治疗 7 次后，晚上很快就能入睡，睡眠时间延长，且大便也成形了。连续巩固治疗 10 次。

在治疗失眠一症中，综合运用"针灸三通法"效果显著，比如对心火亢盛或心血瘀阻的病例，可加用强通法，在心俞、膈俞放血能收到很好的疗效，内关穴平刺 3 寸效果也颇佳。

本文作者简介

许涛，女，毕业于邯郸医学院，2000 年跟随贺普仁教授学习针灸，受到贺普仁教授亲传。2005 年被贺普仁教授收为入门弟子，现从事针灸临床工作。跟随老师学习的 5 年中，学到的不仅是针灸绝技，还有老师严谨的治学精神和高尚的医德对患者的平易近人，深受教育和鼓舞。现在河北保定明达中医诊所行医。

第四节　结节性痒疹临证针方

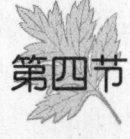

【**病例 1**】王某某，女，39 岁。

双下肢皮肤结节刺痒 1 年余。

患者 2007 年 3 月份自觉因食海鲜及酒类后出现皮肤瘙痒，尤以下肢瘙痒为重，抓挠后出现红色丘疹样结节，自行服用抗过敏药"开瑞坦"，未见明显疗效，逐渐刺痒难忍，抓挠后丘疹样结节表皮增厚变硬，后经北京某医院诊为：结节性痒疹，给予"反应停"以及激素类外用药治疗，药后初期刺痒症状部分缓解，不久症状即见加重。曾使用痒疹结节局部注射药物治疗，以及局部冷冻封闭治疗，均未取得满意疗效。于 2008 年 2 月份开始中药治疗至今，疗效不明显。

目前双下肢皮肤广泛丘疹样结节，结节表皮发硬呈黑褐色，结节周围有明显抓痕，部分结节表面破损后渗出液体，刺痒难忍，尤以夜间为重，伴有心烦、失眠、口干等症，月经调，纳可，二便调。

脉滑。苔白腻，舌质红。

辨证：湿毒瘀结证。

治则：祛湿解毒，活血散风。

针法："针灸三通法"联合应用。

针方：

①微通法：主穴　曲池，合谷，血海，风市，足三里，三阴交。

②温通法：阿是穴，痒疹结节局部。

③强通法：主穴　肺俞，膈俞，胆俞，八髎以及背部痣点。

针法：

①微通法取毫针刺入穴位，治疗初期施以泻法，治疗后期施以补法。

②温通法取三头中粗火针，烧至通红后速刺痒疹结节数下，不留针，以刺透痒疹结节为度，勿需刺太深，刺后如有少量出血，为局部湿毒瘀血外泄，不需按压止血，任其自止。

③强通法取三棱针挑刺肺俞、膈俞、胆俞、八髎及背部痣点，并加拔火罐，使其充分出血。

患者每周治疗 2 次，经第一次治疗后刺痒即见明显减轻，夜眠得安，第 10 次治疗后，痒疹结节已消退过半，刺痒已能忍住不抓挠，共经 15 次治疗，痒疹结节基本消退，个别未完全消退已无刺痒症状，部分结节消退后留有黑斑，是色素沉着所致，后经数次治疗均获消退，肤色恢复如初，随访一年未见复发。

【**病例 2**】张某某，女，56 岁。

周身皮肤多发结节伴刺痒 4 年。

患者自述 5 年前因蚊虫叮咬抓挠后双下肢皮肤出现丘疹，伴有瘙痒，因瘙痒难忍，反复抓挠后丘疹表皮逐渐增厚，颜色变深，呈黑褐色。当时曾诊为结节性痒疹，经中西医方法治疗症状缓解，但一直未彻底痊愈，近一年来症状呈加重之势，丘疹结节逐渐向周身扩散，目前除前胸及面部外，均广泛存在，尤以腰臀部及下肢为重，伴刺痒难忍，每晚需反复抓挠至出血方能缓解。近期在他医院进一步检查，活检病理示：角化亢进，棘层肥厚，真皮全层血管周围淋巴细胞浸润。确诊为：结节性痒疹。

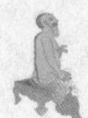

现四肢及后背腰臀部广泛丘疹样结节,结节表皮呈红褐色,腰臀部及下肢有数粒较大丘疹结节伴有触痛,可见明显抓痕,部分结节破溃留有血痕。伴有睡眠差,头痛,长期需服止痛片,时有头晕,纳可,二便调。

既往高血压病史3年。

脉弦滑。舌苔黄腻,舌边红。

辨证:湿热瘀结,肝阳上亢证。

治则:祛湿解毒,化瘀散结,平肝潜阳。

针法:"针灸三通法"联合使用。

针方:

①微通法:主穴 曲池,合谷,血海,风市,足三里,三阴交。配穴 四神聪,神庭,本神,内关,神门,太冲。

②温通法:阿是穴,痒疹局部。

③强通法:肺俞,膈俞,胆俞穴,八髎以及背部痣点。

针法:

①微通法取毫针刺入穴位,留针30分钟,治疗初期施以泻法,治疗后期施以补法。

②温通法取三头中粗火针,烧至通红后速刺痒疹结节数下,不留针,以刺穿痒疹结节表皮为度,勿需刺太深,刺后如有少量出血,为局部湿毒瘀血外泄,不需按压止血,任其自止。

③强通法取三棱针挑刺肺俞、膈俞、胆俞、八髎及背部痣点,并加拔火罐,使其充分出血。

治疗经过:患者隔日治疗一次,经10次治疗后刺痒疼痛得到明显减轻,头痛头晕症状未再发作,血压平稳;治疗2个月后,痒疹结节明显减少,刺痒进一步减轻,未见有新生痒疹结节,经近5个月治疗后,痒疹结节大部分消退,只偶有个别轻微瘙痒,可忍受不去抓挠,已经消退的痒疹结节局部皮肤变软,接近于正常皮肤,色素沉着逐渐变淡,有些已经接近正常皮肤。治疗5个月后,减少了治疗频次,每周治疗1次,以期维持疗效,直至结节完全消失。

临证总结:结节性痒疹是一种慢性炎症性皮肤病,以结节性皮损伴有剧烈瘙痒为主要特征,病因尚不十分明了,临床认为与毒虫叮咬,胃肠功能紊乱、内分泌代谢障碍及神经、精神因素有关。本病女性多见,皮疹为黄豆大至蚕豆大的不规则坚实结节,表面粗糙,呈红褐色或灰褐色,伴剧烈刺痒或伴触痛,由于抓挠,常见表皮剥脱、出血或结痂,结节周围皮肤有色素沉着及肥厚,苔藓样变,邻近皮损可密集成斑块或纵形排列,瘙痒剧烈。好发于四肢伸侧及手足背部,小腿伸侧更为显著,病程慢性,长期不愈。中医称本病为"麻疹",中医认为其是由风湿热毒聚集,气血凝滞形成结节作痒,或因素体湿热内蕴,复受毒虫叮咬,毒汁内侵与体内湿热之邪互结所致。治疗此症目前尚无特效药物,一般采取对症处理,往往未能有效控制,皮疹逐渐向全身扩散,常迁延多年不愈。

笔者应用"针灸三通法"联合应用治疗此症获得满意疗效,针对结节性痒疹病情顽固、瘙痒症状剧烈、结节性皮损坚实难消、证候多为虚实夹杂的特点。临床以三通法联合应用可起祛湿解毒,散风止痒,化瘀散结之功效,可对本病系统全面的调理治疗,起到治病求本、彻底治愈的目的。

微通法可起疏通经络,调和气血脏腑之功效。方中曲池、合谷分别为手阳明大肠经之合穴、原穴,善于开泄散风清热,也可调和肠胃;脾经之穴血海可清血中郁热,凉血解毒;足三里、三阴交调和脾胃、祛湿凉血;风市散风止痒。初期施以泻法,可祛邪以扶正,后期邪实渐清,施以补法可调和脾胃、益气养血,以扶正祛邪。病例2患者配穴具有平肝熄风、安神助眠的功效,兼治患者之失眠、头痛、头晕等症。

温通法在本症治疗中只使用火针疗法,火针可开门祛邪以泻邪实,以热引热,使火郁壅滞得泄,从而使热清毒解、新血得生、湿毒瘀结得散。对于结节性痒疹的主要症状——剧烈瘙痒,一般针后1～2小时即可明显缓解,止痒效果针一次可持续2～3天,在火针治疗中要把针烧红透,迅速扎透痒疹结节,直至结节根部,如有少量暗黑色血液流出,勿需按压止血,让其流净后自行凝结止住,此为湿热毒邪外溢。

强通法是以三棱针在特定穴位或部位刺络放血,可起清热解毒、活血凉血、疏通经络、调和气血之功效,针对结节性痒疹病因多为湿热瘀毒凝聚的特点,放血疗法功可泻血解毒、活血散结、散风止痒、清热安神、祛邪以扶正。临床应用中应根据患者不同体质,分清虚实程度,适当调节放血量,邪实较重时可加大放血量,如体质较弱者,则应减少放血量,少量放血可起活血养血之功,以扶正祛邪。方中肺俞宣肺行气,散风止痒;膈俞为血会,可行血凉血,血行风自灭,故可行血散风;膈俞与胆俞左右四穴又称四花穴,功可行血凉血,解郁散结;肺俞、膈俞、胆俞合用共奏行气活血、凉血解毒,解郁散结之效;八髎放血为贺普仁教授治疗牛皮癣的经验穴,笔者常应用于治疗下焦较重之皮肤病,疗效明显。

贺普仁教授创建总结的"针灸三通法",各法在临床治疗中均有其独特的疗效,往往单独使用即能取得良好的疗效,然而在治疗一些疑难顽固性疾病时,辨证地三法联合应用,可充分发挥各法的独特优势,大大地提高疗效,缩短疗程。

本文作者简介

吴有朋,男,2001年始随贺普仁教授学习,侍诊于旁,2002年正式拜师,出师后曾赴印度尼西亚开展针灸治疗2年,系统总结和实践了随师所学。通过临床辨证联合使用"针灸三通法",大大提高了疗效,缩短了疗程,临床最深的体会是中医的灵魂在于整体观念以及辨证论治。"针灸三通法"的灵魂也在于此。

第五节 子宫脱垂临证针方

病例 范某某,女,45岁。

阴道内有异物感5年,近一年加重。

患者于5年前开始阴道有下坠感,尤以久站、久蹲、体力劳动后症状明显,近一年来,患者自觉阴道内有物下脱到阴道口,有时行走过多或遇劳后可下脱到阴道口外,平卧时可回纳,伴腰酸,神疲乏力,面色无华。舌淡,苔薄,脉弱。经当地医院妇产科诊为"子宫脱垂Ⅰ度重"。

病因病机:脾虚不固,中气下陷,胞络松弛。

治疗原则:健脾,补肾,益气,固胞。

取穴:百会,关元,大赫,气冲,子宫,三阴交,大敦。

刺法:百会加灸,关元、大赫、气冲直刺1.5寸,三阴交直刺1寸,大敦直刺0.3寸,子宫穴向耻骨联合方向斜刺2～3寸,"得气"后小腹有明显抽动感,可加灸。各腧穴均可加火针点刺。针刺前患者平躺,垫高臀部,把脱到阴道口之物推入阴道,使子宫回纳再行治疗。针灸治疗隔天一次,每次留针30分钟。针后患者即觉阴道内异物感减轻,针10次后症状基本消失。

方义:百会穴在巅顶,为督脉之经穴,可升提阳气,为"下病高取"、"陷者举之"之意;关元为任脉经穴与足三阴经交会,可健脾益肾固脱;大赫为足少阴经与冲脉交会穴,《会元针灸学》曰:"大赫者经气阜聚,大兆民生",故名"大赫",内应胞宫精室,具强肾益精之功;气冲冲脉与足阳明经交会穴,《难经·二十八难》云:"冲脉者,起气冲。"《针灸甲乙经》云:"冲脉者,五脏六腑之海也,五脏六腑皆禀焉。"本穴为冲脉所起,冲脉通受十二经之气血,其气壮盛;足阳明、足少阳经脉之气亦出入于此。《灵枢·经脉》云:"足阳明胃经之脉……下挟脐入气街中……下至气街中。""胆足少阳之脉……循胁里,出气街。"此穴具舒宗筋、散厥气、调血室、理胞宫之效,配三阴交可健脾益气。大敦为足厥阴肝经井穴,肝经循行少腹,系络胞宫,故取此穴,可疏肝、治疝、调血、理下焦。其主治病症《针灸大成》中云:"妇人血崩不止,阴挺出,阴中痛。"子宫为经外奇穴,是治疗阴挺的有效穴有调理冲任,行气化血之功效,《备急千金要方》云:"妇人胞下垂注阴下脱,灸侠玉泉三寸,随年壮,三报。"火针可扶正助阳,火针点刺各腧穴可增强其升阳举陷之功效。

临证总结:子宫脱垂是妇科常见病之一,是指妇女子宫下脱,甚则挺出阴户之外。祖国医学称之为"阴脱"、"阴挺",多因体质虚弱,中气下陷,房劳多产,胞络损伤,不能提摄子宫,或因肾气亏虚,带脉失约,冲任不固而系胞无力所致。阴挺按其临床表现可分为三证:脾虚下陷,肾虚不固,湿热下注。《医宗金鉴·妇科心法要诀》云:"妇人阴挺或因胞络损,或因分娩用力太过,或因气虚下陷,湿热下注。"治疗法则以益气固脱为主。治疗期间不宜参加重体力劳动,并建议患者多做腹肌及会阴部肌肉的运动,以增强盆底紧张力,还应积极治疗慢性疾病如咳嗽、贫血等,并增强体质。

本文作者简介

贺小靖,女,贺普仁教授嫡长孙女,毕业于天津中医学院,现任北京贺氏三通中医专科门诊部主任。临证擅长各种妇科疾病、皮肤病、外科病、各种痛证及儿童增高等。曾参予《针灸三通法操作图解》的编写工作,参予撰写发表在《中国针灸》杂志的学术论文《火针治疗痹证》,荣获了天津市科学技术进步三等奖。

自幼跟随祖父生活,从小受到传统医学的熏陶,并在祖父亲的言传身教下,进入了中医这一广阔领域。十余年来一直跟随贺普仁教授从事临床工作,在对各种疾病的治疗中,逐步领会了祖父所创立的"针灸三通法"的学术思想和治疗方法,同时也秉承了贺氏家传医德、医术的风范与技艺。

第六节 痛经临证针方

病例 王某,女,20岁。

诉曾在经期在外地旅游,冒雨涉水,出现痛经,之后连续几个月出现月经行经时小腹冷痛,用热宝后症状稍减,经行量少,色暗有血块,平素脾胃不好,畏寒肢冷。患者自主体位,神清,查体合作。未闻及异常声音及气味。语言流利,应答自如。舌淡苔白,脉沉紧。

辨证:外感寒邪内扰胞宫、寒凝气滞。

治疗原则:温经散寒,活血化瘀,理气调经,缓急止痛。

取穴:主穴 关元,中极,次髎,督脉,背俞穴。配穴 背穴穴。

刺法:火针配合毫针,腹部穴针刺深度为1.5寸,督脉深度为0.3寸,背俞穴针刺深度为0.5寸,火针后诸穴毫针留针,中极加灸。

要求患者根据针刺部位取仰卧或俯卧位,对需针刺的部位进行常规消毒后,左手持酒精灯靠近针刺部位,右手持针,将针体在酒精灯外焰上烧红。将烧红的细火针对准穴位进行点刺。针刺治疗时术者手法要熟练、轻巧,做到速刺疾出,严格掌握针刺深度。嘱患者施术当日避免洗浴,如出现针孔灼热,微肿或瘙痒等现象是火针的正常反应,切勿搔抓。

治疗:该法隔日1次,从经前7日至行经结束,每月一疗程,病情性质和轻重不同治愈疗程亦不同,多在3个疗程内显效。病久、病情复杂,若有想尽快起效者可配合证型予以内服中药治疗。治疗时应注意经期卫生,饮食清淡,避免重体力劳动,剧烈运动及精神刺激,防止受凉,过食生冷酸涩油腻食物。因痛经原因甚多,必要时可做妇科检查,明确诊断而后施治。该患者为外感寒邪,本身体质尚好,经过一疗程治疗痊愈。

方义:关元穴是任脉经穴,为女子蓄血之处,可通调冲任脉气,通经行血,也是任脉与足三阴经交会穴,故可温补肝肾、益精调经。中极穴可调经血,理下焦。次髎穴可调经活血,理气止痛。督脉总督一身之阳,为"阳脉之海",具有调节全身诸阳经经气之功能,故取之可通调诸阳,通而不痛。清代徐灵胎言:"妇人之疾与男子无异,惟经、带、胎、产之病不同,且多癥瘕之病,其所以多症瘕之故,亦以经、带、胎、产之血,易于凝滞,故较之男子为多。"《金匮要略》中指出:"妇人之病,因虚、积冷、结气,为诸经水断绝,至有历年,血寒积结胞门。"由此可见妇科病的发生多因体虚、积冷、气滞所致血的异常而发病,正所谓"气伤痛,形伤肿。"火针集针、灸、罐的功能于一体,有借火助阳、温通经络、开门祛邪、以热引热、散寒除湿、消散结的作用。火针疗法对于妇科疾患其他病种同样有效。

临证总结：痛经是非常常见的妇科疾患，中医认为本病主要由于寒湿凝滞或肝郁气滞导致气血运行不畅，经血滞于胞中而痛，或由于肝肾亏损，气血虚弱，冲任脉虚，胞脉失养而致。用火针温热刺激穴位，激发经络之气来调整改变机体的病理状态，可达到疏通经脉，调和阴阳，扶正祛邪的目的。

本文作者简介同上

第七节　颈淋巴结核临证针方

病例1　高某某，女，27岁。

右侧颈部硬结月余。

右侧颈部长一硬结月余，初如黄豆大小，继之发展成核桃大小，经某医院检查，诊断为"颈淋巴结核"，唯恐患上不治之症，食欲不振，精神委靡，前来我院诊治。

其他病症：无

体瘦面黄，舌体淡苔薄黄。局部按之有滑动感，脉细数弦。

辨证：肝气郁结。

治疗原则：舒肝解郁。

取穴：局部火针点刺。

刺法：用粗火针于肿物头、体尾点刺数针。进针间距1~1.5厘米左右，针刺深浅视病灶而定，进针点多落在病灶与正常组织交界处为宜。

治疗计划：火针点刺，不留针，每周1次。

三诊后肿物缩小，加针刺曲池透臂臑，五诊后肿物消逝。

病例2　李某某，女，23岁。

左面颊部先天性血管瘤。开始如米粒大小，成年后长成片状，面积达左面部的2/3。

精神佳，面色正常，左颊部见血管瘤6厘米×6厘米，质地硬，边缘不清。

切诊：脉象细数。

辨证：瘀血阻络。

治疗原则：温通血脉，软坚化瘀。

取穴：局部阿是穴。

刺法：细火针迅速点刺数次，出血。

治疗计划：火针点刺出血，每周1次。

6次火针治疗后，血管瘤停止发展，质地稍软，颜色变淡，继续火针治疗19次后，血管瘤基本消失。

临证总结：火针具有双重作用，一是针刺作用，二是灸法作用。通过烧红的针体，利用温热之力刺激穴位和人体的一定部位，增补人体阳气，驱动体内经气，调节脏腑功能，使寒邪祛散、经络畅达、气血调和，达到治愈疾病的目的。

临床上利用火针疗法治疗瘰疬、血管瘤取得了一定的效果，说明火针具有很强的软坚散结、通络消肿的作用，火针疗法为针灸治疗器质性病变开创了新路。

禁忌证与不宜：糖尿病者、大血管和主要脏器部位禁用。火针后忌食生冷食物，当天不宜洗澡以免针孔感染，另外精神过于紧张、饥饿、劳累过度，不宜采用火针。

要领：进针穴位准确，快进快出。

本文作者简介

时民，男，毕业于北京中医药大学网络教育针灸专业，中医师，现任北京市丰台区卢沟桥国医院副院长，北京"针灸三通法"研究会会员。贺普仁教授入室弟子时景水之子，贺普仁教授嫡传师孙。自幼受父亲家庭教育酷爱中医针灸，多年来在针灸临床上潜心钻研、虚心好学，努力提高医德修养和医功的修炼，对"针灸三通法"有较深的认识，尤其在火针的治疗方面，取得了较好的疗效，为许多患者解决了疾病的痛苦，深受患者好评。

第八节　脂肪肿症临证针方

病例　金某某，男，45岁。

项脖部有肿物5年，变大2个月。

患者5年之前做工作劳累,在脖部后侧的左边处发现一肿物,大小为大约3厘米×3厘米。

西医诊为脂肪瘤？纤维瘤？

最近2个月无明显诱因肿物突然变大,2008年8月6日超声检查显示颈部左后侧有肉肿,8厘米×5厘米。建议手术治疗。后患者来我院求治。

刻下见项部有肿物,8厘米×5厘米大小,无压痛,边界清楚。

体可,大便可,纳可,眠可。

脉细弱,舌可。

其他病症：无。

辨证：痰湿流注,结于皮下。

西医诊断：脂肪瘤。

中医诊断：痰核,肉瘤。

治疗原则：温通经脉,祛湿化痰,散结消肿。

取穴：阿是穴。

针法：温通法。

刺法：用细火针,用缓刺法点刺局部。

治疗过程：治疗开始第一,第二周用细火针,点刺肿物的中央与周围每次大约各刺10针,每周3次,用缓刺法。火针治疗3次后肿物减消。第三周开始,一周治疗2次,继续用细火针、缓刺法。第四周,肿物有明显的缩小,质变软,因此改用中粗火针,仍用缓刺法,针至肿块深部。同时针后拔火罐,利用其吸拨作用将瘤内黏液吸拨出来。隔一周用火罐一次。这是三通法中温通法和强通法的联合应用,共治18次,痊愈。

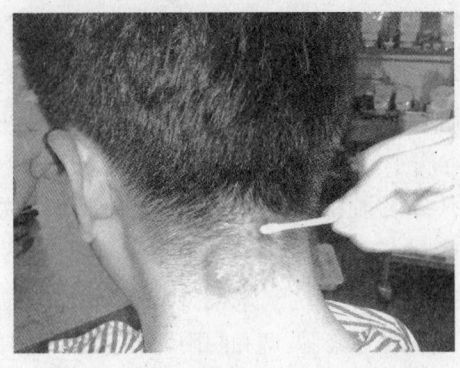

脂肪肿治疗中

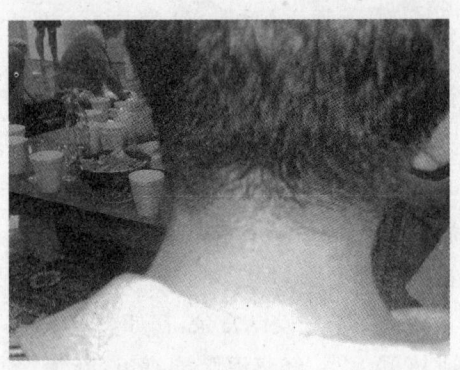

脂肪肿治疗后

临症总结：

贺普仁教授对脂肪瘤常用温通法取得很高的治疗率。笔者也对各种皮下肿瘤积累了很多痊愈的病例。笔者擅长治疗各种皮下肿瘤,如胶瘤(腱鞘囊肿)用火针1~2次即痊愈。胶瘤,脂肪瘤等各种皮下肿瘤采取火针疗法有一定的疗效。

笔者在临床中遇到患者在外阴部有肿物,每次过性生活时很痛苦。治疗该部位肿物也可用细火针、速刺法,点刺局部,1~2次痊愈。

临证总结：脂肪瘤是由增生的成熟脂肪组织形成的良性肿瘤。多见于40~50岁的成年人。瘤体质地柔软,圆形或分叶状,位于皮下,可以推动。瘤体大小不等,小的如枣大,手摸方能触知,大的可隆起皮面,但表面皮肤正常。肿瘤单发或多发,见于体表的任何部位,以肩、背、腹部为多见。多无自觉症状。血管脂肪瘤为一特殊类型的脂肪瘤,以年轻人较为多见,好发于下肢,可自觉疼痛,触之亦有压痛。

西医对脂肪瘤的治疗是手术切除,但手术切

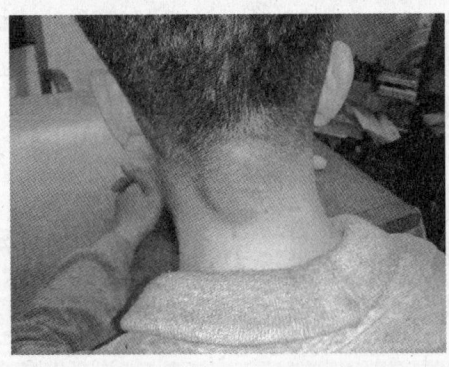

脂肪肿治疗前

除仅是治标的方法。手术后,脂肪瘤可能复发,而且因手术的刺激,很可能造成一个脂肪瘤变两个、两个变多个。手术刺激,还可能造成脂肪瘤的移位复发,如果体表脂肪瘤在术后转移到内脏器官上复发,不但危害大,而且治疗起来更加困难,甚至出现影响脏器功能的现象,这样就得不偿失了。因此,除了一些较大的、影响功能活动的或有疼痛感的脂肪瘤需进行手术切除外,一般都不予处理或保守治疗。

中药辨证治疗,一般采用健脾益气、清热除湿、理气化痰、活血通络、软坚散结等方药,对祛除病因、抑制脂肪瘤生长有较好的作用,但对已成瘤体本身的作用较弱,很难缩小脂肪瘤。常规的针灸疗法对脂肪瘤的作用与中药类似。

本文采用贺普仁教授的"针灸三通法"治疗取得了很好的疗效,原因是火针具有很强的温通作用,对阴邪凝聚的脂肪瘤有较强的消散作用。同时,火针有开门驱邪的功能,通过火罐将瘤内部分黏液吸拔出来,加快了脂肪瘤的萎缩。由于火针主要是通过疏通经络来消散瘤体的,因此瘤体不会在经络通畅的地方复发。如果要根除脂肪瘤在身体其他部位再生,还需通过中药或针灸做整体调理。

由于脂肪瘤的形成与脂肪代谢紊乱有关,因此要控制饮食,减少对含脂肪、胆固醇食物的摄入,对饮酒也要控制。多运动、保持乐观情绪是人体气血流畅的前提,因而也是防治"痰气凝聚"所致脂肪瘤的重要措施。

本文作者简介

姜声厚,男,韩国人,毕业于北京中医药大学。1996年为贺普仁教授的入门弟子。现于澳洲开办诊所,从事针灸临床工作。

第九节 小儿脑瘫临证针方

病例 患儿,女,两岁多。

母亲主诉:患儿在生产过程中难产,缺氧。在患儿3个月时发现与正常小孩不同。由于缺乏医学常识,没有去医院检查和治疗。半岁时发现患儿比别的小孩发育慢,腿和上肢不能运动,医院诊断为:脑瘫。治疗主要是帮助患儿运动肢体,效果不显著,患儿2岁还不会坐立,身体软瘫。后做针灸治疗。

手法:用贺普仁教授的针法。快速进针,快速出针,不留针。头部的四神聪,用针1寸或1寸半,平刺入1寸,留针1小时出针。要求患儿一周针灸2次。经过1个多月的治疗。疗效满意。

选穴:四神聪,风池,肺、心、脾、肝、肾等背俞穴,足三里,照海,昆仑,合谷,内关,外关,曲池,中脘,天枢,气海,阳陵泉,大杼,绝骨等穴。一周2次针灸。

孩子手脚抽搐强硬的症状缓解了,而且长高了2公分,体重增加了1千克。患儿会笑、站、走路,手也会做再见、拜谢等动作。

临证总结:小儿脑瘫,又称大脑性瘫痪,是自受孕开始至婴儿期的非进行性脑损伤和发育缺陷所致的综合征,主要表现为运动障碍及姿势异常。常合并智力障碍、癫痫、感知觉障碍、交流障碍、行为异常及其他异常。该病是一种难治性疾病,无特效疗法,属中医"五迟"范畴。

既往西医对脑瘫无良法处理,随着康复医学的发展,脑瘫的康复疗法取得了较大进展,成为治

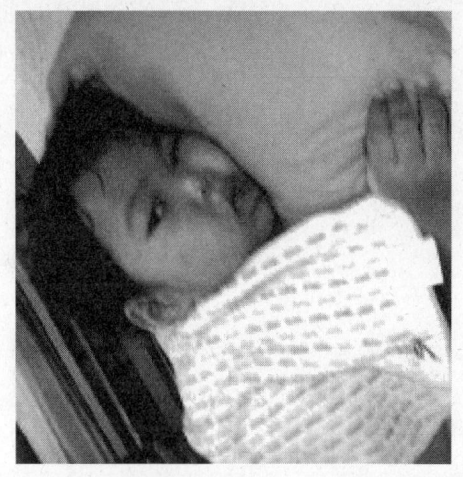

小儿脑瘫治疗前

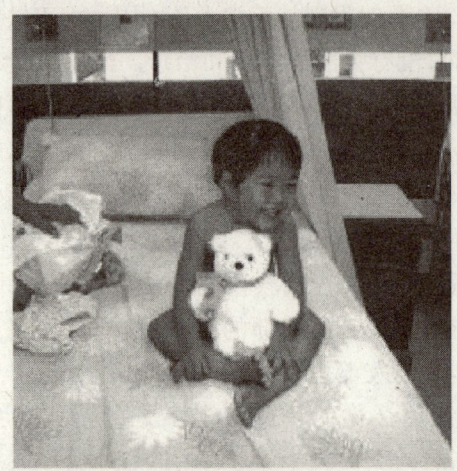
小儿脑瘫治疗后

疗的常规方法之一。手术矫形术也在不断进步，适用于有严重肢体运动障碍和年龄较大的患儿，一般4岁前，脑瘫以康复训练治疗为主，3～4岁后根据情况可以选择合适的手术治疗。手术并非能根治脑瘫，主要是为康复创造良好的条件，术后坚持康复训练才会有明显的改善。但总的来说，现代医学的方法仍然是对症处理，对脑发育不良尚无良法，且疗程漫长。

针灸疗法对"五迟"的治疗古人积累了丰富的经验，贺普仁教授对此进行了系统的总结，形成了一套较为有效的方法。该文主要采用了"针灸三通法"的治疗方法，四神聪平刺入1寸，留针1小时，属于较大的针刺刺激量，但不影响患儿的活动，因此可以被患儿接受，此法可以较好地改善脑功能，此穴也是治疗脑瘫的关键穴位。针刺肺、心、脾、肝、肾五脏俞穴，可以强壮五脏功能，对脑发育也有一定帮助。中脘、足三里强壮脾胃，以后天补先天。大杼为骨会，阳陵泉为筋会，用之可强壮筋骨。绝骨，即悬钟，为髓会，用之可补益脑髓，促进生长发育。气海补气，天枢也有补益作用。其他穴位可改善肢体功能，联合应用对脑瘫有较好的治疗作用，这就是本方取得佳效的依据。

总之，针灸疗法是治疗脑瘫的有效方法，病情轻者可单独运用，病情重者需配合现代康复疗法，肢体运动功能障碍严重者可进行手术矫治，体虚先天不足者要配合中药调理，畏针者可采用点穴推拿疗法。

本文作者简介

贾红巧，女，1996年在中国中医科学院研究生部学习中医，同年拜贺普仁教授为师，为贺普仁教授入门弟子。现于泰国曼谷从事针灸临床工作，兼任泰国中医药学会副会长，泰国中医全会常务理事、分管针灸部分。

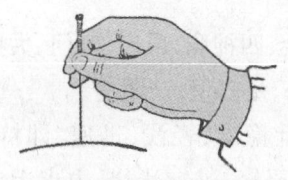

第二十六章 医论精读——贺普仁教授微通法医论

随着时代的发展,针灸临床科研水平、描述方式也在与时俱进。近年"针灸三通法"的临证研究也体现出时代特征。这里所说的医论,包括医案深度总结和学术论文两种描述方式。医论既是探讨问题进行研究的一种手段,又是描述研究成果进行学术交流的一种工具。本章至二十九章是精撰的贺普仁教授的十宗经典医论,供读者精细研读。

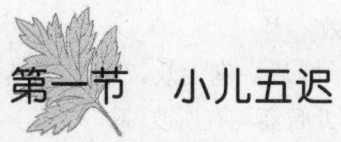

第一节 小儿五迟

小儿五迟:即智能低下或智力不足,尤其在与同龄儿童相比智力发育明显落后,甚至无法接受教育,生活不能自理,同时伴有适应性行为缺陷的一组疾病。

一、典型病例

张某,男,3岁2个月。

患儿系早产儿,出生半岁时家长发现患儿智力异常。一岁时医院诊断脑瘫痪。一岁3个月开始出牙,就诊时患儿只会嗯嗯发声,不会叫父母,双目出现呆滞,站立不稳,大人扶持迈步。夜间易哭闹,二便基本正常。

舌淡红苔薄白,指纹淡红。

辨证:肝肾不足,气血亏虚。

治则:调补肝肾,健脑益智。

处方:百会、四神聪、风府、哑门、大椎、心俞、譩譆、肾俞、通里、照海、足三里、三阴交。

操作:毫针速刺,补法使之"得气",不留针。隔日一次。3个月为一个疗程。

治疗过程:治疗3个月后,家长发现患儿症状减轻,半年后患儿开始发声,可以独自站立,9个月后诸症明显好转,开始独立行走。家长坚持治疗2年,获得满意效果。

二、临床观察

自1987年9月5日至1988年3月10日,贺普仁教授应用针刺方法观察治疗智力低下儿童,连续治疗时间在3个月以上者或连续针刺在10次以上者,共计129例。其中男性81例,女性48例,年龄在3~7岁为多,占总数的50%以上。该报告由贺书元医生总结:

(一)对象和方法

1. 治疗对象

多原因而致不同程度智力低下的儿童(其中包括个别年龄在 16 岁以上,但智龄在 6 岁以下者)为治疗对象。

本组治疗对象均经门诊医生专人做智力检查,有关病因均做了血、尿、生化、染色体、X 线等有关检查,其病因及智力水平分述如表1:

表1 病因分类表

病因	例数
原因不明	62
脑缺氧	22
其他	10
小样儿	6
早产儿	5
癫痫	5
三倍体	4
高胆红素血症	4
头小畸形	3
颅内出血	2
狭颅症	2
苯丙酮酸尿症	2
新生儿肺炎	2
总计	129

表2 智能水平表

智商水平(IQ值)	所占百分比
<19	57%
20~35	15%
36~51	10%
52~67	18%

从以上表格中可以发现,本组病例绝大多数智力不足原因不明确,这和大部分文献资料的报道是一致的。另外,本组患儿大多数都为极低能患儿,甚至有个例儿童智商为0,以学龄前期就诊人数为多。

2. 治疗方法

治疗取穴:百会、四神聪、风府、哑门、大椎、心俞、谚谆、通里、照海、足三里、三阴交。

治疗操作:进针稳准、轻浅、迅速,即持针要稳,刺穴要准,手法要轻,进针浅快,力求无痛,针不可提插捻转,不留针。

每日针刺一次,或隔日一次,以 3 个月为一个疗程。

(二)治疗结果

1. 疗效观察方法

根据本组病儿的特点,依据首都儿科研究所试用的学龄前儿童 50 项智能筛查表的内容为主要观察指标。每日针刺一次或隔日一次,以 3 个月为一个疗程,每周记录一次,依病情的改善情况,必要时复查智商,初步划分为下列四种情况:

(1)痊愈:经治疗后智商达 85 分以上者(正常 IQ 值为 80~110);

(2)显效:总的智商提高 10 分,或在自我认识、运动、记忆、思维、观察、认识等某一方面能力有明显进步者;

(3)好转:病儿症状有所改善;

(4)无效:经治疗后无变化者。

2. 疗效

本组治疗后一例无效,7 例儿童达到痊愈标准,其余患儿智商均有所改善。

三、症候明析

五迟的儿童或表现安静,或表现烦躁,常面容呆滞,双目无神,口开不合,吐舌流涎,没有语言表达能力,无数字概念,对周围事物反应能力差,注意力不集中。较重的病儿还可有不定时的发作,角弓反张,肢体抽搐,尖叫,遗尿遗便等。

(一)病因病机

导致智力低下的病因很多,皆为神经系统或大脑发育不全,或发育障碍而成。据出现症状的早晚可分为原发性和继发性。原发性又可分为产前、临产及产后三方面。继发性多为产后各种因素导致。综合多种分类方法，按出生前后分述致病因素：

出生前因素：

(1)遗传：由于遗传因素造成神经系统本身畸形和发育障碍；

(2)产前孕妇感染了某些病毒或疾病如风疹等；

(3)胎盘发育不良造成胎儿缺氧，影响神经系统的发育；

(4)产妇内分泌紊乱；

(5)X线或其他射线辐射；

(6)其他影响脑细胞发育的疾病。

临产及产程中的因素：

(1)分娩性脑损伤，如新生儿颅内出血；

(2)子宫出血；

(3)胎儿缺氧，如宫内窒息等。

出生后的因素：

(1)感染性疾病，如脑炎、脑膜炎、脑脓肿、中毒性脑病；

(2)脑外伤；

(3)脑缺氧；

(4)脑血管闭塞和出血；

(5)中毒如铅、一氧化碳、药物等。

除上述情况外，还有一部分神经系统疾病伴有或表现为智力落后，主要有癫痫、神经系统遗传性与进行性变性疾病。他们的特点是，在发病之前智力及行为运动可以是完全正常的，发病后较重的多伴有进行性的智力障碍和运动障碍。

智力落后属中医的五迟五软范畴，含有迟缓和痿软之意，均为小儿生长发育障碍的疾患。二者往往同时并见，故可合为一病。五迟为立迟，行迟，发迟，齿迟，语迟。即筋骨软弱不能行走为行迟，头发稀少细黄为发迟，身体站立不稳为立迟，语言迟慢为语迟，齿迟者少。五软指头项软，口软，手软，脚软，肌肉软。手软者，手无力，不能握举；足软者，下肢痿软不能行走；口软者，口齿痿弱，唇薄无力，不能咀嚼；肌肉软者，皮宽松弛，不长肌肉。五迟无软均以虚证为主，往往成为痼疾。

本病由先天禀赋不足，肝肾亏损，后天失养，气血虚弱所致。以心、脾、肝、肾亏虚为主，精髓不充，精明之府失养。部分后天性患儿有因瘀血、痰浊阻滞脑络，致神明失聪。病因以先天为主，父母双方自身遗传缺陷，精血虚损者，精薄血弱，孕胎禀赋不足，或胎儿其间母亲起居饮食，用药不慎，以及伤及胎气。后天因素如上所述之西医病因。以上各种原因可导致患儿心脾气血不足，肝肾阴亏，上不能充髓而养脑，外不能滋养筋骨肌肉，以致精明之府失于聪慧，肢体痿软，智能低于正常同龄儿童。

(二)辨证分型

本病虚多实少，少数实证常因产伤等损及脑腑，使瘀阻脑内，或热病后痰浊停滞，窍道不通，心神脑窍失慧。以下为辨证分型。

1. 肝肾不足

筋骨痿软，发育迟缓为主症，坐、爬、站、行、生齿等均明显迟于正常同龄儿，甚至4～5岁尚不能行走。素日喜静，活动甚少，倦怠喜卧，面色不华，全身无力，舌淡苔白，脉细弱。

2. 心血不足

语言障碍，发育迟缓为主。哭笑叫喊，说简单短词等明显迟于正常儿，只能无意识发音，不能用语言表达意识，伴有表情呆滞，肌肤苍白，唇色淡，舌淡少苔，脉缓弱。

3. 气血两虚

精乏髓枯，四肢软弱，神清呆钝，四肢不温，口开不合，张口流涎，舌伸唇外，伴食少，面色晦暗，形瘦骨立等，舌淡苔薄白，脉沉迟。

4. 痰浊蒙窍

反应迟钝，意识不清，失语失聪，动作不由自主，肢体强硬，喉间有痰鸣，兼有形体虚浮，舌红苔淡黄腻，脉细数滑。似脑炎后遗症。

5. 瘀阻脑络

反应呆钝，神情麻木，时作惊呼，肌肉软弱，关节强硬,语言不利,或癫痫时作,舌下紫络显露,舌暗脉涩,颅脑外伤属于此型,病后瘀血停积定处,初病不显,久病入络,结为瘀块阻于脑络。

(三)针方详解

百会、四神聪、风府、哑门、大椎、心俞、譩譆、通里、照海。

1. 穴解

百会:出自《针灸甲乙经》。本穴在癫顶,为手足三阳、督脉之会;故头为诸阳之会。"百会者,五脏六腑奇经三阳百脉之所会,故名。"主治癫痫狂症,角弓反张,健忘失眠,惊悸目眩,小儿夜啼等。

四神聪:出自《太平圣惠》(早在《铜人针灸经》中有此穴名的记载)。经外奇穴。主治失眠健忘,癫痫狂乱,肢体不利,中风不语及头部各疾。

风府:出自《灵枢·本输》。督脉穴,为督脉、足太阳经、阳维脉交汇穴。因本穴主治中风舌缓等风疾,故名风府。主治颈项强痛,癫痫癔病,中风不语,肢体不利。

哑门:出自《素问·气穴论》。督脉穴,为督与阳维脉交会穴。"哑门者,为发音之门……故名。"主治舌缓不语,颈项强直,脑性瘫痪等。

大椎:出自《素问·气府论》。督脉穴,为督与手足三阳经交会穴,穴在第一椎上凹陷处,因其椎骨最大,故名。主治癫痫癔病,头痛项强,咳嗽热病等。

心俞:出自《灵枢·背腧》。足太阳膀胱经穴,为心之背腧穴,治心病之要穴。主治:健忘失眠,癫痫盗汗等各种心病。

譩譆:出自《素问·骨空论》。足太阳膀胱经穴。《医经理解》曰:"譩譆在六椎下,令患者呼譩譆,其动应手,是穴也。"主治肺部疾病。

通里:出自《灵枢·经脉》。手少阴心经络穴。《会元针灸学》曰:"通里者,由手少阴心经脉会于此,支走其络,联络厥阴太阳,故名。"主治:舌强不语,失音失语,心悸心痛,心烦失眠,遗尿脏躁等症。

照海:出自《针灸甲乙经》。足少阴肾经穴,为八脉交会穴之一,通于阴跷脉。照即光照,海为百川所归。本穴位于然谷后,然谷属足少阴肾经之荥穴,在五行属火,犹龙雷之火有光照之象;阴跷脉发生于本穴,肾气归聚似海,故名。主治:失眠癫痫,便频不寐等。

2. 方解

本病因先天不足,后天失养,故补益先后天为其大法,辅以益智开窍醒神,本方多采用督脉之穴,总督一身之阳气,充实髓海,健脑益智。

(1)本病治以补、调、通之法。即补先天以固本,调周身之阳气,通其混沌之清窍,使其醒脑利窍。

(2)本方重点采用了督脉上的穴位,以总督诸阳之效。又因督脉循行脊里,入络于脑,固有健脑益智之功。哑门、风府、大椎、百会四穴合用,可通调督脉经气,充实髓海,增智健脑。

(3)通里之穴为心经络穴,舌为心之苗,言为心之声,语言流利与否,反映了小儿心血是否充足。故语言功能障碍,责之于心血心气,调补心气心血,正为通里所擅长。

(4)取心俞和譩譆二穴,开通心窍,镇静安神。足少阴肾经照海之穴,滋补肝肾;取通里,心经络穴调补心气心血,与照海相配,共凑补益心肾,使水火相济、心肾相交。

(5)四神聪为健脑醒神之穴,其连于督脉、太阳经与肝经之间,故善调一身之阴阳,针之可熄风宁神定志。

(6)在临床中当辨证以虚为主时,取百会、四神聪、哑门、心俞、譩譆、通里、照海为首。少数以实证为主者,则扶正与祛邪并用之法,即在上述穴位基础上,加风府、大椎、腰奇三穴。切不可手法过重。

(四)病例分析

患儿八月早产,先天禀赋不足,肾精亏虚,久之心肝脾失于濡养致筋骨痿软,语言迟缓。虽然导致五迟的原因分析起来有多种,具体在这个患儿身上是结合多种因素,既有肝肾亏虚的表现,又有心血不足,气血虚弱的症状。因此在取穴治疗上要统筹兼顾。穴取百会、四神聪有益髓健脑之功,风府、哑门、大椎为督脉要穴,心俞、譩譆、通里补益心血,足三里、三阴交调补后天之气,肾俞、照海、三阴交益肝肾。诸穴合用,重在健脑通督、补肾养心、调肝健脾,以达到壮骨益智之目的。贺普仁教授经过长期的临床实践体会到:①患儿智能低下,不会与医者进行配合,且疼痛及刺激会使其更辗转不安。故宜针刺轻浅且不留针,即快针疗法。②小儿脏腑娇嫩,形气未充,正是稚阴稚阳之体,故采用针法以补为主,以轻浅为宜。③本方多为头部及四末穴位,针之方便,坐之可取,不针患儿脏器,易被患儿和家长接受。④小儿为纯阳之体,生机蓬勃,活力充沛,反映敏捷,所以在生长发育过程中,从体力、智力以及脏腑功能,均不断向完善、成熟方面发展。相对而言,年龄越小,生长发育速度也越快,这就提示我们:小儿弱智之病,要早发现,早治疗。在治疗中,因其病为痼疾,所以要有耐心,帮助家长树立信心。⑤本病患病率较高,病因复杂,临床表现多样,治疗较为棘手。所以要积极预防,开展医学遗传咨询工作,进行婚前指导,预防孕妇和婴幼儿患各种传染病,以防小儿弱智的产生。

第二节　输尿管结石

输尿管结石:即中医的淋证之一,常见一侧腰部或少腹部发生胀痛或剧痛,牵引小腹,尿痛,排尿困难或中断,并兼有气淋的症状。

一、典型病例

病例1　安某,男,40岁。

1980年7月中旬,左腰微痛,服中药后痛止。7月23日晨,左腰酸痛2小时,31日4时左腰又痛,以酸为主,重时牵引左腹也痛。7月31日10时左右,左腰腹绞痛难忍而来医院急诊。查尿常规有多数红细胞/HP。腹部X线片示:左腰2～3椎旁输尿管走行处,可见一枣仁状密度高的阴影。患者从1978年以来常有左腰腿疼痛。

望诊:痛苦面容、苔白。

触诊:左腹部有压痛,左腰部有叩击痛。脉略弦、尺弱。

病机分析:腰为肾之腑,肾虚则腰痛,肾气不足,三焦气化失常,致水湿内停,尿中杂质易于沉积,结为砂石,刺激尿路产生疼痛。

辨证:肾气不足,三焦气化失司所致。

治则:条达气机,补肾通淋。

取穴:蠡沟、中封、三阴交、水泉、关元。

操作:中封、蠡沟穴治疗均采用龙虎交战法。

效果:患者针刺一次立即止痛,针治9次,排出一绿豆大的褐色结石。复查腹部X线片,结石影消失,尿常规正常,症状消失,痊愈出院。

病例2　王某某,男,40岁。

主诉:左腹部隐痛,时有左腰痛已4年。

1976年起左腹部不适,小便次数增多,按肠炎治疗无效。1979年元旦前后,突然左腹部绞痛,向左腰部放散,伴有恶心约1～2小时缓解,并连续发作2次。于2月在某医院照腹部X线片。报告为:左输尿管中段有黄豆大小的结石。患者又往北京某医院做肾盂造影,诊为"左肾积水",建议手术治疗,查肾图提示左侧呈梗阻图形,右侧正常。患者从2月12日开始服排石汤,近30剂无效。于3月8日来针灸科就诊。

舌边有齿痕,质偏淡,苔黄腻。

脉沉细弱。

辨证:脾肾两虚,气失条达,水道不利。

治则:培补脾肾,条达气机,通利水道。

取穴:天枢、水道、阴陵泉、中封、蠡沟、关元。

手法:先补后泻(龙虎交战法)。

针6次后拍腹部X线片,发现结石在输尿管中下降1厘米,效不更穴。

4月3日来第九诊时,患者自诉从3月29日至4月3日,小便混浊,查尿常规:红细胞数减少,腰腹疼痛减轻，继前治疗。4月7日来第十诊，除小便尚有些混浊外，余症消失。

4月10日，在某医院复查腹部X线片时，结石阴影消失，又复查肾图正常，前后计治疗10次，症状完全消失，结石排出。

二、临床观察

(1)临床资料：贺普仁教授与弟子曲延华教授治疗了26例输尿管结石患者，其中有23例是急性发作，采用了条达气机、培补脾肾、通利水道之法，取得较满意的疗效，现介绍如下：

治疗26例输尿管结石，24例为男性，2例为女性；年龄最小的23岁，长者60岁；病程短者1～15天，长者2个月～4年；有血尿的8例；腹部X线片显示阳性结石者18例，未见者8例；查肾图梗阻者11例，正常5例，未查者10例。

(2)治疗方法：

取穴：蠡沟、中封、三阴交、水泉、关元、天枢、水道。

操作：用2.5寸毫针，顺经平刺，进针2寸，采用龙虎交战法，先补阳数9次，后泻阴数6次，使之"得气"。三阴交直刺进针1.5寸，水泉直刺进针1寸，关元直刺进针1～1.5寸。

(3)治疗效果

止痛：患者入院后即行针刺治疗，一次止痛者16人。疼痛明显减轻者，行2次针刺，止痛者6人。起针后，还有隐痛，影响活动和睡眠者，再行第三次治疗，止痛者1人，以上3次治疗均在1天内完成。连续8次才止痛者1人。其中在入院时疼痛不明显者2例，见表3。

排石：经过1～60次的针刺治疗将结石排出者有21例，绝大多数在5～20次排石。

表3 针刺止痛治疗效果

1次	2次	3次	8次	无明显疼痛者
16	6	1	1	2

三、症候明析

(一)病因病机

输尿管结石是淋证之一，常见一侧腰部或少腹部发生胀痛或剧痛，痛牵小腹，尿痛，排尿困难或中断，并兼有气淋的症状。《金匮要略》曰："淋之为病，小便如栗状，小腹弦急痛引脐中。"著名医家尤在泾云："淋之为病，由肾虚而膀胱热也，肾气通于阴，津液下流之道也。膀胱为津液之府，肾虚则小便数，膀胱热则水下涩，淋沥不宣，故谓之淋。"所以后世医家一般认为，淋证系由于肾虚，湿热蕴结于下焦所致。

结石的形成主要与肝、脾、肾三脏有关。肾主水，藏精，司二便，肾虚则精亏，气化温煦力弱，尿中杂质易于沉积而成砂石；脾不健运，寒湿郁久化热，结于下焦，尿液受湿热煎熬形成砂石；肝主疏泄，喜调达，若因七情所伤，肝郁气滞，升降失序，引起三焦的气化失司，水液通利失常，再则肝肾同源，肝气不舒也可影响肾的正常功能，这也使尿中杂质逐渐凝结成石。总之，三脏不仅在单一病变的情况下产生结石，而且往往是相互影响，逐渐形成砂石，因此，调整气机、培补脾肾、通利水道就成为治疗输尿管结石的理论根据。

(二)治疗原理

古典医籍中多以疏导膀胱、利尿镇痛为主。砂石不是一朝一夕结成的，其形成的主要原因是本虚，当正气不足时而发病。在治疗时，对体质尚可的患者，可用针刺或药物利尿的办法通淋排石。事实证明，运用条达气机、培补脾肾、通利水道之法，使肝气疏泄，气机条达，后天充足，精血充沛，肾气充实，上焦得肃降，中焦得通畅，下焦得开塞，肝、脾、肾等脏的功能恢复正常，泌尿系各组织器官活动增强，尿量增多，就能使砂石下降，排出体外。这就是"源清流清"的道理。

从经脉循行来看，输尿管结石痛在腰部及少腹，牵引小腹也痛，故选穴于足厥阴肝经，足少阴肾经和足太阴脾经，以及与其相表里的多气多血的足阳明胃经及任脉。

（三）用穴明理

（1）中封、蠡沟穴：都是足厥阴肝经穴位。中封为经穴，主治疝癃、脐和少腹隐痛、腰中痛、阴暴痛等证；蠡沟为络穴，别走足少阳，与三焦相通，主治少腹痛、阴跳腰痛、阴暴痛、小便不利等证。两穴合用，有疏肝利气、通结止痛利尿的作用。

（2）天枢、水道穴：天枢穴为手阳明大肠经之募穴，主治脐腹胀痛、切痛，有疏调肠腹、理气消滞的作用；水道穴是多气多血的足阳明胃经俞穴，主治小腹胀满，痛引阴中，有通利水道之功。二穴同用，有利尿止痛之效。

（3）关元、三阴交：关元穴是任脉的穴位，为小肠之募穴、足三阴、任脉之交会穴，可补肾益气；三阴交穴为足太阴之腧穴，与足厥阴经和足少阴经交会，可健脾补肾、调气利水。两穴搭配，能培补脾肾、调气通淋，主治气癃、溺黄之症。

（4）三阴交、水泉穴：水泉穴为足少阴肾经的郄穴，肾属水，针水泉配三阴交有扶正祛邪，疏窍利水之妙。诸穴配伍，共同达到调整气机、培补脾肾、通利水道之目的。

在26例患者的治疗中均用了中封、蠡沟穴，止痛效果肯定。有的患者在来诊前应用西药无效，疼痛难忍，当针中封、蠡沟穴后，针下痛止，从此再无剧痛发作。其他配穴可根据辨证，选择一两对穴位进行治疗。

26例中，有3例经针刺治疗后，结石位置无明显变化，其中有2例是在入院时症状就不明显，结石亦稍大些，可见结石的排出与结石的位置、大小、形状和"尿路"的蠕动（痉挛与扩张）有关。由此说明，针刺治疗输尿管结石是有选择性的。

四、病例分析

贺普仁教授在针灸治疗输尿管结石的病例中的独到之处在于排石而不伤正，能够先补后泻不伤正气，是因为运用了独特的针刺手法，即核心穴位中封、蠡沟穴均采用龙虎交战法。龙虎交战是一种特定的针刺手法，龙指左转，虎指右转，左转右转两法反复交替进行称"交战"。《金针赋》："龙虎交战，左撚九而右撚六，是亦住痛之针。"针法是：进针后先以左转为主，即大指向前用力捻转九数；再以右转为主，即大指向后用力捻转六数。如此反复施行多次，也可分浅、中、深三层重复进行。《针灸大成》云："龙虎交战手法，三部俱一补一泻……凡用针时，先行左龙则左拈，凡得九数，阳奇零也；却行右虎则右拈，凡得六数，阴偶对也。乃先龙后虎而战之，以得气补之，故阳中隐阴，阴中隐阳，左捻九而右捻六，是亦住痛之针，乃得返复之道，号曰龙虎交战，以得邪尽，方知其所，此乃进退阴阳也。"概括之龙虎交战是通过左右反复交替捻转以镇痛，感应虽强烈但不伤正气，犹如欲跃而先退，针欲泄而先补也。其作用优于平补平泻，临床上镇痛效果颇佳，而无副作用。若在疼痛发作时即行针刺治疗，不但可以立刻止痛，解除患者痛苦，而且还可以提高结石的排出率。

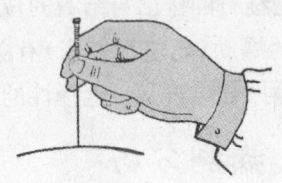

第二十七章 医论精读——贺普仁教授温通法医论

第一节 子宫肌瘤

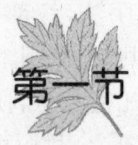

子宫肌瘤是女性生殖器官中最常见的良性肿瘤,主要由平滑肌细胞增生所形成,以30~50岁妇女常见。西医认为与体内雌激素,胎盘生乳素,免疫因素等因素有关。

一、典型病例

病例1 靳某某,女,30岁。

主诉:体检时发现子宫肌瘤。

患者于上月体检时发现小腹部肿块,经B超诊断为子宫肌瘤,大夫建议手术切除,妇科检查时诊断右侧附件炎性包块性质待定,建议进一步观察确诊。患者于1988年曾做人流,术后月经前后不定期,经量少,经色黑,小腹冷痛,服中药等效果不显。

现症:周身乏力,性情急躁,小腹时有疼痛,纳可,夜寐不安,二便调。

望诊:舌质淡,苔白。

切诊:脉沉细弦。

查体:B型超声波检查发现,子宫右方现不均质团块,大小约3.2厘米×2.9厘米。诊断为子宫肌瘤。

辨证:肝郁气滞,气血郁结以致石瘕。

治则:调气活血,化瘀通络。

取穴:关元、大赫、气冲。

刺法:以中等火针,用速刺法以温通之。

针刺后,小腹冷痛减轻,继用上方,三诊时火针点刺关元、中极、水道、归来、血海、三阴交,症状继续减轻,月经逐渐正常。用以上穴位,共治疗2个月,每周3次。B超检查结果,回声正常,子宫肌瘤消失。

病例2 田某某,女,45岁。

主诉:体检时发现子宫肌瘤。

患者于体检时发现子宫肌瘤,大小如怀孕4个月胎儿。素日月经淋漓不断,最长一次行经50多天,经量多,质稀如血水,有血块,血流不止,血色素下降,卧床不起,身体虚弱乏力,心悸气短,食欲不振。

望诊:面色黄,舌质淡,苔白。

切诊:脉细数。

辨证:气血瘀滞,冲任失调,日久以致血亏气少之虚证。

取穴：关元、中极、隐白、痞根。

刺法：以毫针刺关元、中极1.5寸深，先补后泻，留针30分钟。隐白穴刺入3分深，痞根穴用灸法。1诊后出血停止，乏力、心悸消失。按原方治疗2个月，月经正常，妇科检查子宫缩小，接近正常大小。

二、临床观察

子宫肌瘤是女性生殖器官中最常见的良性肿瘤，多发于生育期妇女。临床表现以不规则阴道出血、月经量多、经期延长、经期腹痛、腰痛为主症。肌瘤大者，可出现压迫症状，如尿频、排尿困难，并可导致贫血和不孕。

在贺普仁教授指导下，弟子曲延华、盛丽、王可亲自参与了火针疗法治疗子宫肌瘤50例的临床观察，现报告如下。

1. 对象及方法

观察对象本组50例病例均为1995年5月～1997年5月期间的针灸科门诊患者，均经妇科B超明确诊断为子宫肌瘤。年龄分布在26～45岁之间，平均年龄37岁。病程最短为1个月，最长者为15年，发病时间绝大多数在5年以内，占76.32%。本组病例均为子宫体小于3个月妊娠大小或B超提示子宫小于11厘米×6厘米×5厘米，瘤体直径在5厘米以下者。

辨证分型：气滞血瘀型14例，气虚血瘀型28例，痰瘀互结型8例。

2. 治疗方法

以火针疗法为主，辅以毫针和灸法。

(1)取穴：主穴为中极、关元、水道、归来、痞根。

气滞血瘀型配曲池、合谷、照海。

气虚血瘀型配曲池、照海、足三里、肾俞。

痰瘀互结型配曲池、合谷、足三里。

(2)刺法：火针选用长2寸，直径0.8毫米的针具，具有针尖尖而不锐、针身挺拔坚硬、针柄隔热不烫手的特点。用止血钳夹住若干个被95%酒精浸泡过的棉球，点燃后，针尖在火焰上1厘米处加热约5秒，以针体前1/3处呈鲜红为度，将针快速地刺入穴位，快速出针，全过程应在1秒内完成。腹部穴位针刺深度为3厘米，痞根、肾俞针刺深度为1.5厘米。配穴除肾俞用火针外余均以毫针施术，照海、足三里穴行提插捻转补法，余泻法，留针15～20分钟。腹部穴位处施用艾盒灸15分钟。每周3次，12次为一个疗程，共治疗3个疗程。

3. 观察指标

记录治疗前后月经量、经期、经色的变化，及伴随症状，如小腹疼痛坠胀、腰骶疼痛、白带情况和舌脉的变化。

B超检查：治疗前后定时（在月经周期的第10～15天）做检查。记录子宫、瘤体大小。

妇科检查：治疗前后固定由专人进行妇检，检查时间为月经干净后3～7天。妇检子宫大小用妊娠子宫周数描述。

生化检查：治疗前后进行血液流变学测定及血清雌二醇(E_2)、孕酮(P)、睾酮(T)、垂体催乳素(PRL)等激素水平测定。

4. 结果

(1)判断标准

近期止血疗效：

显效：经量比治疗前减少1/3以上，或治疗7天内止血者。

有效：经量比治疗前减少1/3，或治疗7～10天止血者。

无效：经量比治疗前无改善，或治疗10天内未止血者。

综合疗效评定标准：

痊愈：临床症状消失，内诊及B超见子宫恢复正常，肌瘤结节消失。

显效：临床症状明显改善，B超见子宫三径之和减少2.5厘米以上，或子宫及肌瘤缩小2厘米以上。

有效：临床症状明显改善，B超见子宫三径之和减少1.5～2.5厘米，或子宫肌瘤缩小2厘米以下。

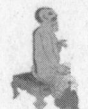

无效：临床症状无改善，子宫肌瘤未缩小。

(2)治疗结果

综合疗效比较：痊愈 7 例，占 14%；显效 18 例，占 36%；有效 17 例，占 34%；无效 8 例，占 16%。总有效率 84%。

治疗前后子宫大小比较：除无效组外，其他组均有显著性意义。

治疗前后血液流变学的比较：本组患者治疗前 5.75 秒切变率下全血黏度红细胞聚集指数、红细胞刚性指数、血球压积为异常升高，治疗后 5.75 秒切变率下全血黏度、红细胞聚集指数、红细胞刚性指数有非常明显的下降，血球压积也有显著下降。

治疗前后增殖期血清中性激素水平比较：T 和 PRL 显著性降低，P 显著升高，E_2 无显著变化。

三、症候明析

子宫肌瘤为女性盆腔最多见的肿瘤，发病率高。贺普仁教授用温通法治疗子宫肌瘤，经过临床观察证明此法不仅使症状改善，且可使肌瘤明显缩小，甚至消失，可免除了患者手术之苦。

(一)病因病机

本病的发生多因脏腑失和，气机阻滞，瘀血内停，滞而不行，积之日久，日益增大，发为癥瘕。《诸病源候论》中说："八瘕者，皆胞胎生产，月水往来，血脉精气不调之所生也。"《女科准绳》认为："妇人癥瘕，并属血病……宿血停凝，结为痞块。"《景岳全书》中说："瘀血留滞作癥，唯妇人有之……或急怒伤肝气逆而血留，或忧思伤脾，气虚而血滞，或积劳气弱而不行。"说明肝郁、脾虚均可造成血瘀，瘀阻不去，日渐成癥瘕。正如薛立斋云："多兼七情亏损，五脏气血乖违而致。盖气主煦之，血主濡之，脾统血，肝藏血，故郁结伤脾，恚怒伤肝者，多患之。"

从经络上分析，胞宫及附属器均在盆腔中。盆腔位于小腹部，肝、脾、肾三经过小腹。冲、任之脉源于胞宫。当病邪蓄积小腹时，可引起足三阴经及冲任之脉气机阻滞，运行失常而产生癥瘕、腹痛及月经失常等一系列病症。

(1)肝郁：肝主藏血，又主疏泄。血液的运行，有赖于气的推动，而疏泄功能正常，则气机调畅，血流无阻。《血证论》云："肝属木，木气冲和条达，不致遏郁，则血脉得畅。"如由于内伤七情，使肝失疏泄，肝郁气滞，气机不畅，则血也随之而瘀，酿成癥瘕。

(2)脾虚：血液的循行有赖于气的推动，脾胃为气血生化之源，如因素体虚弱或饮食不节，损伤脾胃，使脾虚气弱，血行不利，也可产生瘀血；另脾主统血，脾虚不能摄血则可出现崩漏。

(二)临床表现与临床治疗

1. 临床表现

子宫肌瘤主要的临床表现为腹内结块，并伴有月经量多、腹痛，继发不孕症等。古书中对女性癥瘕早有记载，如《素问·骨空论》中有"带下瘕聚"，《诸病源候论》对本病的描述："若经血未尽而合阴阳，即令妇人血脉挛急，小腹重急支满……结牢恶血不除，月水不时，或月前或月后因生积聚，如怀胎状。"肝郁兼见急躁易怒、胸胁闷胀，舌黯脉弦。脾虚兼见腹胀纳少、面黄乏力，舌淡脉细。

2. 临床治疗

此病初期，多因气血瘀滞而致癥块，发于胞宫，此时正气尚充，故为邪实之证，可治以活血化瘀、调气散结法。如病程日久，冲任失调，月经发生异常，多有出血不止等症，久之气血两亏，旁及五脏六腑，变生诸症。久病以扶正为主，根据证型的不同，加健脾和疏肝。

针方：中极、关元、水道、归来，火针点刺。痞根用灸法。子宫前壁肌瘤加曲骨，后壁加次髎，均用火针。

古人在论及治疗方面，主张用火针疗法，《针灸聚英》云："凡癥瘕结积之病，甚宜火针。"贺普仁教授受前人启发并结合个人体会，认为只有用火针温热作用，刺激一定穴位，增加人体阳气，激发经络之气来，调节脏腑机能，调整改变机体的病理状态,方可达到疏通经脉、调和阴阳、扶正祛邪的目的。"虚证得火而壮,实证得火而泻。"癥瘕若为气滞血瘀引起,实则泻之,刺法使气血通,瘀结自消。对于脾虚气弱的,用温通法可温热补益,助阳化气,气行血行,瘀结亦消。所以治疗气滞血瘀,脾虚血结引起的妇女癥瘕,都可见效。

为此,特选取一定的穴位组成专方。方中中极、关元均为任脉与足三阴经的交会穴,可补冲任及肝、脾、肾三经之气,推动气血运行,制约经血妄行;水道、归来为足阳明胃经在下腹部的穴位,可加强调理冲任、活血化瘀的作用;痞根穴出自《重编医经小学》一书,位居第一腰椎棘突下旁开3.5寸,古人每遇痞块、癥瘕之证,重用此穴针或灸之。痞根灸之可散结消痞,治一切瘀滞之证。

3. 临床观察指标

血液流变学是一门研究血液及其组成成分流动变形规律的科学,血液黏滞度是衡量血液流变性的一项综合指标。现代研究表明,中医学血瘀证的实质是血液处于浓、黏、聚、凝的高凝状态,从而使全身或局部血液循环发生障碍而产生一系列疾病,这就是血瘀证产生的病理基础。因此,血流变可作为血瘀证病理变化的一个客观指标,并可作为反应各种活血化瘀疗效、改善血液循环障碍、增加血液流量的一个评定指标。

本组病例在治疗前血液黏滞度的全血黏度、红细胞聚集指数、刚性指数及血球压积等指标明显升高,治疗后,血液流变学四项指标均有好转,表明火针疗法可改善血流变,达到化瘀消癥的目的。

现代医学认为,性激素代谢异常尤其是长期或大量的雌激素刺激是子宫肌瘤发生和生长的诱因。本组资料,治疗前在增殖期血清中均呈现高PRL、低P、高T的变化。

结果表明,本法治疗子宫肌瘤的作用原理,可能与调整体内激素水平、调节内分泌功能有关,因此,火针疗法可以抑制子宫肌瘤的生长。

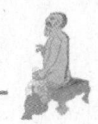

第二节 脑中风

脑中风:以猝然昏仆,不省人事,伴口眼㖞斜,半身不遂,语言不利,或不经昏仆而仅以喎僻不遂为主症的疾病。

一、典型病例

病例1 韩某某,男,57岁。

主诉:右半身不遂8年。

患高血压症多年,血压260/140mmHg,突发昏倒,经医院诊断为脑溢血。经抢救脱险。屡经针灸及按摩治疗效果不显。现仍右半身肢体无力,步履不便,肌肉轻度萎缩,麻木不仁,经常头晕,舌謇语塞,口眼㖞斜,口流涎液,食欲不振,口舌干燥,睡眠欠佳,右侧肢体发凉,大便正常,小便时有失禁。血压160/100mmHg,肌肤温度低。

望诊:神清,面色正常,舌苔白。

问诊:语言不清,喉中有痰。

脉诊:弦滑。

辨证:阴虚阳亢,风从内动,中于经络,气滞血瘀。

治则:通经活络,行气活血。

取穴:手足阳明经下肢穴为主,以及膀胱经的委中,胆经的环跳、风市、阳陵泉等穴。

刺法:以中粗火针,用速刺法。

共治疗20次,右上下肢发凉和麻木等均消失,并自觉有发热感,步履较前稳健,肌肉较前有力,语言较前清楚。血压140/90mmHg。停止治疗。

病例2 王某某,男,53岁。

主诉:左上肢不能动2个月。

2个月前因呕吐、头痛、头晕、腹泻后出现言语不清,左上肢不能活动。曾用中西药物治疗。语声洪亮,纳可便调。

望诊:左上肢瘫痪,舌苔白,中间色黄。

切诊：脉沉弦。

查体：语言欠流畅，口角右偏，左上肢肌力三度，肌张力高。患侧手指关节僵硬不能张开，肿胀明显伴疼痛。舌右偏，血压160/110mmHg。

辨证：素体阴虚阳亢，肝风内动导致气血失和，血脉不畅，经筋不利。

治则：疏通经气，调和气血。

取穴：听宫、八邪、阿是穴。

刺法：听宫予毫针施用补法，八邪及关节阿是穴予火针速刺，均刺患侧。

二诊后患者自觉肢体轻松。

三诊后患者自觉患肢疼痛减轻，肿胀稍减，手指感觉稍见灵活。

五诊后手指疼痛消失，肿胀消退明显，上肢及腕部活动灵巧度增加，活动稍有力。

八诊后患侧肌张力开始逐渐降低，手指能张开，肿胀消失，前法不变。

十余诊后患肢疼痛、肿胀消失，肌张力趋于正常，肌力增至5级，在巩固治疗数次，治疗结束。

病例3 李某某，男，35岁。

患高血压症数年之久，血压不稳定，时高时低，昨晚突然头晕目眩，仆倒于床，随即语言謇涩，口眼㖞斜，流涎，左半身不遂，经医院检查诊断为脑出血。

望诊：神清面赤，口角向右歪斜，左眼不能闭合，语言不利，左半身活动丧失，血压220/120mmHg，舌苔黄燥。

脉象：弦滑。

辨证：阴虚阳亢。

取穴：四神聪、合谷、太冲、太溪。

刺法：四神聪点刺放血，合谷、太冲用泻法，太溪用补法。

二诊病势减轻，左眼已经能活动，脉较昨缓和，舌苔仍黄，但燥已解，血压为130/90mmHg，穴加曲池、阳陵泉、足三里、金津玉液放血，环跳点刺。

三诊语言謇涩大有好转，已经能讲话，但吐字仍不清楚，诸症均见好转。穴减金津玉液，加颊车、地仓。

四诊患者已经步履，患手已可持物，说话有进步。脉弦象已减，舌苔转白但厚腻，取穴同前。

五诊症状基本消失，舌苔薄白，脉和缓微滑，治疗同前。

六诊患侧上下肢功能及语言均已恢复正常，舌苔薄白，血压120/80mmHg。

二、临床观察

(一)一般资料

入选病例为北京中医医院针灸科的急诊留观及住院患者，均为急性起病，有神经功能缺损，且在治疗前经头颅CT证实并除外脑出血。有严重心、肝、肾功能障碍神志昏迷者及已用抗凝、溶栓剂治疗者均不予入选。

中医辨证标准根据患者的主要症状及舌苔脉象，分为虚实两组，包括气虚血瘀组及风痰阻络组。

治疗组66例，男38例，女28例。年龄45～83岁；病程最短2小时，最长为1周。其中神经功能轻度缺损24例，中度33例，重度9例。

对照组62例，男35例，女27例。年龄40～78岁，平均60岁。病程最短12小时，最长1周。神经功能缺损程度轻度21例，中度32例，重度9例。

(二)治疗方法

1. 火针通络治疗组

火针点刺百会、尺泽、委中处浮络，点刺出血，每日针一次，10次为一疗程，隔一天进行第二疗程。同时辅以降纤酶5U，加入250毫升生理盐水中，每日一次，共3天。

2. 单纯药物治疗对照组

采用降纤酶10U，加入250毫升生理盐水中静脉点滴。每日一次，10天为一个疗程，连续2个疗程。

治疗期间两组均根据病情采用常规降颅压及调整血压治疗。

(三)疗效观察

1. 疗效标准

神经功能缺损情况,根据1986年全国第二届脑血管会议通过的《卒中患者临床神经功能缺损程度评分标准》来评定,轻度0~15分,中度16~30分,重度31~45分。依据该评分标准于治疗前、治疗后第10天及治疗后第20天各评分一次。基本痊愈:神经功能缺损评分减少91%~100%。显效:神经功能缺损评分减少46%~90%。好转:神经功能缺损评分减少18%~45%。无效:神经功能缺损评分减少0~17%。

2. 实验室观察指标

治疗前、治疗后第1天、第3天及第10天测定凝血酶原时间及纤维蛋白原,并常规观察血常规、尿常规、肝肾功能。

3. 治疗结果(见表4~表6)

表4 两组疗效对比 (例)

组别	例数	痊愈	显效	有效	无效	总有效率(%)
治疗组	66	36	17	9	4	93.9
对照组	62	17	14	21	10	83.9

表5 辨证分型与疗效关系 (例)

组别	分型	例	痊愈	显效	好转	无效	有效率(%)
治疗组	气虚血瘀型	31	14	10	4	3	90.4
	风痰阻络型	35	22	10	2	1	97.2
对照组	气虚血瘀型	30	6	8	11	5	83.3
	风痰阻络型	32	8	6	10	8	84.4

表6 对凝血酶原时间及纤维蛋白原的影响

组别	时间	PT(s)	FIB(mg/dl)
治疗组	治疗前	12.5	321.67
	治疗后	12.9	274.83
对照组	治疗前	12.3	342.8
	治疗后	12.8	293.7

三、症候明析

(一)病程分析与临证治疗

贺普仁教授认为中风的主要病因是风、痰、瘀、火,四种病理因素相互搏结,阻于脏腑经络,清窍闭阻则神志不清,经络不通则肌肉筋脉失养,导致半身不遂、语言失利。根据病情轻重临床上分为中脏腑、中经络;依据病程分为急性期、恢复期和后遗症期。

中脏腑:主要是突然昏仆,不省人事,且有闭症、脱症之分。

中经络:意识清楚、只有手足麻木,肌肤不仁,半身不遂,语言不利,口眼㖞斜,口角流涎等。

中脏腑和中经络是疾病发展的不同阶段,可以互相转化。

治疗法则以通为主,强调三通法的灵活应用,以通调经脉、活血祛痰为大法。通过治风先治血,血行风自灭,通过行气活血,使经脉通畅、气血调和,恢复健康。

贺普仁教授认为急性期针灸治疗宜早不宜迟,选穴宜少不宜多。中风早期脑络瘀阻为其主要病机,故多以强通法放血配以微通法毫针治疗;恢复期多以微通法毫针治疗,也可辅以火针治疗;后遗症期久病多虚,久病中络,病情多虚实夹杂,故多以温通法火针配以微通法毫针治疗。

1. 急性期中脏腑

针方为四神聪、金津玉液、尺泽、委中、合谷、太冲。

针方首选四神聪,其穴位于巅顶,围绕百会,其中两穴位于督脉中,因督脉循行通于脑,督为人体诸阳经脉之总汇,为阳经之海,百会是手足三阳经、督脉之会,诸阳经皆上于头,是气血输注出入的重要穴位,三棱针放血刺之,可使逆上血气下降,暴涨之阳得平,瘀滞经脉通畅。语言不清、血压偏高者以金津玉液放血,并刺尺泽、委中处浮络出血以加强肢体通络活血的治疗作用。毫针针刺合谷、太冲施用泻法,以开四关之经气,使周身气血调达，经脉通畅。如病情危重，发展为脱证，则应予灸法治疗。

2. 中经络

针方为听宫、列缺、环跳、条口。

此方适用于中风恢复期，伴有半身肢体活动不利，其功能通经活络，调和气血。听宫穴是贺普仁教授常用的独特穴位之一，因该穴为手足少阳、手太阳的交会穴，故针听宫可以疏调三经经气，尤其是足少阳胆经经气，一穴可推动上下经气流通。环跳是足太阳膀胱经和足少阳胆经的交会穴，足太阳经分布于腰、臀和下肢的后面；足少阳胆经分布于髋部和下肢的外侧部；足太阳和足少阳经筋结于踝、膝、腘、臀和骶部；在经脉病候上，足太阳"主筋所生病"，足少阳经"主骨所生病"，筋和骨是人体结构的主体，关系着人的运动。根据经络的分布，经络的主病，结合环跳穴位于髋部，为下肢运动之枢纽，所以环跳也是治疗中风下肢瘫痪的主穴。

3. 中经筋

针方为四神聪、听宫、曲池、合谷、阳陵泉、环跳、足三里、太冲、太溪。

适用于半年后仍然遗留有半身肢体活动障碍，生活不能自理，上下肢肌张力高，迈步困难，膝肘关节屈伸欠佳，手指不能伸开，上肢形成"挎篮"，下肢形成"画圈"姿态。肢体穴位须用火针治疗，具有温经散寒通经活络的作用，操作时根据其应刺部位选择粗细相当的火针，要求将针烧红，趁针具透热之时，迅速和准确地将针刺入腧穴，随即将针退出，寒瘀较甚者可留针10分钟。腧穴选为经穴与阿是穴相结合法，如下肢和膝关节活动不利，可选膝部阿是穴和犊鼻、阳陵泉等。久病及肾，加用太溪以益肾扶正。

（二）病例分析

分析病例1，可以发现：火针的应用是取得疗效的关键。患者目前以寒象、瘀象、湿象为甚，仅靠毫针作用不足，只有火针借其温热之力以推动经气的流通，温化寒凝的血脉，寒湿得温热而化，瘀血得温热而消。最佳疗效的取得离不开腧穴的正确选择，火针加阳经腧穴的结合应用发挥了最有利的治疗作用，使患者得到了明显的改善。

（三）临床观察体会

1. 火针通络治疗可明显改善患者的临床症状，与未施行针刺治疗的对照组比较，患者神经功能的缺损程度明显恢复。可明显缩短病程，使患者在较短的时间内达到较满意的治疗效果。

2. 风痰上扰型的实证组疗效优于气虚血瘀的虚证组。

3. 在施治的时间上，发病时间越短则疗效越好，24小时之内显效可达96%。

4. 对照组降纤酶的作用已得到肯定，而火针通络治疗方法可加强其作用，能够延长凝血酶原时间，降低纤维蛋白原，从而达到协同的治疗作用。

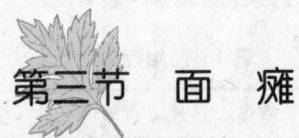

第三节　面　瘫

面瘫：又称口眼㖞斜，以口目㖞斜而不能闭合为主症的疾病。

一、典型病例

张某，男，60岁。

主诉：右侧面部活动不利5个月。

5个月前进食时发现右口角流涎，同时伴有耳后疼痛，到某医院就诊，诊为面神经炎，给予对症处理，并进行针刺治疗40次，效果不明显故来针灸科就诊。目前感觉迎风流泪，面部麻木，进食时塞食，饮水和漱口时口角流涎。

查体：右额纹及鼻唇沟变浅，右眼闭目露睛，鼓腮示齿功能不全，口角下垂并向健侧歪斜，舌红苔薄白，脉沉细。

诊断：面瘫（后遗症期）

治疗：

（1）取穴：鱼腰、丝竹空、攒竹、四白、阳白、下关、迎香、地仓、颊车、太阳、头维、合谷、足三里、太冲。以上面部穴位每次酌情选用5~6穴，肢体穴位必取。

（2）操作方法：先选择直径0.5毫米单头细火针在面部进行点刺，将针烧红后迅速刺入选定部位，只点刺而不留针，进针深度1~2分。然后再进行毫针刺法，小幅度捻转，平补平泻，留针30分钟，隔日1次。

治疗3次后患者诉口角明显有力，流涎和塞食现象均有所好转；针刺6次后额纹开始恢复，迎风流泪现象开始减轻，进食和饮水也有明显好转；针刺12次后，面部活动正常，闭目不露睛，额纹及鼻唇沟恢复，鼓腮和示齿功能正常，痊愈。

二、临床观察

口眼㖞斜是针灸临床上较为常见的疾病，往往由于治疗不及时造成终身残疾，给患者带来痛苦。贺普仁教授于1989年对本病160例患者进行了总结。

1. 一般资料

160例患者男84例（52.5%），女76例（47.5%）。最小11个月，最大74岁。年龄分布见表7。由表中看出，任何年龄均可以发生，26~35岁及学龄前儿童发病较集中。从本组病例看来，任何职业均可以发生本病，无显著区别。病期最短1天，最长16年，见表8。

表7 年龄分布

1岁以内	1~6岁	7~12岁	13~18岁	19~25岁	26~35岁	36~45岁	46岁以上
1例	20例	5例	10例	21例	58例	18例	26例

表8 病期分布

1~30天	31~60天	61~90天	3个月~1年	1年以上
121例	21例	2例	7例	9例

2. 治疗方法

治疗原则：散风通络，调和气血。

取穴：风池、阳白、颊车透地仓、四白、瞳子髎、颧髎、巨髎、合谷、下关。

刺法：以毫针根据症状虚实不同，用补虚泻实手法。手法一般采用浅刺，留针时间短（约10~15分钟）或不留针。

疗程：可根据病情轻重，每日或隔日一次。

在治疗过程中，根据病情不同配穴以人中、承浆、足三里、内庭、太冲、内关、曲池等；气血瘀滞、里热较重配以放血拔罐；风寒较重者，后期配以灸法。

3. 疗效判断标准

痊愈：外观恢复正常与健侧相同，无任何不适之感；

显效：外观恢复正常，但患部动作与健侧稍有差异，或者自觉患部有不适感；

好转：客观检查与主观感觉均有好转；

无效：症状表现与治疗前一样。

4. 治疗结果

本组治疗结果见表9~表11。本组病例分析年龄愈小恢复较快、疗效好；年龄较大恢复较慢、疗效较差。

表9 治疗结果

痊愈	显效	好转	无效	共计
80例	30例	32例	18例	160例
50%	18.75%	20%	11.25%	100%

表10 病期与疗效的关系 （例）

疗效\病期	1~30天	31~60天	61~90天	3个月~1年	1年以上
痊愈	71	8	0	1	0
显效	21	6	0	2	1
好转	17	7	2	3	3
无效	12	0	0	1	5

表11 发病原因与疗效的关系

病因＼疗效	痊愈 例	显效 例	好转 例	无效 例
风寒	20	7	11	6
情志不遂	7	5		1
久病气虚	3	1		1
肝脏	3	1	3	
耳病	—	1		1
劳倦	3	4		1
用药过量	—			1
小儿麻痹	—			1
外伤	2			
原因不明	43	15	11	8

三、症候明析

面瘫病情表现在面部，经云"阳明经脉荣于面"，又《诸病源候论》记载："风邪入于足阳明、手太阳之经，遇寒则筋急引颊，故口眼㖞斜，目不能平视……"《灵枢·经筋》也提到阳明经筋发生病变可呈现㖞僻症。根据文献所述及的临床体会，本病病位在于经筋、在络，与阳明、手太阳经脉有直接关系，并与手足阳明、任脉均有一定的关系。

造成本病的原因，《灵枢·经筋》清楚地指出，因寒、因热均可致本病。另外，《诸病源候论》也提到风邪，由此看出风、寒、热三邪均为导致本病的原因，在临床上体会到本病还可由单纯外因风寒而致。另外，情志不舒，气血不畅，郁久化热，复感外邪，以及久病体虚，汗出受邪，忧思劳倦，感受外邪，均可导致本病的发生。

典型病例治疗效果的产生主要是运用了温通疗法。一般患者病后只要积极治疗，并配合适当休息，大多数可获痊愈。但是如果失治误治或患者体质虚弱以及没有很好休息，都会遗留后遗症，该患者得病5个月，且经过40次的毫针治疗，效果不显，已经进入后遗症期。此时外邪虽去，但正气受损，气血俱亏，对这部分患者如果单纯采用急性期的治法效果均不满意，而火针疗法对温经通络、扶正祛邪有积极的作用，火针具有温热的作用，温热可以助阳，人体如果阳气充盈则温煦有常，脏腑功能和组织器官得以正常好转。另外经络具有运行气血，沟通机体表里上下的作用，一旦经络气血失调就会引起病变，因此疏通经络一直是针灸治疗的大法，单纯毫针虽然具有这一作用，但火针通过对针体的烧红加热，使这一作用加强，而起到温经通络之效。中医认为，阳主动，阴主静，面瘫患者以面部活动不利为主症，治疗应以振奋阳气、通经活络为大法。病程长的患者正气必有耗伤，故采用火针疗法，通过温热之力使得正气充实，卫外固密。正因为火针疗法有温煦机体、疏通经络的作用，才能鼓舞气血运行，使筋骨肌肉得养，发挥驱除邪气的作用，最终达到顽症得解得目的。

通过临床观察，发现本病病期越长，疗效越差，甚至无效，而且疗程也长。

另外，病情较重者，通过电刺激检查发现神经部分变性或重度变性，若及时治疗，虽然疗程较长，但有些病例加上火针疗法还是可以恢复的。

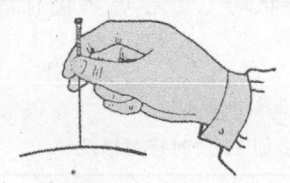

第二十八章 医论精读——贺普仁教授强通法医论

第一节 银屑病

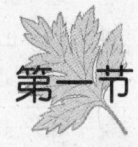

银屑病是一种常见的、易复发的、具有顽固的特征性皮损的慢性磷屑性皮肤病。

一、典型病例

病例1 石某某，女，17岁。

主诉：四肢、躯干起皮疹，瘙痒已月余。

患者既往有牛皮癣史，一月前原因不明，全身起皮疹，渐增大如斑块状，皮肤红，瘙痒，口苦咽干，不欲饮，大便秘结，夜眠不安，烦躁气急。

望诊：舌尖红，苔薄白。

切诊：脉弦细。

查体：四肢、躯干部均有斑状皮损，搔之脱屑，皮肤红。

辨证：血分郁热，风邪侵袭而发病。

治则：调理气血，清热疏风。

取穴：委中、膈俞。

刺法：以锋针缓刺委中放血，以锋针点刺膈俞出血后拔火罐，以使出血充分。

患者每周治疗2次，二诊后痒减，七诊后皮损消失，临床痊愈。

病例2 张某某，女，20岁。

主诉：全身起皮疹3年余。

患者于3年前腹部起丘疹，渐扩大到全身多处，搔之脱屑，但发病位置以腹部及腋下为重，稍痒，知觉不敏感，纳食一般，二便正常。

望诊：舌质红，苔黄。

切诊：脉弦滑。

辨证：气血不调，肌腠失密，风邪侵袭。

治则：调和气血，驱除风邪，润肤止痒。

取穴：委中、耳背青筋

刺法：以锋针缓刺放血。

患者每周治疗2次。

结果：放血治疗3次后，刺痒减轻明显，6次后鳞屑减少，共计治疗12次，丘疹完全消失，痒止，临床痊愈。

二、临床观察

1. 临床资料

12例中男性9人，女性3人。年龄14～50岁。病程1～20年以上，其中进行期7人，静止期3人，还有1人为消退期，另1人为亚急性期。

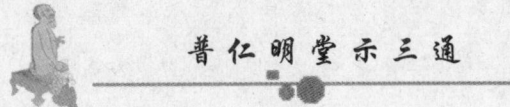

2. 治疗方法

（1）放血疗法：全部12名患者均用放血疗法，每周放血一次，12次为一个疗程，具体操作如下：

用具：大塑料布1块，弯盘2个，止血带2条，消毒纱布，消毒棉球，2.5%的碘酒棉球，75%的乙醇棉球，火罐4个，95%的乙醇棉球，纱布棒，火柴一盒，消毒三棱针。

主穴：曲泽、尺泽、曲池、委中。

随证加减：头部皮损顽固，可选加大椎、率谷、百会、太阳、印堂。

多次放血不明显者，可加膈俞。

顽固性皮损在肘膝以下者，可加手足十二井。

操作：将塑料布铺在治疗床上，取四肢穴位时取卧位，取头颈及手指穴时患者取坐位。放血的穴位要用碘酒、酒精棉球严格消毒。弯盘应放在穴位肢体下接血，穴位远端扎上止血带，放血后，针刺穴位处要用消毒棉覆盖，用胶布贴好。

（2）内服药：除1人外，均用内服药，服凉血活血汤8人，服养血解毒汤1人，服除湿丸1人，尚有1人自服灰黄霉素。

凉血活血汤：生槐花30克，紫草根15克，赤芍15克，白茅根3克，生地30克，丹参15克，鸡血藤30克。清热凉血活血。水煎服，每日一剂，分2～3次服。

养血解毒汤：鸡血藤30克，当归15克，土茯苓30克，生地15克，山药15克，威灵仙15克，蜂房15克。养血解毒。水煎服，每日一剂，早晚分两次服。

（3）外用药：除两人外，均用一般常用外用药，晚期用黑豆油膏。

3. 治疗结果

（1）疗效判断标准：

基本痊愈：自觉症状与皮损基本消失，仅残留数小块皮损。

显效：自觉症状显著消退，原有皮损大部分消退，留有少数薄的鳞屑斑。

好转：自觉症状减轻，皮损鳞屑变薄，基底炎症减退，皮损有部分消退。

无效：主客观症状均无变化，甚者仍有新皮疹发生。

（2）疗效分析

表12　放血12次时疗效情况

	基本痊愈	显效	好转	无效	有效率
例数（例）	3	3	6	0	12

表13　放血次数与病情开始好转的关系

放血次数	4次	5次	7次	8次	10次
开始好转例数	3	4	6	10	12

表14　病情开始好转与分期的关系

	4次		5次		7次		8次		10次	
总例数	3		4		6		10		12	
	进行期	静止期	进行期	静止期	进行期	静止期	进行期	静止期	进行期	静止期
例数	3	0	4	0	5	1	6	3	7	3
%	100	0	100	0	83	17	60	30	58	25

（3）其他反应：在所坚持放血达12次的患者中，反应均较轻微。12例中仅2例发生头晕，2例发生自汗，并不影响继续治疗（有时可根据情况暂停放血1次）。在治疗过程中，血色素检查，仅1例略低于正常，余均在正常范围。

三、症候明析

贺普仁教授认为银屑病由气血不调、营卫空虚、腠理不密、外感风邪所致，如因病久血中郁热，血燥亦可生风，故本病与风有直接关系，然所生之风皆与气血失调有关，故气血失调为患病之内因，临床上以委中、膈俞、耳背青筋等放血，是调和气血而疏风也。

典型病例1和2均为年轻女性患者，经治疗皆临床治愈。但同一种治疗方法即强通法，同一个委中穴加上膈俞或耳背放血却揭示了两种不同的病理过程和治疗内涵。例1患病月余属于新病,全身皮疹,状如斑块,皮肤红,痒甚等急性发作期症状,伴有口苦咽干,大便秘结,烦躁气急等实热特点。据此辨证为血分郁热,风邪侵袭。因此选委中以清热疏风,但必须加上血会膈俞以活血凉血。例2患病已3年,已经不是新病,以丘疹为特点,瘙痒不甚说明不是急性发作期,身体一般情况正常,故辨证为气血不调,肌腠失密,风邪侵袭。因此选委中和耳背放血以调和气血,驱除风邪,润肤止痒。

临床操作时应注意:①三棱针进针不宜过深,过深则易穿透血管壁造成瘀血,不宜吸收,而局部硬肿疼痛影响下次治疗;②血流不畅不宜用手推挤,可用拔火罐协助;③曲池、曲泽、委中放血尽量在穴位附近选取血管,放血时如有喷射性出血量较多而血不止,可将止血带放松,血色应当由深变浅可止血。对于素有凝血不好的患者,应特别注意,止血带扎的时间不宜过长,针刺不宜过深,不宜出血过多,"血变而止"。

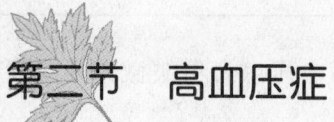

第二节 高血压症

高血压症指在静息状态下动脉收缩压和/或舒张压增高(≥140/90mmHg),常伴有脂肪和糖代谢紊乱,以及心、脑、肾和视网膜等器官功能性或器质性改变。属中医眩晕、头痛的范畴。

一、典型病例

病例1 宋某某,男,41岁。

主诉:经常头痛、头晕数年。

数年前因头痛头晕诊为高血压病。经常头晕、头痛、目眩,时轻时重,血压经常在200/100mmHg。血压增高时不能用脑,每每劳累后症状加重。长期服用降压药物。

现头痛头晕、视物眩晕、面赤、口苦、口干喜饮,大便干结数日1行,尿黄赤。

望诊:面赤,舌质红、苔黄。

切诊:脉弦滑数有力。

查体:血压210/110mmHg。

辨证:素体阴虚,肝阳上亢,化火生风。

治则:急则治标,清热平肝,滋阴潜阳。

取穴:四神聪、合谷、太冲。

刺法:以锋针速刺四神聪出血,出血量不拘。毫针刺合谷、太冲,施以泻法,给予强刺激量。

针后半小时,患者自觉症状减轻,头痛、头晕明显减轻,测血压为180/100mmHg,基本恢复到平素水平。

第二天来诊,诉其症状(头痛、头晕)完全消失,心中平静,治疗前测血压为180/100mmHg,治法不变。

病例2 应某某,男,63岁。

主诉:头晕目眩、恶心呕吐1天。

前一天晚上因食甘厚味后与家人生气随即感到神倦不适,头晕目眩,恶心欲呕,心中烦乱不宁。渐感周身出冷汗,四肢厥冷,经家人劝慰后稍感症状减轻入睡。

既往血压正常,体健。

现头晕,动则眼冒金花,头痛,恶心欲呕,心情急躁易怒,四肢末端麻木。

望诊:面红赤,舌苔中间厚白腻。

切诊:脉弦滑数,双迟脉弱。

查体:血压190/110mmHg,双手握力未减,手足欠温。

辨证:郁怒伤肝,肝阳上亢,阴亏于下。

治则:平肝潜阳,疏肝解郁兼以补正敛阴。

取穴:人中、四神聪、十二井、曲泽、足三里、太溪。

刺法:急取人中速刺出血,四神聪速刺出血,十二井速刺出血,上穴均出血"豆许"而止。曲泽用缓刺出血法。足三里、太溪以补法轻刺激,留针30分钟。

治疗后半小时测血压170/90mmHg,患者眩晕、恶心、头痛等症状消失,四肢厥冷缓解。神静脉合,疗效满意。嘱回去静养休息,明日再诊。

第二天来诊,测血压150/90mmHg。症状未见反复,更换腧穴,取太溪、内关、足三里均用补法,巩固治疗2次。

病例3 张某,女,56岁

主诉:头晕恶心,右半身无力,语言欠流畅3天,高血压病多年,血压最高220/110mmHg。

3天前因工作紧张,休息甚晚,夜寐不实,晨起后感到头晕、恶心、右半身无力,手麻,走路发软。自觉舌僵不灵活,语言不流畅。一般情况尚好,纳可,大便调、尿黄。

望诊:面赤,舌质红居中,舌苔腻。

切诊:脉弦滑。

查体:血压220/120mmHg,神志意识清,语言欠流畅清晰,右上肢肌力2级,未引出锥体束征。

辨证:素阴亏于下,水不涵木,风从内生,经脉失养。

治则:滋阴潜阳,平肝熄风,通经活络。

取穴:四神聪、合谷、太冲。

刺法:以锋针速刺四神聪出血,其出血量以挤不出为度。合谷、太冲以针行泻法。

治疗后半小时测血压为180/110mmHg。头晕恶心明显减轻,手麻、语言不流畅、舌僵均有好转,嘱注意休息,明日再诊。

第二天来诊,右半身无力、手麻等症基本消失,治疗不变。

第三天来诊诉精神好,半身无力、手麻、下肢发软完全消失,测血压150/100mmHg,腧穴不变,四神聪放血改为毫针针刺,留针30分钟,疗效满意。

二、临床观察

应用放血治疗高血压是临床常用且确有疗效的治疗方法。放血后,收缩压可降低10～30mmHg,舒张压可降低10～20mmHg,持续时间2～4周。若不遇意外、情绪变化等,有的则可较长时间维持一定的血压。

1. 病例选择及方法

(1)病例选择:高血压(素有高血压病史或高血压突然升高者)或高血压伴有瘫痪(一般选择一侧动作不灵,说话障碍、手足麻木,并有同侧眼睑下垂等脑血管病变者)患者各6例。

(2)微循环观察方法:利用聚光光源,60～80倍镜下观察毛细血管袢数目、长度、畸形情况、血流情况等。

(3)治疗及检查:先测定患者血压,再测定微循环,然后在金津、玉液以三棱针针刺放血,经15分钟后再测定血压及微循环,此后两周至1个月内连续观察血压及微循环3～4次。

2. 结果

(1)血压:12例高血压患者,大部分经金津、玉液放血后收缩压及舒张压有不同程度下降,而以收缩压为显著,其幅度收缩压10～30mmHg,舒张压10～20mmHg,持续2～4周,见表15。

表15 金津、玉液放血15分钟后血压下降情况

降压数	舒张压(mmHg)			收缩压(mmHg)			
	10	20	无效	10	20	30	无效
病例数	5	4	3	3	2	4	3

(2)高血压患者甲皱微循环主要病变表现如下:

①管袢迂曲,经脉紧张度下降,管腔因而呈现波浪式。

②动静脉管径大致相等,或粗细不均并呈结节状突起。

③管袢数目减少或紧张度升高。

④血流瘀滞、渗出,或有出血点。

甲皱微循环的改善表现在:迂曲管袢减少,开放管袢增多,血液瘀滞改善等,见表16。

表16 甲皱微循环的部分指标结果

观察指标	迂曲管袢		管袢数目		血流状态					
					郁滞		渗出		均匀度	
	减少	不变	增多	不变	改善	不变	改善	不变	改善	不变
	5	4	2	7	5	4	3	6	2	7

临床观察结果初步表明,放血确实可以不同程度地改善机体状态、调节微循环。

三、证候明析

典型病例所述高血压以急进性和顽固性高血压为主，包括高血压脑病、顽固性高血压、高血压危象、一过性脑缺血发作等。患者血压多在180/110mmHg以上，多数呈急性发作状态。中医认为此类高血压病临床以实证为多，虚证为少，临床可见肝胆火盛、肝风内动、阴虚阳亢等类型。

贺普仁教授认为，本病发展快，症状危重，如不及时解救则后果严重。本病以实证为多，故应以放血之强通法为首要治疗手段，迫使风熄火降，肝气得平，诸脉通畅。此法不仅有治疗作用，还可预防脑血管病的发生。同时佐以毫针微通治法，最终使气血调和，症状缓解，经脉通调。待急性危重症状稳定缓解之后，酌情选用相应方法巩固治疗。

治疗中，凡患者舒张压在110mmHg以上，伴有阳盛之实证表现时，首选四神聪以平肝降逆，清泻肝火。法以锋针速刺出血，出血量据病之轻重而定，少则"豆许"，多则数滴。严重者以出血颜色由暗红色变为鲜红色且自尽为度。如患者剧烈头痛，视物不清或语言不利，肢体麻木等症明显时，表示症状危急、病情严重，为经脉气血亢盛之极，除四神聪放血外，尚应以曲泽、委中等穴缓刺放血及点刺十二井穴出血，以迅速清泻阳盛之热，潜阳平肝达到清除瘀滞气血、调和经脉的目的。

治疗中有部分患者虽然血压较高，但或因久病，或因年高，或因体虚，其症阴亏于下，阳亢于上，除阳盛之症外，尚有阴亏表现，如头晕耳鸣、心烦目涩，渴不欲饮，失眠多梦，腰膝酸软等。临床需要加用补益肝肾、滋阴潜阳之腧穴，如合谷、太冲、太溪等穴，施以微通法以因势利导，通经而不强制，清泻而不伤正。待其急性症状稳定之后，再据病之症状变化，进行辨证，施用相应疗法继续治疗。

第二十九章 医论精读——贺普仁教授三法合施医论

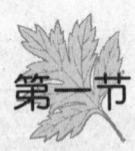

第一节 颈椎病

颈椎病：以颈部强直，活动不利为主症，多因颈椎间盘退化导致上下椎体骨质增生，压迫神经根、或影响椎动脉供血所引起的一系列症状。属中医痹证范畴。

一、典型病例

病例 李某，男，49岁。

主诉：颈部不适及右上肢麻木近半年。

患者颈部不适及右上肢麻木近半年，未予治疗。3日前与朋友玩麻将1夜，颈部疼痛加剧，右上肢放射性疼痛，右手拇指、食指、中指麻木加剧，3天来因疼痛加剧而夜晚不能入睡。颈部强直，活动不利，肩胛上下窝及肩头有压痛。

舌质紫暗瘀点，脉涩弦。

既往无其他慢性病史。

查体：颈$_3$颈$_4$棘突旁压痛明显，颈加压试验阳性，肩胛上下窝及肩头有压痛。

颈椎X线提示：颈椎生理曲度变直，颈$_3$～颈$_4$、颈$_4$～颈$_5$椎间隙变窄，椎体边缘明显增生，椎间孔变小。

诊断：颈椎病（神经根型）

中医辨证：气滞血瘀、肾精亏虚。

治则：行气活血，补肾通督。

取穴：颈部夹脊穴、大椎、大杼、风池、天柱、天宗、悬钟、外关、后溪、支沟、阿是穴。

操作：毫针治疗取风池、天柱、悬钟、外关、后溪、支沟；火针治疗取颈部夹脊穴、大椎、大杼；三棱针在阿是穴点刺放血拔罐。

经治疗一个疗程后症状明显减轻，治疗2个疗程症状基本消失，嘱其低枕睡眠习惯，颈部适当运动，随访3个月，症状未再复发。

二、临床观察

（一）临床资料

1. 一般资料

265例门诊患者，其中男性159例，女性106例，年龄最小22岁，最大78岁，平均47.6岁。病程最短1个月，最长22年。疗程最短为5天，最长为3个月，平均疗程1.6个月。265例患者均符合1994年国家中医药管理局《中医病症诊断疗效标准》中颈椎病的诊断标准。

2. 辨证分型

风寒湿热型：颈肩上肢串痛麻木，以痛为主，头有沉重感，颈部强硬，活动不利，恶寒畏风，舌淡红，苔薄白，脉弦紧。

气滞血瘀型：颈肩部上肢刺痛，痛处固定，伴有肢体麻木，舌质暗，脉弦。

痰湿阻络型：头晕目眩，头重如裹，四肢麻木不仁，纳呆，舌暗红，苔厚腻，脉弦滑。

肝肾不足型：眩晕，头痛，伴耳鸣耳聋，失眠多梦，肢体麻木，面红目赤，舌红少津，脉弦。

气血亏虚型：头晕目眩，面色苍白，心悸气短，四肢麻木，倦怠乏力，舌淡苔少，脉细弱。

其中风寒湿型77例，气滞血瘀型68例，痰湿阻络型55例，肝肾不足型43例，气血亏虚型22例。

3. 病理分型

神经根型133例，椎动脉型89例，混合型43例。

（二）治疗方法

1. 微通法

即毫针刺法。

(1)取穴：大椎、大杼、养老、悬钟、后溪。

配穴：风寒湿型加外关、昆仑；气滞血瘀型加支沟、膈俞；痰湿阻络型加列缺、脾俞；肝肾不足型加命门、太溪；气血亏虚型加肺俞、膈俞。

(2)操作方法：针刺部位常规消毒，进针后捻转或平补平泻手法，以"得气"为度，针颈部穴位，针感向肩背部下传，针肩部穴位针感下传至手指。留针30分钟，每日针一次，10次为一个疗程。

2. 温通法

以火针疗法为代表。

(1)取穴：取颈夹脊穴、阿是穴(痛点及肌肉僵硬处)。

(2)操作方法：将针刺部位常规消毒，直径0.5毫米长2寸的钨锰合金针，置酒精灯上，将针身的前中段烧至通红，对准穴位，速刺疾出。深达肌腱与骨结合部，出针后用消毒干棉球重按针眼片刻，在每平方厘米的病灶上，散刺2～6针，每周治疗2次，嘱患者保持局部清洁，避免针孔感染。

3. 强通法

(1)取穴：行针前在颈部找到压痛点或阳性反应物，或相应穴位。

(2)操作方法：选用大小适当的火罐，在拔罐部位皮肤呈现紫色或拔至10分钟时起罐，每日1次，10次为一个疗程。

（三）治疗结果

1. 疗效标准

疗效评定标准以1994年国家中医药管理局《中医病症诊断疗效标准》中颈椎病的疗效评定为准。

治愈：原有各型症状消失，肌力正常，颈、肢体功能恢复正常，能参加正常劳动和工作。

好转：原有各型症状减轻，颈、肩、背疼痛减轻，肢体功能改善。

未愈：症状无改善。

2. 治疗效果

以上265例患者应用"针灸三通法"治疗5天～3个月，其中治愈者212例，占80%；好转者48例，占18.11%；无效者5例，占1.89%。其中总有效率为98.11%

不同年龄与疗效的关系见表17，病理分型与疗效的关系见表18。

表17 不同年龄与疗效的关系

年龄(岁)	例数	治愈	好转	无效	总有效率(%)
20～30	8	8	0	0	100
30～40	41	41	0	0	100
40～50	89	77	11	1	98.88
50～60	77	60	15	2	97.40
60～70	33	20	13	0	100
70～80	17	6	9	2	88.24

表 18　病理分型与疗效的关系

分型	例数	治愈	好转	无效	总有效率(%)
神经根型	133	112	21		100
椎动脉型	89	73	14	2	97.75
混合型	43	27	13	3	93.02

结果表明，年龄小、病程短，疗效高。从临床情况分析，颈椎病发病有逐渐年轻化的趋势，可能与现在的工作和生活方式如使用计算机、看电视等因素有关，而中年人因为社会压力较大，所以发病率高。疗效以混合型的疗效较差。

三、症候明析

(一)病因病机

外因是致病的条件，内因是致病的根据。颈椎病的外因包括风寒湿邪、外伤劳损、痰热郁阻等因素。

风寒湿邪：风、寒、湿三种外邪侵入人体，流注经络，导致气血运行不畅而引起肢体与关节疼痛、酸麻、重着及屈伸不利等，风、寒、湿三种病邪中某一种病邪偏盛，则某一方面的症状就表现得突出，如寒邪偏胜则为痛痹，主要表现为肢体、关节疼痛，得热则减，遇寒则甚，关节屈伸不利。

外伤劳损：由于闪挫所致的筋络、筋膜、肌肉等软组织受伤以及关节错位而造成气血阻滞，脏腑缺乏气血濡养，其功能也受到影响，肝、肾、脾等内脏功能受到影响后反过来会影响筋骨、肌肉和关节功能。这时疾病的症状不仅是外伤后的疼痛症状，还会出现各种虚证。因此伤后应注意到内脏功能，特别是肝、肾、脾功能受损的情况。

痰湿郁阻：由于肺、脾、肾功能失调加上寒、热、燥、湿等外邪因素影响了津液的正常输布和运行，停聚在机体某个部位，造成气血、经脉运行不畅，痰湿上逆头部多见眩晕，临床所见由风痰引起的呕吐、头晕、突然跌倒、四肢麻木，由寒痰引起的骨痹刺痛、四肢不举、厥冷等症状，与西医学椎动脉型颈椎病、交感型颈椎病的许多症状类似。

颈椎病的内因则可概括为：肝肾亏损、督脉空虚、气血不足。颈椎病的主要病根在椎间盘组织，椎间盘在中医学属骨，肾主骨，骨的生理与肾密切相关。脊柱为藏脊髓神经之处，而肾主骨生髓，故与肾的关系更为相关。临床上颈椎病与肾虚确有着非常密切的关系，肾亏往往导致颈椎病眩晕的发作，故《灵枢》所说："髓海不足，则脑转耳鸣，胫酸眩冒，目无所见。"久病体弱，肝血不足，肾精亏损，经脉失去濡养，可致肢体筋膜弛缓，手足痿软无力，不能随意运动。肝肾不足，气血亏损，除了可引起肢体不利等症外，还有耳鸣、目眩等症。此外，肾虚不能养肝，以致肝阴不足，肝阳上亢也能引起眩晕等症。肝肾亏虚、气血不足型颈椎病包括了椎动脉型、神经根型和脊髓型颈椎病的大部分症状。

(二)临证治疗

1. 方法

"针灸三通法"的综合应用是提高颈椎病治疗效果的重要因素。毫针通过有效经穴加上手法进行调理，以恢复机体的气血平衡，但临床证明仅用此方法疗效欠佳。

《素问·皮部论》述："寒多则筋挛骨痛，热则筋弛骨消。"《素问·调经论》谓"病在筋，调之筋"，"其病所居，随而调之。"寒者热之，即用火针疗法温散寒邪，温通血脉，则气血流畅，通则痛消。温通法经过研究表明：火针治疗可使针体周围微小范围内病变瘢痕组织被灼至炭化，粘连板滞的组织得到疏通松解，局部血循环状态随之改善，通过治疗、休整的交替，机体对灼伤组织充分吸收，新陈代谢，纤维组织增生所形成的粘连瘢痕组织得到质的改变。所以，火针疗法对于颈椎病有理想而巩固的疗效。

强通法的应用在于迅速的缓解局部疼痛，尤其寒湿瘀血引起的固定疼痛，可用三棱针放血加上拔罐，可以行气活血，疏风散寒，快速的改善局部血液循环，放松颈部紧张肌群而缓解痉挛。

2. 取穴

颈夹脊：第一颈椎至第一胸椎各棘突之间旁开0.5寸处，每侧7穴，左右共14穴。主治颈项部疾患。操作时针尖稍偏向内直刺，用细火针采用速刺法，进针0.5～1寸。火针针刺颈夹脊穴是贺普仁教授治疗颈椎病的特效方法。颈椎病多表现为经筋病症，《素问·皮部论》述："寒多则筋挛骨痛，热则筋弛骨消。"《素问·调经论》谓"病在筋，调之筋"，"其病所居，随而调之"。对经筋病的治疗，多采用以痛为俞和经穴配用两种方法，颈夹脊即是以痛为俞的穴位。颈夹脊穴每穴在局部解剖上都有相应的脊神经后支及其动静脉丛分布。针刺颈夹脊通过肾经和交感神经的体液调节作用，促进机体功能的改善，使交感神经释放缓激肽、5-羟色胺、乙酰胆碱等化学介质，从而疏导经气，缓解疼痛。

大椎是颈项之门户，为督脉与手足三阳经之交会穴，督脉为阳脉之海，总领诸阳经，气血经络由此而过，针刺大椎穴可振奋督脉之阳气，使气旺血行，从而改善颈项部的血液循环，缓解局部神经血管压迫。

大杼为八会穴之骨会穴，对缓解颈神经压迫，改善颈椎局部水肿，解除神经根刺激具有良好效果。

养老，属手太阳经郄穴，《针灸甲乙经》卷十："肩痛欲折，臑如拔，手不能自上下，养老主之。"《针灸大成》卷六："主肩臂酸痛，肩欲折，臂如拔，手不能自上。"说明养老有活血通络的作用。

悬钟为八会穴之髓会穴，有补髓壮骨、通经活络的作用。

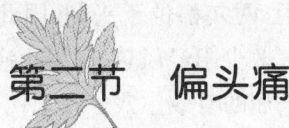

第二节　偏头痛

偏头痛指偏于一侧局部的头痛，又称偏头风（《济生方》）、头半边痛（《名医类案》）。

一、典型病例

病例1　张某某，男，50岁。

左侧头痛十年之久，经治未愈，时轻时重，近一月来因工作劳累，痛势加重，连及左目胀痛，影响入寐，食欲不振，大便干燥，呻吟不已。

舌苔黄，脉弦滑。

辨证：劳心过度，风客少阳，引动肝风，上扰清窍。

治则：清利肝胆，祛风通络，活血止痛。

处方：丝竹空透率谷，风池，合谷，列缺，足临泣，太阳，攒竹。

操作：太阳、攒竹用三棱针点刺出血豆许，余穴均用毫针泻法，留针30分钟。

二诊：针后头痛明显减轻，可以入寐。

三诊：头痛未作，食欲正常。再巩固治疗3次以疏肝理气。

二、临床观察

偏头痛是原发性神经血管头痛之一，其特点为发作性、中度或重度搏动性跳痛，位于一侧或双侧的头痛，反复发作，严重影响到患者的正常工作与生活。西医治疗本病多采用对症治疗，如用止痛药物或改善脑供血药。采用"针灸三通法"治疗偏头痛48例，疗效满意，同时与西医对照组38例对照观察，详情如下。

（一）临床资料

1. 一般资料

本组患者均为无先兆性偏头痛或有先天性偏头痛，经系统检查除外器质性疾患而确诊。其中门诊40例，急诊46例。采用简单随机分类法，将患者随机分成两组：治疗组48例（"针灸三通法"组)，对照组38例（西药治疗组）。治疗组48例，男19例，女29例；年龄最小21岁，最大68岁；病程最短半个月，最长30年。对照组38例，男15例，女23例；年龄最小19岁，最大65岁；病程最短1周，最长28年。

2. 诊断分级标准

对照1994年中华医学会全国第三届头面痛学术讨论会(杭州)制定的偏头痛疗效评定标准,头痛程度可分0~3级:头痛出现,工作能力不受影响为0级;轻度头痛,工作能力受到严重影响或不能工作为2级;重度头痛,卧床休息为3级。两组头痛情况见表19:

表19 两组头痛程度情况

分组	例数	0级	1级	2级	3级
治疗组	48	5	10	24	9
对照组	38	4	9	18	7

(二)治疗与效果

1. 治疗组

采用三通法(微通法、温通法、强通法)分别应用于每位患者。

(1)微通法:穴取丝竹空透率谷,合谷、列缺、足临泣、风池、中脘、悬钟。用32号1~3寸毫针。针刺"得气"后平补平泻。每日1次。

(2)温通法:将痛点常规消毒后,用直径0.5毫米、长4厘米的钨锰合金针,将针身的前中段烧红,对准痛点迅速刺入并拔出,出针后用消毒干棉球重按针孔片刻,隔日1次;气海穴用温和灸,每日灸15分钟。

(3)强通法:取头维、太阳、攒竹穴。常规消毒后,右手持针对准穴位迅速刺入0.3厘米左右,立即出针,挤压针孔,使出血3~5滴,然后用干棉球按压针孔止血,隔日1次。

2. 对照组

服尼莫地平40毫克/次,每日3次;谷维素20毫克/次,每日3次。

以上两组均6天为一疗程,休息1天后进行下一个疗程,共治3个疗程。

3. 疗效标准

以《实用中西医结合神经病学》中的疗效标准为参考:

控制:疗程结束无发作性头痛症状,停止治疗1个月不复发。

显效:症状减轻1级以上,并达到至少0~1级。

有效:治疗后发作频率、头痛持续时间、头痛程度及伴随症状4项指标至少有1项明显改善。

无效:治疗后症状无明显改善。

4. 治疗效果

两组疗效比较见表20。

治疗后两组轻、中、重患者例数见表21。

表20 两组治疗结果比较

组别	例数	控制	显效	有效	无效	总有效率%
治疗组	48	7	21	16	4	91.7%
对照组	38	4	13	11	10	73.7%

表21 治疗后两组头痛分级情况

组别	例数	控制	0级	1级	2级	3级
治疗组	48	7	17	12	9	3
对照组	38	4	7	9	13	5

三、症候明析

偏头痛是临床常见病症,常因多种原因导致,但疼痛固定是其发作特点,所以通经活络、疏风止痛为治疗各型偏头痛的总治则,体现在贺普仁教授取穴方面和临床操作上以微通法结合温通法和强通法的应用上。

选穴上用丝竹空透率谷,合谷、列缺、足临泣、风池、悬钟。取丝竹空为足少阳脉气所发之处,也是手少阳经脉的终止穴,穴位本身就治疗偏头痛;率谷是足少阳、足太阳二经的交会穴,具有疏散少阳风热的作用,两穴都位于头侧,因此,丝竹空沿皮透率谷是宣散少阳经风热、通络止痛的要穴,是治疗一切偏头痛的有效主穴。在元代王国瑞所著的《针灸神应玉龙经》中就记载了这一透针治疗偏头痛的良好效果。合谷是手阳明经的原穴,具有镇静止痛的作用。列缺为手太阴经的络穴,《马丹阳十二穴治杂病歌》记载:"列缺善治偏头患",与合谷相配更有原络配穴之意。足临泣是足少阳胆经的木穴,具疏泄少阳风热之功,有上病下治、引热下行的作用。《类经图翼》云:"木有余者宜泻此……使火虚而木自平",故针之疏泄少阳风热。风池、悬钟两穴加强了清泻肝胆实火的作用。

温通法即火针刺痛点,《灵枢·经筋》云:"治在燔针劫刺,以知为数,以痛为俞。"病在头侧,经络不通则痛,故火针痛点,通过温热作用,达到通络止痛的作用。灸气海,能加强中焦运化,下焦气化,从而清化痰湿、通络止痛。

贺普仁教授常施以放血疗法治疗偏头痛,《黄帝内经》中多处记载放血能够排除血脉中郁积已久的病邪,以及解除由郁积而造成的脉络壅滞现象。因此,放血有去瘀滞、通经络的作用。凡是肝胆风热上攻头部,造成少阳经脉壅滞,通过放血,使局部经络通利,热邪外出,恢复少阳经脉气血畅通。放血方法不仅运用在实证偏头痛,还应用在虚型偏头痛,但应注意适当的操作手法。实证放血次数及每次的放血量可以稍多,针具粗;虚证反之,不可连续放血,出血量少,细针具。《灵枢·厥病篇》云:"头痛甚,耳前后脉涌有热,泻出其血。"所以取头维、太阳、攒竹,祛邪泻热,通络止痛。"针灸三通法"在临床上配合使用,可正邪兼顾,标本兼治。

第三节 下肢静脉曲张

下肢静脉曲张,指下肢表浅静脉的曲张交错结聚成团块状的病变。中医称之为"筋瘤"。

一、典型病例

病例1 刘某,女,40岁。

主诉:左下肢静脉曲张近8年。

症见小腿后面静脉迂曲隆起,高于皮肤,伴左下肢疼痛、乏力、站立及行走时症状加重。

舌质暗淡,苔白,脉沉。

西医诊断:左下肢静脉曲张。

中医诊断:筋聚。

辨证:气滞血瘀。

治疗方法:

取穴:血海、局部阿是穴(即凸起静脉处)。

操作:患者取坐位或卧位。常规消毒后,点燃酒精灯,左手持灯靠近针刺部位,右手握笔式持针,将针尖、针体伸入火外焰烧红,对准迂曲之血管垂直快速进针,随即出针,令其出血,有时可有血液随针孔向外射出,属正常现象,出血以自尽为度,再以消毒干棉球按压针孔。之后用微通法,以毫针刺血海,进针后用平补平泻法,"得气"后留针20分钟。

每周治疗2次。

共治疗3次,静脉曲张已经消失,皮肤颜色明显变浅,无肿胀疼痛感,随访1年无复发。

病例2 汪某,男,42岁。

因长期从事站立工作,于1986年开始出现右下肢肿胀、疼痛、站立及长时间行走后症状加重。近二三年左腿也出现上述情况,并伴双下肢怕冷。半年来上症加重,站立3分钟以上即出现疼痛,曾去西医院就诊,建议手术治疗。查:双小腿血管迂曲、色紫,如蚯蚓状,右侧为著。

舌质略暗,苔白,脉弦。

辨证:气血瘀滞,筋脉失养。

取穴:血海、局部阿是穴(即凸起静脉处)。

操作:患者取坐位或卧位。常规消毒后,点燃酒精灯,左手持灯靠近针刺部位,右手握笔式持针,将针尖、针体伸入火外焰烧红,对准迂曲之血管垂直快速进针,随即出针,令其出血,有时可有血液随针孔向外射出,属正常现象,出血以自尽为度,再以消毒干棉球按压针孔。之后用微通法,以毫针刺血海,进针后用平补平泻法,"得气"后留针20分钟。

3次治疗后疼痛明显减轻,迂曲之血管亦变细变软;八诊后站立半小时亦无异常感觉;二十一诊后症状消失。

二、临床观察

1. 一般资料

46例患者均为2年内在针灸科门诊采集

的病例，其中男6例，女40例。年龄最小34岁，最大68岁，平均51岁。病程最短3年，最长30年。

2. 治疗方法

采用微通法、温通法、强通法相结合的治法。治疗中首先用温通法、强通法合而用之，取静脉曲张部位为阿是穴，将直径0.5毫米、长5厘米的钨锰合金火针的前中段烧红，对准穴位，速刺疾出，刺破曲张的静脉；对静脉曲张较重者，用止血带结扎曲张静脉的上部，用火针点刺放血后，松开止血带，勿须干棉球按压，使血自然流出，血由紫色变鲜红后自然停止，待血止后，用干棉球擦拭针孔。之后用微通法，以毫针刺血海，进针后用平补平泻法，"得气"后留针20分钟。每周治疗2次，4次为一个疗程，一个疗程后观察效果。

嘱患者保持局部清洁，针后24小时内不要洗浴，避免针孔感染。

3. 治疗结果

疗效判定参照《中医病证诊断疗效标准》：

痊愈：自觉症状消失，且皮肤外观大致正常。

好转：自觉症状减轻，皮肤外观有明显改善。

无效：自觉症状无变化，皮肤外观如前。

经用上述方法治疗后，其中40例痊愈，患肢静脉曲张消失，无肿胀疼痛等不适。4例好转，患肢静脉不再怒张，但时有肿胀疼痛感。2例无效，患肢静脉仍明显曲张，行走时肿胀疼痛症同前。

三、症候明析

中医认为本病乃因先天禀赋不足，筋脉薄弱，加之久行久立，过度劳累，进一步损伤筋脉，以致经脉不和，气血运行不畅，血壅于下，瘀血阻滞脉络扩张充盈，交错盘曲而成，日久类似瘤体之状。亦有因远行、劳累之后，涉水淋雨、遭受寒湿，寒凝血脉，瘀滞筋脉络道而为病。瘀久不散，化生湿热，流注于下肢经络，复因搔抓、虫咬等诱发，则腐溃成疮，日久难收敛。

本病早在《灵枢·刺节真邪论》中就有描述："筋曲不得伸，邪气居其间而不返，发为筋瘤。"正如贺普仁教授亦认为本病主要病机为气滞血瘀，治疗方法应"法在三通，以通为本"。火针温通法结合强通放血方法即用火针点刺病患处使其出血，体现了两种方法的有机结合，针对病因，火针之热有温阳化气的作用，可激发局部经气，增加人体阳气以温通经络祛寒化湿，促进气血运行；针对病机，强通之放血可使局部瘀滞之血尽快流出，去瘀生新，血脉畅通；最后用微通法的毫针针刺血海，调理全身气血经脉。三法合用，可明显缩短病程，减轻患者痛苦，显著提高疗效。

贺普仁教授还认为用火针治疗静脉炎，临床也取得较好的疗效。火针有温养益气的作用，能温通经络，行气活血，使气血运行畅通和加速，故周围瘀积的气血可流动消散，以增加病灶周围的营养，促进组织再生，自然疮口愈合。

下肢静脉曲张有家族遗传因素，因此，上辈有静脉曲张病史的子女，大都在青青期发育以后不久发病，因而在儿童和青年时期，应注重体育锻炼，以增强体质，防止静脉曲张的发生。

一般的静脉曲张患者平时应改善劳动条件，减轻劳动强度，长期站立工作的人，应坚持做工间操，或经常走动，至少要多做踝关节的伸屈活动，以减少静脉曲张症的发生。

第三十章 医论精读——弟子传人医论（1）

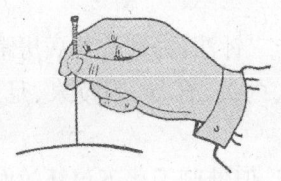

第一节 针灸三通法治疗痰瘀阻络型中风的临床研究

编者按语：毫针刺法对中风病，特别是对轻型中风有较好的疗效已得到老百姓的公认，但对较重的中风病疗效不尽人意，也有一些西医质疑针灸对中风病的疗效。一些针灸医师治疗中风病的疗效不尽如人意，原因不是针灸疗法本身的不足，而是没有发挥出针灸疗法的巨大潜力。贺普仁教授认为，临床广泛使用的毫针仅是古代九针之一，毫针刺法仅是贺氏三通法之一法，如果不结合其他两种大法的运用，针灸一般只能治疗一些小病、轻病，而对疑难重症往往束手无策。

本研究的治疗组采用"针灸三通法"综合治疗，因而疗效远远高于常规的毫针刺法，这种综合治疗才能代表针灸治疗中风病的真实疗效。三通法各法都有自己的特点和特长，一般来讲，以毫针刺法为代表的微通法具有广泛的适应性，能较好地调节人体的各种功能活动，可运用于疾病的各个阶段和几乎所有的证型，但其力量相对较弱，对大虚大实、大寒大热之病往往无力应付；以三棱针刺血为代表的强通法，力量较强，有醒脑开窍、泻火逐瘀等功效，适用于疾病的急性期、大热大实和瘀血阻络之证；以艾灸和火针为代表的温通法也有广泛的适应证，可用于大寒大虚之证，特别适用于经络痹阻不通之重症。"针灸三通法"的灵魂就是根据不同的病、症、证，灵活、综合地运用三通各法，以期取得最佳的临床疗效。本研究就是根据中风病不同病理阶段的特点，采用相应的三通法治疗，因而能获得毫针刺法难以取得的满意疗效。

一、临床研究

1. 临床资料

按照随机化和多中心临床试验原则，将319例入组病例随机分为观察组161例和对照组158例。观察组依"针灸三通法"分期采用放血、火针和毫针治疗，对照组采用针灸科常规选穴手足十二针法，均每日治疗1次，治疗30天后，观察两组疗效的不同，以及日常生活自理能力（Barthel指数）的变化。

2. 治疗方法

（1）观察组

主穴：百会，金津，玉液，十宣，曲泽，委中，四神聪，曲池，合谷，中脘，天枢，丰隆，太冲。

配穴：上肢不遂加条口；下肢不遂加环跳；足内翻加绝骨、丘墟；强痉以火针局部取穴；抖颤难自止加少海、条口、合谷、太冲;麻木取十二井穴放血;失语加通里、照海、哑门;头痛加合谷、太冲;饮水反呛、吞咽困难加天突、内关;牙关紧闭加下关、地仓、颊车;舌强语謇或伸舌歪斜者金津、玉液放血;舌体萎缩或卷缩加风府、风池、哑门;流涎加丝竹空;大便秘结加支沟、丰隆、天枢;小便癃闭加关元、气海;大、小便自遗灸神阙。

针法:急性期用强通法,百会、金津、玉液、十宣穴放血均采用三棱针速刺法,迅速刺入皮下0.5~1分,立即出针,挤压针孔周围,使血液流出数滴即可;曲泽、委中采用三棱针缓刺法,先以橡皮止血带系在所刺部位的近心端,徐徐刺入0.5~1分,然后将针缓缓退出,血即随针流出,停止放血时,将橡皮止血带解开,用消毒干棉球揉按针孔,血即可自止。强通法隔日治疗1次。四神聪、曲池、合谷、中脘、天枢、丰隆、太冲采用微通法之毫针留针治疗,穴取患侧为主,平补平泻留针30分钟,每日治疗1次。恢复期用温通法,四神聪、曲池、合谷、中脘、天枢、丰隆、太冲均采用细火针点刺,进针后速出针,不留针,整个过程只需要十分之一秒的时间。随后采用微通法之毫针留针治疗,穴取患侧为主,平补平泻,留针30分钟,每日治疗1次。

(2)对照组

主穴:即手足十二针法,为针灸科病房常规选穴。包括双侧曲池、内关、合谷、阳陵泉、足三里、三阴交。

配穴:同观察组,但针刺手法不包括放血疗法及火针疗法。

针法:穴取双侧,毫针刺,平补平泻,留针30分钟,每日治疗1次。

两组基础治疗均为生理盐水500毫升加丹参注射液30毫升静点,1次/天;若有其他合并症,均采取相应的治疗。治疗周期为30天,停止针刺治疗后第2天进行疗效评估。

3. 疗效观察

参见国家中医药管理局脑病急症科研协作组制订的《中风病诊断和疗效评定标准(试行)》病类诊断标准。临床疗效评定的依据是:尼莫地平方法计算有效率,即:[(治疗前积分－治疗后积分)÷治疗前积分]×100%;基本恢复:≥81%,6分以下;显著进步:≥56%,<81%;进步:≥36%,<56%;稍进步:≥11%,<36%;无变化:<11%;恶化(包括死亡):负值。

表22　两组患者总疗效比较　　　　　　　　　　　　　　　　　　　　　　　　[例(%)]

组别	例数	基本恢复	显著进步	进步	稍进步	无变化	恶化	有效率
观察组	161	20(12.4)△	53(32.9)△	50(31.0)	34(21.1)	3(1.9)	1(0.6)	(76.3)△
对照组	158	8(5.0)	25(15.8)	44(27.8)	57(36.1)	19(12.0)	5(3.2)	(48.6)

与对照组比较,△$P<0.05$。

从表22可以看出,观察组中风病总的疗效明显优于对照组,差异具有显著性意义($P<0.05$)。

表23　两组患者中风病计分分值的比较

($\bar{x}\pm s$)

组别	例数	治疗前	治疗后
观察组	161	14.48±6.19	7.24±5.40*△
对照组	158	15.04±6.89	10.18±6.70*

与治疗前比较,*$P<0.05$;与对照组比较,△$P<0.05$。

经治疗后,观察组中风病计分分值明显低于对照组,差异具有显著性意义($P<0.05$);而且观察组和对照组治疗后中风病计分分值面观察,均明显低于治疗前,差异具有显著性意义($P<0.05$)。

表24　两组患者Barthel指数的比较

组别	例数	$\bar{x}\pm s$
观察组	161	74.32±20.77△
对照组	158	68.19±23.88

与对照组比较,△$P<0.05$。

经治疗后,观察组患者 Barthel 指数明显高于对照组,差异具有显著性意义($P<0.05$)。

二、临证明理

贺普仁教授在 70 年的医疗实践中,创立了"病多气滞,法用三通"的中医针灸病机学说和享誉海内外的针灸治疗体系——"针灸三通法"。"针灸三通法"即毫针微通、三棱针强通和艾灸、火针等温通三法,具有显著的疗效和众多的适应证。

中风急性期之实证以气血上逆、痰火内闭、瘀血阻痹等表现之危、急、重症为突出特点,根据"针灸三通法"理论,必须用局部放血疗法以治血调气。此期应用放血疗法,目的在于主要针对其病机发挥强通法清热泻火、止痛、镇吐、救急危症等方面作用。同时配合微通法以畅气机、行气血。恢复期、后遗症期以血瘀、痰凝、气机不畅致经脉失养为主证,多气虚血瘀、脉络痹阻而肢体废而不举或拘挛不伸,主要用微通法通调经脉及火针疗法温通经脉、行气活血。分期应用不同针法,契合了"急则治其标,缓则治其本"的中医治则,同时也与现代医学分期治疗脑梗死的理论不谋而合。在一定程度上说明,辨证论治与辨病分期论治相结合有助于提高本病的治愈率。

本文作者

程金莲　北京中医医院针灸科
刘慧林　北京中医医院针灸科
刘志顺　中国中医科学研究院广安门医院针灸科
赵吉平　中国中医科学研究院东直门医院针灸科
赵　因　北京中医医院针灸科
李华岳　北京中医医院针灸科
张晓霞　北京中医医院针灸科
王麟鹏　北京中医医院针灸科

本文第一作者简介

程金莲,女,副主任医师,出生于 1974 年 11 月。2001 年毕业于北京中医药大学针灸学院,获针灸学硕士学位。毕业后进入北京中医医院针灸科,一直从事针灸临床及科研工作,积累了较丰富的临床工作经验,先后跟随贺普仁教授学习,对于脑卒中后偏瘫肢体痉挛的防治进行过一些比较研究。对中风(脑血管病)、面神经麻痹、各种疼痛性疾病(神经性头痛、带状疱疹后遗神经痛、颈、肩、腰背部疼痛性疾病等的中医针灸治疗有较为丰富的临床经验和疗效。

第二节　三通法针刺对急性缺血性脑血管病患者血清 TNF-α、IL-1β 及血浆 CGRP、ET 的影响

编者按语:急性缺血性脑血管病隶属于中医中风病,是威胁人类健康和生命最主要的疾病之一。中医把中风分成中脏腑、中经络,本文主要针对的是中经络患者。

西医治疗急性缺血性脑血管病的优势在于急救、早期溶栓、支持治疗和康复训练技术,对于促进神经功能和语言功能的恢复并无良法,而中医针灸在这方面却有比较大的优势。

目前临床普遍使用的针灸方法主要是毫针刺法,毫针刺法的特长在于调气、行气。而三通法的精髓不止于调气、行气,还包括调血、调络。贺普仁教授重新阐释了气血关系,并提出了很有临床意义的"以血行气"、"以血带气"的新说,即刺血不仅可以泻火祛瘀,还有刺血调气的作用。强通法作为刺络放血方法,可使中风病早期血热壅盛的病理状态得到及时纠正,经络气滞得到强力疏通,因而各项生化指标得到较快的改善,更早地趋于正常,神经功能缺损情况的改善和日常生活能力也有所提高。

一、临床研究

1. 一般资料

将研究对象分为三通法针刺组,手足十二针组,正常人组。

统计病例共60例,其中,三通法针刺组30例,男17例,女13例,年龄50~75岁,平均年龄(64.03±9.45)岁;手足十二针组30例,男18例,女12例,年龄42~75岁,平均年龄(66.03±8.41)岁。正常人组11例,男6例,女5例,年龄49~75岁,平均年龄(59.73±9.90)岁。

2. 治疗方法和疗程

三通法针刺组、手足十二针组患者均于首次取血后当天即开始进行针刺,每天1次,每周5次,共治疗4周。同时给予病房常规输液治疗,0.9%的生理盐水500毫升、灯盏细辛注射液40毫升,静脉滴注,每日1次,共治疗28天,有颅内压增高者,给予20%的甘露醇脱水降颅压。

（1）三通法针刺组

入组后第一周:强通法为主。

取穴:百会,四神聪,尺泽(患侧),委中(患侧)。

方法:用三棱针点刺放血,一般不用立刻止血,待到血色由紫暗转至鲜红后再用消毒棉球进行处理。

入组后第二周~第四周:微通法治疗。

取穴:百会,四神聪及患侧曲池、合谷、太冲、足三里、三阴交。

方法:毫针针刺,平补平泻,留针30分钟。

（2）手足十二针组

入组后第一至第四周均以毫针针刺。

取穴:双侧曲池、内关、合谷、足三里、阳陵泉、三阴交穴。

方法:毫针针刺,平补平泻,留针30分钟。

（3）观察指标:患者血清 TNF-α、IL-1β,血浆 CGRP、ET 含量,神经功能缺损评分、Barthel 指数评分。

3. 疗效观察

（1）疗效判定标准:脑卒中患者临床神经功能缺损程度评分标准(1995)。

基本痊愈:功能缺损评分减少91%~100%;显著进步:功能缺损评分减少46%~90%;进步:功能缺损评分减少18%~45%;无变化:功能缺损评分减少17%左右。

全国第四届脑血管病学术会议通过的脑卒中患者 Barthel 指数(BI)记分法(1995):总积分由0至100分,按其依赖程度分为:100分:独立;75~95分:轻度依赖;50~70分:中度依赖;25~45分:重度依赖;0~20分:完全依赖。

（2）结果:现将统计结果总结如下:

表25 血清 TNF-α、IL-1β 的含量与分组情况($\bar{x}\pm s$, ng/ml)

分组	例数	测量时间	TNF-α	IL-1β
三通法针刺组	30	治疗前	5.54±3.21	0.40±0.20
		治疗后第6天	1.75±1.29	0.07±0.06
		治疗后第12天	1.81±0.60	0.06±0.05
		治疗后第28天	1.51±0.54	0.05±0.04
手足十二针组	30	治疗前	5.60±3.38	0.37±0.23
		治疗后第6天	2.43±1.39	0.12±0.11
		治疗后第12天	2.16±0.69	0.10±0.08
		治疗后第28天	1.90±0.63	0.09±0.09
正常人组	11		1.99±0.71	0.08±0.07

表25中的结果表明:三通法针刺组、手足十二针组治疗后第6天血清IL-1β含量水平已开始下降,并随着病程的延长趋于正常。

表26 血浆CGRP、ET的含量与分组情况($\bar{x}\pm s$, pg/ml)

分组	例数	测量时间	CGRP	ET
三通法针刺组	30	治疗前	46.93±35.13	86.51±57.79
		治疗后第6天	70.45±54.79	54.10±31.32
		治疗后第12天	58.82±41.20	61.26±33.23
		治疗后第28天	97.45±74.81	44.45±18.65
手足十二针组	30	治疗前	46.70±41.97	83.77±56.27
		治疗后第6天	51.11±46.38	75.87±38.97
		治疗后第12天	43.83±33.88	77.67±38.37
		治疗后第28天	42.61±31.69	60.98±39.33
正常人组	11		82.14±40.80	44.09±14.40

表26中的结果表明:三通法针刺组治疗后第6天,血浆CGRP含量水平已开始明显升高,并随着病程的延长,平稳上升,趋于正常。而手足十二针组治疗后血浆CGRP含量水平变化趋势始终不明显。三通法针刺组治疗后第6天血浆ET含量水平明显下降,在治疗12天后仍有明显下降,随着病程的延长,仍有下降趋势。手足十二针组从治疗后第6天开始,血浆ET含量水平略有下降,随着病程的延长,呈缓慢下降。

表27 治疗前后神经功能缺损程度评分值 (分)

分组	例数	0	25%	50%	75%	100%	$\bar{x}\pm s$
三通法针刺组治疗前	30	8.00	9.75	13.5	18.75	26.00	14.77±5.81
三通法针刺组治疗后	30	0.00	2.00	2.00	8.25	20.00	5.00±5.29
手足十二针组治疗前	30	8.00	9.00	11.00	16.25	26.00	13.33±5.71
手足十二针组治疗后	30	2.00	6.00			20.00	8.53±4.34

表中结果表明:治疗后三通法针刺组、手足十二针组神经功能缺损分值均比治疗前明显降低。治疗后三通法针刺组比手足十二针组神经功能缺损分值降低得更明显,即患者神经功能缺损情况改善得更好。

表28 两组患者Barthel指数分值的比较 (分)

分组	例数	0	25%	50%	75%	100%	$\bar{x}\pm s$
三通法针刺组治疗前	30	10.00	33.75	60.00	65.00	70.00	50.00±20.00
三通法针刺组治疗后	30	40.00	65.00	90.00	90.00	100.00	53.33±20.23
手足十二针组治疗前	30	10.00	33.75	60.00	70.00	75.00	81.00±16.89
手足十二针组治疗后	30	30.00	68.75	70.00	85.00	95.00	72.00±16.22

表中结果表明:疗后三通法针刺组、手足十二针组 Barthel 指数分值均比疗前明显升高。治疗后三通法针刺组比手足十二针组 Barthel 指数分值升高得更明显,即更好的提高患者日常生活能力。

表29 两组患者总的疗效分析 （例）

分组	例数	基本痊愈	显著进步	进步	无变化	恶化	死亡
三通法针刺组	30	2	19	9	0	0	0
手足十二针组	30	0	12	17	1	0	0

表中结果表明:治疗后三通法针刺组与手足十二针组比较,三通法针刺组神经功能缺损改善情况优于手足十二针组。

表30 两组患者总的疗效分析 （例）

分组	例数	独立	轻度依赖	中度依赖	重度依赖	完全依赖
三通法针刺组治疗前	30	0	0	21	4	5
三通法针刺组治疗后	30	3	19	6	2	0
手足十二针组治疗前	30	0	1	20	6	3
手足十二针组治疗后	30	0	14	12	4	0

表中结果表明:治疗前两组生活依赖程度无统计学差异。治疗后三通法针刺组患者生活依赖程度比手足十二针组小,具有统计学意义。

二、临证明理

急性缺血性脑血管病隶属中医中风病范畴,历代医家认为此病是由虚、火、风、痰、气、血等多种原因复合所致,但不管哪种病因,最终必然导致或表现在气机升降逆乱,这一机制是中风病发病的重要病理环节,是其发病之本。气滞的病理过程,既加速了原病理产物的聚积,更是新病理产物产生的原因,随着气滞程度的不断积累,风、火、痰、瘀等病理环节交互作用、相互夹杂,留滞血脉经络,碍于脑窍,导致病情加重。这种气滞夹邪、病理环节交互作用的过程,与现代医学提出的损伤级联反应有某些类似之处。脑缺血级联反应中,最早受影响的是能量代谢耗竭,能量代谢耗竭导致了物质转化发生障碍,使病理产物堆积、炎性物质浸润,最终结果是神经元细胞水肿、死亡。可见,无论是中医学还是现代医学都认识到,中风病的发生与发展是多种因素相互作用引发脑部气机逆乱的结果。

针刺在调节人体经脉气机方面,有长足优势。《灵枢·刺节真邪》云:"用针之类,在于调气",针刺治疗缺血性中风在实践中取得了较好的治疗效果。但是具体当如何调气呢? 从发病到完全恢复本病可分为许多阶段,自始至终采用一种方法是很难提高疗效的,在任何一个阶段治疗中,仅采用一种针刺疗法,提高疗效也是相当困难的。"针灸三通法"体现了对不同的阶段采用多种针刺手段联合治疗的原则,将针灸诸多疗法概括为以毫针针刺为主的微通法、以火针艾灸疗法为主的温通法和以三棱针放血为主的强通法。其根本宗旨就是通调气机。正如《医学正传》所说:"通之之法,各有不同,调气以和血,调血以和气,通也,下逆者使之上行,中结者使之旁达,亦通也,虚者助之使通,寒者温之使通,无非通之之法也。"充分利用三通法调气的特点,采取强通、微通相结合的治疗方法,可更利于疾病的恢复。

本文作者

王麟鹏　北京中医医院针灸科
刘慧林　北京中医医院针灸科
王桂玲　北京中医医院针灸科

本文第一作者简介

王麟鹏，男，现任北京中医医院针灸中心主任。教授，主任医师、硕士生导师。首都医科大学神经病学系系务委员、中医药临床医学院针灸教研室主任。国家中医药管理局和北京市中医针灸重点学科和重点专科的学科带头人。北京市卫生人才十百千"十"层次人选，获得市委组织部优秀人才项目资助。从事中医针灸临床二十多年，在中医针灸和中西医结合神经内科方面积累了丰富的经验。在中风病，神经痛、偏头痛等疼痛病症，睡眠障碍等的中医针灸治疗中具有独特专长。多年来，主持和完成包括国家中医药管理局、国家自然基金委、北京市科技计划、国家"973"计划课题在内的省部级以上课题10余项，发表包括SCI收录的学术论文50余篇和出版专著4部。获省部级科技成果奖5项。

第三节　贺氏针法对急性缺血性中风凝血机制的影响

编者按语：急性脑梗塞是一种血管、血液系统异常变化引起的病变，常规毫针刺法虽然对其有较好的治疗作用，但并没有发挥出针灸的最好疗效。毫针微通法以行气为主，通过调气来调血，对血管、血液系统的病变可以说是一种间接治疗，因而作用较为有限。而三通法中的强通法，直接作用于血管，通过放血来调节脑梗塞的血凝状态，达到祛瘀通络、活血行气的作用，因而早期运用较单用微通法有更好的治疗作用，这就是《素问·调经论》所说的："病在脉，调之血；病在血，调之络。"至于脑梗死恢复期的治疗，此时主要是神经功能受损，因而以微通法治疗为主，三通其他各法可依证择机运用。

一、临床研究

1. 一般资料

脑梗死住院患者50例，随机分为贺氏针组和局部取穴治疗组。其中贺氏针组25例，男16例，女19例；年龄54～78岁，平均(65.48±4.96)岁；病程8～49小时。局部取穴治疗组25例，男18例，女17例；年龄52～76岁，平均(63.76±5.86)岁；病程8～48小时。对照组为非脑梗死急性期和恢复期的患者20例，男12例，女8例；平均年龄(65.54±6.67)岁。

治疗组所有病例均采用复方丹参注射液30毫升+生理盐水500毫升静点，每日1次。连续14天。其中贺氏针组加用贺氏针法治疗：四神聪、双侧曲泽、委中三棱针放血（放血仅用于急性期），刺出血量以静脉血颜色从紫暗转变为深红色为度，每日1次，持续7天；毫针针刺双侧曲池、天枢、合谷、丰隆、太冲及四神聪、中脘，每周5次，连续3周。局部取穴组在静点14天中药后根据肢体瘫痪情况采用局部取穴针刺治疗，每周5次，连续2周。治疗期间不用抗血小板剂、抗凝剂及影响纤溶活性药物。

2. 结果

结果表明，治疗组（贺氏针组和局部取穴组）t-PA活性在急性期前两天较低，明显低于对照组，第七天升高。第二十一天又降低。治疗组（贺氏针组和局部取穴组）PAI-1活性在急性期前两天明显增高，明显高于对照组，第七天降低，第二十一天又升高。但局部取穴组PAI-1活性始终明显高于对照组，而贺氏针组在第七天和第二十一天与对照组无显著差异。

结果显示，急性脑梗塞患者发病后的不同时间内，其血浆t-PA及PAI-1活性存在着一定的规律变化。在发病急性期48小时内，血浆t-PA活性明显低于对照组。分析其原因为体内自身溶栓机制在起作用，使得自身t-PA消耗增加；另外，由于t-PA与PAI-1为一对反映纤溶活性的物质，当

表31 贺氏针组、局部取穴组和对照组血浆 t-PA、PAI-1 活性结果

组别	时间	t-PA(IU/L)	PAI-1(AU/L)
贺氏针组	2天	0.29±0.06	0.73±0.08
	7天	0.37±0.07	0.62±0.07
	21天	0.37±0.05	0.63±0.04
局部取穴组	2天	0.28±0.10	0.78±0.07
	7天	0.36±0.07	0.69±0.10
	21天	0.37±0.05	0.73±0.06
对照组		0.41±0.04	0.56±0.10

PAI-1释放增加会使t-PA释放减少。还有，体内溶栓机制启动之初，会存在t-PA合成释放障碍。当脑梗塞发生之后，由于血栓形成导致纤维蛋白含量增多，刺激血管内皮细胞合成并释放大量t-PA，从第七天的检测看，血浆t-PA已经升高。以后，由于血浆中纤维蛋白含量逐渐减少，对血管内皮的刺激逐渐减弱，血浆t-PA不再升高，与对照组比较没有显著差异。

在发病的急性期，血浆PAI-1的活性明显高于对照组。分析其原因可能是急性反应蛋白在血栓形成过程中大量释放。另外，急性期血小板的活性增加，血小板的α颗粒释放大量PAI-1。再者，凝血酶的异常增加刺激增生的血管壁平滑肌细胞合成释放大量的PAI-1，此后一直保持高于对照组的趋势。

二、临证明理

贺普仁教授是我国著名的针灸专家，贺普仁教授在50多年的医疗实践中，创立了"病多气滞，法用三通"的中医针灸病机学说和享誉海内外的针灸治疗体系——"针灸三通法"。根据"针灸三通法"的理论，脑梗死急性期病机以气血上逆、痰火内闭、瘀血阻痹等表现之危、急、重症为突出特点，必须用放血疗法以治血调气，同时配合曲池、天枢、合谷、丰隆、太冲等穴以祛痰、化淤、通络。贺氏针组在治疗后，血浆PAI-1的含量活性与局部取穴组相比有所下降，与对照组相比没有显著差异，说明早期放血疗法可能对脑梗死急性期的纤溶系统有一定的影响。另外，由于血浆PAI-1的增高已被认为是发生脑梗死的危险因素，因其增高提示血管内皮细胞持续损伤，纤溶活性降低，而贺氏针组治疗后显示PAI-1降低则可表明贺氏针法能减少再发脑梗的危险性。

本文作者同上

第三十一章 医论精读——弟子传人医论（2）

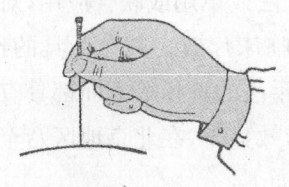

第一节 贺氏针灸三通法分期辨证治疗面瘫的临床运用

编者按语：面瘫急性期，要分清是风寒还是风热。一般风寒型面瘫都是体虚受寒所致，症状相对较轻，可用微通法扶正驱邪，疏通经络，调和气血；风热型面瘫多为感染病毒所致，症状相对较重，单用微通法力量不足，可加用强通法在耳部、少商、商阳等处刺血，有强令邪热外泄的作用。面瘫恢复期，经急性期治疗邪气已衰，但正气亦损，经络痹阻，这时，对轻型病例运用微通法即可。对重型病例，可用火针疗法无邪则温通，有邪则胜邪，加强疏通经络的作用。若对体虚或畏针患者，可采用力量和缓的艾灸法扶助正气、温通经络。若疾病缠绵难愈，进入后遗症期，多有久病入络的现象，此时应运用强通法刺络放血，火针温通法和艾灸温通法可择人运用，三法并用，才能振奋经络，力挽颓势，促进疾病向愈。

面瘫即面神经炎，中医称之为"口僻"，是一种常见病、多发病，任何年龄均可发病，以20～40岁多见。临床上以口眼㖞斜为主要特点。现代医学认为，面神经为混合性神经，在展神经外侧出延髓脑桥沟入内耳门，经内耳道进入面神经管内，从茎乳突孔出颅后，向前进入腮腺，于腮腺内分为数支并交织成腮腺内丛，腮腺内丛自腮腺前缘呈放射状发出五支：颞支、颧支、颊支、下颌支、颈支，支配面肌及颈阔肌，面神经行程长，损伤多发生在面神经管、中鼓室和腮腺区等处，但以面神经管外损伤最为常见。面神经可因不同病因及损伤轻重程度的不同而出现3种病理改变，即神经失用（损伤累及髓鞘，神经纤维并未断离，仅表现为暂时性传导阻滞）、轴突断伤（神经鞘膜完整，但轴突断离变性，神经周围充血水肿）、神经断伤（神经干完全断离，断端形成神经瘤，远侧端神经变性，完全失去恢复能力）。治疗方面除激素、抗病毒等现代医学治疗之外，针灸治疗亦被广泛应用。笔者以"面瘫"和"针灸"为关键词，检索了1990—2008年CNKI上的所有文献，共检索到针灸治疗面瘫的相关文章307篇，在上述检出的文献中，直接或间接论述关于面瘫分期治疗的文献共有62篇，占所发表针灸治疗面瘫文献的20.19%。这个比例反映了近几年来，学术界对面瘫不同时期的治疗方法及选择针刺的最佳时机存在很大争论。部分文献认为面瘫不同时期存在面神经缺血、水肿，髓鞘或轴突不同程度的变性，早期的针刺治疗可刺激神经加重炎性水肿，增加神经受压，不利于面瘫的恢复。有观点将面瘫病程分为3个阶段：第一阶段为发展期，指发病后1～7天；第二阶段为恢复期，指发病后7～20天；第三阶段为后遗症期，指发病20天以后。认为针刺治疗本病的最佳时机是恢复期。因为发展期机体与病邪正处在抗争阶段，该时期筋脉空虚，正不胜邪，局部取穴易伤正气，会导致虚则更虚、邪盛更盛的局面。有观点认为在面神经炎急性期，神经正处于急性炎症水肿阶段，若用电针连续刺激，会使神经组织水肿加剧，使面神经受到进一步损害。但也有文献持相反观点，认为针灸治疗周围性面瘫愈早愈好。针刺可提高神经兴奋性，改善局部神经代谢，促进损伤神经再修复和局部血液循环，从而改善面神经营养，促进其功能恢复，并缩短疗程，有一定优势。有文献针对面神经炎急性期属针灸禁忌的说法提出了不同意见，临床观察患病后接受针灸治疗越早者痊愈率越高，因而认为面神经炎急性期不仅可以用针灸治疗，而且宜早不宜迟。还有文献就周围性面瘫的治疗时机及急性期能否应用针刺和电针的问题进行了临床观察，结果发现，周围性面瘫急性期不仅可以应用针刺和电针，而且是针刺和电针治疗的良好时机，治疗愈早治愈率就愈高，同时疗程也明显缩短，只是需要严格掌握最佳适量刺激。有观点认为，急性期恰当治疗既可阻止病情发展，又可显著提高疗效，缩短疗程。有文献认为周围性面瘫的早期可以进行针灸治疗，只不过要注意手法的轻重。对于发病前2周内的患者以及面神经测定提示轻中度变性的患者，由于神经依然有活性，针灸治疗时以轻刺激为宜，以补、以灸为主；而对面神经重度变性的患者，针灸治疗时则应以强刺激为宜，以泻为主。

著名针灸学家贺普仁教授通过多年的临床实践，认为"病多气滞"，并提出了"法用三通"的治疗原则，即贺氏"针灸三通法"，以毫针刺法为主的微通法、火针疗法为主的温通法以及三棱针放血为主的强通法。"针灸三通法"在面瘫急性期、恢复期和后遗症期，此三法或单用或联合应用，对于面瘫多能起到迅捷的临床疗效。其在针具的选择、根据不同时期针刺手法的选择等方面都具有较强系统性，而且临床疗效显著，在北京地区乃至全国被广泛应用。详述如下：

面瘫急性期：多采用微通法。贺普仁教授认为，面瘫早期，患者多起病突然，一侧面部麻木瘫痪，舌淡暗，苔薄白，脉浮紧或舌边尖红，苔薄黄，脉浮数。其发病原因多为正气不足，脉络空虚，邪犯少阳、阳明之脉，以致经气阻滞，筋脉、肌肉失于荣养，纵缓不收而引发。病情初起时多与风邪有关。风为阳邪，且面部属于阳明、少阳经循行之处，又因阳明经为多气、多血之经，故取穴以阳明经为主，循经取穴，激发经络之气，鼓舞阳明经气，促进气血运行，通经活络，直达病所。《黄帝内经》云："刺阳者，浅而疾之"，故局部应浅刺；采用浅刺法也源于《灵枢·终始》："脉实者，深刺之，以泄其气；脉虚者，浅刺之，使精气无得出，以养其脉，独出其邪气。"因面瘫起因是脉络空虚，外邪侵袭，病邪在表，病位较浅，故采用浅刺法疏通经络，调和气血。穴取风池、阳白、瞳子髎、攒竹、地仓、颊车、四白、颧髎、合谷、足三里、太冲等穴，浅刺0.5分，平补平泻，留针30分钟，或不留针。隔日一次。面部取穴每次选用患侧5～6个，肢体穴位双侧必取。此外，若面瘫急性期还伴有面部或耳后疼痛，中医辨证属风热、风痰瘀血阻络，经脉不通者，还可采用强通法，采用三棱针放血决气，以达到宣通泻实的作用。

面瘫恢复期：多采用温通法。所谓温通法，是以火针和艾灸施于穴位或一定部位，借火力和温热刺激，激发经气，疏通气血，以治疗疾病的一种治疗方法。温通法包括火针和艾灸两种方法，贺普仁教授临症之时，更多用火针，因其火针有针有热，故集中了针刺艾灸双重优势，可借助针力与火力，无邪则温补，有邪则胜邪。针具较一般毫针粗，所以可温通经脉，引邪外出，使经络通畅、气血调和，诸疾自愈。火针具有借火助阳、温通经络、以热引热等作用,此外,出针后针孔不会很快闭合,如《针灸聚英》所云:"火针打开其孔,不塞其门。"加之针具较粗,又可加大针孔,故使瘀血痈脓等有形之邪直接排出体外。火针同时还可治本排邪,同时借火助阳鼓舞血气运行,促使脏腑功能恢复,有事半功倍之效。面瘫恢复期,患者口眼喎斜未痊愈,出现面部肌肉板滞、发紧、麻木、怕冷,阴雨天加重或额纹平坦,局部肌肉萎缩,舌淡暗,苔薄白,脉细弱。此时邪气已衰,正气亦虚,若以毫针,功效则微;若以三棱针,只有刺络排邪而不能温经助阳、鼓舞气血运行,故以温针或艾灸,以温经通络,散寒除湿。取穴以手足太阳经、阳明经、少阳经穴为主,如阳白、瞳子髎、攒竹、地仓、颊车、四白、颧髎等,每次选用5~6个,以细火针(直径0.5毫米)交替选穴进行快针速刺治疗(之所以选用细火针,是因为面部神经、血管比较丰富,痛觉敏感,使用细火针可以减少痛苦,另由于面部直接影响美观,使用粗火针如处理不当,易留有瘢痕)。若久病、年老体弱者等虚证、寒症、面瘫顽症者,还可选用艾灸疗法,艾灸施与穴位,以间接灸为主(隔盐或隔姜),每穴灸5~7壮,也可艾条灸,以温经助阳、散寒通络。

面瘫后遗症期:情况较为复杂,多病情缠绵难愈。若属虚属寒,多用温通法;若瘀血阻络,则多用强通法。强通法即放血疗法,用三棱针或其他针具刺破人体一定部位的浅表血管,根据不同病情,放出适量血液,调理气血,祛瘀通滞,以达治疗病痛的针刺方法。临床治疗多选耳尖、完骨、风池、十宣等穴位为主,施术时先用左手拇食中三指捏着应刺的穴位,右手持三棱针或毫针可速刺入半分或一分深,立即敏捷的将针退出,然后用手挤压局部使血液尽快地流出,"血变而止"。通过决血调气,使气血调和,经脉通畅来治疗疾病。

面瘫不论虚实,皆可用"针灸三通法",多种不同的治疗方法结合应用是针灸治疗面瘫的重要途径。概括来讲,在面瘫急性期,辨证属虚证或虚实夹杂,或虚实不明显的病症,多采用毫针进行平和刺激,即"微通",以达到微通其气的目的,或辨证属实证、热证,多采用三棱针放血,以达到宣通泻实以"强通";面瘫恢复期,辨证属虚证、寒症者多选用温热作用的艾灸、火针等以"温通";面瘫后遗症期,辨证属瘀血阻络者多选用三棱针点刺放血以"强通"。

从面瘫的病理来看,急性期主要为面神经缺血、水肿,还没有出现髓鞘及轴突变性,此时予毫针浅刺,使受压的面神经兴奋,加速局部血液循环,从而减轻面神经的受压程度,促进面瘫的恢复。而恢复期、后遗症期,多表现为轴突、神经的变性损伤,在此期温热刺激、恒定的电磁波等强刺激可增强肌纤维的收缩,加速血液循环,增加新陈代谢,使炎症渗出物得到吸收,从而改善神经传递,促进神经纤维再生,使肌肉收缩后神经功能得到恢复,以上措施与贺氏"针灸三通法"对面瘫的分期处理原则一致,从现代医学角度进一步解释了贺氏"针灸三通法"的取效机制。

病例:王某,女,50岁。

患者2个月前无明显原因出现左侧口眼喎斜,左侧额纹变浅,左眼闭合不全,口角向右侧喎斜,漱口漏水,吃饭咀嚼左侧费力,无头痛、头晕,无肢体力弱,曾到外院给予"弥可保"注射及针刺治疗2个月,症状略有减轻,但左眼睑不能闭合,口角向右侧喎斜,饮食可,二便调。

既往体健。

舌质淡红,苔薄白;脉沉细。

辨证:患者老年女性,病程较长,正气渐衰,气血耗伤,脉络空虚,气不行血,阻滞脉络,经筋功能失调。证属气血瘀阻。

西医诊断:左侧面神经炎。

中医诊断:左侧面瘫(气血瘀阻)

治疗原则:益气活血,通畅经脉。

取穴:细火针:阳白、瞳子髎、攒竹、地仓、颊车、四白、颧髎;毫针:风池、阳白、瞳子髎、攒竹、地仓、颊车、四百、颧髎、合谷、足三里、太冲。

刺法:以细火针浅刺面部,每次取穴5~6穴,再行毫针刺法,平补平泻,留针30分钟,隔日针1次。

共治疗10次，症状基本痊愈。本患者因病程较长，又体质为气血瘀阻，故采用温通法为主，配合微通法取得了较好疗效。

本文作者简介

刘红，女，毕业于首都医科大学附属北京中医药学院，同年分配到北京中医医院针灸科工作至今。现任针灸科正主任医师，针灸科一病房主任，首都医科大学附属北京中医药学院针灸科教研室老师，中国针灸学会及北京针灸学会会员，北京中医药学会会员。26年来一直在针灸科从事临床、科研、教学工作。对于中风、面瘫、头痛、失眠、颈椎病、肩周炎、带状疱疹、腰腿痛以及各种痛证运用"针灸三通法"治疗都有独到之处。

第二节　针刺加火针治疗腰椎椎管狭窄症60例

编者按语：腰椎椎管狭窄症是骨科的常见病，其发病原因有先天性的腰椎管狭窄，也有由于脊柱发生退变性疾病引起的，还有由于外伤引起脊柱骨折或脱位或腰手术后引起椎管狭窄，其中最为多见的是退变性腰椎管管狭窄症。退变性腰椎管狭窄是由于随着年龄的增加，椎间盘发生退变，造成韧带的增生肥厚及椎体与小关节的增生肥大，使得一个或多个平面的椎管有效容积变小，导致马尾与神经根受到压迫，从而引起腰腿痛等症状。

退变性腰椎管狭窄症常见于中老年人。中医认为，中年以后人体阳气开始衰减，风寒湿邪可乘虚侵入，痹阻经络，若有肾虚多劳，或外伤劳损则易发生腰椎管狭窄。因此本病肾虚为本，风寒湿邪、气滞血瘀为标。

西医治疗本病多用牵引、腰部固定制动、抗感染止痛药、封闭疗法等保守治疗，但治标不治本。重者则采用手术治疗。

中医治疗有中药、推拿、针灸等方法。中药治疗见效慢、疗程长；推拿治疗适合于年纪稍轻、局部肌肉紧张、关节错位类患者。针灸治疗适合各类患者，运用得当，可取得很好的疗效。

该病是危害人类健康的常见病，除少数为先天性椎管狭窄而发生于青年人以外，其余大多数在中老年发病，起病缓慢，表现为腰部酸沉疼痛、下肢麻木和间歇性跛行，顽固的坐骨神经痛等。中医将此类症状的疾病归于筋骨痹痛范畴，病因与劳伤肾虚、气血瘀滞、风寒湿困、经脉失荣、邪入经络等有关。通过多年临床观察发现，针刺加火针治疗腰椎管狭窄症疗效确切，简便易行。

毫针微通法对此病有一定的疗效，但若要取得较好疗效，则需配合温通法、强通法。因为此病多见阳虚寒凝，气血瘀阻较甚，而人身气血喜温而恶寒，寒则凝聚不畅，温则流而通之，因此要用力量较强的温通法来治疗此病。火针具有温热作用，温热属阳，阳为用，火针可以借火助阳，人体阳气充盛则温煦有常，经络气血得以正常运转，故火针可以助阳扶正，促进经络气血的运行，无邪则温补，有邪则散邪，特别适用于中老年痹症类疾病。

火针操作难度不大，主要是要求有腕力、指力和速度，经适当练习，一般针灸师均可掌握，故此疗法可以推广。本文运用火针是刺入夹脊穴，其实点刺阿是穴也有较好疗效，经穴据情况也可点刺。一般病轻者可用火针点刺法，寒痹重者可用火针留针法，气虚者可加艾灸温通法，瘀血者可用刺血强通法等。临证可根据病变经络增添相应腧穴，如此临床疗效可进一步提高。

一、资料与方法

1. 临床资料

随机选取60例腰椎椎管狭窄症患者作为研究对象，所有患者均有慢性腰痛史、间歇性跛行等临床症状，劳动后加重。其中，男34例，女26例；年龄16~60岁，平均45岁；病程1个月~3年。入选的患者经X线及CT检查确诊腰椎管有不同程度狭窄。

2. 治疗方法

针灸：腰椎夹脊（即腰椎棘突下双侧旁开0.5寸）、双侧环跳、委中、承山穴。使用华佗牌2寸、30号不锈钢毫针进行操作。以与皮肤成90度角垂直迅速刺入穴位，进针深度控制在1.5寸，不做提插捻转，留针30分钟。每日一次，10次一疗程，共治2个疗程。

火针：亦用华佗牌2寸、30号不锈钢毫针进行操作。于腰椎夹脊穴中轮流选三个穴位扎火针。将近针尖约半寸长针体烧至通红，以与皮肤成90度角垂直迅速针入穴位，进针深度控制在1.5寸以内，不做提插捻转，留针30分钟，每日一次，10次一疗程，共治2个疗程。

3. 疗效观察

（1）疗效标准：按照1995年国家中医药管理局《中医病证诊断疗效标准》进行评定，分为治愈、好转、未愈。具体如下：

治愈：腰腿痛症状消失，功能基本恢复正常。

好转：腰腿痛症状减轻，劳累后仍有疼痛。

未愈：症状、体征无改善。

（2）治疗结果：经过2个疗程治疗后，60例患者治愈54例，治愈率为90%；好转6例，有效率为100%。

二、体 会

腰椎管狭窄主因腰椎某个或某些节段的腰椎间盘突出，椎体后缘骨质增生，后纵韧带增厚、钙化，黄韧带增厚，关节突关节增生肥大，造成腰椎管容积变小和（或）侧隐窝狭窄，压迫马尾神经或脊神经根。狭窄的椎管使得硬膜外间隙消失，硬膜囊呈紧缩状态，微血管受压，从而使得局部血液循环障碍，神经缺血缺氧而产生间歇性疼痛和感觉障碍。也只有在出现这些症状后，患者才会前来就诊。

腰椎管狭窄症属中医筋骨痹症范畴，痹症为风寒湿邪痹阻经络，气血运行不畅，引起肌肉、筋骨、关节疼痛，麻木，屈伸不利等。火针疗法具有火针和灸的双重作用，治病机制在于温热，通过刺激穴位，增加人体阳气，激发经气，调节脏腑机能，使经络通、气血行。古代医家认为，人身气血喜温而恶寒，寒则凝聚不通，温则流而通之，火针疗法惟借火力，无邪则温补，有邪则胜寒，盖寒病得火而散者，犹如烈日消冰，有寒随温解之义。用火针的疗效明显优于普通毫针。

本文作者简介

刘海永，男，副主任中医师。毕业于河北中医学院。现任河北省三河市医院副院长兼针灸科主任。兼任河北省针灸学会理事，河北省针灸学会中青年专业委员会副主任委员，1995年拜贺普仁教授为师。2004年获得"河北省医药科技青年杰出贡献奖"。作为第一研究人的科研课题"火针正骨疗法结合甘露醇静点治疗神经根型颈椎病的临床研究"2009年获得河北省科技成果二等奖。

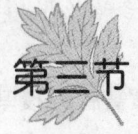

第三节 针灸三通法治疗颈椎病265例临床观察

编者按语：评价"针灸三通法"治疗颈椎病的疗效。方法根据《中医病症诊断疗效标准》对265例颈椎病患者运用"针灸三通法"治疗。结果总有效率为98.11%。结论："针灸三通法"对颈椎病的疗效确切，值得推广。

本研究的方法能取得较高疗效关键在于综合运用三通法。微通法是基础治疗，它有广泛的适应证，无论寒热虚实的病症，均可用微通法来调整、调节，它特别能通调经脉，改善各种疾病的基本病理环节——"气滞"。但微通法的不足是通调力量不够强大，对功能性疾病疗效较好，而对器质性疾病疗效较差，对重症痼疾往往力不从心。颈椎病属于器质性疾病，因此单用微通法虽可取得一些疗效，但疗效不稳定、病情容易反复。本法加用了火针温通法,疗效得到了明显提高,其机理在原文讨论中已有所论述。粘连板滞的组织只有用火针才能得到疏通松解,而毫针是难以取效的。现代针刀疗法也有此作用,但创面及风险较火针为大。火针疗法对寒凝经脉、痰瘀痹阻较甚的颈椎病有很好的疗效。艾灸温通法也有此作用,但灸法力量较为和缓,适用于年老体弱及不耐火针者。

强通法就是利用比毫针更强劲有力的特种针具,如三棱针,在人体一定的穴位或某浅表部位,刺破血络,以迫血外泄,强刺、快速,祛瘀通闭,疏通脉络,使邪随血出,经气通畅,营血顺达,从而达到多方位的治疗功效。强通法能强令血脉通行,不仅可以行血通脉,更可以"以血带气",迅速改变气滞的病理状态,因此这也是一种治疗顽症痼疾的好方法。火罐留罐法对风寒外袭者较为合适,刺络拔罐法对血瘀、血热患者较为适宜,走罐法对颈背部病变范围较广而体质较为壮实的患者最为适宜。

总之,根据不同的病情,灵活、综合地使用"针灸三通法"是提高针灸疗效的关键。

"针灸三通法"是著名针灸学家贺普仁教授基于几十年的临床经验而提出的针灸治疗疾病的3种基本方法,即微通法、温通法、强通法。①微通法:指的是以毫针针刺为主的一种针法;②温通法:指以火针和艾灸为主的刺灸方法;③强通法:典型的是刺络放血疗法,拔罐亦属于强通。

颈椎病又称颈椎综合征或颈臂综合征,多因颈部软组织损伤或发生慢性退行性变,产生椎体移位、骨质增生、椎间盘突出等病理改变,从而压迫、刺激颈神经根、脊髓、椎动脉、交感神经和颈部软组织产生一系列临床症状和体征。按颈椎病的发病节段分为上、下颈段颈椎病;按退变的椎间盘所激惹或压迫的主要结构所引起的临床征象,分为神经根型、脊髓型、椎动脉型、交感神经型、食管型、混合型等颈椎病。祖国医学关于颈椎病的论述散见于"痹证"、"痿证"、"头痛"、"眩晕"、"项肩痛"。笔者运用"针灸三通法"治疗颈椎病,并取得较好的疗效,如下文所示。

一、资料与方法

1. 临床资料

(1)一般资料:采集1995年6月～2002年6月的门诊患者265例,其中男性159例,女性106例;年龄最小22岁,最大78岁,平均47.6岁;病程最短1个月,最长22年;疗程最短为5天,最长为3个月,平均疗程1.6个月。265例患者均符合1994年国家中医药管理局《中医病症诊断疗效标准》中颈椎病的诊断标准。

(2)辨证分型

风寒湿型:颈、肩、上肢窜痛麻木,以痛为主,头有沉重感,颈部僵硬,活动不利,恶寒畏风,舌淡红,苔薄白,脉弦紧。

气滞血瘀型:颈肩部、上肢刺痛,痛处固定,伴有肢体麻木,舌质暗,脉弦。

痰湿阻络型:头晕目眩,头重如裹,四肢麻木不仁,纳呆,舌暗红,苔厚腻,脉弦滑。

肝肾不足型:眩晕,头空痛,伴耳鸣耳聋,失眠多梦,肢体麻木,面红目赤,舌红少津,脉弦。

气血亏虚型:头晕目眩,面色苍白,心悸气短,四肢麻木,倦怠乏力,舌淡苔少,脉细弱。

其中风寒湿型77例,气滞血瘀型68例,痰湿阻络型55例,肝肾不足型43例,气血亏虚型22例。

(3)病理分型:神经根型133例,椎动脉型89例,混合型43例。

2. 治疗方法

(1)微通法:即毫针刺法。

主穴:大椎、大杼、养老、悬钟、后溪。

配穴:风寒湿型配外关、昆仑;气滞血瘀配支沟、膈俞;痰湿阻络配列缺、脾俞;肝肾不足配命门、太溪;气血亏虚配肺俞、膈俞。

操作方法:针刺部位常规消毒,进针后捻转或平补平泻手法,以"得气"为度,针颈部穴位,针感向肩背部下传,针肩部穴位针感下传至手指,留针30分钟,每日针一次,10次为一疗程。

(2)温通法：以火针疗法为代表。

取穴：取夹脊穴、阿是穴（痛点及肌肉僵硬处）。

操作方法：将针刺部位常规消毒，直径0.5毫米、长2寸的钨锰合金针，置酒精灯上，将针身的前中段烧透至白，对准穴位，速刺疾出，深达肌腱与骨结合部，出针后用消毒干棉球重按针眼片刻，在每平方厘米病灶上，散刺2～6针，每周治疗2次，嘱患者保持局部清洁，避免针孔感染。

(3)强通法：以拔罐法为主。

取穴：行针前在颈部找到压痛点或阳性反应物，或相应穴位。

操作方法：选用大小适当的火罐，在拔罐部位皮肤呈现紫色或拔至10分钟时起罐，每日1次，10次为一疗程。

3. 治疗结果

(1)疗效标准：以1994年国家中医药管理局《中医病症诊断疗效标准》中颈椎病的疗效评定为准。

治愈：原有各型病症消失，肌力正常，颈、肢体功能恢复正常，能参加正常劳动和工作；

好转：原有各型症状减轻，颈、肩、背疼痛减轻，颈、肢体功能改善；

未愈：症状无改善。

(2)治疗结果：265例患者应用"针灸三通法"治疗5天～3个月（平均疗程1.6个月），其中治愈者212例，占80%；好转者48例，占18.11%；无效者5例，占1.89%。其总有效率为98.11%。

不同年龄与疗效的关系见表32，病理分型与疗效的关系见表33。

表32　不同年龄与疗效的关系　　（例）

年龄（岁）	例数	治愈	好转	无效	总有效率（%）
20～30	8	8	0	0	100
30～40	41	41	0	0	100
40～50	89	77	11	1	98.88
50～60	77	60	15	2	97.40
60～70	33	20	13	0	100
70～80	17	6	9	2	88.24

表33　病理分型与疗效的关系　　（例）

分型	例数	治愈	好转	无效	总有效率（%）
神经根型	133	112	21	0	100
椎动脉型	89	73	14	2	97.75
混合型	43	27	13	3	93.02

结果表明，疗效与年龄呈负相关，年龄小，病程短，疗效高。颈椎病发病有逐渐年轻化的趋势，可能与现在的工作和生活方式有关，而中年人因为社会压力较大，所以发病率高。疗效以混合型的疗效较差。

二、临证明理

三通法即微通法，温通法，强通法。临床上颈椎病有日益增多的趋势，通过"针灸三通法"的治疗，都取得了满意的疗效，故将其主要机制和一些体会叙述于下。

(1)贺普仁教授认为疾病的病理机制多由于"气滞"，即当人体正虚或邪实之时，致病因素干扰了脏腑和经络的正常功能，出现了经络不调，气血瘀滞。据此"病多气滞"的理论，在针灸治疗方面提出了"法用三通，通为其本"。所谓通法，就是针对各种疾病的病机——经脉不通，利用针灸的不同治疗手段，来激发人体的正气恢复，迫邪外出，继而使经脉畅通，气血调和，百病消除。"针灸三通法"正是针对经络气血阻滞之病机，运用毫针、火针、拔罐等法疏通经络，调和气血。

(2)颈椎病又称颈椎间盘综合征或颈肩综合征，该病是中老年人的常见病、多发病，现代医学认为颈椎病发生的重要原因是颈椎及周围软组织退变引起脊椎内外平衡失调，椎间盘萎缩，椎间隙变窄，关节松弛，椎体易移位，使椎间孔变小、韧带增厚、关节肿胀等，由此压迫神经、脊髓、血管而引发的一系列症状。祖国医学关于颈椎病的论述散见于"痹证"、"痿证"、"头痛"、"眩晕"、"项肩痛"，多因外伤劳损、感受寒湿、肝肾亏损、气血不足或闪挫扭伤等致气血失和、运行不畅，经脉阻滞，筋骨失养。瘀血不通，不通则痛，筋肌失养而不能约束骨骼和稳定关节以致产生"骨错缝，筋出槽"。

（3）穴解：大椎乃颈项之门户，为督脉与手足三阳经交会穴，督脉为"阳脉之海"，总领诸阳经，气血经络由此而过，针刺大椎穴可振奋督脉之阳气，使气旺血行，从而改善颈项部的血液循环，缓解局部神经血管压迫。大杼为八会穴之骨会穴，对缓解颈神经压迫，改善颈椎局部水肿，解除神经根刺激具有良好效果。养老，属手太阳经郄穴，《针灸甲乙经》云："肩痛欲折，臑如拔，手不能自上下，养老主之。"《针灸大成》云："主肩臂酸疼，肩欲折，臂如拔，手不能自上下。"说明养老有活血通络的作用。悬钟为八会穴之髓会穴，有补髓壮骨，通经活络的作用。后溪，属手太阳小肠经，是八脉交会穴之一，通于督脉，据有关资料报道，后溪穴通督脉的循行路线是：起于后溪穴，沿小肠经上行于腕部，从尺骨小头直上，沿尺骨下缘出于肘内侧（在肱骨内上髁和尺骨鹰嘴之间），向上沿上臂外后侧，出肩关节部，绕肩胛，交肩上，在大椎穴与督脉相交，然后沿夹脊穴下行……因此针后溪穴治颈椎病是"经脉所过，主治所及"理论的具体应用。颈夹脊穴每穴在局部解剖上都有从相应的椎骨下方发出的脊神经后支及其相应的动脉、静脉丛分布，针刺颈夹脊穴是通过神经和交感神经的体液调节作用，促进机体功能的改善，使交感神经释放缓激肽、5-羟色胺、乙酰胆碱等化学介质，从而疏导经气，缓解疼痛。

（4）毫针是通过刺激穴位并用手法进行微调，来恢复机体的自稳调节机制，同时也调节局部体液代谢，在改善颈椎病动力平衡的基础上纠正其静力平衡，从而起到调节阴阳，动静平衡的效果。火针烧红时，针身温度可达800℃以上，且以极快的速度刺至粘连、瘢痕组织之中，针体周围微小范围内的病变瘢痕组织被灼至炭化，粘连板滞的组织得到疏通松解，局部血液循环状态随之改善，机体对灼伤组织充分吸收，纤维组织增生所形成的粘连瘢痕组织得到质的改变。所以，火针疗法对于颈椎病有理想而巩固的疗效。此外，拔罐可以祛风解表、疏通经络、行气活血，改善颈部血液循环，放松颈部紧张肌群而缓解痉挛。

综上所述，贺氏"针灸三通法"有其深刻的理论依据，其"病多气滞，法用三通"的学术思想更是适于治疗颈椎病等经络气滞血瘀之病症，临床取得了较为满意的疗效。为了巩固疗效，防止复发，除了及时正确治疗外，还要注意纠正工作生活中的不正确姿势和体位，避免大幅度或突然扭转颈部和长时间低头工作学习。注意睡眠时枕头不能太高或者太低，保持颈部正常生理曲度，并坚持每天早晚做颈部活动或适当自我按摩颈部，改善颈部的血液循环。

本文作者
谢新才　北京中医医院针灸科
宋欣伟　北京市顺义区天竺社区卫生服务中心
刘　红　北京中医医院针灸科
王桂玲　北京中医医院针灸科

本文第一作者简介
谢新才，男，硕士，副主任医师，北京针灸三通法研究会副秘书长，中国针灸学会第一届针灸康复专业委员会委员，北京针灸学会第三届理事会理事。

12岁即受伯父中医伤科等的影响，喜爱医学，并随伯父学习伤科；1983年考入江西中医学院中医系中医专业，1992年考入北京市中医研究所针灸专业研究生，学习贺普仁教授"针灸三通法"；2003年被选为国家第三批中医学术继承人，再次师从贺普仁教授，并深得老师真传；2008年入选新名医战略工程。从事中医临床、科研工作20余年。在临床治疗中，创立"审因施治是根本、辨证论治为纲领"的理念，常感针药之有神，治病以调治为主，可针可药，或针药并举。主治病种：类风湿性关节炎，痛风，强直性脊柱炎，系统性红斑狼疮，癫痫，小儿弱智，肿瘤，伤科等各种疑难杂症。

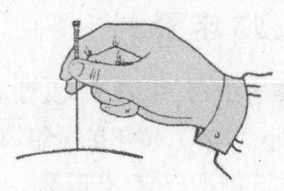

第三十二章 医论精读——弟子传人医论（3）

第一节 火针治疗颈椎病临床疗效观察及对椎动脉血流量影响的实验研究

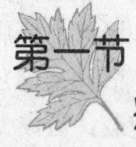

编者按语：颈椎病是现代常见病，随着驾车人的增加、电脑的广泛使用，颈椎病的发病日趋年轻化、普遍化，因此要重视对此病治疗方法的研究。颈椎病的治疗分非手术疗法和手术疗法两大类，除少数特殊病例外，一般都采取非手术疗法。

非手术疗法以针灸、推拿为主要方法。推拿方法对颈椎小关节紊乱、颈椎半脱位等疾患有较快的疗效，但若手法不当，对年龄较大的患者可能产生不良后果。颈椎牵引、中西药物的治疗、围领及颈托只可作为辅助治疗，理疗类似于针灸但疗效次于后者。

颈椎病可分为五型：神经根型，椎动脉型，交感神经型，脊髓型，混合型。神经根型颈椎病表现为颈部僵硬、活动受限，上肢放射痛、麻木，或有浅感觉迟钝、肌力减退、腱反射减弱；椎动脉型颈椎病表现为阵发性头痛、头晕等脑血管痉挛症状，或眩晕、恶心、耳鸣、视物不清等脑缺血症状；交感神经型颈椎病可出现霍纳综合征，心动过速或过缓，双上肢及头面部血管痉挛或扩张，肢体少汗或多汗；脊髓型颈椎病表现为四肢无力、僵硬，感觉功能障碍，肌张力高、腱反射亢进，可引出病理反射，甚者出现瘫痪、大小便功能障碍；混合型颈椎病有上述两类以上的临床表现。针灸对神经根型颈椎病疗效最佳，椎动脉型颈椎病次之，交感神经型颈椎病再次之，脊髓型颈椎病的早期或轻型可用针灸减轻症状，重者多需手术治疗。

目前针灸疗法还没有被颈椎病患者普遍接受，这主要是由于许多针灸医生并没有发挥出针灸疗法的优势。

本文将阳性反应点作为治疗的重点穴位，这是提高针灸临床疗效的关键之一。阳性反应点即阿是穴，在《黄帝内经》里已昭示其重要的治疗价值，唐代孙思邈正式提出了阿是穴之说，认为其"灸刺皆验"。贺普仁教授在多种疾病的治疗中，很强调阿是穴的重要作用，明确提出阿是穴是主要的治疗穴位，认为直达病所是针灸疗法的特长。我们有些针灸医生忌讳被人指为"头痛医头、脚痛医脚"，不敢大胆使用阿是穴，即使用了也只在针灸处方中置于末位，略而不提。事实上，局部取穴、阿是取穴和循经远取、辨证取穴都是针灸取穴的重要方法，只有根据具体病情结合使用才能取得好的疗效。

毫针微通法对颈椎病有一定的治疗作用，但遇到寒甚痹甚的患者，往往力不从心，必用温通法方可取得最佳疗效。艾灸温通法力量温和，缓缓取效，适用于体虚、畏针者；火针温通法力专效宏，适用于寒甚痛甚、久治不愈的患者。对一般患者，只要能够接受，火针温通法也有提高疗效、缩短疗程的作用。

颈椎病不仅是局部疾患，与中医的脾肾有密切的关系。因脾主肌肉，局部肌肉软弱、紧张、劳损均可导致维系颈椎保持正常位置的筋肉发生变异，从而引发颈椎病；肾主骨，肾虚则颈椎易于老化、退化。因此，调补脾肾是治疗颈椎病的治本之法，该治疗方案注意到了这个方面，是取得很好疗效的前提之一。

本文治疗方案的不足在于没有提到治疗颈椎病的重要腧穴风池、天柱、大椎，其实治疗颈椎病大椎是比大杼更为有效的腧穴，由其担当骨之会更为合适。

火针疗法是著名国医大师贺普仁教授的"针灸三通法"之一。笔者运用此法治疗颈椎病取得了好的临床疗效。关于火针，在《黄帝内经》中早有记载，如《素问·调经论》云："病在骨，调之骨，燔针劫刺其下及与急者。"《灵枢·经筋》说："其病小趾支跟肿痛，腘挛，脊反折，项筋急，肩不举，腋支缺盆中纽痛，不可左右摇，治在燔针劫刺，以知为数，以痛为输。"

国医大师贺普仁教授在多年的临床经验中，师古而不泥古，将这一方法挖掘并发扬光大，治病无数，疗效彰显，并独创"针灸三通法"，尤其是火针疗法，学生获益匪浅，在多年临床工作中，运用火针治疗多种疾病，均取得好的临床效果，但是以治疗颈椎病疗效更显著。本文总结火针治疗颈椎病131例并结合实验研究证实了疗效的客观性，为火针这一传统疗法提供了评价临床疗效的客观化依据。

一、临床资料

131例颈椎病患者中，男性71例，女性60例，年龄最大65岁，最小30岁。按年龄分组，30～39岁25例，40～49岁55例，50～65岁51例。

二、临证治疗

1. 选穴

大杼、风门、膏肓、后溪、膈俞、天宗、秉风、曲池、脾俞、肾俞，以及阳性反应点。

2. 方义

大杼为八会穴之一（骨会大杼），此穴为治疗颈椎病之要穴，具有止痛、活血之效。风门，背部腧穴，为膀胱经之要穴，顾名思义，为"风之门户"。颈椎病患者常在此处有凉风吹的感觉，所以常取此穴。膏肓，此穴为膀胱经穴，古人有"病入膏肓，不可救药"之说，说明此穴之重要性，慢性颈椎病患者大多数在此穴位有阳性反应（压痛、硬结等）。后溪，为八脉交会穴之一。《医经》记载："后溪专治颈项痛"。贺普仁教授在临床多用此穴，感触颇深。在临床应用确实有效。膈俞，颈椎病多因寒湿凝滞、血脉不通，而火针以温针之法，温润血脉，调俞，使血得热而润，以达祛风寒之目的。天宗，为小肠经腧穴，大部分患者在此穴均有压痛。曲池，大肠经合穴，为多气多血之经，温针此穴，一曰循经取穴，二曰温热通大肠经，达止痛、缓解症状之功。脾俞，为膀胱经腧穴，颈椎病多以汗湿为主，脾在五脏中主运化水湿、升提阳气，火针刺此穴，达祛湿、健脾、强壮肌肉、升提阳气之作用。肾俞，为膀胱经之要穴，肾为先天之本，主骨生髓，火针治疗此穴具有补肾壮阳、治病求本之功。

以上诸穴合用，使颈椎得以祛风利湿、除顽补肾，使症状得以解除，并有客观实验指标佐证。

3. 操作

配备酒精灯一盏，1寸贺氏火针（中细）数支。嘱患者采取俯卧位，在施术部位进行酒精常规消毒，医者以右手母、食、中三指持针柄，左手持酒精灯,靠近施术部位,在针尖及针身烧红后,迅速刺入穴位内,并即刻敏捷地将针拔出(进出针时间掌握在0.5~1秒),出针后立即用消毒干棉球轻按针眼,以减轻患者疼痛。

治疗10次为一疗程,休息3天进行第二疗程。

4. 疗效

131例患者中,症状和体征基本消失,客观指标明显改善,能恢复原工作为近愈,32例(24%);症状和体征明显改善,客观指标大部分有变化,症状明显好转,为显效,60例(46%);症状和体征有所减轻,客观指标有少量改变,为有效,34例(26%);客观指标治疗前后无变化,症状及体征不减轻,为无效,5例(4%)。总有效率97%。

5. 椎动脉血流量的观察

表34 治疗前、后左侧椎动脉各项指标参数比较

观察指标	治疗前均值	治疗后均值	均差值±标准误	P
每搏血流量(ml)	1.63	2.15	0.52±0.093	<0.001
射血时间(s)	0.247	0.26	0.013±0.05	<0.05
收缩波高度(Ω/s)	0.301	0.376	0.075±0.017	<0.001
基础阻抗(Ω/cm)	17.02	15.79	−1.23±0.17	<0.001

表35 治疗前、后右侧椎动脉各项指标参数比较

观察指标	治疗前均值	治疗后均值	均差值±标准误	P
每搏血流量(ml)	1.85	2.32	0.47±0.069	<0.001
射血时间(s)	0.25	0.32	0.07±0.017	<0.001
收缩波高度(Ω/s)	0.29	0.36	0.07±0.008	<0.001
基础阻抗(Ω/cm)	15.24	14.42	−0.82±0.27	<0.01

三、结 果

《素问·阴阳应象大论》云:"水为阴,火为阳。"热为无形之气,蒸腾而不可燃烧,火为有形之体,着物即可燎原,热即可生火,火炎即可生热……如果热之气充盛则阴寒之气可驱除,寒去凝散,血脉经络畅达,气血调和,诸疾自愈。

颈椎病多有寒邪入侵,由表入里,侵袭经络,阳气先损,宜用温散之法治之,可见火针之法有助阳祛邪之作用。火针疗法唯借火力,无邪则温补,有邪则胜寒,所以说火针疗法是祛除寒邪、补益阳气的一种疗法。笔者效贺普仁教授之法,其实验结果证实火针的临床意义。结果表明:火针改善了血液循环及组织营养,调整了自主神经功能,从而取得了较好的疗效。治疗前和治疗后椎动脉血流量亦有显著差异(P<0.01)。

本文作者简介:

程凤宽,女,主任医师,毕业于河北中医学院。1980年有幸跟随贺普仁教授进修学习一年。现在贺普仁教授家乡——保定市第一中心医院从事针灸工作,任针灸科主任。多年来秉承"针灸三通法"应用临床,治病救人,颇有疗效。对恩师感怀不忘,努力工作,工作成绩突出,被评为"全国首届杰出女中医师"等荣誉称号,任全国经络诊治委员会委员、河北省经络委员会副主任委员、河北省针灸学会常务理事、保定市针灸学会副会长。

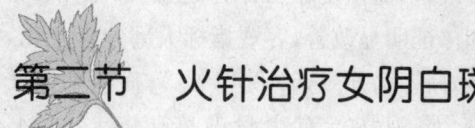

第二节　火针治疗女阴白斑

编者按语：女阴白斑，又名外阴白斑，指出现在妇女阴部皮肤的局限性或弥漫性白色斑块，可向两下肢内侧、会阴及肛门蔓延，但很少侵犯尿道口及前庭。症见阴部瘙痒，皮肤干燥，肥厚变白，失去弹性，甚至萎缩破溃，有疼痛及烧灼感。属中医学阴痒、阴痛、阴藓、阴疮、阴蚀等范畴。根据其组织病理变化的差异，分为增生型营养不良、硬化苔藓型营养不良、混合型营养不良。

增生型营养不良：主要是鳞状上皮增生，此病发生的直接原因不明，但外阴局部皮肤长期处于潮湿状态和阴道排出物的刺激等因素可能与其发病有关。此病多见于绝经后女性，但亦可发生在生育年龄。外阴瘙痒是此病的主要症状。

硬化苔藓型营养不良：是一种以外阴及肛周皮肤萎缩变薄为主的皮肤病，有家族遗传史，此病与自身免疫失常有关。

混合型营养不良：外阴白斑病增生型和萎缩型患者的病情发展到中后期，一般会出现两种类型的混合症状。

临床证型有以下四种：

（1）血虚化燥：由脾虚化源不足，或因为久病耗伤气血，或因其他原因使机体失血损气，致冲任血虚，不能营养阴部皮肤，使外阴皮肤干燥而致病。症候特点：外阴皮肤变白无光泽，干燥、皲裂，夜间痒重。本文所提的气血两虚型与此型类似。

（2）肝肾阴虚：久病或年老体弱，肝肾不足，或性生活过度，肾精受损，不能润肤而致外阴干枯。症候特点：阴部刺痒，夜间为重，外阴萎缩，病损处皮肤干燥薄脆，严重者大阴唇扁平，小阴唇消失，阴道口缩小。

（3）脾肾阳虚：素体阳虚，或因其他原因使肾阳虚损，阳虚则生内寒，冲任虚寒，阴部失去温煦，阴寒凝滞阴部肌表，气血流通受阻，故外阴皮肤变色萎缩。症候特点外阴皮肤变白，萎缩与增厚粗糙相间。

（4）肝经湿热：多由于长期抑郁或郁怒伤肝，肝气郁结，郁久化热，挟脾经之湿流注下焦，浸渍外阴而致病。症候特点：阴部皮肤黏膜色素减退、粗糙、皲裂，阴部皮肤红肿而痒，抓破处流黄水，有湿疹样改变，局部灼热疼痛，带下多而黄臭。

外阴白斑是公认的妇科顽疾，主要是与自身免疫失常有关，又部位特殊，特殊的顽疾就得用特殊的办法来处理，火针疗法就是一种特殊的办法。白斑属阴，位于阴部更是阴中之阴，火针借火助阳，力专效宏，是阴疾的克星。火针疗法能强力促进经络的气血运行，因而能迅速改善外阴皮肤的营养不良。火针疗法又善祛风，故对本病引起的瘙痒有良好的缓解作用。

火针治疗本病看似较难，实则完全没有那么可怕。火针的一点疼痛相较此病给患者带来的痛苦，患者完全可以接受，由于见效迅速，此法会很快得到患者的认可，因此有推广运用的价值。本法治疗偏重于局部，对整体辨证调理略显不足。但若加强辨证施治，则对进一步的治疗有帮助，可以缩短疗程、巩固疗效。

一、临床观察

1. 一般资料

400例患者均已在外院确认为久治不愈者。年龄最小9岁，最大70岁。病程1～30年。

2. 治愈标准

（1）临床治愈：
①自觉症状消失；
②白斑消失或有少部分粉红色脱色区；
③萎缩增生病损部位恢复正常；
④阴部形状及生理功能恢复正常；
⑤病理检查恢复正常。

（2）显效
①自觉症状消失；

②白斑面积大部分消失，仍有小部分白色脱色区；

③萎缩、增生皮损部位基本恢复正常；

④阴部形状及生理功能恢复正常；

⑤病理检查仍有异常变化。

（3）无效

①自觉症状无变化；

②病损部位无变化；

③病理检查仍有异常变化。

3. 疗效分析

400例中9～59岁年龄段患者，经治疗已基本痊愈；60～70岁年龄段患者经治疗为显效。病程在1～20年者，经治疗痊愈，病程大于20年者疗效差。说明年龄越轻，发病时间越短，治疗效果越好。

辨证分型及疗效如表36所示：

表36 中医分型及疗效

	湿热下注型	血虚风燥型	肝肾不足型	气血两虚型
例数	29	44	310	17
治愈	26	40	307	14
显效	3	4	3	3
无效	0	0	0	0

表37 西医分型及疗效

	增生型	硬化萎缩型	混合型
例数	79	259	62
治愈	73	256	58
显效	6	3	4
无效	0	0	0

二、典型病例

1. 病例

病例1 尤某，女，68岁。

外阴瘙痒30余年，夜间加剧，用手抓痒破溃后流脓流血痛痒交加，十分痛苦。外阴皮肤干裂萎缩变白，阴道口狭窄，性功能丧失，大小便不畅，急躁心烦易怒，头晕耳鸣，失眠多梦，记忆力减退，乏力。诊治多年，效果不佳，经人介绍接受"火针"治疗。

望诊：形态消瘦，头发稀少、干枯，精神憔悴，面色苍白，肢寒怕冷。

舌淡苔白。

脉沉细。

妇科检查：外阴皮肤紧硬，阴毛脱落，双侧大阴唇萎缩变薄，对称性脱色变白，阴蒂萎缩消失，大小阴唇沟萎缩变平。阴道口狭窄紧硬，弹性差，分泌物少，干涩。性功能丧失，尿道口及肛门括约肌萎缩变紧、变硬，弹性差，有裂口。

中医诊断：肝肾不足型。

西医诊断：萎缩型外阴营养不良。

取穴：主穴：阿是（病变部位）。

配穴：急脉、曲骨、会阴、命门、太溪。

刺法：取中短火针，烧至通红，掌握红、准、快手法，速刺疾处，根据病变部位生理解剖特点及病变性质采用点刺、直刺、豹纹刺等。每周3次，经12周为一个疗程。

治疗结果：自觉症状消失，外阴丰满，色泽正常，白斑全部消退，阴毛密生，有光泽，双侧小阴唇及阴蒂新生，阴道通畅，分泌物增多，性功能正常，大便通畅。经过火针治疗12周痊愈。

病例2 褚某，女，10岁。

患儿外阴瘙痒、萎缩变化已6年多，因病已失学，曾于其他医院诊断为硬萎型外阴营养不良（外阴硬化型苔癣）。患儿阴部暴痒，肛门萎缩、裂口，排便不畅，长期治疗无效果。

望诊：面色苍白，畏寒怕冷，精神不振，表情苦闷。

舌质淡苔白。

脉细滑。

妇科检查：外阴萎缩、变平，双侧大阴唇萎缩，皮肤脱色变白（象牙白），阴蒂皮肤黏膜萎缩，呈灰白色，双侧小阴唇萎缩，大小阴唇沟萎缩变平，阴道外口黏膜肿胀变红，伴有毛细血管扩张红斑。

肛周皮肤黏膜脱色变白（象牙白），肛门萎缩狭窄，排便不畅（大便秘结）。

中医诊断：肝肾不足型。

西医诊断：硬萎型外阴营养不良（外阴硬化性苔癣）。

治则：通经活络，活血化瘀，补肝肾、调气血。

取穴：阿是、曲骨、急脉、会阴、关元、三阴交。

刺法：取中短火针烧至通红，掌握好红、准、快手法，速刺疾处，点刺、直刺、豹纹刺。经过火针12周治疗痊愈。

2. 体会

（1）本病虽为局部组织改变，但它和人的精神情志改变、内分泌失调和机体免疫功能低下有密切关系。女阴（前阴阴器）为足厥阴肝经所循之处，肝藏血，主疏泄，宜调达。若肝郁不舒，气郁化火，怒动伤肝，均能耗损肝阳或肝阳上亢；或由于先天或病后，肾气亏损，肾阴虚，肝阴亦不足，使足厥阴肝经所循之阴器失养，以致女阴干枯、萎缩、变白、变形，阴痒、阴肿、阴痛。《灵枢注证发微》曰："正气不足而虚则为暴痒"。

（2）笔者从20世纪90年代初，根据"火针疗法"的治病机制，开展运用"火针疗法"治疗外阴白斑，收到了满意的疗效，有效率100％，临床治愈率96.7％。

根据临床应用，治疗女阴白斑（外阴上皮内非瘤样病变）症时，中、细针比较常用，粗针只应用于神经性皮炎、硬结、瘢痕组织等，因前者针尖锋利、刺入快，穿透力强，损伤面小，不易感染。市场销售的玻璃制品的酒精灯具（中号）作为燃具较为理想，使用方便，操作灵活，火力旺。燃料无水乙醇最好，火力旺，温针时间短。

（3）"火针疗法"的治病机制，在于温热刺激穴位和部位，使经络通、气血行，经络畅达、气血调和，则诸病自愈。火针具有祛寒除湿，清热解毒，消癥散结，去腐排脓，生肌敛疮等功效。

（4）对于外阴形态改变、功能障碍，在病变部位行"火针"治疗的同时，采用了如下的特殊治疗方法：

络脉放血：对女阴营养不良行"火针"络脉放血法取得了满意的疗效，有立竿见影的奇特止痒效果。

针眼给药：在行"火针"治疗及络脉放血的同时，配合针眼给药的途径，方法简便，药物直达病灶，疗效可靠。

整形：对于外阴形态改变和功能障碍的患者，在病变部位火针治疗后，皮肤弹性色泽恢复期，采用自制的正、负压整形器牵弓，自制玻璃阴道扩张器进行扩张，可收到满意的效果。

内服药：一些病例要配合内服药，取体针腧穴综合治疗。

（5）注意事项：对于硬化苔藓型，应慎用皮质激素类药物；不宜用局部放射治疗；不宜手术，因为术后易复发，而且手术给患者带来巨大的痛苦，有时甚至引起排尿、排便和性生活等功能障碍；不宜冷冻和电烙，用其使局部形成瘢痕；早期发现、早期治疗很重要，特别是幼童。

本文作者

王凤霞　北京市西城区王凤霞妇科诊所
尚　伟　北京市西城区王凤霞妇科诊所

本文第一作者简介

王凤霞，女，副主任医师，出身于中医世家，毕业于哈尔滨铁道医学院。曾就职于铁道部三局医院，后调到北京椿树医院。1992年5月正式成为贺普仁教授的入门弟子。1992年退休后开办了北京市西城区妇科诊所，主治妇女外阴白斑（外阴上皮内非瘤样病变）病症及妇女宫颈病变、宫颈糜烂、人乳头瘤病毒（HPV）感染所致宫颈内皮瘤样病变及早期宫颈癌。现任中国特效医术研究协会理事。2010年1月在中国中医药科学发展论坛表彰大会荣获"仲景杯"终身荣誉奖杯及证书。

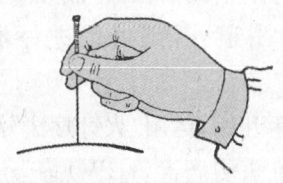

第三十三章 医论精读——弟子传人医论（4）

第一节 火针治疗宫颈病变 236 例临床观察

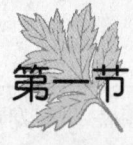

编者按语：宫颈上皮内瘤变（CIN）是与宫颈浸润癌密切相关的一组癌前病变，部分有人乳头瘤病毒（HPV）感染，因是癌前病变，故应引起高度重视。西医治疗，对明显的病变一般手术切除；对范围小、局限的病灶采用冷冻治疗；对范围较大、病灶扩展到阴道（片状或卫星状），或累及腺体的病变采用激光治疗，均有一定疗效。西医的治疗在于消除、杀灭病变组织。而中医治疗注重"扶正祛邪"，火针疗法最能体现这一特点，运用火针有邪时可以驱邪，无邪时则可以温阳扶正、疏通气血，且火针点刺形成的创面极小，对人体没有不良影响。针对人乳头瘤病毒，西医已开始探索疫苗治疗，但仍处于临床Ⅰ、Ⅱ期试验阶段，有的是处于动物实验阶段，对疫苗短期和长期使用的安全性尚无明确结论。而火针对癌变细胞、乳头瘤病毒均有一定的杀灭作用，因此值得进一步研究，目前可以在农村、基层推广运用。

宫颈为妇女隐秘之处，在此发生的多种病变多为难治之病，毫针治疗此类病变往往事半功倍，笔者用火针治疗此病可谓是大胆创新。宫颈为至阴之所，用纯阳的火针来直达病所，自然是功效非凡。火针不仅有强力的通经活血作用，还有清热解毒、散结敛脓、生肌敛疮等多项功能。古人云："热病得火而解者，犹如暑极反凉，乃火郁发之之义也"，因此火针疗法对湿热下注、病毒感染的宫颈病变也有很好的疗效。火针疗法犹如治疗疑难病症的一把利器，值得推广运用。

宫颈病变是女性生殖器常见病多发病（包括宫颈糜烂、宫颈息肉、宫颈肥大、宫颈腺体囊肿、宫颈管炎、宫颈湿疣、宫颈肌瘤、宫颈癌等），特别是慢性宫颈炎发病率较高，约占已婚妇女的半数以上，临床表现为白带增多、腰骶部疼痛、下腹部胀痛、月经失调、不孕症等。在慢性宫颈病变中，宫颈糜烂占绝大多数，宫颈糜烂比宫颈光滑的癌变要高 4.4～10.1 倍，人乳头瘤病毒感染阳性是引发宫颈癌的主要原因。积极治疗慢性宫颈炎、人乳头瘤病毒（HPV）感染阳性所引发的宫颈内皮瘤样病变（CIN）癌前病变及早期宫颈癌，在防癌、治癌、保健康，提高人的生命质量等方面意义重大。

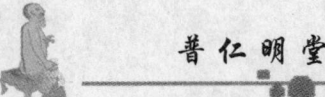

宫颈糜烂是女性生殖器的常见病、难治病。西医有以下几种。一是吃药打针抗菌消炎，而女性的宫颈在生殖系统里是处在特殊的环境中，与外界相通，全身用药效果甚微。二是阴道内喷药、置栓剂、清洗外阴。由于宫颈在阴道的深层内，外用药很难达到患处，因而效果不佳，外阴清洗更是无法到达病灶，没有治疗意义。三是激光、手术，通过烧灼切除糜烂面来消除炎症，此方式有效，但会造成宫颈僵硬，影响生育。四是微波、臭氧治疗，它通过作用于病体组织产生热效应，使受损组织快速凝固、止血，达到热疗的效果，但此方式复发的几率较高。五是使用器械冲洗上药，此方式修复养护，安全有效，尤其是可以在家里自己上药操作，适合有较强生活能力的女性选择使用。总之，西医的方法都是祛邪为主，而火针疗法不仅可以祛邪，更可以扶正，通过提高机体的免疫力来达到祛邪的目的。同时经络通、气血行，则局部糜烂可得到较快修复。因此火针疗法是治疗宫颈糜烂的良好方法，若治疗前借助器械清洗患部，将病菌及芽孢、污物排出阴道外，则可以进一步提高疗效。

笔者于1992年开始，运用"火针疗法"治疗宫颈病变，特别是人乳头瘤病毒（HPV）感染所致宫颈上皮内瘤样病变（CIN）及早期宫颈癌收到满意效果。

一、临床研究

1. 临床资料

本组宫颈病变总人数为236例，均为在外院确诊后久治不愈者。

2. 针具

根据临床的需要，不同的穴位、不同的部位、不同的病变性质，要选用不同类型的火针。笔者一般选用长、短两种，每种又分为粗、中、细三类。

表38 不同类型宫颈病变病例分析

病名	宫颈糜烂			宫颈息肉	宫颈腺体囊肿	宫颈肥大	宫颈管炎	宫颈旧裂伤	宫颈白斑	宫颈红斑	宫颈口狭窄	宫颈湿疣	宫颈肌瘤	宫颈癌前病变HPV(+)	早期宫颈癌HPV(+)
	轻	中	重												
病例	22	56	35	22	26	28	18	5	2	2	3	6	2	5	4

表39 不同类型宫颈病变发病年龄分布

年龄	19～29	30～39	40～49	50～59	60～69	70～79
例数	31	121	76	5	3	0

表40 不同类型宫颈病变治疗次数分布

病名	宫颈糜烂	宫颈息肉	宫颈腺体囊肿	宫颈肥大	宫颈管炎	宫颈旧裂伤	宫颈白斑	宫颈红斑	宫颈口狭窄	宫颈湿疣	宫颈肌瘤	宫颈癌前病变HPV(+)	早期宫颈癌HPV(+)
例数	113	22	26	28	18	5	2	2	3	6	2	5	4
治疗次数	4480	83	72	396	120	20	8	24	14	123	62	132	126
每例平均治疗次数	39.6	3.7	2.7	14	6.6	4	4	12	4.6	20.5	31	26	31.5

表41　不同类型宫颈病变治疗结果

病名	宫颈糜烂	宫颈息肉	宫颈腺体囊肿	宫颈肥大	宫颈管炎	宫颈旧裂伤	宫颈白斑	宫颈红斑	宫颈口狭窄	宫颈湿疣	宫颈肌瘤	宫颈癌前病变HPV（+）	早期宫颈癌HPV（+）
例数	113	22	26	28	18	5	2	2	3	6	2	5	4
痊愈	113	22	26	28	18	5	2	2	3	6	2	5	4
显效	0	0	0	0	0	0	0	0	0	0	0	0	0
无效	0	0	0	0	0	0	0	0	0	0	0	0	0

表42　火针的分类

分类指标（单位：厘米）	长火针	短火针
针身长	11～12	3～5
粗针直径	1.6	1.1
中针直径	1.0	0.8
细针直径	0.6	0.5

对"火针"针具的要求：必须耐高温、质地坚硬挺拔，在高温条件下不折、不弯，针体烧红后能红、准、快的刺入穴位和部位。对针尖要求钝圆，穿透力强。

对火针火力的要求：火力要足，温热速度要快，烧红后"火针"温度要求在600～800℃。火力不足，反易伤人。

3. 针具应用范围的选择

治疗宫颈病变临床需要选用"长火针"，不同粗细程度治疗不同宫颈病变。

（1）粗长火针用于宫颈息肉，宫颈腺囊肿，宫颈肿物，宫颈口狭窄等。

（2）中长火针用于宫颈糜烂，宫颈管炎，宫颈肥大，宫颈旧裂伤，宫颈湿疣，宫颈外翻等。

（3）细长火针用于宫颈白斑，宫颈红斑等。

4. 治法

（1）操作方法：患者取截石位，窥器扩开阴道，暴露宫颈，消毒后医生右手执笔试握针，红、准、快的进针原则和速刺快出的手法。

（2）对病变部位的刺法：

病变部位的点刺法（浮刺法）：就是浅而快的密集刺法，适用于宫颈糜烂、宫颈白斑、宫颈红斑、宫颈黑斑等。

病变部位直刺法：将针直刺到病变部位，根据病损的深浅直达病所，适用于宫颈管炎、宫颈腺体囊肿、宫颈旧裂伤瘢痕、宫颈息肉、宫颈肥大等。

宫颈病变部位散刺法：以火针疏散的在病灶部位直刺直出，适用于宫颈肿物、宫颈肥大坚硬部位，宫颈口粘连、宫颈管狭窄等。

宫颈病变围刺法：用火针在病变周围点刺，进针多点密集的刺法，适用于宫颈糜烂、宫颈湿疣、宫颈白斑、宫颈红斑等。

宫颈病变部位密刺法：以火针多发进行浅而快的刺法，适用于宫颈糜烂、宫颈红斑、宫颈白斑等。

宫颈病变络脉放血法：用火针在病变部位行豹纹刺法，就是以针直刺深刺，刺络脉放血，将瘀血放出的手法，适用于宫颈肥大、宫颈旧裂伤瘢痕、宫颈管炎等。

宫颈病变针刺后针眼给药法：根据宫颈病变的不同，选择不同的药物（如药油、油糊药敷贴等），使药物通过针眼快速的直达病所，每周治疗2～3次。

二、典型病例

病例1　包某某，女，32岁。

因外阴瘙痒，白带增多，性交时偶有出血，下腹胀痛及腰骶部疼痛，失眠，急躁，于2001年5月，诊断为慢性宫颈炎，宫颈糜烂。后于2001年7月在外院做宫颈病理检查，诊断为：慢性宫颈炎，宫颈内膜炎并鳞状上皮乳头瘤样增生Ⅰ级，人乳头瘤病毒（HPV）感染可能性大。消炎外用中药栓和奥平药栓交替外用，经3个月的治疗自觉症状仍存在，病理检查仍有异常改变。后接受火针治疗。

望诊：体形消瘦，乏力，面色苍白。

舌质红，苔薄白。

脉沉细。

妇科检查：宫颈中度糜烂，肥大质硬，有接触性出血，宫颈左侧有旧裂伤瘢痕，宫颈外翻，外口松弛能通指尖，白带量多脓血样有臭味，子宫前位，稍增大，有压痛，活动欠佳质硬，双侧附件增厚，有压痛。

诊断：中医诊断：湿热下注型

西医诊断：①人乳头瘤病毒（HPV）感染阳性

②宫颈内皮瘤病变（CIN I）

③宫颈肥大，中度糜烂，左侧旧裂伤。

治则：通络活络，清热凉血，活血化瘀，软坚散结，健脾利湿，扶正祛邪。

取穴：阿是穴，急脉穴，三阴交，关元穴，足三里，太溪穴。

刺法：以扩阴器扩开阴道，暴露宫颈，消毒后根据病变特点，取粗长火针烧的通红后快速刺入宫颈管腔内病变部位，速刺快出，直刺法放出大量陈旧性血液（中医称死血）及大量烂肉样物排出后，再取中长火针，点刺（密刺）法，治疗宫颈糜烂部位及旧裂伤部位。

患者经26次火针治疗，自觉症状消失，宫颈病变部位恢复正常，在外院行病理检查及分泌物检测均无异常变化。追访近10年，患者痊愈无复发。

病例2 石某某，女，42岁。

因宫颈糜烂在当地医院做电烙治疗，术后宫颈粘连狭窄，行经不畅，伴下腹疼痛难忍，用热水袋热敷稍缓解，尿频（溢尿），内裤长期潮湿引起外阴湿疹。在当地医治无效果，由于溢尿外阴瘙痒难忍，影响睡眠，全身无力，头晕、烦躁，经人介绍来本所接受火针治疗。

望诊：体弱消瘦，面黄无泽。

舌质暗红，苔薄白。

脉沉细。

妇科检查：外阴皮肤潮红，有丘疹、水疱、糜烂，皮损呈对称性，双侧小阴唇皮肤组织增厚，紫红色，有皲裂。宫颈肥大，中度糜烂，有触血，质硬。宫颈口粘连、狭窄，尿道口松弛，用力时有尿液外溢。

诊断：中医诊断：肝郁气滞型

西医诊断：①宫颈肥大，中糜；

②宫颈电烙术后，宫颈口粘连，行经不畅。

治则：通经脉，行气血，散结化瘀。

取穴：阿是穴，三阴交，急脉。

刺法：扩阴器扩开阴道暴露宫颈，消毒后取中长火针，烧红后直刺法治疗宫颈粘连部位。宫颈口打开后，以中长火针直刺宫颈管腔，有陈旧血液流出，宫颈口粘连及狭窄部位一次开通。取中长火针烧红后，红、准、快密刺法治疗宫颈糜烂。取短细火针点刺（浮刺）尿道口周围组织，短中火针豹纹刺及密刺法治疗外阴湿疹，火针治疗后，针眼给药。嘱术后注意事项，每周2次。经火针治疗26次后，宫颈恢复正常，行经正常，溢尿痊愈，排尿正常，外阴湿疹痊愈。治愈后定期追访近10年，痊愈后无复发。

三、体　会

（1）人乳头瘤病毒（HPV）感染是引起宫颈癌的病因，鳞柱状上皮交界处是宫颈癌的好发部位，火针治疗能够直达病所，抑杀癌细胞。

（2）宫颈病变突发病年龄：本组宫颈病变发病年龄，30～39岁为最多，占总人数的51.27%。所以对中年已婚妇女的妇科病普查责任重大，要做到早期发现、早期治疗。

（3）从本组宫颈病变的治疗结果来看，"火针疗法"治疗宫颈病变收到非常满意的效果。

对宫颈病变中发病率较高的宫颈糜烂，治疗效果满意。

特别是重度宫颈糜烂患者治疗后，追访10年无复发。

对宫颈管腔病变，如宫颈管炎、肿物、肌瘤、宫颈管腔狭窄等，火针能够直达病所，使病灶得到彻底的治疗。

对宫颈病变特别是宫颈糜烂、人乳头瘤病毒（HPV）感染所致宫颈管内皮瘤样病变，及早期宫颈癌术后人乳头瘤病毒（HPV）感染仍长期阳性的患者，运用"火针疗法"治疗，在短时期内人乳头瘤病毒（HPV）感染阳性病例转为阴性，消除了人乳头瘤病毒感染所致的宫颈上皮内瘤样病变及其早期宫颈癌隐患，提高了人的生命质量。

本文作者同上

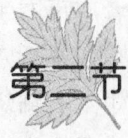

第二节 贺普仁教授对火针疗法的发展与临证研究

编者按语： 不管何种针灸方法，都是通过刺激腧穴，激发人体经络之气，疏通经脉、调理气血，从而达到扶正祛邪、平衡阴阳的目的。本中火针疗法对外周血象影响的实验研究表明，火针同毫针一样可以将白细胞较快地降至正常，同步伴有体温较快地降至正常，说明邪气（微生物）已被杀灭或控制，白细胞升高的使命比对照组更早地完成了。本研究仅采用火针治疗而未用其他针灸方法，虽然痛感要比毫针稍强，但不用行针、留针等操作，省时省力而疗效不低，因此火针点刺是提高针灸效率的好办法。只要操作得当，火针的痛感是患者可以承受的，因而火针点刺的方法值得推广。

本研究表明，火针疗法并不只是温通经脉，还能扶助正气，通过扶正而达到祛邪的目的。

此外，肺部感染基本属于热证，本研究表明，火针治疗肺热并不会助热，而是以热引热，可以达到退热的目的。

本研究观察到火针对外周血象中不正常的血色素、红细胞的影响，治疗前后经统计学处理无显著性差异，似乎与既往报道的毫针与艾灸可以对白细胞、红细胞、血色素、血小板等均有较明显的调整作用不一致，其原因可能是观察的时间不够长。因为中医认为血为有形之物，不能速生，而气则无形可以速生。人体感染后，白细胞可以迅速增加，这是正气奋起抗邪的表现，火针助正退邪后，白细胞则迅速下降。相信只要疗程足够，火针一样可以对血色素、红细胞起到良性调整作用。

一、贺普仁教授对火针疗法的发展研究

从20世纪50年代起，对于逐渐衰落，濒于失传的火针疗法，贺普仁教授进行了反思。他认为火针疗法难于推广，除了上述种种原因外，还有火针工具独特，操作较复杂等原因，譬如：火针烧针时间长、散热快、进针速、穴位不易刺准、深度难以掌握、适应证较难分清等特点，大大限制了火针疗法的发展，致使其丧失治疗更多常见病、疑难病的机会。为此，他首先发起和倡导了火针疗法的临床使用，使这一古老疗法焕发出新的活力。几十年来，他做了大量工作。贺普仁教授不仅在临床实践中坚持应用火针治疗各种病症，还第一个指导研究生专题深入研究火针的治疗作用及其机理，并在各级学术刊物上发表多篇有关火针的论文，在全国各地及世界许多国家多次举办火针学习班及专题讲座、演示火针的操作过程，迄今为止，他的学生已遍布全世界。

1. 创立贺氏温通法

迄今为止，贺普仁教授从事针灸临床工作已近70年，在有丰富的临床经验及精研内难、通览甲乙等针灸著作基础上对针灸疗法不断加以总结、提高，对传统的毫针、火针、三棱针、灸法、拔罐等疗法做了大量的挖掘和整理工作，取其精华、推陈出新，并对针灸中的诸多疗法加以概括和总结。贺普仁教授认为：毫针疗法虽然具有治疗面广、操作简单、患者痛苦少、疗效好等特点，但从辨证唯

物主义的角度看,任何事物的运动和发展都有一定的局限性,毫针疗法也不例外。而火针、三棱针疗法等与毫针疗法一样,既有治疗面广、疗效好的特点,又有针对性强的一面。因此,在治疗手段方面应与毫针疗法相互为伍,构成完整的传统医学疗法。医生对待患者则要全面掌握病情,根据患者体质的强弱、疾病的寒热虚实等因素决定使用何种针法。因而一个好的医生仅仅会使用毫针还远远不够,很多疑难杂症是靠火针、三棱针等去治疗的,所以,全面掌握针刺技术是一个合格医师必备的基本条件。

因此,贺普仁教授于20世纪80年代提出了针灸治病大法,并上升为新的学术思想理论——"针灸三通法"。三通法的治病原则是辨证施治,即根据不同患者的不同疾病,分别使用不同的工具、不同的刺法、采用不同的刺激量等,以激发患者的正气,使其经络通畅、血气调和、恢复正常的生理机能。由于所用的针灸疗法主要可以归纳为微通法、温通法、强通法,故称"三通法"。其中温通法是指以火针和艾灸为工具,施术于穴位或一定的部位,借助火力的温热刺激,温阳祛寒、疏通气血、治愈疾病。这一理论的提出,标志着贺普仁教授在中医针灸学术理论上的创新和对针灸临床治疗学的发展。随着火针治疗病种的不断增多,临床疗效的显著提高,温通法与微通法和强通法一样,已使许多针灸专家产生极大兴趣和高度重视。

2. 丰富了火针疗法的病机学说

贺普仁教授认为:"人体疾病,不论外感内伤,其致病原因虽有各种各样,但病机所在不外气血不通、上下不达、表里不和。火针因其有针、有热,故集中了针刺与艾灸的双重优势,可借助针力与火力,无邪则温补,有邪则胜邪。"火针之热力大于艾灸,针具较一般毫针粗,所以可温通经脉、引邪外出,使经络通畅、气血调和、诸疾自愈。

贺普仁教授明确指出:"火针除有借火助阳、温通经络、以热引热等作用外,还同时具有疏导气血的作用。"疾患以经脉瘀滞为常,气血不行为本。瘀血、痰浊、痈脓、水湿等均为致病性病理产物,它们有形、属阴、善凝聚,一旦形成,就会停滞于局部经络,使气血不能正常运行,导致气血瘀滞,脏腑功能低下,进而又可引起各种病症。反过来,停滞的气血,功能低下的脏腑又能进一步产生新的瘀血、痰浊等有形之物,加重局部的病变。如此恶性循环,形成痼疾、顽症。

火针借助火力,灼烙患处,出针后针孔不会很快闭合,"火针大开其孔,不塞其门"(《针灸聚英》),加之针具较粗,又可加大针孔,故使瘀血、痈脓等有形之邪从针孔直接排出体外。若以毫针,功效甚微;若以三棱针,只有刺络排邪,而不能温经助阳,鼓舞血气运行。火针则可治本排邪,避开了关门留邪,同时借火助阳鼓舞血气运行,促进脏腑功能恢复,有事半功倍之效。

3. 规范了火针的操作方法

贺普仁教授主张施用火针时,医者应用右手拇、食、中指持针柄,左手持酒精灯或火把,靠近穴位或施术部位,针头低下,将针尖与针体下端烧红。初涉者可用指甲将穴位掐个"十"字作为标记,针刺其交叉点。

4. 根据具体情况调整用针及施术间隔时间

贺普仁教授根据患者的病情、身体状况、病灶部位选择适当的经穴、阿是穴,或循经取穴。一般病刺浅,久病刺深;头胸及手足部位浅刺,腹及四肢丰满处深刺;新病、痛证多用点刺;久病、寒痹、癥瘕等病症可留针。患者的就诊间隔时间也视病情而定。急性期与痛证可连续每日施用火针,但不应超过3次。慢性病可隔1～3日一次,长期治疗。其施术时间的确立突破了古人"凡下火针需隔日一报之"的束缚。

5. 扩大了施术的部位

(1)贺普仁教授突破了古人"面上忌火针"的局限,认为面部并非为绝对禁针区。根据病情需要,完全可以运用火针,只是接近五官部位的穴位要注意安全,避免误伤眼球及耳朵等器官。在针具上他选用细火针浅刺,火针术后遗留小的烧伤痕迹,数日即可消退,不会形成永久性瘢痕,不影响面部容貌。

(2)打破了"凡近筋脉骨节处不得乱行针烙"的禁区。观贺普仁教授用火针,除眼部、耳朵、男性外生殖器的阴茎处外,其余部位无所不针。如用火针刺大小关节处治疗痹证;刺皮肤表面处的血管治疗筋瘤、血瘤;甚至治颈部病变时连该处大动脉附近也时常进针(实际上该处血管壁较厚,刺中也可自行滑开,但初学者还需小心谨慎),足见其火针手法之娴熟,技艺之高超。

6. 扩大了火针的适应证

贺普仁教授认为:无论病性的寒热虚实、病情的轻重、病灶的远近,火针无所不宜。"盖寒病得火而散者,犹烈日消冰,有寒随热散之义。热证得火而解者,暑极反凉,有火郁发之之义。虚病得火而壮者,犹火迫水而气升,有温热补益之义。实病得火而解者,犹火能消物,有实则泻之之义。痰病得火而解者,以热则气行,津液疏通故也。所以火针不伤人,以壮人为法。若年深日久,寒病痼疾,非药物所能除,需借火力以攻拔之。"只要"其人肌肉尚未尽脱,元气尚未尽虚,饮食能进","乃能忍此火针痛楚",均可获得较好疗效。贺普仁教授用火针,不但治疗传统的痹证、疮疡、痛证,且将其用于内、外、妇、儿、五官科等治疗百余种疾病,如哮喘、泄泻、无脉症、肛瘘、癫狂、阳痿、黄褐斑、外阴白斑等,大大地扩大了火针的适应证。

7. 归纳和探讨了火针疗法的注意事项与禁忌证

(1)火针前对有惧怕心理的患者作充分的解释工作,不让患者知道针已烧红,避免其紧张。

(2)施术者应掌握火针操作的"三要素":

红:烧针必至通红,否则不易刺入且痛剧。

准:进针时取穴准而不误,并能达到预定的深度。

快:进出针时快速敏捷,避免针体粘住皮肉,不易拔出。

(3)体弱、老年患者被治疗时应取卧位。

(4)靠近五官、重要脏器的部位应慎重浅刺。

(5)精神过度紧张、饥饿、劳累、酒醉之人不宜火针。

(6)针前严格消毒,术后保护针眼,不要搔抓,当日不洗澡,以防感染。

(7)严重糖尿病及出血性疾患的患者忌用火针。

二、火针疗法对外周血象影响的临证实验研究

1. 临床资料

本研究共收集病例191例。采用随机分组方法,共分为二组:一组为脑血管病合并肺部感染组,简称白细胞组。共90例,其中治疗组60例,对照组30例;另一组为单纯脑血管病中血小板异于正常值和在正常值范围内组,简称血小板组,共101例,其中治疗组71例,对照组30例。

2. 治疗方法

(1)白细胞组

治疗组:治疗期间静点伏乐新1.5g,每日2次。火针点刺:大椎、曲池、外关、合谷、足三里、丰隆。隔日一次。

对照组:治疗期间静点伏乐新1.5g,每日2次。

(2)血小板组:

治疗组:静点中药血栓通20ml,每日1次,14天为一疗程。火针点刺:曲池、外关、合谷、血海、三阴交。

对照组:静点中药血栓通20ml,剂量与时间同上。

3. 观察方法

白细胞组:以治疗前后的体温、体征、白细胞数值的变化为依据,对疗效进行评估。

血小板组:以治疗前后血小板数值的变化为依据,对疗效进行评估。

4. 结果

表43 白细胞组治疗前体温比较

组别	例数	<37℃	37～38℃	38～39℃	>39℃
治疗组	60	2	44	13	1
对照组	30	3	18	9	0

注 $\chi^2=3.14$;$P>0.05$,无显著性差异。

表44　血小板组治疗前白细胞总数比较（$\times 10^{12}/L$）

组别	例数	<10	10～15	15～20
治疗组	60	0	42	18
对照组	30	0	19	11

注：$\chi^2=0.42$；$P>0.05$ 无显著性差异。

表45　二组治疗前血小板总数比较（$\times 10^9/L$）

组别	例数	<100	100～200	200～300	>300
治疗组	71	24	20	18	9
对照组	30	8	11	8	3

注：$\chi^2=0.965$；$P>0.05$ 无显著性差异。

表46　白细胞组体温达到正常时间比较

组别	例数	<2天	3～5天	6～10天	>10天
治疗组	60	4	40	14	2
对照组	30	2	11	16	1

注：$\chi^2=8.56$；$P<0.05$ 有显著性差异。

表47　白细胞组白细胞值降至正常时间比较

组别	例数	<2天	3～5天	6～10天	>10天
治疗组	60	8	38	11	3
对照组	30	3	11	14	2

$\chi^2=9.3$；$P<0.05$ 有显著性差异。

表48　血小板组血小板总数恢复正常时间比较

组别	例数	<7天	8～14天	无效
治疗组	71	41	18	12
对照组	30	9	13	8

$\chi^2=6.72$；$P<0.05$ 有显著性差异。

表49　血小板组治疗后血小板总数比较（$\times 10^9/L$）

组别	例数	<100	100～200	200～300	>300
治疗组	71	2	19	40	10
对照组	30	3	16	8	3

$\chi^2=10.6$；$P<0.05$ 有显著性差异

表50　血小板高于正常值者疗前、疗后的比较

组别	疗前（例）	疗后正常（例）	疗后异常（例）	有效率（%）
治疗组	9	7	2	77.80
对照组	3	1	2	33.3

表51　血小板低于正常值者疗前、疗后的比较

组别	疗前（例）	疗后正常（例）	疗后异常（例）	有效率（%）
治疗组	24	14	10	58.2
对照组	8	2	6	25.0

5. 讨论

火针治疗后的结果表明：白细胞组，从白细胞2周内降至正常的时间看，对照组与治疗组比较其差异性有显著意义。在体温恢复到正常时间上血小板组比较亦有显著性差异，治疗组疗程也明显低于对照组。血小板组中，治疗组血小板恢复正常的时间及达到正常的例数均优于对照组，经统计学处理，有显著性差别。血小板组治疗前血小板异常者，经火针治疗后恢复正常者占58.2%，明显优于对照组，提示火针对血小板异常者（无论高于或低于正常值），有使其恢复正常的作用。而对正常范围内的血小板，经火针治疗后，可使其数值在正常范围内增多。这与以往报道的针刺与艾灸对于血小板具有双重调整作用，并使之趋于平衡的结论是一致的。

与此同时，笔者还观察了火针治疗对于正常外周血象的影响无一定的规律，波动范围不大，增减不一，且持续时间短。而对不正常的外周血象，治疗前后经统计学处理无显著性差异。这与以往报道的毫针与艾灸可以对白细胞、红细胞、血色素、血小板等均有较明显的调整作用有一定的出入。

本文作者简介

张晓霞，女，主任医师，毕业于北京中医学院分院。任北京中医院针灸科副主任，针灸教研室主任，综合科主任，为北京中医管理局指定的贺普

仁教授学术经验继承人,2000年完成了全国老中医药专家学术经验继承工作。1995年和2000年先后两次荣获北京市科技进步二等奖和三等奖(《中医辨证施治优越性的客观验证——240例急性脑梗塞的前瞻性对照研究报告》与《贺氏针灸三通法》)。

医 外 篇

篇前小叙

宋代大诗人陆游曾告诫他的儿子说："汝果欲学诗,功夫在诗外"(《剑南诗稿》卷七十八)。贺普仁教授认为扎针的功夫也是在医外,其始终重视"医外之功",坚持学养修习和医功修炼,贺普仁教授强调,倡导学养修习与医功修炼的医外之功,这不仅是成为上工良医的重要前提,更是自利利人的智者必为。

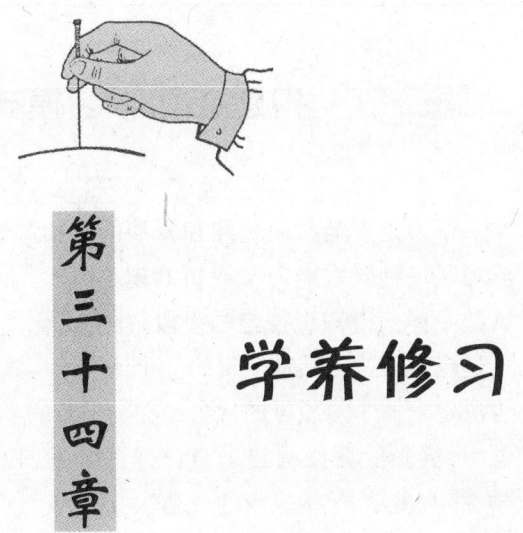

第三十四章 学养修习

学问和修养构成一个人的学养。贺普仁教授认为,不管从事什么职业,一个人学养的宽度和厚度,决定这个人在此领域的高度和深度。他还认为学养修习是一辈子的事,学养的内容越广泛越受益。贺普仁教授强调:恒定的学习习惯与较强的学习能力,是成为良医上工的先决条件,这是至关重要的医外之功。

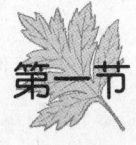 第一节 秉承中华传统学习观

贺普仁教授秉承的是中华传统学习观。在中国"学习"这一词,是"学"和"习"复合而成的词组,最先把这两个字联在一起讲的是孔子。《论语》名言"学而时习之,不亦说乎?"是对学习本义的最佳概括。贺普仁教授的学习一直和针灸临床实践紧密关联,学中用、用中学,知之为行,知行并举。

学中用,学习之为用;用中学,实践出真知,这是贺普仁教授在学养修习方面最鲜明的特色。总结几十年的体会,贺普仁教授有"吾有五师"之说,贺普仁教授的五师即:敬拜之师、典籍之师、同行之师、亲友之师、患者之师。其从五师身上,体会到了有心者处处皆学问,得到了取之不尽用之不竭的启迪和技艺。

关于学用中华医学经典,贺普仁教授的感悟与准则有三:一,只有学以至通,方能学以致用;二,学之为用,非为说也;三,学之用之,用之加之,加之效之,效之传之,传之广用之,为最上之学。

在几十年的学习生涯中,在书中只要读到与临床应用相关的知识或方法,贺普仁教授认真思考后,会很快在临床中去应用体验。如在《针灸资生经》中读到这样的记载:为了保持和延展针刺气血阴阳调整的效果,针灸后1小时内不要喝水。贺普仁教授立刻身体力行,坚持几十年,不厌其烦的叮嘱患者遵守此则。在贺普仁教授的弟子传人中,这已是一条不成文的临床规定。

宋代王惟一编选的《新铸铜人腧穴针灸图经》,并铸成针灸铜人模型两个,让世界上最早的立体针灸模型问世,开创经穴模型直观教学之先河的史实,对贺普仁教授启发和震动很大。对此贺普仁教授知行并学,一直在做着准备工作,2006年终于完成心愿,经过考证和研究,铸造了针灸铜人,旨在能对针灸修习和传承起到一定的作用。而与1027年的王惟一不同的是,王惟一是奉皇命、受宋仁宗之令主持设计铸造立体铜人模型,而

贺普仁教授是自己作主、自行设计、个人出资研制而成现代仿生针灸铜人。

关于"用之加之",贺普仁教授是根据具体情况,在前人经验的基础上,加上自己的创建。如:学习清代典籍读到"太乙神针灸"相关内容时,贺普仁教授引起兴趣:"太乙神针灸"属于道家灸法,以药艾入灸筒,灸灼经络腧穴,透入肌理,扶正祛邪,调养元气,达到治疗疾病之目的。"太乙神针灸"起源于唐代,但直至清代才有专著成书飨世,清朝医家高士宗曾说:"太乙者,无上之尊,优之众职环会而为贵人也。"以"太乙"名其针者,意在用以表明此法的效验神奇。"太乙神针灸"药艾配方有数种,因其传承不同而有异。对此贺普仁教授的做法是"工欲善其事,必先利其器",首先请人帮助铸制器具,对"太乙神针灸"药方组方,进行了相关学习后,决定先化繁为简以艾代药进行尝试。虽然因受条件限制没能坚持应用此法,但通过简用"太乙神针灸"法对"红斑狼疮"进行治疗,还是积累了一定的经验与体会。贺普仁教授的体会是:搞了那么多年针灸临床,其实是学习、继承古人和前辈的经验多。在很长时间以内,诊治什么病都是按照他们说的做,不敢离谱儿。尽管对老师的教导和书里的知识已经记忆得很纯熟了,但有时遇到患者却用不上,遇到书上没有记载或其记载方法疗效不好的病症也越来越多,对此就得想办法钻研技术,找到方法,勇敢尝试,解决问题。如:对于火针的应用,自古以来记载就很少,《黄帝内经》记载火针的适应证是治痹证,没有记载治疗其他病;到了唐朝,才有记载治乳痈、瘰疬;到了宋朝,又记载治胃脘痛、腰痛,也没有记载治其他病。为了想办法治疗白癜风,就参考古书上以灸穴位治疗的方法,试扎火针,患者的皮损很快就恢复正常颜色了。此外,用火针对于牛皮癣、色素沉着、帕金森病等的治疗方法和经验,都是这样积累的。贺普仁教授强调,随着现代社会的发展,患者和疾病的情况以及服务环境都在不断变化,尽管前人没有记载,但我们应该利用自己所学的知识、积累的经验和得到的一些新认识,在实践中不断找到和探索一些好的治疗方法。

第二节 构建成功学习模式

学习是人类文明延续和发展的桥梁和纽带,学习是一种既古老而又永恒的现象,学习不仅是人类个体获得知识技能的手段,社会文化的世代传递也是靠学习活动实现的。个体学习模式的优劣决定个体学习质量的优劣。在七十载的学医生涯中,贺普仁教授构建了自己诵读勤学、积累研学、广涉多学、学中成学的成功学习模式。

诵读勤学——跟师学习期间养成诵读经典的习惯,让贺普仁教授受益终身,对很多针灸经典文献的死记硬背,让贺普仁教授打下过硬的功底,但在后来的反复温习中,对其微言大义渐解渐悟,并以中华传统医学经典为据为源,智化经典,为己所用。对贺普仁教授影响重要的经典有《黄帝内经》、《难经》、《针灸甲乙经》、《针灸资生经》、《针灸大成》、《针灸聚英》。枕边常放的是清代典籍李守先的《针灸易学》等,从中得到不少的启迪与实际的应用方法。现存清代针灸学著作中,节要性和小型针灸著作居多,适宜睡前小读。

积累研学——贺普仁教授几十年养成的习惯是,要把在临床中遇到的难题或疑惑记录在案,反复查书,推敲思考,直至问题解决。《中国医学大词典》、《针灸资生经》、《针灸问对》、《针灸集成》、《针灸逢源》是贺普仁教授学习研究问题的常读之书,此外,继《针灸甲乙经》之后又一次总结性的针灸著作《针灸大成》,以及《诸病源候论》、《十四经发挥》等,也是贺普仁教授经常研习的书籍。

广涉多学——博览群书,为我所用,是贺普仁教授学习方面的重要体会。中医理论博大精深,中医著述汗牛充栋。如徒执一家之言,则很难窥其全貌,得其精髓,临证用之,亦甚感不足。故在学习经典著作的基础上,贺普仁教授注重学习各大名家著作,在临证中遇到疑难杂症,常能从阅读的医书中得到启示。贺普仁教授常教导学生：当今所遇奇症顽疾，均可仿效古方古法的宗旨加以发挥。只看一本书虽然其中的内容越看越清楚，但眼界越来越小，所以，博览群书可以防止一家之偏见，不断修正和补充自己的论点。贺普仁教授喜读书、爱集书，从年轻时起，贺普仁教授就开始收集各种中医针灸类书籍。只要听说哪里有针灸文献，他就千方百计买到手中，每册必先浏览一遍。对于西医学，贺普仁教授也是认真学习，直到现在，对西医生理学、病理学、药理学原理也能记得一清二楚。

在学习本专业知识的同时，贺普仁教授认为"诗外功夫"亦很重要，其从中国书法、绘画、京剧、园艺等方面的修习中受益匪浅，最重要的是通过多种学科的学习，让贺普仁教授在融会贯通中，不断提高了对针灸医学的理解力与感悟力。

学中成学——传承经典，正流为先，注重总结，学中成学，这是贺普仁教授在学习方面为我们提供的最有价值的经验。善学重用是过程，而重积累、善总结才能形成新的学术成果传益后人，贺普仁教授针灸学术体系正是在这样的过程中形成的。贺普仁教授临证之中，重视临床经验的积累、研究和总结工作，注重针灸医学理论与实践相结合中的整理工作，认真著书立说，曾经先后发表20余篇论文，相继出版《针灸治痛》、《针具针法》、《针灸歌赋的临床应用》、《长生食疗神谱》、《针灸三通法》、《毫针疗法图解》、《火针疗法图解》和《三棱针疗法图解》、《针灸三通法临床应用》、《灸具灸法》等11部专著。在个人藏书的基础上，贺普仁教授主持编撰的北京市社会科学"十一五"重大项目《针灸宝库——贺普仁临床点评本》，有中国中医科学院、北京中医药大学等多位著名针灸学者参予，集中数十人对明、清两代针灸学专著共计150余本，进行临床治疗方面的点评。《针灸宝库——贺普仁临床点评本》一书，填补了近代针灸文献系统整理的空白。

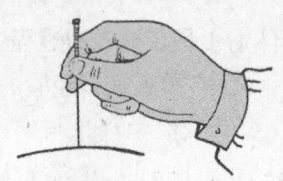

第三十五章 医功修炼

第一节 医功释义

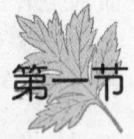

贺普仁教授最早提出医功的概念，一贯倡导并身体力行医功修炼，认为修炼医功应是所有外治法医家的基本功。只有经过医功的修炼，医家才能做到"治神在实"要求的五神自治。

医功分为呈现与修炼两个层面，前者是指针灸医生在临床操作时所具有的一种特定的良好的精神和体能状态，后者是指这种特定状态需通过修炼才能达到。中国武术，包括八卦掌、太极等功夫、功法，以及气功，这些是医功修炼的常用方法。良好的医功可使针灸医生将自身的正气通过针体传达到患者体内，以调动患者的经络之气，扶正祛邪，起到增加针灸疗效的作用。

《素问·宝命全形论》强调指出：针刺时要"手如握虎"，没有深厚的功力，怎能有握虎之力呢？医功在临证中，作用卓著。在针灸临床上经常可以听到看到这样的现象，同样针一个穴或一组穴，不同的医生施术患者的感觉不太一样，疗效差别也很大。

首先，医功的修炼，可以减轻进针时患者的疼痛。武术内家拳法讲究螺旋力，其特点是力量深透和方向稳定，在进针的瞬间是呈螺旋状刺入的。在针刺之时，要求施术者神不外溢、意不露形，周身放松，沉肩坠肘，气贯周身，运力指端。以武术轻微的发力动作，轻松自然地将针送入人体，患者多无痛感，这样容易取得患者的配合，临床疗效也会更好。否则部分患者因惧怕疼痛而紧张不已，影响"得气"和感传的产生，甚至中断治疗，使得一些针刺有很好疗效的患者失去了治疗机会，这是很可惜的。

第二，医功的修炼可以使医者的正气通过针刺传导到患者体内，便于调动患者的经络之气，便于驾驭经气，"气至病所"也就更容易了。临床实践证明，针刺"得气"是取得疗效的基础，而"气至病所"则可显著地提高疗效。正如《灵枢·九针十二原》所说："刺之而气不至，无问其数，刺之而气至，乃去之，勿复针……刺之要，气至而有效，效之信，若风之吹云，明乎若见苍天，刺之道毕矣。""气至病所"针感的产生，一方面与患者的机体状态和对针刺的敏感程度有关，另一方面，也是主要的一面，与施术者的操作技术有关，如取穴准确、手法熟练、内功深厚，则可促进感传的产生，从而容易取得满意的疗效。

第三，医功的修炼，可以提高医家对气感的敏感性,更好地体察针下感觉,以便于补虚泻实。《灵枢·终始》曰:"邪气来也紧而疾,谷气来也徐而和。"所谓"紧"是指针下紧涩的感觉,"疾"则指来去突然、匆促的感觉,必"紧而疾"方能称之为邪气。什么是"谷气"? 谷气即指正气,因人体正气有赖于水谷之气的滋养,故名谷气,正气在针下给人的感觉是徐缓而柔和。正气可分为营气、卫气等,正气在经脉中运行则为经气,因营行脉中,故这里所指的谷气多为营气。卫气虽行于脉外,但有时也可运行至针下,这时易于和邪气混淆,因卫气剽悍滑疾,有似于邪气之疾。但卫气疾而不紧,如以为"疾"就可泻之,则易误伤正气。邪正既明,则补泻有据,遇邪气则泻之,遇正气则补之,这样疗效自然就提高了。

高深的医功不是人人可以达到,但医功修炼是人人可以做到的,譬如每天选择一种"贺氏医功"中方法坚持修炼,举哑铃、练臂力等,这些都可以增加人的正气,不必把医功看成是高不可攀的东西,每个针灸医生都可以在医功修炼的实践中,逐渐提高功力。

第二节　贺氏医功

贺普仁教授将深奥的武术、气功与针灸融为一炉,从而形成了"贺氏医功",其修炼方法始于学练尹式八卦掌。八卦掌是以《易经》、"易理"为依托,以八卦理论为指导,以天、地、人三才的自然融会为练功要法,即人处于天地自然之中,以变为法,顺应气候、环境;以动为用,运动不息,随时调整阴阳平衡,防病祛疾。尹式八卦在八卦掌中被认为是硬掌法的代表。八卦掌掌式简单,但只要按要求下苦功练,就能练出神功。贺普仁教授在最喜欢的金刚揉球、带手、腕打等功法的修炼中,悟出功与医的关系和功助医成的道理。对于八卦掌和针灸的关系,贺普仁教授说:"八卦掌打人,是以心行意,以意导气,以气运身,以身发力;针灸治病也是如此,以心行意,以意导气,以气运针,以针通经。八卦掌是抗暴的,针灸是治病的。两者原理一样,都是以阴阳、五行、八卦之理做为指导;方法也是一样的,都是先在心,后在身,意气为君,身、针为臣,把自己的善意(治病)或恶意(伤人)以气(极微小的物质流)的形式通过针或身(头、肩、肘、手、胯、膝、足)灌注到对方的穴位经络或要害部位,达到治病健身或抗暴之目的。所以明医理,有益于武,明武理有益于医。"

贺普仁教授把针术和八卦掌原理、拳法、内功有机地结合起来,使他的针法非同凡响。进针时,由于他武术、气功功底深厚,故腕力极强,手指稳健,手上有一股巧劲,这样进针就顺畅无阻,力度恰到好处,进针速度极快,犹如箭射一般,快捷无比而恰中穴位,患者针感强而几无痛苦。关于进针速度,贺普仁教授曾说:"进针就像划火柴,没有速度,火柴是点不着的,进针如果没有速度,就不可能有好的感觉,并给患者增加痛苦。"

贺普仁教授指出:八卦和针灸相通,练八卦掌对从事针灸者尤有帮助。医生多年坚持练习八卦掌,会觉得内气充足,扎针时自有一股巨大能量,通过银针直达患者病灶。这就好比是相同的一拳,看上去大同小异,实际上分别由武术家或拳击家和普通人打出,其速度与力量自不可同日而语。因此,结合了武术与气功的针法取效更快,较之一般针法更具振动荡击力,更能激发患者自身的正气。

贺普仁教授一再强调"练针须炼气",搞针灸不练医功,等于医生白费劲,患者白受苦。所谓"练针须炼气",练功会使人体真气充盈、经络通畅,进针、行针时可把力与气传导到指尖,做到气随针走,针随手入,得心应手,疗效自然就提高了。

贺普仁教授根据自己多年的修炼方法与感悟,总结出一套以八卦掌功法为基础的简易"六一医功修炼法",供广大针灸工作者和中国功夫爱好者自习修炼借鉴,"六一"即:六练一养。

一、六练修炼方法

1. 刀剑练腕

贺普仁教授认为:针刺施法,重在腕力之功,腕力是指力的根,练腕为医功第一项,包括练腕力和腕动。练腕力要达到腕动劲充,助指着力之目的;练腕动要达到腕动灵活,随形运转的目的。

(1)刀功练腕:主要是通过定式举刀,手腕定住和向下、向上的微动变化练习腕力。

(2)剑功练腕:主要是通过定式举剑,手臂、手腕向下和向上的变化练习臂力与腕力。

2. 顶练三力

贺普仁教授认为:针刺效果与针者指力直接相关,指力又与腰力、腿力密不可分,顶练三力包括指力、腰力和腿力。练指力包括:练指力、练指感、练指动、练指软。练指力要达到拿针紧稳,握提有力;练指感要达到"气至"有觉,敏锐无失;练指动要达到指用自如,动感灵活;练指软要达到指掌绵软,筋骨柔韧。其中练指力尤为关键,其他三练可在练指力的过程中部分实现。修炼指力宜两手同时练习,若单习一手,则不能做到左右手同时进针。练腰力包括:练腰椎、练腰力、练腰动。练腰椎要达到腰椎康健,伸展挺拔;练腰力要达到养肾护腰,力从丹田;练腰动要达到腰动灵活,转运自如。练腿力包括:练腿力和练腿动。练腿力要达到着地有力,筋骨康健;练腿动要达到运动自如,腰腿协力。

顶练三力具体方法:首先站立于桌案之前待稳,吸气使气下沉入丹田,然后手臂向前抬起伸直,随之弯腰向前,双手拇指腹搭桌案边上,自觉丹田之气上贯两肩、臂、肘、腕,乃至指端。初练时必觉甚为费力,不能耐久,此时可调换食指,按于桌案边上。

如此交替习之,日久之后,则不觉其苦,至此可以增加练习时间,一般要循序渐进,不可急于求成。初练时每次5分钟,每日1~2次,根据习者的身体素质不同,以后每日练习时间可增至15分钟,大约100天后即可取得初效。获效后不可间断,仍需平日习之,大约练习3年后大功告成。

修炼三力,指力修炼为重。指力主要功力在于拇指、中指及食指三个指头上。指端为人体极小的一部分,其运力在于指节,并借助腕臂之力,甚至运用全身之力达于指端,才能使针体轻巧无痛楚地努入穴位,并进行各种手法操作。因此,指力努劲与针刺手法有密切关系,不学针灸则已,欲学针灸必须练习手指努劲。仅就拇、中、食三指而言,其中**拇指、食**指为主,中指为辅,因此,练好拇指、食指功力是修炼指力的关键。

修炼指力的简易小方法有:

(1)顶指法:初练时空手习之,紧并中、食二指,屈成钩形,而以拇指屈置中、食二指之间,使三指尖相顶,紧紧扣牢,虎口成形,猛力叩5分钟,每日有空即练,不限次数。

(2)夹木锥法:此法用二小木锥,夹于左右拇、食、中指肚之间紧捏之,木锥长约3寸许,根粗尖细,以花梨紫檀质地坚硬者为佳。每日有暇则练,大约半年功成。

练习以上诸法不仅有助于提高针灸疗效,对强健身体也有裨益。

(3)捻线法:练习捻线法不用任何工具,但以拇、食、中三指肚紧贴,虎口呈三角形,三指肚相贴之处,以三指之第一节为限,指肚相贴之后,乃贯全臂之力于指,拇指徐徐向前捻若干次,然后拇指再向后捻若干次,其捻数目前后相等。每日不限次数,有暇即练,非常便利。

3. 揉练八部——肩、肘、腕、指、腰、胯、膝、踝

贺普仁教授认为,自己从八卦掌的修炼中受益太多,而八卦揉球,可揉练身体八部——肩、肘、腕、指、腰、胯、膝、踝,这是一种针灸医生和普通人均应坚持去做的简易八卦功法。八卦揉球主要是通过揉球动作左右运气、生气、养气,以气养我。

4. 眼目三练

眼力对针灸医生的作用不言而喻。眼目三练即:练眼力、练眼神、练眼准。练眼力要达到保持视力,视物清晰;练眼神要达到眼神灵动,洞察广观;练眼准要达到着点准确,眼手合一。练眼的方法有:闭目左右 360°转睛练法,燃香亮点追视练法,闭目突睁练法,远眺视绿养法,按摩承泣穴位养法等。

5. 简易八卦站桩炼气

贺普仁教授认为:定住,是身心休养的重要形式,简易八卦站桩,通过定式姿势,正身正心,以修炼正气。

6. 简易八卦转掌练气

贺普仁教授认为:八卦转掌,是修习八卦掌的基本功,是身心休养的重要形式。

二、一养修炼方法

一养为坐静自养法。这是根据贺普仁教授创立的"经络导引养生功"的原则,简化而成的休养身心的一种方法,简化是为易行广用,人人可学可练,日日可修可养。

坐静自养,重在静心养神、沉气降躁、入清出浊、扶正自安。方法简便易行,贵在日日力行。坐静的环境要求是安静、明亮、空气流通处。坐姿:盘坐、散坐或靠椅而坐,两手翻至于膝上。

练法:身心端、眼微闭、止思忖,注意力集中在鼻尖,取腹式呼吸法。腹式呼吸的练习方法是:右手放在腹部肚脐,左手放在胸部。吸气时,最大限度地向外扩张腹部,胸部保持不动。呼气时,最大限度地向内收缩腹部,胸部保持不动。循环往复,保持每一次呼吸的节奏一致,细心体会腹部的一起一落。经过一段时间的练习之后,就可以将手拿开,只是用意识关注呼吸过程即可。腹式呼吸注意事项:第一,呼吸要深长而缓慢。第二,用鼻呼吸而不用口。第三,一呼一吸掌握在 15 秒种左右。即深吸气(鼓起肚子)3~5 秒,屏息 1 秒,然后慢呼气(回缩肚子)3~5 秒,屏息 1 秒。第四,身体好的人,屏息时间可延长,呼吸节奏尽量放慢加深;身体差的人,可以不屏息,但气要吸足。每天练习 1~2 次,坐式、卧式、走式、跑式皆可,练到微热微汗即可。每日坐静时间 20 分钟以上。

初行功时,应谨守规矩,调息坐功时,正其心身,巍然竖直,胸硬腰挺,不可伛偻,左腿抱右腿,两手翻置于膝上,眼观鼻、鼻观心,徐事吐纳,由浅入深。先徐徐将胸中之浊气吐出,再吸入新鲜空气,初其微细,采天地之灵秀,取日月之精华,吐胸中之恶浊,纳自然界之清气。每一口全部由精神吸入,由胸中经过然后纳入丹田,丹田即气海,在脐之下小腹之上。初练时气随入随出,不能收留,坚持打坐终能存于丹田,气满而道成。针术者以有形的练习之功,加无形调息之气,用于针刺则能事半功倍。

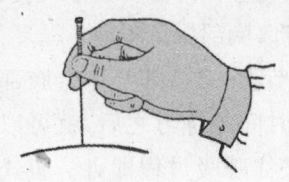

附 六练一养医功修炼法图示

六练图示：

1. 刀剑练腕

刀功练腕：通过举刀定住不动和手腕向下、向上的变动锻炼腕力（图附-1）。

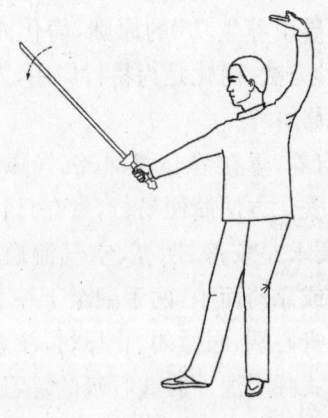

图附-2

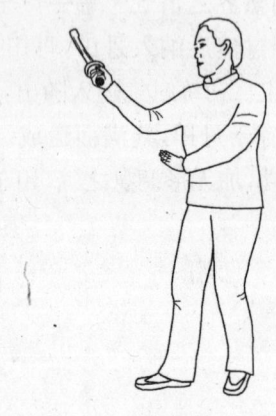

图附-1

剑功练腕：通过手臂举剑缓慢向下、向上变动和定住不动锻炼腕力、臂力（图附-2）。

2. 顶练三力

通过用拇指和食指为支点顶练三力。三力包括：指力、腰力和腿力（图附-3～图附-4）。

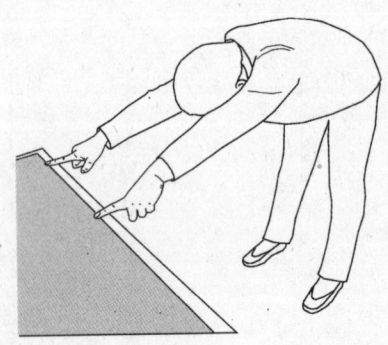

图附-3

附 六炼一养医功修炼法图示

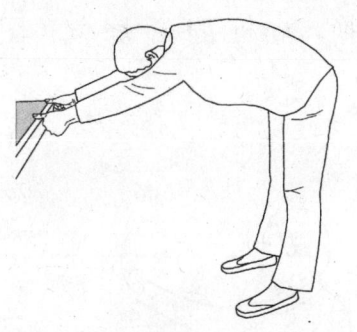

图附-4

3. 坐式转睛养目

以坐式闭目，左右360°转睛养目（图附-5）。

4. 八卦揉球

通过揉球动作，揉练八部——肩、肘、腕、指、腰、胯、膝、踝，左右转掌运气、生气、养气，以气养人（图附-6～图附-8）。

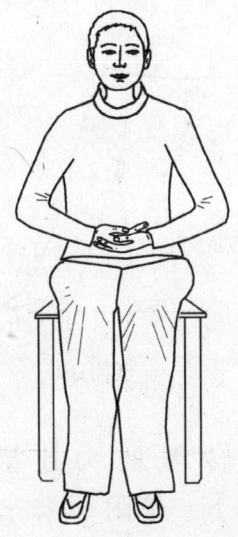

图附-5

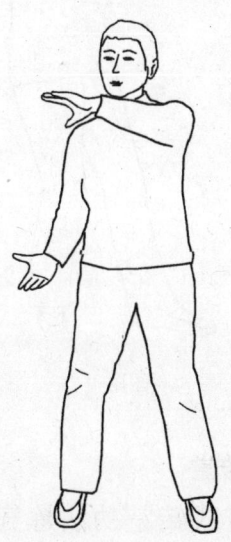

图附-6

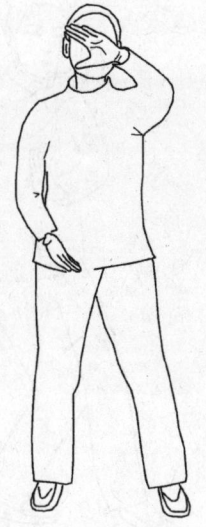

图附-7

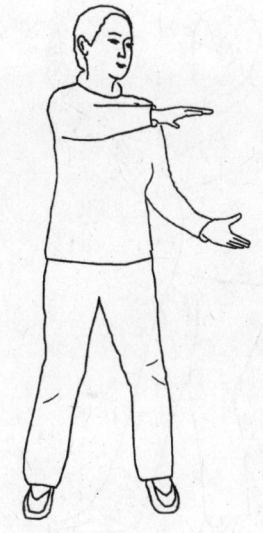

图附-8

5. 简易八卦站桩

通过手足定式，固定不动，站式相同，左右交换，站桩静心炼气（图附-9～图附-10）。

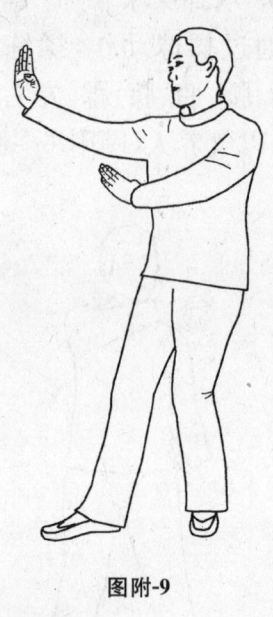

图附-9

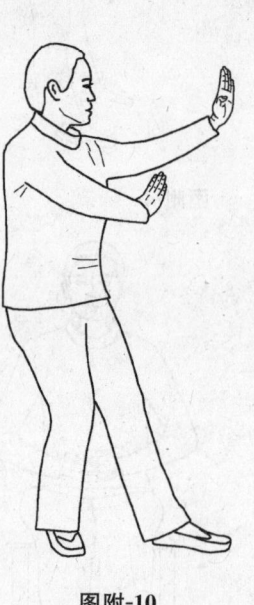

图附-10

6. 简易八卦转掌

通过转圈行进式转掌功法炼气，简易八卦转掌是八卦掌修习的基本功（图附-11～图附-16）。

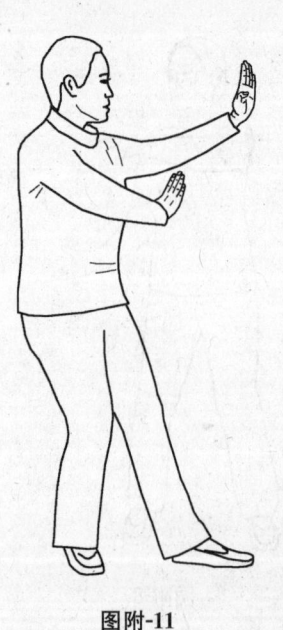

图附-11

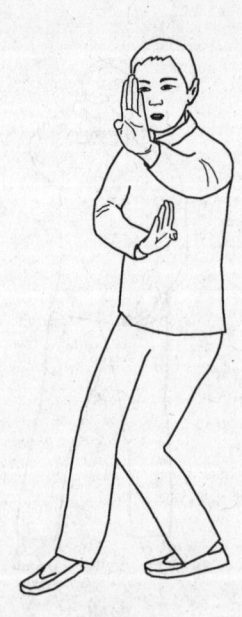

图附-12

附 六炼一养医功修炼法图示

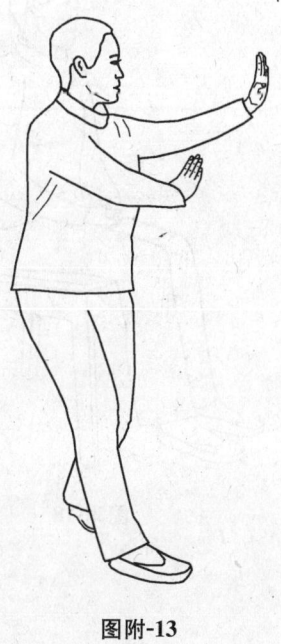

图附-13

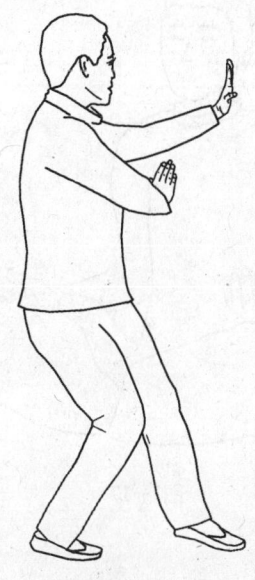

图附-14

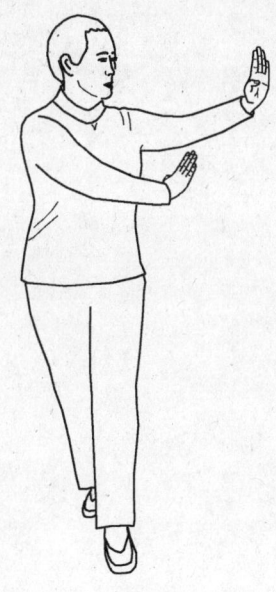

图附-15

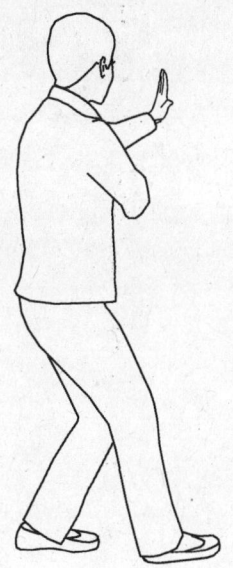

图附-16

一养图示

一养修炼：通过坐静自养身心。可盘坐、也可椅坐，重在静心养气（图附-17～图附-18）。

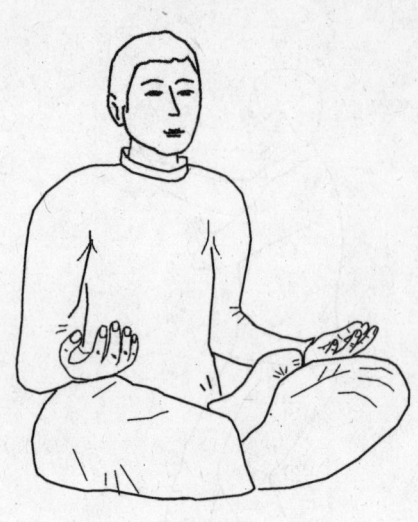

图附-17

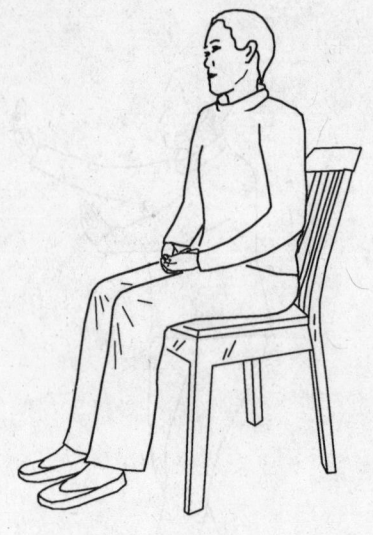

图附-18

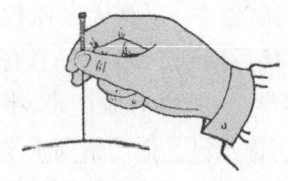

医　话

医话(1)

小针大世界
——我心目中的国医大师贺普仁

国医大师贺普仁教授70年如一日工作在针灸临床第一线,作为他的学生和同事,我们从20世纪50年代就在一起工作,亲眼目睹他为患者服务,为无数患者解除病痛和折磨,被人们亲切地誉为"神针";我也目睹他潜心钻研,向古籍经典学习、向临床实践学习,理论和实践相得益彰,他既博览传统针灸医学,又运用现代技术把传统理论发扬光大。贺普仁教授对经典的学习精神和学习态度为我们树立了最好的榜样,这是成为"国医大师"的重要基础。他是一个爱针敬业之人,洞悉小针里的大理论,以针为生、以针为乐,在小针大世界中,孜孜不倦、乐此不疲。

贺教授具有高尚的医德和医风。他以治病为己任,上至中央首长,下到普通百姓,他不分职务高低,都认真负责,平易近人,热情服务。他甚至还在家中接受弱智患儿,进行义务治疗,家长感激地称之为"慈父"。

在学术方面,贺普仁教授具有大胆创新的精神。早在1956年他就任针灸科主任,为发挥针灸疗法治病的广泛性,以超前的思想将科室分成专项专病的研究组,贺普仁教授自己研究针灸治疗高血压,夏老(寿仁)负责三叉神经面瘫的治疗研究。田老(稔民)研究针灸治疗小儿麻痹后遗症,王老(乐亭)负责中风后遗症、半身不遂等病症的治疗研究。并每年总结提高研究治疗的成果,写成文章,推广应用。这样使针灸治病的范围更加广泛,也提高了治疗效果。贺普仁教授博览群书,对传统理论有很高的造诣,熟读经典,有"活字典"之称,当同事有什么问题,只要一问到他,他都对答如流,并能指出在哪本、哪页、哪段,令人叹服称奇。

20世纪70年代后期,贺普仁教授又带领科研组发挥各区级中医院及部门的力量,开始研究

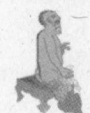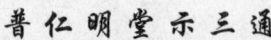

经络,例如经络是否存在、经络感传,及敏感体质的研究,在他的指导下,和中国科学院生物研究所共同探讨研究的经络感传和经络冷热光的反应成果,获得三等奖,并在《中国针灸》杂志上发表。

20世纪80年代末、90年代初取得突出成绩,尤其对小儿脑瘫、弱智等进行的专科研究,取得了很好的成效。

20世纪90年代初提出"针灸三通法",根据针灸调节气血运行治病的原理,对我国古人发明的9种针具针法进行了发掘和研究,根据不同的病症,先用毫针进行"微通",再用火针进行"温通",最后用锋针进行"强通",被命名为"针灸三通法"。并出版了11部学术专著,创建了全新的针灸治疗学说"针灸三通法"不是几样针法的简单组合,而是对传统针法进行的高度集粹,对每一种针法的理论到临床进行的总结与明确,为广大针灸临床作者提供了治疗依据和操作规范。

贺普仁教授将火针疗法发扬光大,临床取得很好的疗效,例如,火针治疗类风湿、关节肿痛以及各种顽疾疑难杂症都起到很满意的效果,并在很多国家得以应用。他还将针灸治病的病种从传统的头痛、面瘫、中风后遗症、关节炎扩大到内、外、妇儿、五官、皮肤科等各领域的疾病,且擅治乳腺癌、帕金森病、小儿痴呆等疑难病症,并形成了一整套独特完善的针灸理论体系,他是一位能将实践经验上升到理论体系的针灸大家。

就是这样的钻研与创新的精神,使贺普仁教授始终走在针灸理论和临床研究的最前列。从1976年恢复针灸学会,他就担任北京针灸学会会长,中国针灸学会副会长,世界针灸联合会副会长,在学会中享有很高的声望。

为了让中国针灸发扬光大,后继有人,贺普仁教授十分重视培养"后备军"。他从主抓教学开始,从20世纪70年代后期到90年代一直在教学第一线,培养了许多学生,开办有脱产班、半脱产班、针灸提高班、临床普及班。他严格要求学生和弟子,要按照传统医学"四诊八纲"辨证论治的理论去学习和实践,不允许走捷径抄近道,也不允许走旁门左道,学生和弟子在他的指导下,于临床实践中得以提高,在学术上非常受人尊敬。他带的学生和徒弟遍布世界各地,有的学生和徒弟已成为学科带头人。与此同时,他还不遗余力地推动学术研究和学术交流,聘请学术上有成就、治疗上有特色的专家来授课。

贺普仁教授承上启下,对弘扬祖国的传统医学做出了突出贡献,开创了一个针灸理论研究和临床实践的新领域,作为他的徒弟,我由衷地对贺普仁教授感到敬佩和骄傲。自己虽然年近八旬,但我仍将以贺普仁教授为楷模,活到老、学到老、服务到老,在小针大世界中传承和发扬博大的中华医学。

(金伯华)

金伯华,女,主任医师、教授。从事中医、针灸医疗工作近50余年。1963年在北京市中医医院针灸科工作期间,作为贺普仁教授的学生与同事,一起从事针灸临床工作。后曾任北京崇文中医医院针灸科主任,兼任中国针灸学会北京学会常务理事,针法、灸法委员会主任委员,中国中医科学院针灸研究所客座教授。

医话(2)

辛勤耕耘七十载　传承针灸硕果丰

2010年,中国针灸学会高级顾问、北京市针灸学会名誉会长、国医大师贺普仁教授已从医70年了,我仅代表北京针灸学会向贺普仁教授致最热烈的祝贺,同时也代表众弟子及北京市"针灸三

医 话

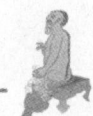

通法"团队,向贺普仁教授致以最崇高的敬意和良好的祝福。

贺普仁教授字师牛,号空水,1926 年 5 月 20 日生于河北省涞水县石圭村。1940 年 14 岁拜师于京城名医牛泽华门下,他不仅天资聪明,而且学习刻苦,8 年间通读了四书五经,背诵了《黄帝内经》中很多的重要经文及针灸的基本理论,在学习过程中,一方面虚心求教,努力实践,一方面认真总结,大胆创新,很快便搏得恩师的钟爱与器重,毫无保留地将真经传授给贺普仁教授。牛老的真经又是什么呢?那就是学习针灸的同时,一定要练功习武。后来 17 岁的贺普仁教授在张晋臣先生的介绍下,又拜师于伊氏第二代八卦掌传人曹钟生门下。自此,他便走上了既习医,又练武的道路,不仅练习了八卦掌,而且还练静功,每天都要打坐,继而又学习了十八节刀、八卦连环剑、战身枪等器械,同时也大大的促进了针刺水平,这时年轻的贺普仁已经成为了一位医术和武术融为一体的名家了。

经过 8 年的寒窗之学,贺普仁教授于 1948 年开设"普仁诊所"而独立应诊。他独立应诊之后,一直遵循从技术上下功夫,应诊从不问时间,有钱没钱都可看病的三项基本原则,凭着高尚的医德和精湛的医术,贺普仁的名气越来越大,可谓门庭若市、车水马龙。

1956 年北京中医医院成立,贺普仁教授毅然关闭了患者盈门的私人诊所,当即被推举为北京中医医院针灸科负责人,于 1958 年被正式任命为针灸科主任。在科主任的岗位上,他勤勤恳恳、任劳任怨,从不计较个人得失,带领全科同仁阔步前进,使北京市中医院针灸科不断发展壮大,从只有几十名医护人员发展到如今具有三个病区、一个门诊、一个急诊约 70 余名的大针灸科。

随着北京市中医院的发展,贺普仁教授的学术体系也逐步成形。学术思想不断的发展,在他数十年临床实践的基础上,不断总结不断提高,以全新的治学思想,创立了独具特色的针灸治疗学体系——"针灸三通法","三通法"包括以毫针为主的微通法,以火针为主的温通法,以三棱针放血为主的强通法。并于 1981 年成立了"北京针灸三通法研究会",贺普仁教授任会长,自此"三通法",更加蓬勃的发展起来,并在美国、日本、东南亚及台湾等地都成立了"三通法研究会"。

贺普仁教授早已闻名遐迩,享有"第一针"、"针魂"、"针神"、"针灸泰斗"之美誉。然而这并不是他的奋斗目标,他的目标是把一生奉献给党,将毕生精力献给针灸事业。1999 年 6 月 15 日,75 岁高龄的贺普仁教授,终于实现了自己多年的夙愿,成为了一名光荣的中国共产党党员。

入党后,他对自己要求更加严格,对工作更加努力,对针灸事业更加执着,70 年来他在从不间断临床实践的前提下,非常重视学术传承与经验总结。1991 年他被确立为第一批国家级名老中医,先后带教研究生 3 名,市级徒弟 2 名,国家级弟子 6 名,其他拜师学艺者及本科年轻医师约 400 余人,可谓桃李满天下。对待弟子,他既不保守,又严格要求,并高屋建瓴地提出医德、医术、医功三位一体的针灸医师标准和培养方向。医德是指医生的职业道德,对患者多关心,有爱心,有同情心;医术是指医生应掌握的医疗技术,并达到精益求精的程度;医功则是指针灸医师在掌握基本的针灸技术基础之上,还要有一定的武术或气功。只有三者有机结合,才能当好一名针灸医师。

在学术传承上,贺普仁教授一方面努力向前辈学习,一方面向书本学习,一方面向患者学习,这就是贺普仁教授常说的三位老师。学有所成的贺普仁教授,一方面总结临床经验,一方面潜心研究中医针灸理论,著书立说,先后出版发表《针灸三通法》、《针灸治痛》、《针具针法》、《针灸歌赋临床应用》、《针灸三通法临床应用》、《火针疗法图解》、《毫针疗法图解》、《三棱针疗法图解》,及即将出版的《针灸宝库——贺普仁临床点评本》等著作。还著有"针灸治疗弱智"、"针灸治疗输尿管结石"、"火针治疗子宫肌瘤"等数十篇论文。给针灸学子们留下了巨大的知识财富。当然还有课堂授课、言传身教、紧密结合临床等,都是他学术传承

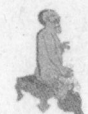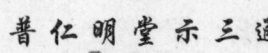

不可或缺的方法。

学无止境，意在创新。继承学习是创新的基础和条件，创新则是为了更好的继承与发扬，没有继承，创新就是无源之水，没有创新发展，也就谈不上继承。归根结底，继承的目的，在于创新与发展。贺普仁教授在继承与挖掘的基础上，敢于攀登，勇于创新，总结了毫针、放血、火针等不同疗法，在治疗高血压、白癜风、风湿关节炎、发热、弱智、子宫肌瘤、外阴白斑、下肢静脉曲张、慢性小腿溃疡、乳腺癌、帕金森综合征、运动神经元损伤等疑难病，取得了显著疗效。尤其是对几近失传的火针疗法，不断摸索，自制针具，使火针疗法在临床治疗上不仅扩大了治疗范围，又提高了疗效。

辛勤耕耘，必然结出丰硕成果。在70年的临床中，他不知解除了多少人的病痛，救活了多少垂危的生命；完成多部学术论文与论著；传承培养了杰出弟子；技术上达到炉火纯青之顶峰；并冠以"国医大师"之名。在他年逾85岁高龄的情况下，仍孜孜不倦地学习、总结、整理、提高、传承。

现值贺普仁教授从医70周年之机，举一有效病例，以表达对贺普仁教授的感谢与崇敬之情。

病例患者，林某某，女，39岁。

痛经10余年。患者于10年前因畸胎瘤术后而引起痛经，疼痛一般从月经前2～3天开始，持续约2周左右，疼痛剧烈难忍，服芬必得不解，必须服激素方能得到缓解。曾广结中西医治疗无效，并出现2次大出血，本次发作于10天前开始疼痛，至今仍痛不可忍，且经量较多，色紫有块，同时伴失眠、心烦、左侧偏头痛、腰痛及左耳鸣。纳可，二便调。B超示子宫肌腺症合并肌腺瘤，左附件囊肿。

舌淡红，苔薄白，脉细滑。

中医诊断：经行腹痛。

西医诊断：继发性痛经（子宫腺肌症合并子宫肌瘤）。

治法：疏肝理气，镇静安神，调理冲任，活血止痛。

处方：百会，神庭，气海，关元，气冲，列缺，丰隆，蠡沟，地机，三阴交，合谷，太冲。

刺法：毫针微通及火针温通之法。其中百会、神庭、地机、三阴交、合谷、太冲、列缺、丰隆、蠡沟行毫针微通法，意在行气活血、镇静安神、调理冲任、化瘀止痛。气海、关元、气冲补元益气、调理冲任，施以火针温通，以达通则不痛之效。按上法治疗3次而痛经即止。

按语：痛经是妇科临床的一个常见症状，也是中医临床的一种常见病。是指妇女在行经前后或行经期间出现下腹部剧烈的疼痛。严重者可痛连腰脊，不能耐受，乃至影响正常的生活、学习与工作，本病可分原发性与继发性两种。原发性痛经多见于青年妇女，自月经初潮时即出现痛经。继发性痛经多继发于生殖器官器质性病变，如盆腔炎、子宫内膜异位症、子宫肌腺症合并肌腺瘤等。

本例患者为继发性痛经，属肝郁气滞、血瘀胞宫型，因畸胎瘤术后气滞血瘀、经脉阻滞，故现经行腹痛并夹血块，剧痛难忍而出现紧张、焦虑等。继而又导致肝郁气滞，不寐、耳鸣及偏头痛等症状。

治疗则以"针灸三通法"之微通及温通法为主。本例患者为肝郁气滞、血瘀胞宫型之痛经，而没有典型的热象，纵观症状及舌苔脉象，却有寒湿之意，故而仅用"微通"与"温通"之法，而未施三棱针放血之"强通"法，亦获得了显著疗效。类似验案不胜枚举，实践表明"针灸三通法"是针灸学的一次升华与全面而系统的总结。对针灸学的发展也起到了很大促进作用。

（周德安）

周德安，男，教授，主任医师。现任北京针灸学会会长，北京中医医院学术委员会委员，中国针灸学会常务理事，针灸器材专业委员会委员，北京市"针灸三通法"研究会副会长。在长达30年的临床实践中，积累了丰富的临床经验，如对中风、面神经麻痹、各种疼痛、神经衰弱、高血压、冠心病、糖尿病、神经性耳聋、小儿多动症、妇女病、皮肤病、颈椎病、帕金森综合征、老年性痴呆、少儿近视、遗尿等均有较好疗效。

医话(3)

树人无私传弟子　存德有义接高天

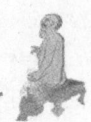

2010年我的恩师贺普仁教授行医已70周年,作为他的学生和亲传弟子,我的内心充满了高兴和喜悦。老师用自己毕生的精力为患者解除病痛,作为学生同样感到骄傲和自豪。

回想起与恩师相识并拜他为师的过程,应该说是十分幸运的。笔者是一名妇产科医生,在门诊中,会遇到各种疾病。其中有一种俗称"外阴白斑"的疾病,是一种患者非常痛苦的疾病,病程长,疗效差,反复发作,迁延难治。这种疾病的典型症状是瘙痒剧烈,干裂流脓,流血,甚至萎缩、癌变。笔者开始了长时间的苦苦探索和研究,翻阅了大量的医学资料,遍访名医,以图寻找一种独特的治疗方法。

1992年5月1日是我终生难忘的日子,笔者正式成为了贺普仁教授的入门弟子。在恩师的亲自指导、帮助和支持下,运用火针疗法进行"外阴白斑"的治疗。

经过20余年的临床实践和理论研究,形成了一套比较完整且规范的"外阴白斑"治疗体系。现举病案如下:

病例: 患者,冯某某,女,16岁。

患儿外阴部瘙痒,萎缩变白已9年。曾在外院诊断为硬化萎缩型外阴营养不良(外阴硬化型苔癣),长期治疗效果不佳,并逐年加重。肛门萎缩变紧变硬,裂口排便不畅,患者精神处于一种崩溃状态不能上学。

望诊:形体消瘦,精神憔悴,表情痛苦,面色苍白,肢寒怕冷。

舌诊:舌质淡、苔白

脉诊:细滑

妇科检查:

(1)外阴萎缩变白,紧硬,光亮,无皱纹。

(2)双侧大阴唇萎缩,皮肤脱色变白(象牙白),呈葫芦型。双侧大阴唇内侧皮肤弹性差,有皱裂及浅溃疡面。

(3)阴蒂萎缩,脱色变白,阴蒂头萎缩消失。

(4)双小阴唇萎缩右上1/3,有少许残端。

(5)大小阴唇间沟萎缩消失。

(6)阴道口萎缩紧硬弹性差。有皱裂及浅溃疡面。(阴道口萎缩狭窄能通过一小指头)。

(7)前联合萎缩紧硬弹性差,有皱裂及浅溃疡面。

(8)后联合萎缩紧硬弹性差,有皱裂及浅溃疡面。

(9)会阴皮肤脱色变白,紧硬弹性差,有皱裂及浅溃疡面。

(10)肛门周围皮肤黏膜脱色变白(象牙白),弹性差,有皱裂,有浅溃疡面,肛门萎缩狭窄,排便不畅。

诊断:

中医诊断:肝肾不足型外阴营养不良。

西医诊断:硬萎型营养不良(外阴硬化性苔癣)。

西医病理诊断:符合硬萎型外阴营养不良(外阴硬化性苔癣)。

中医辨证辨病:

患者虚寒体质,肢寒怕冷。先天肾气不足,肾气亏损,肝络脉阴器,肝阴虚,肝阳不足,肝筋亏损,冲任受阻,经络不通,气血不足,阴器失养萎缩变白。肝木风动而暴痒。

治则:温经通络,活血化瘀,滋补肝肾,调理气血,祛风除湿止痒。

取穴:阴部阿是穴、曲骨、急脉、会阴、关元、三阴交、八髎等穴。

刺法:取中粗火针,烧热变红(600～800℃),掌握好红、准、快手法,速刺疾出。采用点刺、直刺、豹纹刺的手法。

经过火针12周的治疗,小阴唇衍生,阴部丰满。萎缩狭窄部位恢复正常,色泽正常,排便功能正常,痊愈。

多年来,我一直得到了老师的关怀和帮助,在他的帮助下,开展了运用火针治疗宫颈癌前病变及早期宫颈癌及人乳头瘤病毒(HPV)感染阳性引起宫颈(CINⅠ、Ⅱ、Ⅲ级)宫颈病变,同样取得了奇特的疗效。治癌留人保健康。恩师不仅医术高超,做人亦是德高望重。从他那里所学到的东西让我终生受用。

在庆祝恩师行医七十周年的喜庆日子里,我想说:"敬爱的恩师,您不仅是我们的老师,更是国家的栋梁,祝您长寿、安康、幸福、快乐!"

赋诗一首,聊表寸心:
春秋一脉两千载,
贺公独领七十年。
火针除魔通腧穴,
针舞入络九脉连。
树人无私传弟子,
存德有义接高天。
古有华佗今又是,
一岭双峰各为巅。

王凤霞写于京华

医话(4)

火针治痔显奇效

笔者从事肛肠专业三十余年,于1990年随师傅学习针灸,在师傅的指导下将"针灸三通法"应用于临床实践,开展了以火针为主的综合疗法治疗肛门直肠疾病。火针应用于肛肠科,使原来需要4个人,用2～3个小时才能完成的一台手术变成1个人十几分钟即可完成。大大提高了工作效率,最多的一天笔者可做46台手术。这种方法安全可靠,经过三万余例手术未发生医疗事故,并且,这种方法可以将同时患有几种疾病的患者(比如痔疮,同时还患有肛瘘、肛裂、直肠脱垂、肛乳头瘤等)一次治疗完毕,而且术后不用住院,不用打点滴。远道来的患者只须一趟即可治愈,这项科研成果获得宣武区1997年科技进步三等奖、科研成果组织奖。下面是笔者临床应用的一些体会:

一、火针治疗内痔具有独特的优势

内痔是长在肛门齿状线以上的血包,是肛门疾病中最多的一种病症,有外痔的患者必有内痔,所以门诊的患者必须治疗内痔,也就必用火针。而内痔所在的位置在生理解剖上没有感觉神经,扎针时不会疼痛,而内痔解剖学的特点恰恰避开了火针疼痛的缺点,使火针的治疗效果凸显出来。火针对痔核的治疗效果与现代治疗内痔的机器,如电子痔疮治疗机、红外线痔疮治疗机是完全一样的。笔者曾做试验,选两个同样大小的离体痔核,一个用电子痔疮治疗机,另一个用火针治疗,治疗后圆形的痔核全部成为干扁的蘑菇状。

二、火针治疗肛瘘可以改变炎症的发展规律,改变外科的治疗理念

肛瘘是肛门疾病中病情最重的一种,发病率仅次于痔疮肛瘘,是由肛肠脓肿发展而来,而肛肠脓肿是由肛门感染而来。感染即发炎,炎症的发展规律为"红肿期—化脓期—破溃期—恢复期"。外科的治疗理念是红肿期先用抗感染药,待其化脓后再切开引流换药,前后约1个月的时间。而火针在肛瘘的红肿期,只需1～2次治疗即可治愈,大约需1周左右的时间。方法是在红肿的部位散刺。以后又把这种治法引到外科的其他感染

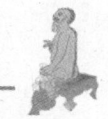

治疗中,如疖肿、疱疹、丹毒等都在红肿期就治愈了。火针不仅可以治疗炎症的初期,对迁延不愈的慢性炎症也有非常好的疗效。如慢性鼻炎,老烂腿等经火针的治疗都会很快痊愈。

三、火针对疑难病例的治疗

病例:某患者,女,29岁。在化疗期间全身白细胞值为零,并发肛周脓肿。脓肿未化脓,还在硬肿期。后予以火针治疗,1周后患者彻底痊愈了。

这种以火针为主的综合治疗方法,简便易学,门诊即可治疗,花费较少,治疗范围很广。火针在治疗结肠炎,肛门湿疣,单纯疱疹,肛乳头瘤,瘢痕疙瘩,直肠癌等病症都有成功的治疗经验。

最后笔者表示:我将一如既往向师傅那样,用自己毕生的精力发扬光大火针疗法,更好的为患者服务。

(刑宝忠)

邢宝忠,男,1969年从事医疗工作,从事肛肠专业工作30余年。曾连任北京市三届肛肠协会委员,中国专家人才库入编人员。1990年拜贺普仁教授为师,被贺普仁教授收为入门弟子,入门之后长期利用业余时间,在老师的家庭义务门诊学习锻炼,深得真传。曾任贺氏针灸三通法研究会理事,全国肛肠学习班主讲教授。在贺普仁教授指导下,科研项目"火针为主的综合治疗肛门直肠疾病"获1997年宣武区科技进步三等奖、科研成果组织奖。

医话(5)

望外知内——黄褐斑之浅译

黄褐斑,一般发生在中年妇女的脸颊部,个别中年男人也有发生。长了黄褐斑,令终生爱美,追求美的女性来说,非常烦恼。

黄褐斑为什么难以根治?是因为应对的方法不正确。皮肤美容的方法是根治不了黄褐斑的。治疗黄褐斑首先要搞清楚黄褐斑的病因病机。《灵枢·本脏》说:"视其外应,以知其内脏,则知所病矣",《丹溪心法》说:"欲知其内者,当以观乎外;诊于外者,斯以知其内。"都说明脏腑与体表的关系。笔者的体会是:人的脸是五脏六腑的窗口,通过脸色可以洞察五脏六腑的功能信息,中医历来有五色诊病的理论,根据青、黄、赤、白、黑的五种面色来推断病因来自什么脏腑,再根据四诊八纲来确诊。黄褐斑在中医临床中是以一种病色出现的,它是在多种病色基础上的色素沉着,为什么中年妇女容易长黄褐斑呢?首先可能因为患有妇科病,如乳腺增生、子宫肌瘤、痛经、卵巢囊肿、月经不调等,患上这些疾病,容易出现情绪上的变化,如烦躁、易怒、委屈、无名火等,这样的妇女极易长黄褐斑。此外,人生在世难免不顺心,过激的悲痛、愤怒,尤其是长期的思想压抑,都是长黄褐斑的原因。

如何治疗黄褐斑呢?应该内外兼治,治病求本,首先诊断病因,比如面色黄以调和脾胃为主,面色青以舒肝为主,面色青黄以舒肝理脾为主,面色红以养心调血为主,面色黑以补肾为主,面色白以宣肺为主,对妇科问题也要进行辨证施治。

针灸如何治疗黄褐斑呢?"针灸三通法"认为:病多气滞,法用三通。以通的方法来达到治疗黄褐斑的目的,在治疗的过程中,运用"针灸三通法"的微通、温通、强通三法合用。首先在背部根据五色诊病的原则,在足太阳膀胱经中选出相应穴位,如面色黄,选脾俞、胃俞;面色青,选肝俞;面色红选心俞;面色白选肺俞;面色黑选肾俞等。以三棱针点刺相应穴位,然后拔火罐,这时浓黑的血就会流出,待血色变红即可,这是强通法的使用。然后根据病情再施以微通和温通法,如面色黄针足三里、三阴交、内关、中脘(加灸)迎香、颧髎、下

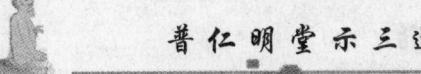

关等穴;如有失眠可加四神聪、本神等,如月经不调可加关元、大赫、水道;如果面色青黄(此类患者居多)针阳陵泉、足三里、三阴交、太冲、中脘(加灸)、曲池、合谷及面部穴位;面色黑则面部穴部加上肾俞(加灸)等。

通过对黄褐斑的研究与治疗笔者有一个深刻的体会,就是父亲深入的望诊对自己的影响太大了。父亲的望诊不仅是望面,而且对体表各部位的表皮异态,都是认真观察、细致触摸、综合分析,这对于正确认识病因、病位非常需要。在临床中通过做到了这一点,让自己受益匪浅。

(贺　喜)

贺喜,男,贺普仁教授之子,自幼跟随父母学习针灸,背诵汤头歌赋,从事针灸临床近50年,承传家学,德术兼修,在患者中有"良医"的美称。几十年来临床中积累了丰富经验,形成了独到技法和见解,针法以"快、精、准"见长,尤其在火针针法方面。擅长治疗:偏瘫,冠心病,鼻炎,颈椎病,三叉神经痛,偏头痛,面瘫,强直性脊柱炎,滑膜炎、腱鞘囊肿、中耳炎、哮喘、呃逆、腰椎间盘突出,风湿性关节炎,视神经萎缩,眼肌痉挛,面肌痉挛,小儿弱智,脑积水,多动症,脑膜炎,小儿遗尿等。对针灸美容有较深入的研究。

医话(6)

活用针灸三通法　标本兼治有心得

一、标本兼治心悸胸痹

病例:周某,女,38岁,心前区偶发刺痛1年,白天偶感心慌阵痛,胸闷气短,一周前受风寒后症状加重,卧床时心痛心慌,影响睡眠,自觉四肢冷痛,纳差。

面色淡白,舌淡苔白,脉沉细微弦。

[辨证] 胸痹,心阳不振,复感寒邪

[治疗原则] 温阳散寒,补气生血,活血祛瘀,理气止痛,养心安神。

[取穴] 心俞,膈俞,内关透郄门,关元,三阴交,足三里,太冲。

[方义] 心俞为心气输注之处,内通于心。膈俞为血会,可理血活血。心俞、膈俞1周2～3次刺血,可宽胸理气、活血化瘀、安神定志、通经活络、活血止痛。

心脏局部:点刺心脏局部可温阳散寒,疏通局部气血。

内关透郄门:内关为手厥阴心包经络穴,手厥阴经下膈,络三焦,别走少阳之经,且与阴维相会,阴维主一身之里,"阴维为病苦心痛",故内关有宽胸止痛、宣通上中二焦气机的作用,为治心痛要穴。郄门为手厥阴心包经之郄,配合使用治疗心脏疾患,通心脉,定悸痛。

关元:是男子藏精、女子蓄血之处,为手太阳小肠经之募穴,任脉与足三阴经交会穴,补肾阳、壮真火、大补元气,有益气摄血之功,可温阳散寒。

三阴交:穴归足太阴脾经,是足三阴经之交会穴,可益气补阴。健脾利湿,调补肝肾,养血和营。三阴交即可调补气血,又能去湿化痰,还可平肝熄风,补肾益髓,故是治疗心神失养,痰多心窍被蒙,风扰脑神不明及精亏脑髓空虚之神志病的常用穴。

足三里:是足阳明之脉的合土穴,土经中之土穴,又为回阳九针穴之一,是强壮要穴,可补阳,调理脾胃,理血活气,扶正培元,通经活络。

内关,关元,足三里,三阴交,合用有扶正补中之能,补气生血之效。

太冲:为肝之原穴,疏肝理气开郁,治其脉象微弦

[方法] 应用"针灸三通法",首先采用强通法,患者取坐位,对需针刺的部位以75%医用酒

— 316 —

精进行常规消毒,以三棱针在心俞膈俞放血,一周2次;采用温通法在心脏局部以细火针,速刺法,点刺不留针,1~2分深。采用微通法在内关用4寸针沿心包经平刺至郄门,以针感上传循肩至胸为佳。余穴1寸至1.5寸,以补法为主,太冲用泻法,关元温针灸3壮。

[治疗经过]首诊即在后背心俞膈俞放血,患者心痛,胸闷缓解,再以火针点刺心脏局部,不适症状减半,便以毫针刺余穴,关元加灸,留针30分钟,患者下床时感觉畅快。连针五日,每次复诊患者自诉感觉一天比一天好,体力渐增,纳食增加,嘱连续治疗两周,每周3次。其间,患者与家人吵架兼感受风寒,症状复重如昔,守法如前,针后旋即平复,继续巩固治疗2个月,每周2~3次,患者手足不冷,睡安,纳增,体重增加,面略见血色,知其脾气已服,可停止治疗。半月后随访,患者已无心悸胸痛之感,如常上班。

[按语]此案患者素体胸阳不足,心脾两虚,内有停瘀,复感寒邪而发病。急则治其标,以三棱针刺血通络祛瘀,再加局部心脏前区火针以温阳散寒;毫针以疏通心包经气,再以灸关元,针足三里三阴交以建中阳,佐以太冲疏肝气之微郁。以三通之法的合用全方位进行治疗,标本兼治巩固疗效。

二、标本兼治不孕不寐

病例:刘某,女,31岁,婚后试孕2年未果,月经不定期,或早或迟,经量少色淡,无痛经,白带不多,无异味。自觉入睡难,睡眠深度不足,时寐时醒。

西医检查:无生殖器官畸形以及阴道炎、子宫肿瘤等妇科病。内分泌指标,输卵管,卵泡发育正常,无器质性病变。

男方检查精子质量正常。

患者面色苍白,乏力易疲,胃纳不佳,大便溏,睡不安,舌淡舌尖红,苔薄白,脉细弱。

[辨证]肾阳不足,心肾不交证

[治疗原则]补虚泻实,益气补血安神,健脾补肝益肾,调经暖宫散寒,调理冲任育子

[取穴]百会、三阴交、足三里、悬钟、神门、攒竹、太阳、关元、气海、命门、肾俞、心俞。

[方法]应用"针灸三通法"温通法火针点刺关元、气海、肾俞,深1~3分,当患者体力渐增,面色渐红润停用。关元,气海,命门,肾俞,心俞温针灸3壮。

采用微通法用毫针将百会沿督脉方向平刺0.5~0.8寸。攒竹,太阳,采用直刺0.5~1寸。神门直刺0.3~0.5寸。余手足穴位直刺1~1.5寸。

同时兼用右归丸加减中药。

[方义]任督脉通于胞宫,命门暖宫散寒,气海,关元温助下焦阳气;肾脏精气所聚之肾俞,壮元益肾之命门以滋补肾气,调理冲任四穴用温针灸法及火针点刺,使肾元得壮,胞宫得暖,孕育有望。

三阴交:见上症方义。

足三里:足阳明胃经合穴,强壮要穴,配心俞,健脾和中,补益心脾,扶助中焦而资生气血生化之源,以养冲任。

神门:心经原穴,养心安神,益智定惊。配心俞宁心养心,理气活血。

心俞,三阴交,神门,足三里,四穴并用,为治疗不寐常用之远程有效穴。

百会:督脉百会充荣髓海,有升阳举陷,益气固脱之效。

攒竹:膀胱经穴,有镇静安神之效,膀胱经与肾经相表里,同时治疗肾经病,取表阳经治之,取阴病阳治之效。

太阳:奇穴,清热消肿,止痛舒络,安神定志。

足三里,肾俞,悬钟:胃不和睡不安,三足阳经各取一穴,共治失寐,各穴远近结合,调理冲任,健脾利湿,养心安神。

命门:是督脉经穴,督脉主一身之阳,位居腰部,腰为肾之府,穴近肾脏,也通于肾脏之气,故本穴有很强的补肾培元,温化肾阳之效。

[治疗经过]间日针1次,1周3次,治疗1个

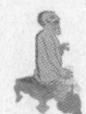 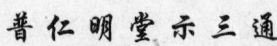

月后，患者因事与母亲吵架后，情绪烦躁，小事不顺而生气，口腔溃疡疼痛。此为肝郁化火之象，在患者后背近肝俞穴见一血痣，刺之血出色暗量约5豆许，放血后口腔之痛立减轻，情志平稳转安。共治疗两个半月，患者致电报喜已受孕。

[按语]《医部总录》："今夫人无子者，率母血小，不足与摄精也。血之少也，固非一端，然又胃子者，必须补其精血，无亏欠，乃可以成胎孕。"此案患者肾阳不足，命门火衰，心肾不交，冲任失于温煦，所以不能摄精成孕，治以温肾助阳，化湿固精，肾气盛精血足，方能摄精成孕。

[心得] 临床疾病错综复杂，三通之法各有所长，重在因症制宜，活用为要。标本兼治是从根本上治疗疾病的重要理念和方法。标本兼治，三法任用，通为其本，治本为本。

幼承庭训，少时饱读《黄帝内经》、《难经》、《脉诀》、《金匮要略》等中医典籍，并口不绝吟，手不停抄。父亲临床时，常跟于其后，得其心传，同时得到母亲的针灸真传，因此从21岁始独立诊病临证后，才敢逐渐以自己的胆识，运用古方参以新法，并能应手奏效。特别是1991年以专家身份在南斯拉夫国立医院任职时，对于针灸方药更觉得心应手。至今对经典要论依然奉若神明。

从事针灸临床几十年来，承家父的"针灸刺法如同书法，二者强调的都是形、气、神，都重于精心苦练。"的教导，16岁开始工于书法，深深体会书法练习就是医功修炼的一种方式，书法练习静心调息养气，从笔尖修炼中得到的正气，可直接进入针尖，针效必然显著。

（贺　信）

贺信，男，贺普仁教授之子，自幼跟随父母学习针灸，从事针灸临床近50年，多部经典烂熟于心，承传家学德术兼修，临床中积累了丰富经验，形成了独到技法和见解，针法形成快中见巧、柔中含力、刺即"得气"的风格，特别是对长毫火针的运用功力深厚，擅长治疗疑难杂症。

医话(7)

诚传为本　回报师恩

喜闻老师迎来从医七十年的大日子，心潮难平，浮想起从认识到如今，与老师的过往中的点点滴滴历历在目。跟随老师这么多年，收获颇多。无论是医德、医术，还是做人都是我现在工作生活中的榜样。说老师德医双馨，一点不为过。

结识老师，费了好大周折。因久仰贺普仁教授盛名，于是便到贺普仁教授工作的医院拜访，几次都见不到贺普仁教授本尊，后来护士见我不死心，才告知原来贺普仁教授因长期致力于病患的治疗和中医针灸的研究，积劳成疾不在这里上班了。

能拜访贺普仁教授是我一直以来的梦想，如今见不到贺普仁教授，我是决不会收兵的。后又通过我爱人认识的一位王姓记者朋友才得到见到贺普仁教授的机会。病床前的贺普仁教授和蔼可亲，就像我的慈父一般。随着认识贺普仁教授的时间越来越长，从他身上让我看到了这位中国中医大师不同于常人的风范。让我下定决心，拜师学艺。后终于拜贺普仁教授为师，被他收为入门弟子。

对患者，贺普仁教授30余年的晚间家庭义务门诊，给无数没有经济能力的病患带来福音。无论多累，他呈现给患者的都是最好的精神状态。待患者如亲人，精湛的医术与和蔼慈祥的态度带给患者身体和心灵的双重治疗。对徒弟，循循善导，谆谆教诲。贺普仁教授毫无保留的把自己多年以来苦心研究的中医针灸知识"针灸三通法"传授给我们。正是他这颗博爱的心，让越来越多的人感受到中医的博大精深,让我们有信心将中医针灸传承下去。

"针灸三通法"——微通法、温通法、强通法是他多年不断总结创立的独具特色的针灸学术成果。"针灸三通法"对于医学上难以治愈甚至无从治疗的病症都有显著的治疗效果,对常见的病症更是攻无不克战无不胜。"针灸三通法"独特的学术思想在国内外产生了积极深远的影响,促进了针灸学术水平的提高。

俗话说,一日为师终身为父。在学习中医知识的道路上我有幸得到贺普仁教授的指导与传授,就有责任和义务将所学到的知识回报给社会,这是他一生的追求,也是我作为回报他最好的礼物。虽然没有贺普仁教授30余年晚间义诊的魄力,对于经济不宽裕的病患我也给予最大的帮助,无论贫贱我都像他一样视病患如亲人。

中国针灸是我国的国宝,是我们前辈给我们留下的宝贵遗产。在医学领域以西医为主体的今天,中医针灸更需要我们去传承、发展,使它走向全世界。自己一定继续在临床中应用好"针灸三通法",诚传为本,回报师恩。

通过应用"针灸三通法",治愈了无数病患,在此举例说明:

病例1 梁某,女,37岁。

13年前怀孕产下一子。其后常年熬夜,饮食无度,感体力大不如前。月经时伴下腹疼痛,经量少,色泽暗淡。多年来再未怀孕。妇科检查:左右输卵管堵塞。曾于外院行"输卵管堵塞开通术"、"体外人工授精",均术后无果。

望诊:舌紫暗,苔薄黄。

切诊:肝:细弱。肾:弱。脾:细实。

[辨证]肾气不足,气滞血瘀,闭阻胞宫。

[治法]温补脾胃,疏肝理气,化痰活血,调补冲任。

[取穴]关元,中极,水道,归来,大赫,三阴交,章门,太冲,足三里。"针灸三通法"治疗20次。

病例2 王某,女,53。

颈肩沉重伴头晕、头痛3年,腰痛伴右侧臀腿麻痛1年余。患者诉3年前劳累后感颈肩沉重不适,偶伴头晕、头痛。渐加剧,口服"去痛粉"方可缓解头痛。一年前,久坐后感腰部酸痛,渐出现右侧臀部疼痛及小腿外侧窜麻,疼痛。曾于外院诊为"颈椎病腰间盘突出",予理疗按摩、中药外敷,疗效欠佳。查体:颈部僵硬,压颈试验阳性,颈$_{4\sim5}$脊旁压痛,腰$_{4\sim5}$脊旁压痛伴右腿窜麻,X线片示:颈$_{4\sim5}$、颈$_{5\sim6}$椎间隙变窄,颈$_{4,5,6}$椎体后角增生,项韧带钙化,椎动脉钙化,腰$_{4\sim5}$椎间隙变窄。MRI示:颈$_{4\sim5}$、颈$_{5\sim6}$、腰$_{4\sim5}$椎间盘突出。诊为:颈椎病,腰椎间盘突出症。

舌质淡暗,苔薄白。

脉肾弱,肝细弦,脾弱。

[中医辨证]气血亏虚,气滞血瘀。肾髓亏虚型。

[治则]补益气血,行气活血,补肾通督。

[取穴]颈部夹脊穴、大椎、大杼、风池、天柱、太溪、关元、命门、支沟、委中、环跳、三阴交、阿是穴。"三通法"治疗一个疗程,症状消失。

(段勤芳)

段勤芳,女,主治医师,现为中国人才研究会骨伤人才分会副会长,中国人才研究会骨伤专家会诊中心主任,北京圣仁济方中医门诊部主任。从医40余年,勤奋好学,医德医术受到患者普遍好评。先后拜中医骨伤专家罗有明(双桥老太太)为师,学习"罗氏正骨推拿法";拜贺普仁教授为师,学习"针灸三通法"。在老师的指导下,将"针灸三通法"与"罗氏正骨推拿法"有机结合、融汇贯通应用于临床实践,在治疗头、颈、背、肩、臂、胸、腰、骶、臀、腿软组织损伤和疑难杂症等方面取得明显效果。

参 考 文 献

1. 刘永升,等编著. 全本黄帝内经. 北京:华文出版社,2010
2. 马莳. 黄帝内经灵枢注证发微. 北京:科学技术文献出版社,1998
3. 王树权. 图注八十一难经释. 北京:科学技术文献出版社,1992
4. 葛洪,王均宁. 肘后备急方. 天津:天津科学技术出版社,2005
5. 皇甫谧,编集. 针灸甲乙经. 北京:人民卫生出版社,2006
6. 孙思邈. 千金方. 北京:中国中医药出版社,1998
7. 王焘. 外台秘要. 北京:人民军医出版社,2007
8. 王执中,编著. 针灸资生经. 北京:人民卫生出版社,2007
9. 黄龙祥,黄幼民. 元代珍稀针灸三种. 北京:人民卫生出版社,2008
10. 康锁彬. 诠新针经指南. 石家庄:河北科学技术出版社,2002
11. 医药研究所,释. 针灸大成校释. 北京:人民卫生出版社,1984
12. 高武. 针灸聚英. 北京:人民卫生出版社,2006
13. 汪机. 针灸问对. 南京:江苏科学技术出版社,1985
14. 李学川. 针灸逢源. 上海:上海科学技术出版社,1987
15. 贺普仁. 针灸治痛. 北京:科学技术文献出版社,1987
16. 贺普仁. 针具针法. 北京:科学技术文献出版社,1989
17. 崔芮,盛丽. 贺氏针灸三通法. 北京:中国医药科技出版社,1995
18. 贺普仁. 毫针疗法图解——贺氏针灸三通法之一. 济南:山东科学技术出版社,1998
19. 贺普仁. 火针疗法图解——贺氏针灸三通法之二. 济南:山东科学技术出版社,1998
20. 贺普仁. 三棱针疗法图解——贺氏针灸三通法之三. 济南:山东科学技术出版社,1998
21. 贺普仁. 针灸三通法临床应用. 北京:科学技术文献出版社,2002
22. 贺普仁. 针灸三通法操作图解. 北京:科学技术文献出版社,2006
23. 代田文志. 承淡安,承为奋,译. 针灸真髓. 北京:学苑出版社,2008
24. 承淡安,著;汤晓龙,点校. 针灸薪传集. 福州:福建科学技术出版社,2008
25. 上海中医学院. 针灸学. 北京:人民卫生出版社,1974
26. 黄龙祥. 中国针灸学术史大纲. 北京:华夏出版社,2001
27. 朱建平. 中国医学史研究. 北京:中国古籍出版社,2003
28. 黄龙祥. 黄龙祥看针灸. 北京:人民卫生出版社,2008
29. 程宝书. 针灸大辞典. 北京:北京科学技术出版社,1988
30. 张中行. 禅外说禅. 哈尔滨:黑龙江人民出版社,1991
31. 崔富章. 论语直解. 杭州:浙江文艺出版社,1997
32. 陈耀庭,李子微,刘伸宇. 道家养生术. 上海:复旦大学出版社,1992
33. 李零,译注. 孙子兵法译注. 石家庄:河北人民出版社,1992
34. 任继愈. 中国哲学史简编. 北京:人民出版社,1978
35. 王升. 研究性学习的理论与实践. 北京:教育科学出版社,2002
36. 伯格. 人格心理学. 北京:中国轻工业出版社,2000
37. 胡怀琛. 古文笔法百篇. 长沙:湖南人民出版社,1984
38. 罗素. 罗素文集. 北京:改革出版社,1996

贺普仁教授著书目录

发行时间	书名	共著/共编者名	出版社名称
1987 年	针灸治痛	—	科学技术文献出版社
1989 年	针具针法	—	科学技术文献出版社
1992 年	针灸歌赋临床应用	盛丽、崔芮	科学技术文献出版社
1993 年	长生食疗神谱	陈义	华龄出版社
1995 年	贺氏针灸三通法	崔芮、盛丽	中国医药科技出版社
1998 年	火针疗法图解——贺氏针灸三通法之一	盛丽、孙敬清	山东科学技术出版社
1998 年	毫针疗法图解——贺氏针灸三通法之二	盛丽、孙敬清	山东科学技术出版社
1998 年	三棱针疗法图解——贺氏针灸三通法之三	盛丽、张晓霞	山东科学技术出版社
1999 年	针灸三通法临床应用	王京喜、徐春阳	科学技术文献出版社
2004 年	灸具灸法	孙敬青、薛立文	科学技术文献出版社
2006 年	针灸三通法操作图解	张馨月、贺小靖、方培泉	科学技术文献出版社
2011 年	国医大师——贺普仁临床经验实录	谢新才、王桂玲、孙悦、张馨月	中国医药科技出版社

后 记

在本书书写之始到全书完成之后，我多次想起我的外祖父、父亲的恩师——牛泽华先生。老人家辞世的那一年，我只有10岁，后来我逐渐知道，他是一位医术高超、聪慧洒脱的京城名医。"普仁"，是拜师时外祖父给父亲起的新名字；《普仁明堂示三通》，是父亲用七十年的努力，对外祖父的一份回报。

全书的书写，受到顾问黄龙祥严谨学风的很大影响。书写小组的工作伙伴——盛丽和杨光，倾注全心于编写工作中，在这艰辛的一年里，我们相互激励，一路同行。父亲把极大的信任、责任与鼓励给予了我们，以最开放的心灵引领了我们的成书过程。

我的父亲，也是我的恩师。一起讨论问题时，我们从来都能以诚相见。对于父亲我想说的是，通过他老人家的所作所为，让我坚信不移的是：天道酬勤更酬诚！

反复追问过自己，从拥有"国医大师"之称的父亲身上得到的最重要的东西到底是什么？终于找到的答案是——父亲对我天性的呵护。我是一个按照自己的本性活着的人，信任源头的东西，不惧权威结论，不止步于现有说法，因此经常会有很"跳"的想法、思路呈现。每每把这些想法、思路告诉父亲时，他老人家从没因我想法上的稚嫩或思路上的缺欠打击过我，总是找出一个贴切的说法，在鼓励中提醒我的不足，在提醒中赞扬并保护着我的创造精神。这对于我来说，无疑是向上的托举和精神力量的输送。

在这里我必须要说到当代《黄帝内经》研究大家——任应秋先生。我和他老人家虽未曾相识过，更无幸跪拜恩师，但书为媒介，有疑难问题时，向恩师遥问，必能解惑，逢此时刻，我总是情不自禁地起立拱手谢师。老人家的教诲会永远提示着我："中国医学带有根本性质的医学观点，基本上都渊源于内经"。未曾谋面以心相拜的老师还有近代学者顾炎武先生和当代学者饶宗颐先生。顾炎武先生归纳为体、演绎为用的思维方法；饶宗颐先生通大义、持正论的治学理念都深入地滋养了我的学术灵魂。

通过这本书的书写，自己得到的一个深刻体会是，总结临床医家的经验，整理者一定要体察地深入一些，再深入一些，因为很多价值连城的经验结晶，也许是"只缘身在此山中"的当事人并不觉知的。

通过这本书的书写，书写小组的全体成员也厚实了自己的人生。在这里我要感谢我的家人对我的启动与支撑！感谢以下以各种方式支持、帮助本书出版的人士：黄毅女士、黄幼民女士、杨丽君女士、孙永福先生、范业强先生、潘衍习先生、王科大先生、田桐先生、刘志顺先生、赵吉平女士、王麟鹏先生、王京喜先生、刘慧林先生、谢新才先生、王桂玲女士、孙悦女士、张馨月女士、韩莅女士、段勤芳女士、李丽丽女士、贺书元女士、贺林先生、贺

后 记
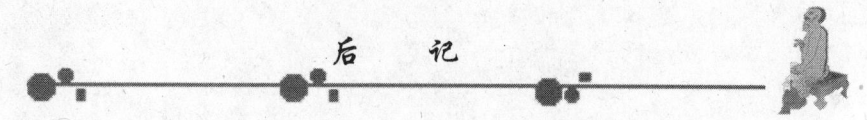

喜先生、贺信先生、贺明先生、贺伟先生、贺小靖女士、贺伯阳先生、贺伯汉女士、贺铂超女士、贺铂楠女士、贺伯钊女士、曾肇麟先生;感谢国家科学技术学术著作出版基金专家评审委员会,让本书获得出版基金资助资格。

最后我要说的是,写这样一本书必然会回顾父亲七十年的从医历程,回顾中脑海里经常浮现母亲的身影,母亲为父亲的事业、生活奉献了毕生。最奇妙的是,在书写遇到困难时,母亲总会出现在梦境里帮我排忧解难。亲爱的母亲:谢谢二字怎能表达我感恩的深情!

2010年3月至2011年3月的一年时光,一年时光里所有人、所有事带给我的所有感受,将永远铭刻在我的生命中。

本文作者简介:

贺畅,女,主任编辑,贺普仁教授之女。毕业于北京广播电视大学中文专业,北京中医药大学(成教)针灸推拿专业,北京师范大学发展心理学研究生班。2009年从北京电视台研究发展部退休,现为中医文化研究学者。

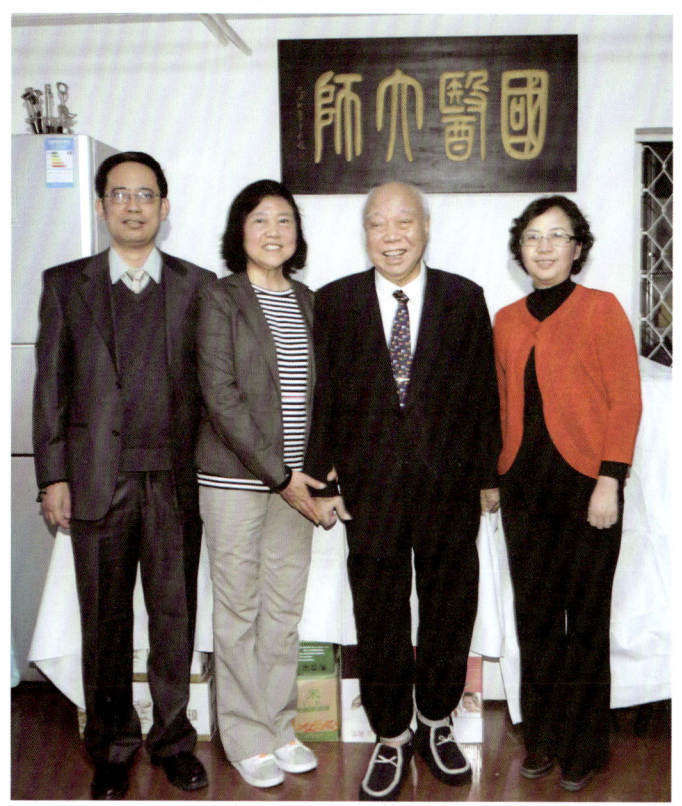

2010年11月17日中国针灸"申遗"成功,中华传统针灸医学进入世界非物质文化遗产名录,贺普仁教授高兴地与书写小组成员合影留念

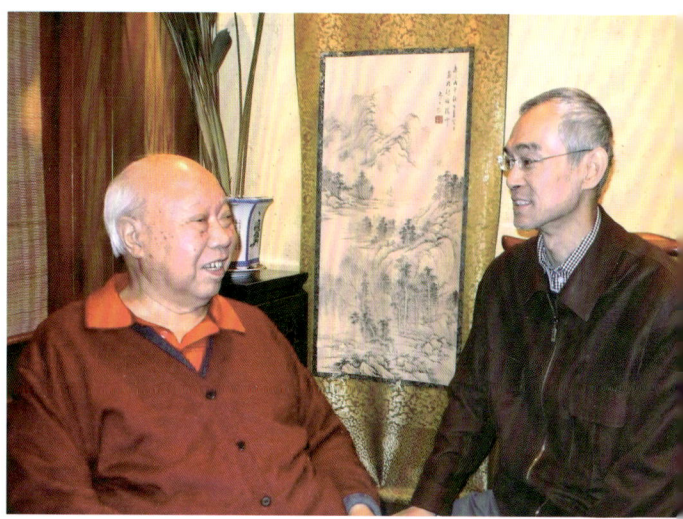

贺普仁教授与黄龙祥研究员探讨针灸学科问题

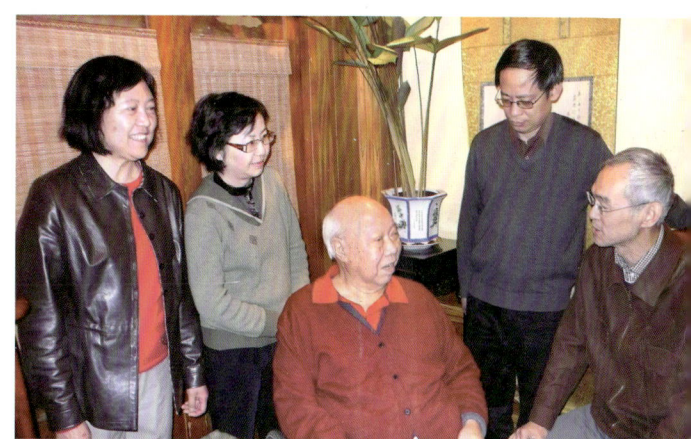

2011年2月书写小组碰头会

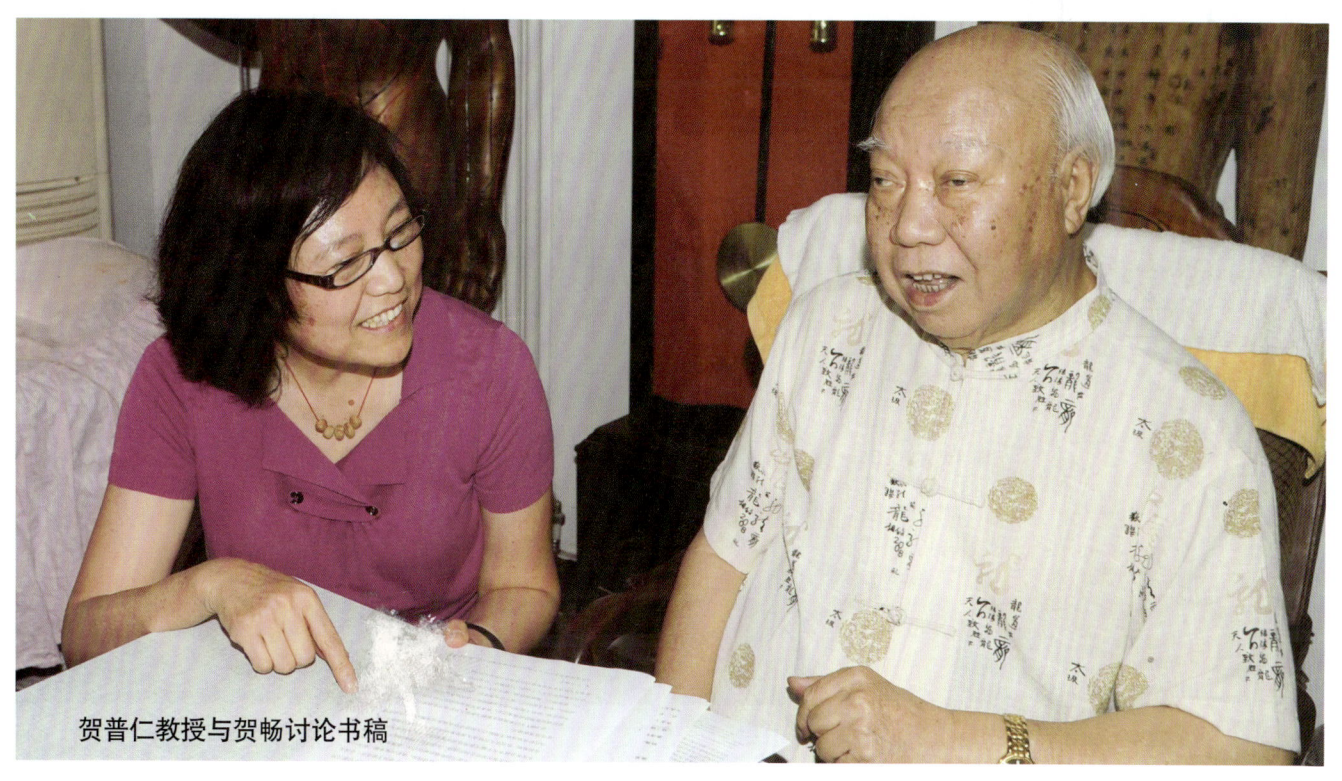

贺普仁教授与贺畅讨论书稿

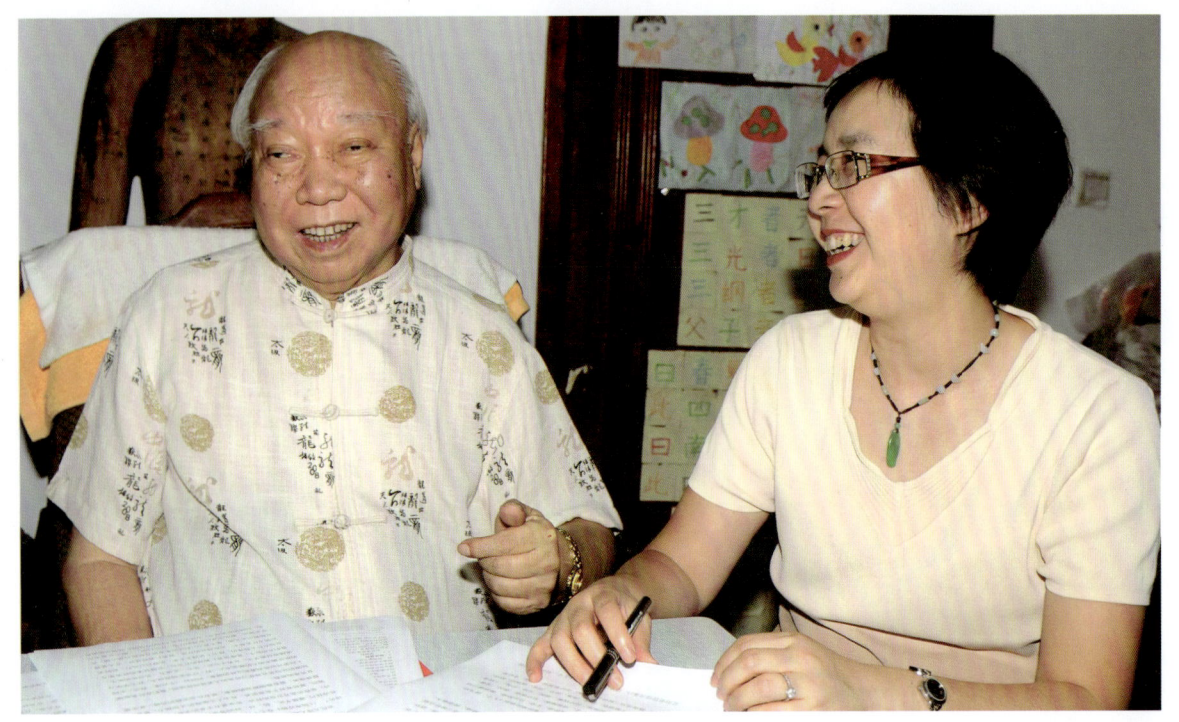

贺普仁教授与盛丽讨论书稿

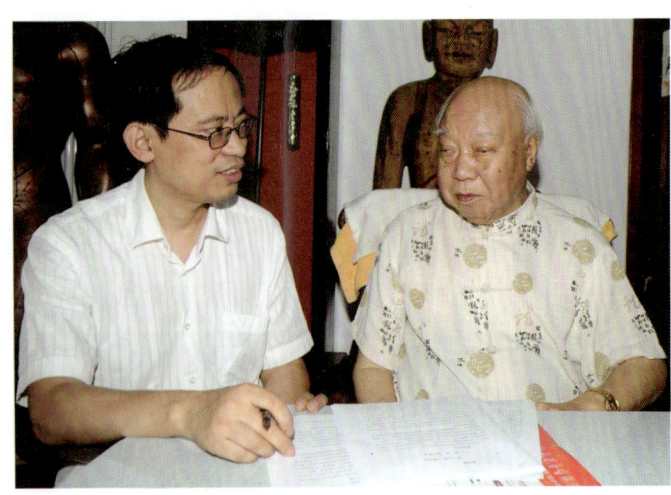

贺普仁教授与杨光讨论书稿

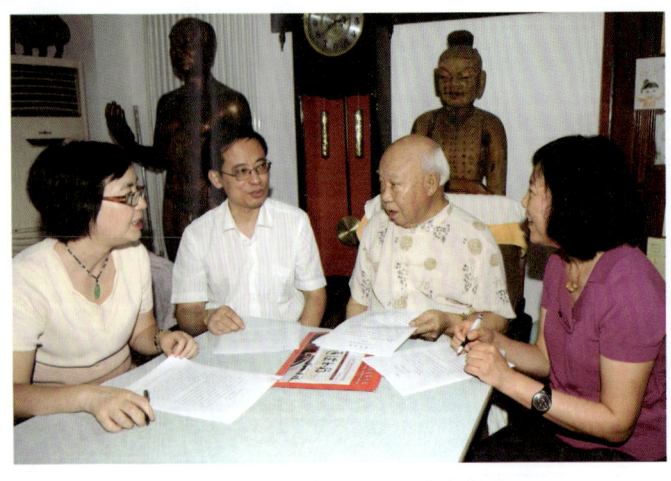

2010年8月书写小组讨论书稿

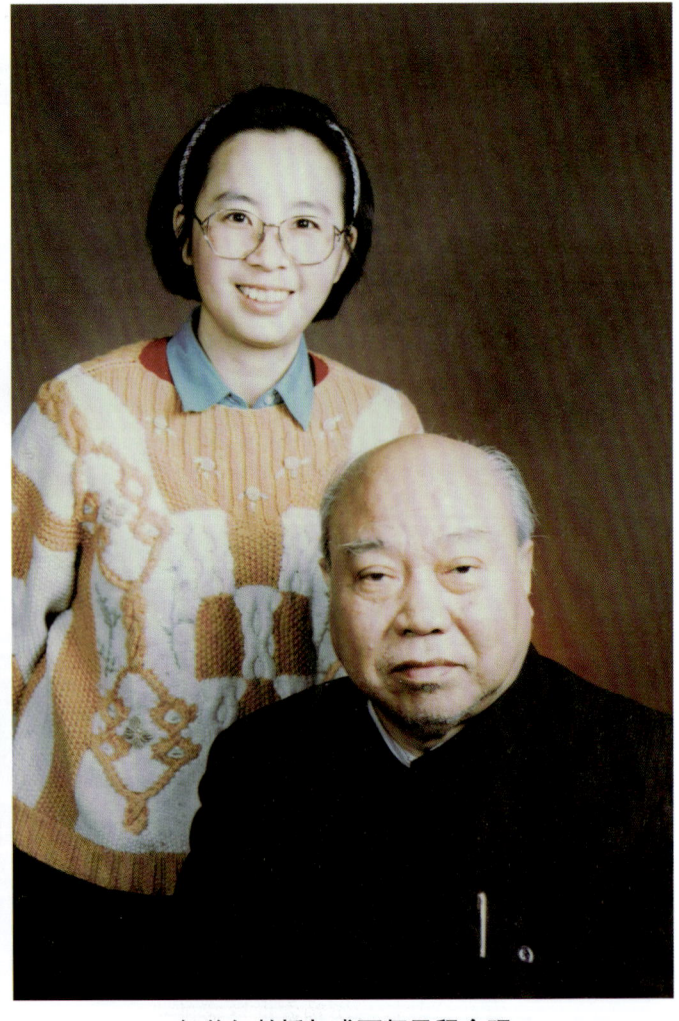

贺普仁教授与盛丽师承留念照

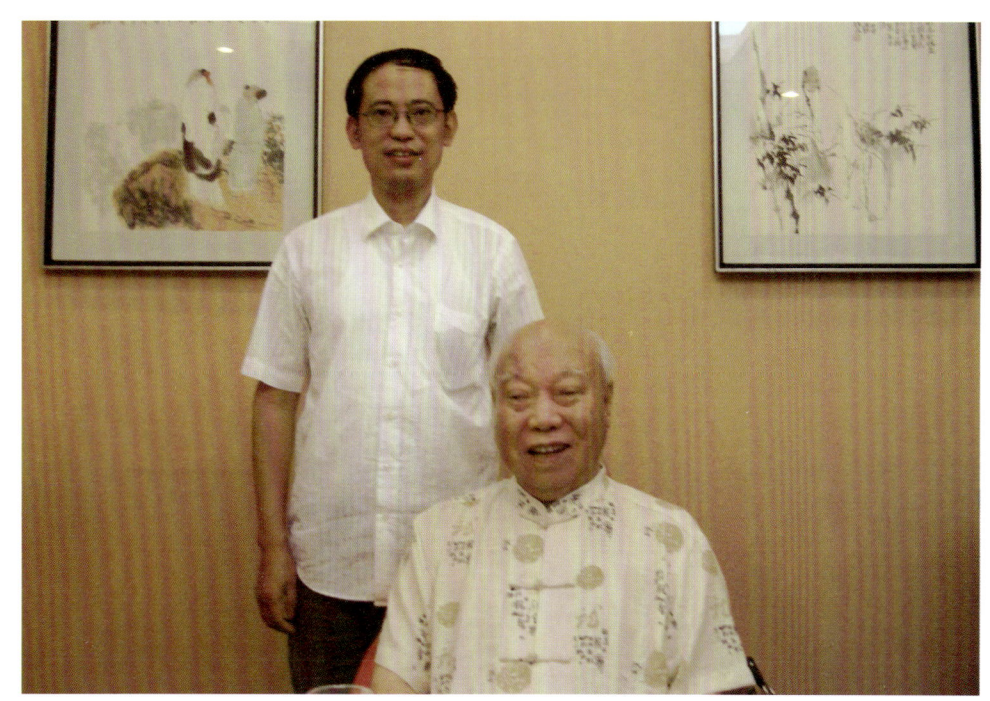

贺普仁教授与杨光师承留念照

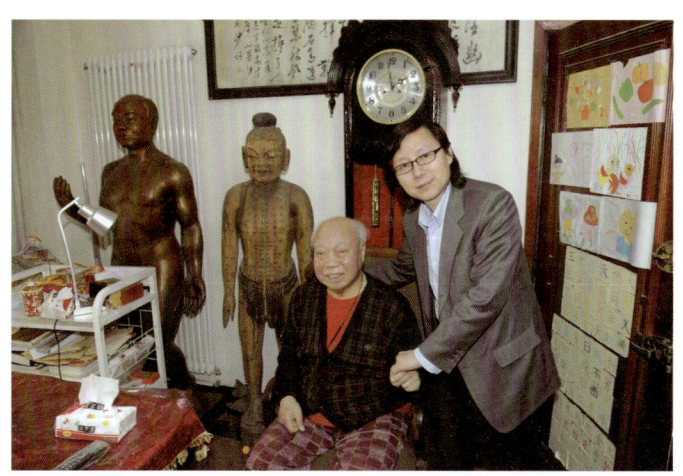

贺普仁教授与本书全程摄影师巨锋合影留念照

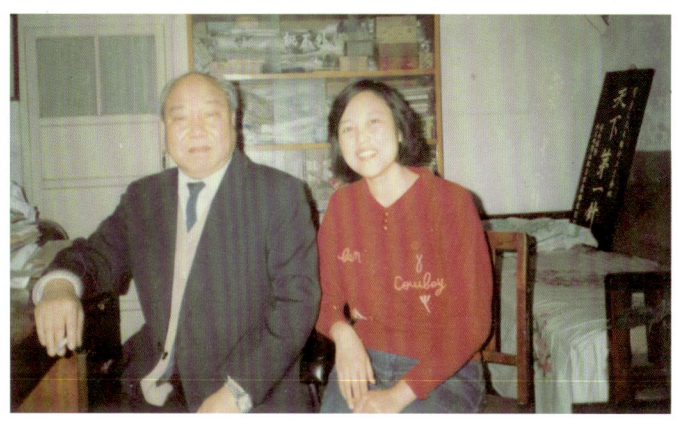

贺普仁教授与贺畅生活留念照

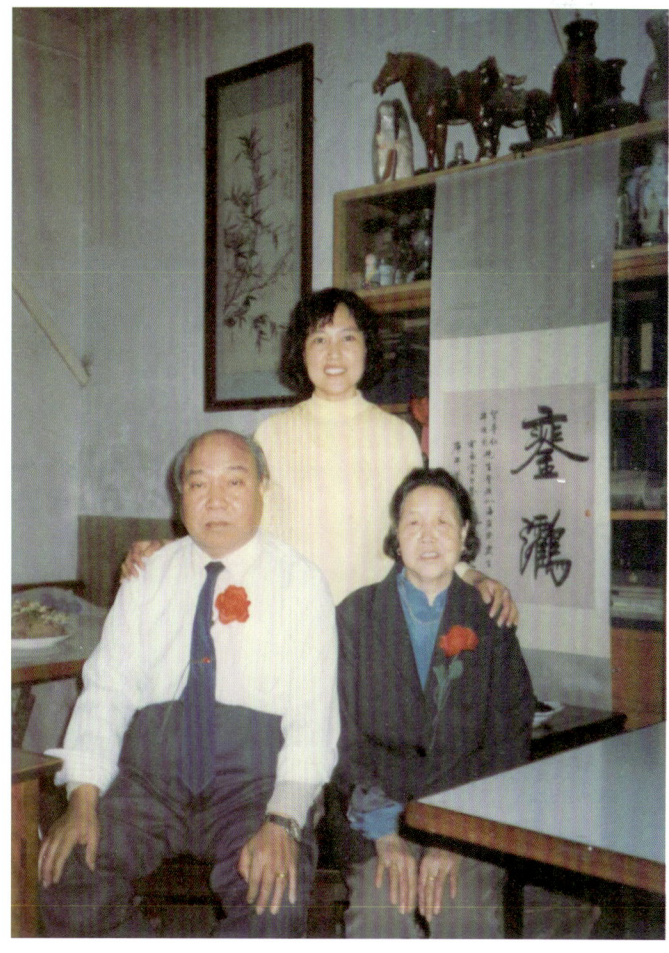

庆祝贺普仁教授与牛桂兰女士金婚，贺畅与父母合影留念照